Objektive Audiometrie im Kindesalter

Sebastian Hoth
Roland Mühler
Katrin Neumann
Martin Walger

# Objektive Audiometrie im Kindesalter

Mit 298 Abbildungen

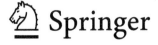 Springer

**Prof. Dr. rer. nat. Sebastian Hoth**
Universitätsklinikum Heidelberg
Heidelberg

**Prof. Dr. med. Katrin Neumann**
Klinikum der Ruhr-Universität Bochum
Bochum

**Priv.-Doz. Dr. rer. nat. Roland Mühler**
Universität Magdeburg
Magdeburg

**Prof. Dr. rer. nat. Martin Walger**
Universitätsklinikum Köln
Köln

ISBN-13 978-3-642-44935-2        ISBN 978-3-642-44936-9 (eBook)
DOI 10.1007/978-3-642-44936-9

Die Deutsche Nationalbibliothek verzeichnet diese Publikation in der Deutschen Nationalbibliografie;
detaillierte bibliografische Daten sind im Internet über http://dnb.d-nb.de abrufbar.

**Springer Medizin**
© Springer-Verlag Berlin Heidelberg 2014

Planung: Dr. Klaus Richter, Heidelberg
Projektmanagement: Christiane Beisel, Heidelberg
Lektorat: Elke Fortkamp, Wiesenbach
Projektkoordination: Heidemarie Wolter, Heidelberg
Umschlaggestaltung: deblik Berlin
Fotonachweis Umschlag: © Sebastian Hoth, Heidelberg
Herstellung: Fotosatz-Service Köhler GmbH – Reinhold Schöberl, Würzburg

Gedruckt auf säurefreiem und chlorfrei gebleichtem Papier

Springer Medizin ist Teil der Fachverlagsgruppe Springer Science+Business Media
www.springer.com

# Geleitwort zu Objektive Audiometrie im Kindesalter

Zu den zentralen Fragen der Audiometrie gehören die Fragen nach dem Vorliegen und dem Ausmaß einer Hörstörung. In der klinisch-audiometrischen Diagnostik gibt darauf nach wie vor die einfache und zuverlässige Bestimmung der Hörschwelle für Sinustöne und für Sprache am häufigsten eine Antwort. Was aber ist zu tun, wenn diese standardisierten und relativ einfachen Untersuchungen wegen mangelnder Mitarbeit der Patienten dahinfallen müssen? Eine solche Situation ist gerade bei Kindern die Regel und je jünger das Kind, desto regelmäßiger. Dabei ist es ausgerechnet bei Säuglingen und Kleinkindern äußerst wichtig, zuverlässige Antworten auf diese Fragen zu erhalten. Die Pädaudiologie kann sich dazu auf die »objektive Audiometrie« stützen, die sich in den vergangen Jahrzehnten etabliert hat und heute ein ganzes Arsenal von audiometrischen Methoden zur Verfügung stellt. Die objektive Audiometrie ist so zu einem festen Standbein der Pädaudiologie geworden und eine Audiometrie ohne objektive Messverfahren ist heute kaum mehr denkbar.

Was aber heißt »objektiv«? Wie zuverlässig sind solche Messverfahren? Welche der Methoden des Arsenals soll wann angewendet werden und wie werden sie am sinnvollsten kombiniert? Zur Beantwortung solcher und ähnlicher Fragen braucht es fundierte Sachkenntnisse der Grundlagen dieser Messverfahren und das Wissen um ihre Limitationen und Fallstricke, was im vorliegenden Buch von Hoth, Mühler, Neumann und Walger vermittelt wird. »Objektive Audiometrie« heißt nicht Knopfdruck-Audiometrie, bei der eine Apparatur ein »objektives« Resultat mit hohem Wahrheitsgehalt ausspuckt. »Objektiv« ist simplifizier und etwas unrichtig als Gegenteil einer »subjektiven« oder besser aktiven Antwort des Patienten zu verstehen. Anstelle der aktiven Antwort des Patienten misst die objektive Audiometrie physiologische Antworten, die beim normalen Hören regelmäßig entstehen.

Verschiedene Verfahren mit unterschiedlichen physiologischen Ansätzen haben sich in der klinischen Routine etabliert und werden mehr oder weniger sicher und effizient angewendet. In der Regel sind solche physiologischen Antworten im Rauschen der übrigen physiologischen Vorgänge und im Lärm der Stimulation sowie der Messapparatur verborgen. Sie müssen mit geeigneten Methoden gefunden, dargestellt und gemessen werden. Zur Interpretation der Resultate der objektiven Audiometrie müssen diese Vorgänge verstanden und die Auswirkung der individuellen Messungen einbezogen werden.

Daneben gilt es, bei den richtigen Voraussetzungen die richtigen Methoden aus dem Arsenal der objektiven Audiometrie zu wählen und richtig zu kombinieren. Wie aber werden die Methoden am wirksamsten kombiniert, um mit möglichst geringem zeitlichem, personellem und materiellen Aufwand zu möglichst sicheren und genauen audiometrisch-diagnostischen Aussagen beim kleinen Kind zu gelangen? Dabei ist die Minimierung des Aufwands keinesfalls primär im ökonomischen Zusammenhang zu sehen, denn jeder Aufwand steht einer guten Audiometrie beim Kind schneller im Wege, als dem Audiologen lieb sein kann. Die zeitlichen Möglichkeiten sind in der Regel stark begrenzt und es gilt, in der überhaupt zur Verfügung stehenden Periode eine komplexe Apparatur mit möglichst hohem diagnostischem Rendement einzusetzen. Dazu braucht es neben fundierten und detaillierten Vorkenntnissen der Grundlagen und der Apparatur Erfahrung und Geschick. Beides, Erfahrung und Geschick kann ein Lehrbuch nicht vermitteln, dazu braucht es Praxis und Übung. Aber die fundierten und detaillierten Vorkenntnisse können und müssen zuerst erworben werden und dazu dient das vorliegende Buch, das nicht nur von einer technisch versierten, sondern auch klinisch sehr erfahrenen Autorenschaft verfasst wurde.

Die objektive Audiometrie kann bei all ihren Vorteilen und Möglichkeiten das zweite wichtige Standbein der Pädaudiologie nicht ersetzen, das sich auf die traditionelle Verhaltensbeobachtung verbunden mit Intuition, ganzheitlicher Kommunikation und wiederum Erfahrung stützt. Die zuverlässige Verwendung der objektiven Audiometrie wird aber entscheidend mithelfen, die Sicherheit der Intuition und der pädaudiologischen Erfahrung zu festigen. In diesem Sinne wird das vorliegende Werk zur objektiven Audiometrie im Kindesalter in seiner Ausführlichkeit und seiner Tiefe zweifellos auch allgemein zu einer Verbesserung der Pädaudiologie beitragen können.

**Professor Dr. Rudolf Probst**
Zürich

# Vorwort

Von jeher ist die Medizin darum bemüht, die Funktion und Fehlfunktion von Organsystemen nicht nur anhand der Anamnese und des klinischen Bildes, sondern auch auf der Grundlage objektiver Messungen zu beurteilen. Nur in wenigen Bereichen waren diese Bemühungen so erfolgreich wie in der Audiometrie. Außer für das Gehör gibt es wohl für kein anderes Sinnesorgansystem ein Inventar von objektiven Untersuchungsverfahren, das die nahezu lückenlose Exploration vom peripheren Eingangstor bis hin zur zentralen Reizverarbeitung ermöglicht und uns in die Lage versetzt, eine Funktionsstörung sowohl hinsichtlich ihrer Art zu identifizieren und hinsichtlich ihres Ausmaßes zu beschreiben als auch in Bezug auf eine Versorgung mit technischen Hilfsmitteln die notwendige Datenbasis zu erwerben.

Von jeher ist es in der Medizin aber auch so, dass die Verfügbarkeit leistungsfähiger Untersuchungsverfahren untrennbar verbunden ist mit der Verpflichtung, sie zum Wohle der Patienten anzuwenden. Dies ist für die praktizierenden Ärzte mit den zwei Konsequenzen verknüpft, dass sie erstens neue Kenntnisse erwerben und zweitens in ihre apparative Ausstattung investieren müssen. Objektive Daten erhält man nur mithilfe von Geräten, die man kaufen muss, und nicht alle Gesundheitssysteme unserer Zeit fördern diese materielle Vorleistung in optimaler oder wenigstens angemessener Weise. Die Folge ist, dass die heutige medizinische Praxis im Gegensatz zur wissenschaftlichen Audiologie nicht nur von Effizienz und Qualität der Methoden, sondern auch von Aspekten der Abrechnung geleitet wird. Es gibt zu denken, dass zahlreiche audiometrische Verfahren, die in den 1990er Jahren beschrieben wurden und sich in der Folgezeit vielfach bewährt haben, in der Praxis noch immer kaum anzutreffen sind.

Die Autoren möchten mit diesem Buch dazu beitragen, dass das Gleichgewicht zwischen »gut« und »machbar« wiederhergestellt und das Potenzial der objektiven Hörprüfmethoden besonders bei Patienten im frühen Kindesalter erschöpfend genutzt wird. Bei aller Begeisterung für die Möglichkeiten der objektiven Audiometrie sollten jedoch ihre Grenzen im Auge behalten werden. Objektive Methoden sind trotz ihrer bemerkenswerten Leistungsfähigkeit keine unfehlbaren diagnostischen Instrumente mit unbegrenzter Genauigkeit, sondern fehlerbehaftete Messverfahren. Sie sind den subjektiven Methoden nur dann überlegen, wenn diese nicht oder nur eingeschränkt einsetzbar sind. Das ist umso mehr der Fall, je jünger der Patient ist. Die objektive Audiometrie eröffnet Einblicke, die anders nicht zu erhalten sind – keineswegs aber erfasst sie das ganze Kind mitsamt seiner Hörbehinderung. Eine objektiv bestimmte Hörschwelle besteht oft aus nicht mehr als acht Zahlen, wohingegen die subjektive Verhaltensbeobachtung das ganze Kind erschließt. Die Pädaudiologie des 21. Jahrhunderts bezieht ihre Stärke nicht aus den OAE oder den ASSR, sondern aus der Gesamtheit des Methodeninventars – vom Screeninggerät über die Verhaltensaudiometrie mit visueller Reizverstärkung bis hin zu altersangepassten Sprach- und Lautdiskriminationstests. Auch die *Objektive Audiometrie im Kindesalter* kann ihre Stärke nur dann entfalten, wenn ihre Inhalte in den Gesamtkomplex der heutigen Pädaudiologie eingebettet werden.

In noch mindestens einer weiteren Beziehung ist die objektive Audiometrie eingebettet in größere Zusammenhänge: das fruchtbare Zusammenwirken vieler Fachdisziplinen. Dieses Buch ist das Werk einer Ärztin, eines Biologen und zweier Physiker, die alle schon sehr viele

Jahre an vier verschiedenen Universitätskliniken für HNO-Heilkunde im Bereich der Audio-logie und Pädaudiologie intensiv mit den objektiven Hörprüfmethoden arbeiten – den Fokus größtenteils auf die klinische Anwendung, daneben aber auch auf die technische Weiter-entwicklung und die wissenschaftliche Evaluation gerichtet. Daher wurden die hier weiter-gegebenen Erfahrungen teilweise mit Messapparaturen gesammelt, die nicht allgemein zur Verfügung stehen. Die »Inklusion« von Signalverarbeitungsverfahren, die von der Industrie (noch) nicht umgesetzt wurden, geschieht durchaus mit der Absicht, die weitere Verbesserung der noch immer in einer stürmischen Entwicklung befindlichen objektiven Audiometrie zu fördern. Es obliegt dem Leser, die weitere Entwicklung aufmerksam zu beobachten; auf unserem Fachgebiet wird in den nächsten Jahren noch viel passieren!

Heidelberg, im Dezember 2014

# Inhaltsverzeichnis

# Autorenverzeichnis

Prof. Dr. rer. nat. Sebastian Hoth
Univ.-HNO-Klinik Heidelberg
Funktionsbereich Audiologie
Im Neuenheimer Feld 400
69120 Heidelberg
sebastian.hoth@med.uni-heidelberg.de

Priv.-Doz. Dr. rer. nat. habil. Roland Mühler
Otto-von-Guericke-Universität Magdeburg
Abteilung für Experimentelle Audiologie
Leipziger Str. 44
39120 Magdeburg
muehler@med.ovgu.de

Prof. Dr. med. Katrin Neumann
Abt. für Phoniatrie und Pädaudiologie und des
Hörzentrums und CI-Zentrums Ruhrgebiet
Klinik für Hals-, Nasen- und Ohrenheilkunde,
Kopf- und Halschirurgie
St. Elisabeth-Hospital
Ruhr-Universität Bochum
Bleichstr. 15
44787 Bochum
Katrin.Neumann@ruhr-uni-bochum.de

Prof. Dr. rer. nat. Martin Walger
Uniklinik Köln
Klinik für HNO-Heilkunde, Kopf- und Hals-Chirurgie
Audiologie und Pädaudiologie
Cochlear Implant Centrum Köln (CIK)
Screeningzentrum Nordrhein
Kerpener Str. 62
50937 Köln
martin.walger@uni-koeln.de

# Abkürzungen

| | | | |
|---|---|---|---|
| AABR | Automated auditory brainstem responses | DPOAE | Otoakustische Distorsionsprodukte (distortion product OAE) |
| ABR | Auditory brainstem response | DCOAE | Distortion component OAE |
| ACC | Acoustic change complex | | |
| ADANO | Arbeitsgemeinschaft Deutsch-sprachiger Audiologen, Neuro-otologen und Otologen | EAMFR | Elektrisch evozierte AMFR |
| | | EAS | Elektrisch-akustische Stimulation |
| | | ECAP | Ectrically evoked compound action potential |
| ADS | Aufmerksamkeitsdefizitsyndrom | | |
| AD(H)S | Aufmerksamkeitsdefizit-/(Hyper-aktivitäts)syndrom | ECochG | Elektrocochleographie |
| | | EEG | Elektroenzephalogramm |
| AEP | Akustisch evozierte Potenziale | EEP | Elektrisch evozierte Potenziale (des auditorischen Systems) |
| AM | Amplitudenmodulaton | | |
| AMFR | Amplitude modulation following responses | ED | Entwicklungsdyslexie |
| | | EKP | Ereigniskorrelierte Potenziale |
| ANSD | Auditory neuropathy spectrum disorder | EMLR | Elektrisch ausgelöste MAEP |
| | | ERA | Elektrische Reaktionsaudiometrie |
| ARC | Auditory response cradle | ERP | Ereigniskorrelierte Potenziale (event related potentials) |
| APD | Auditory processing disorder | | |
| ARD | Acoustic reflex decay | ESRT | Electrical stapedius reflex threshold |
| ART | Acoustic reflex threshold | | |
| AS | Apallisches Syndrom | FAEP | Frühe akustisch evozierte Potenziale |
| AS/AN | Auditorische Synaptopathie/Neuropathie | FEEP | Frühe elektrisch evozierte Potenziale |
| | | FFR | Frequenz-Folge-Potenziale (frequency following responses) |
| ASD | Autismus-Spektrum-Erkrankungen (Autism spectrum disorder) | | |
| | | FM | Frequenzmodulaton |
| ASSR | Auditory steady state responses | FMAER | Frequency modulated auditory evoked response |
| ATEOAE | automatisch registrierte TEOAE | | |
| AUC | Area under curve | | |
| AVWS | Auditive Verarbeitungs- und Wahr-nehmungsstörungen | ICA | Independent component analysis |
| | | IHC | Inner hair cell |
| | | ILD | Interaural level difference |
| BASD | Bochumer Auditiver und Sprach-diskriminationstest | ITD | Interaural time difference |
| BCI | Hirn-Computer-Interface | KL | Knochenleitung |
| BDP | Binaurale Differenzpotenziale | | |
| BERA | Brainstem electric response audiometry | LIS | Locked-in-Syndrom |
| BG | Background | LOC | Lateraler Olivenkomplex |
| BOR-Syndrom | Branchio-oto-renales Syndrom | LRS | Lese-Rechtschreib-Schwäche |
| | | LDN | Late dscriminative negativity |
| CAEP | Kortikale akustisch evozierte Potenziale | LN | Later negativity |
| | | LS | Lernstörung |
| CAP | Compound action potential | | |
| CAPD | Central auditory processing disorder | MAEP | AEP mittlerer Latenz |
| CAS | Kontralaterale akustische Stimulation | MAUS | Münchener Auditiver Screeningtest für Verarbeitungs- und Wahrneh-mungsstörungen |
| CDR | Cortical discrimination response | | |
| CI | Cochlea-Implantat | | |
| CM | Cochleäre Mikrophonpotenziale (cochlear microphonics) | MOCB | Mediales olivocochleäres Bündel |
| | | MCS | Minimales Bewusstsein (minimally conscious state ) |
| CERA | Cortical electric response audiometry | | |
| | | MFT | Multifrequenztympanometrie |
| daPA | Deka-Pascal | MF/MC | Multi frequency/multi component tympanometry |
| dB nHL | Dezibel normalized hearing level | | |
| dB SL | Dezibel sensation level | MLD | Masking level difference |
| dB SPL | Dezibel sound pressure level | MLRA | Middle latency response audiometry |

| | | | |
|---|---|---|---|
| MMN | *Mismatch negativity* | VRA | Visuelle Verstärkungsaudiometrie |
| MOC | Medialer Olivenkomplex | | *(visual reinforcement audiometry)* |
| MRT | Magnetresonanz-Tomographie | | |
| | | ZAVWS | Zentral-auditive Verarbeitungs- und |
| NB CE-Chirp | *Narrow band CE-Chirp* | | Wahrnehmungsstörungen |
| NF | *Noise floor* | | |
| NHS | Neugeborenen-Hörscreening | | |
| | *(newborn hearing screening)* | | |
| NRI | *Neural response imaging* | | |
| NRT | *Neural response telemetry* | | |
| | | | |
| OAE | Otoakustische Emission | | |
| OCB | Olivocochleäres Bündel | | |
| OHC | *Outer hair cell* | | |
| OlKi | Oldenburger Kindertest | | |
| OlKiSa | Oldenburger Kindersatztest | | |
| | | | |
| PTS | *Permanent threshold shift* | | |
| | | | |
| RCOAE | *Reflection component OAE* | | |
| RECD | *Real-ear to coupler difference* | | |
| RETSPL | *Reference equivalent threshold sound* | | |
| | *pressure level* | | |
| RN | *Residual noise* | | |
| ROC | *Receiver operating characteristic* | | |
| RP | Rauschprodukt | | |
| | | | |
| SAEP | Späte AEP | | |
| SAP | Summenaktionspotenzial | | |
| SESH | Schallempfindungsschwerhörigkeit | | |
| SES | Sprachentwicklungsstörungen | | |
| sFAEP | Sehr frühe akustisch evozierte | | |
| | Potenziale | | |
| SFOAE | Stimulusfrequenz-OAE | | |
| sgDPOAE | *Single generator distortion product* | | |
| | *OAE* | | |
| SGN | Spiralganglienneurone | | |
| SLSH | Schallleitungsschwerhörigkeit | | |
| S/N | Signal-Rausch-Verhältnis | | |
| SNR | Signal-Rausch-Verhältnis | | |
| $SN_{10}$ | *Slow negative wave 10* | | |
| SOA | Stimulus-Onset-Asynchronie | | |
| SOAE | Spontane otoakustische Emission | | |
| SP | Summationspotenzial | | |
| SSEP | Somatosensibel evozierte Potenziale | | |
| | | | |
| TEOAE | Transitorisch evozierte otoakustische | | |
| | Emissionen | | |
| TGS | Trommelfell-Gehörknöchelchen- | | |
| | System | | |
| TTS | Vorübergehender Schwellen- | | |
| | schwund *(temporary threshold shift)* | | |
| | | | |
| UNHS | Universelles Neugeborenen- | | |
| | Hörscreening | | |

# Einführung

*S. Hoth*

S. Hoth et al., *Objektive Audiometrie im Kindesalter*,
DOI 10.1007/978-3-642-44936-9_1, © Springer-Verlag Berlin Heidelberg 2014

Eine Vielfalt paralleler Entwicklungen der letzten Jahre hat dazu geführt, dass den objektiven Untersuchungsmethoden der Audiometrie heute ein stetig zunehmendes Maß an Aufmerksamkeit zuteil wird. Zu nennen sind die Fortschritte bei den Testverfahren, die Erweiterung des Spektrums therapeutischer Optionen, die Existenz neuer Bestimmungen, Leitlinien und Empfehlungen sowie ein verstärktes Bewusstsein für die Qualität von Untersuchungsergebnissen. Auf der Seite der Anwender besteht angesichts der methodischen Vielfalt ein erhöhter Bedarf an Orientierungshilfen. Daraus ergibt sich die Notwendigkeit zur Verbesserung der Kommunikation, der Zusammenarbeit und des Austausches zwischen Experten, Patienten, Eltern, Versorgern, Therapeuten und Erziehern.

Objektive Hörprüfungen sind seit geraumer Zeit ein fester Bestandteil der audiologischen Diagnostik im Instrumentarium von HNO-Ärzten und Pädaudiologen. Die ersten Messungen der akustischen Impedanz des Trommelfells wurden noch vor den 1950er Jahren von James Jerger, O. Metz, Jozef Zwislocki und K. Terkildsen beschrieben. Einige Jahre später, in den 1960er Jahren, wurden von Hallowell Davis und Wolf-Dieter Keidel die Grundlagen der elektrischen Reaktionsaudiometrie zur Messung der akustisch evozierten Potenziale geschaffen, und die otoakustischen Emissionen sind seit ihrer Entdeckung durch David Kemp im Jahr 1978 bekannt. Der Erfolg der objektiven Hörprüfungen gründet sich auf ihre Objektivität und ihr differenzialdiagnostisches Potenzial: Der Untersucher ist nicht auf die Rückmeldung des Probanden über seine subjektive Empfindung und Wahrnehmung angewiesen und die Untersuchungsergebnisse sind spezifisch für funktionelle Hörstörungen und ihr anatomisches Korrelat. Nach einer langjährigen Weiterentwicklung der Methoden und der damit einhergehenden Erweiterung ihres Anwendungsbereiches sind die auf der Messung von akustischer Trommelfellimpedanz, otoakustischer Innenohraktivität und elektrischer Aktivität der neuronalen Bahnen beruhenden Verfahren heute in der Praxis des HNO-Arztes und des Pädaudiologen fest verankert. Während die Möglichkeiten einer differenzierten audiologischen Diagnostik bei Patienten aller Altersklassen wichtig sind, kommt der Vorteil der Objektivität in erster Linie im Kindes-

alter zum Tragen. In Bezug auf die Differenzialdiagnostik von Hörstörungen entfaltet die objektive Audiometrie ihre wirkliche Stärke erst im Zusammenspiel aller verfügbaren Verfahren. Es lag daher nahe, die übergreifende Natur der ineinandergreifenden Methoden als Konzept für dieses Buch zu übernehmen.

Die erfolgreiche Evolutionsgeschichte der objektiven Hörprüfmethoden ist einer der vielen Faktoren, die dazu beigetragen haben, dass die frühe Erkennung und Versorgung angeborener oder früh erworbener kindlicher Hörstörungen in jüngerer Zeit in den Fokus der medizinischen Versorgung und der Gesundheitspolitik gerückt sind. Maßgebend sind weiterhin die jüngsten Fortschritte in der Neurophysiologie und den Kognitionswissenschaften, deren neue Erkenntnisse die schon lange existierende, z. B. bereits 1970 von Armin Löwe artikulierte Überzeugung festigten, dass angeborene oder früh erworbene Hörstörungen ein schnelles Handeln erfordern. Entscheidend ist die Nutzung der heute gut untersuchten sensiblen Phasen der organischen und funktionellen Reifung des Hörsystems. Durchlebt ein Kind diese frühen Entwicklungsphasen der ersten Lebensjahre ohne ausreichende akustische Stimulation, so ist mit bleibenden Folgeschäden und schwerwiegenden Auswirkungen auf die Lebensqualität zu rechnen. Und schließlich ist als dritter Grund für das gesteigerte Interesse an Früherkennung und Frühversorgung die Zunahme des Qualitätsbewusstseins bei den Anwendern zu nennen. Begleitet und gefördert wurde diese Bewusstseinsänderung durch Empfehlungen und Leitlinien von Expertengruppen und Fachgesellschaften sowie durch Normen, die die Einhaltung von Qualitätsstandards der alleinigen Obliegenheit des einzelnen Anwenders entreißen.

Die objektive Pädaudiometrie ist heute eingebettet in das Umfeld des Neugeborenen-Hörscreenings (NHS), des Follow-up nach nicht bestandenem Screeningtest und der Konfirmationsdiagnostik als Arbeitsgrundlage für die erste Versorgung des schwerhörigen Kindes mit technischen Hörhilfen. Abseits des NHS sind die objektiven Hörprüfungen unerlässlich bei der Diagnostik und Therapie aller progredienten und postnatal (im gesamten Kindesalter) erworbenen Hörstörungen, der Beobachtung der Entwicklung des Kindes und der Beurteilung komplexer Krankheitsbilder mit sensorischer und möglicher neuraler oder zentraler Beteiligung: der Auditorischen Synaptopathie/Neuropathie (AS/AN), den Auditiven Verarbeitungs- und Wahrnehmungsstörungen (AVWS), ferner der Aufmerksamkeitsdefizit-Hyperaktivitätsstörung (ADHS), der Lese-Rechtschreib-Schwäche (LRS) und Weiterer. Es ist die Bemerkung angebracht, dass das Inventar von Untersuchungsmethoden, sowie sie verfügbar und validiert sind, sich nicht nur für die Anwendung anbietet, sondern in seinem ganzen Potenzial ausgeschöpft werden *muss*. Die Umsetzung der vielfältigen therapeutischen Optionen ist auf die differenzierte Information über das vorliegende Krankheitsbild angewiesen und die gewissenhafte und dem Wissensstande nach erschöpfende Informationsbeschaffung daher verpflichtend.

Den Vorzügen und dem unbestreitbar großen Nutzen der objektiven Hörprüfmethoden stehen die mit ihr verbundenen Schwierigkeiten gegenüber. Ohne diese Schwierigkeiten hätte die objektive Audiometrie heute eine längere als ihre rund 50-jährige Geschichte. Das Ziel besteht in dem Nachweis von Signalen, die mit dem Hörvorgang einhergehen, für den Funktionszustand des Hörorgans relevant sind und sich der bewussten oder unbewussten Einflussnahme durch den Probanden weitgehend entziehen. Diese Signale weisen in den meisten Fällen nur eine kleine Amplitude auf und sie sind von Störungen überlagert. Die Rekonstruktion der Reizantwort aus dem Rauschen gelingt nur mithilfe einer aufwendigen Signalverarbeitung. Die effektive Nutzung dieser Technik setzt eine leistungsfähige apparative Ausstattung und gute akustische Bedingungen voraus. Jenseits der messtechnischen Problematik sind die Faktoren, die in der subjektiven Audiometrie die dominierende Rolle spielen, auch hier nicht vollständig ausgeschaltet: Die Ergebnisse der Untersuchung hängen – je nach Verfahren in unterschiedlichem Maße – durchaus auch von vielen nichtaudiologischen und für den Zustand des Patienten charakteristischen Parametern ab: von seiner Entspannung, seiner Aufmerksamkeit und Vigilanz, von der organischen und funktionellen Reifung des Hörsystems und von der zwar minimalen, aber dennoch unentbehrlichen Mitarbeit. Und schließlich wird der Erfolg des Anwenders wesentlich durch seine eigene Qualifikation bestimmt. In allen genannten Bereichen muss die eigentliche audiologische Tätigkeit von sorgfältigen qualitätssichernden Maßnahmen begleitet werden.

In höherem Maße als bei ihren subjektiven Äquivalenten verlangt die Anwendung der objektiven Hörprüfungen eine Bearbeitung in vielen hierarchisch angeordneten Ebenen. Zunächst ergibt die Messung nichts weiter als indifferente Daten, anhand derer der Untersucher im zweiten Schritt vermöge seiner Expertise und Erfahrung die Reizantwort identifiziert bzw., was wesentlich schwieriger ist, ihre Abwesenheit sicherstellt. Aus einem oder mehreren Datensätzen werden Parameter extrahiert, die in der sekundären Bewertung zu einer Diagnose führen. Die hierbei aus der Anwesenheit des Signals (Schwelle) und seiner Eigenschaften (Morphologie, Latenzzeiten, Amplitude, Frequenzzuordnung, Kennlinien) gewonnenen Schlussfolgerungen münden in die Identifikation der Hörstörung bezüglich ihrer Natur (konduktiv, sensorisch, neural, zentral) und die Bestimmung ihres Ausmaßes in Abhängigkeit von den relevanten Reizgrößen (Frequenz und Intensität). Das Fehlen der Signale verdient besondere Beachtung.

> Die größte Schwierigkeit der objektiven Audiometrie besteht in der Unterscheidung zwischen nicht vorhandenen Reizantworten und solchen, die sich dem Nachweis entziehen.

In Hinblick auf die Diagnose hat dies entscheidende Konsequenzen. Beispielsweise verläuft im Fall einer Schallleitungsschwerhörigkeit (SLSH) der OAE-Nachweis negativ, der FAEP-Nachweis hingegen positiv; im Fall einer Auditorischen Synaptopathie/Neuropathie (AS/AN) ist die Befundkonstellation exakt umgekehrt. In vielen Fällen wird das Bild erst eindeutig, wenn die objektiven Messungen in der Zusammenschau mit den Ergebnissen der subjektiven Hörprüfungen beurteilt werden. Eine Ausnahme hiervon bildet das Neugeborenen-Hörscreening, das ausschließlich auf objektiven Messungen beruht, die zudem automatisch bewertet werden und daher in Bezug auf Expertise und Erfahrung des Anwenders weniger hohe Ansprüche stellen.

Im Rahmen der Konfirmationsdiagnostik (und nicht Bestätigungsdiagnostik, da glücklicherweise im größten Teil der Fälle der Anfangsverdacht nicht bestätigt wird) nach nicht bestandenem Neugeborenen-Hörscreening kommt nur ein ausgewählter Teil der im vorliegenden Buch beschriebenen Verfahren zum Einsatz. Das Ziel des »Follow-up 2« gemäß Beschluss des G-BA (Gemeinsamer Bundesausschuss der Ärzte und Krankenkassen) vom 19.06.2008 besteht in der Gewinnung der für die Einleitung der (ersten) Versorgung des Kindes mit schallverstärkenden (Unterstützung des defizitären Sinnesorgans) oder substituierenden (Ersatz für das funktionsuntüchtige Sinnesorgan) technischen Hörhilfen erforderlichen Datengrundlage. Zur Erfüllung dieser Vorgaben ist nur eine überschaubare Teilmenge aus dem Inventar der objektiven Methoden im Einsatz.

Erst bei der vollständigen pädaudiologischen Exploration außerhalb des Rahmens, der durch das Neugeborenen-Hörscreening und seine Folgeuntersuchungen vorgegeben ist, wird das ganze Spektrum der objektiven Audiometrie ausgeschöpft und zusätzlich die vollständige Palette der verhaltensaudiometrischen Untersuchungen einbezogen. Am oberen Ende der Komplexität geht es um die Beobachtung kognitiver Vorgänge der zentral-auditiven Verarbeitung und Wahrnehmung mithilfe von objektiven Verfahren, deren Anwendung wenigen spezialisierten Zentren vorbehalten ist. Ihre Umrisse werden dennoch hier beschrieben, weil jeder pädaudiologisch tätige Praktiker in der Lage sein sollte, die jeweiligen Einsatzbereiche kompetent zu beurteilen und im Einzelfall die Durchführung der relevanten Untersuchungen zu veranlassen.

# Grundlagen

*M. Walger, K. Neumann, S. Hoth, R. Mühler*

S. Hoth et al., *Objektive Audiometrie im Kindesalter*,
DOI 10.1007/978-3-642-44936-9_2, © Springer-Verlag Berlin Heidelberg 2014

**2**

In einem Ausmaß wie in wenigen anderen Bereichen der praktischen Medizin setzt die kompetente Anwendung objektiver Hörprüfungen eine Wissensbasis voraus, die sich aus vielen unterschiedlichen Fachrichtungen speist: Die Funktion des Hörsystems als einem äußerst empfindlichen und komplex aufgebauten biologischen Signaldetektor kann nur mit anatomischen und physiologischen Grundlagen- und Spezialkenntnissen verstanden werden, die weit über das Facharztwissen hinausgehen; Physik und Technik spielen bei der Beschreibung und Erzeugung der akustischen Reize eine beherrschende Rolle und der Nachweis der biologischen Signale beinhaltet neben der komplexen Technik eine mitunter durchaus anspruchsvolle mathematische Statistik. Die Schwierigkeiten des Signalnachweises können keineswegs allein durch ein klug konzipiertes und kompromisslos zum kommerziellen Produkt entwickeltes System zur Datenerfassung und Signalverarbeitung bewältigt werden. Objektive Audiometrie mag ohne die Lektüre des folgenden Kapitels möglich sein, aber ihre Möglichkeiten werden dann nicht ausgeschöpft. Den in den ► Kap. 3 bis 5 folgenden methodenspezifischen Abschnitten werden in diesem Kapitel die übergreifenden Aspekte, insbesondere in Bezug auf die akustischen Reize und die Prinzipien der Messung, vorangestellt.

## 2.1 Anatomische und physiologische Grundlagen

Die Kenntnisse der anatomischen und physiologischen Grundlagen der peripheren und zentralen Hörverarbeitung sind grundlegende Voraussetzung für Durchführung und Interpretation objektiver Hörprüfungen, da ihre wesentlichen Zielparameter aus der normalen oder gestörten Aufnahme, Weiterleitung und Verarbeitung akustischer Signale durch das Hörsystem resultieren. Darüber hinaus liefern sie die Basis, um pathophysiologische Veränderungen zu verstehen, die uns bereits im Säuglings- und Kleinkindalter in den verschiedenen Schwerhörigkeitsformen begegnen. Sie gilt es, besonders in dieser frühen Lebensphase, mit objektiven Hörprüfungen näher einzugrenzen, die Art und den Grad einer Schwerhörigkeit so genau wie möglich zu bestimmen, um eine frühzeitige Therapie und (Re-)Habilitation bereits in den sensiblen Phasen der Hörentwicklung einzuleiten.

### 2.1.1 Übersicht

Anatomisch und funktionell gliedert sich unser Gehör in das periphere Hörorgan mit Außen-, Mittel- und Innenohr (◘ Abb. 2.1) sowie die zentrale Hörbahn. Das kompliziert gebaute und als Labyrinth bezeichnete Innenohr beinhaltet neben der Hörschnecke (Cochlea) das Gleichgewichtsorgan, das mit seinem Vorhof und den drei Bogengängen dem Lage-, Dreh- und Beschleunigungssinn dient. Die Funktion des Gehörs besteht in der Aufnahme, Weiterleitung, Transformation und Verarbeitung akustischer Signale bis zur bewussten Wahrnehmung.

Der über das Außenohr aufgenommene Schall führt nach Weiterleitung und Verstärkung über das Mittelohr zur Ausbildung einer Wanderwelle in der Cochlea, die zu einer Abscherung der empfindlichen Stereozilien der Haarzellen an einem frequenzspezifischen Ort auf der Basilarmembran führt.

> Die Abscherung der Stereozilien stellt den adäquaten Reiz für unser Gehör dar. Die dadurch ausgelöste Erregung der Sinneszellen führt in den afferenten Hörnervenfasern zur Entstehung von Nervenimpulsen, die über die zentrale Hörbahn bis zum auditorischen Kortex weitergeleitet werden. Die weitere Hörverarbeitung erfolgt in den assoziierten Feldern der Großhirnrinde.

Ziel der objektiven Audiometrie ist die messtechnische Erfassung und Analyse der wesentlichen Schritte der Aufnahme, Weiterleitung, Verarbeitung, bewussten Wahrnehmung und Diskrimination akustischer Signale, ausgehend vom peripheren Hörorgan über den Hörnerv und Hirnstamm bis hin zum auditorischen Kortex mit seinen assoziierten Feldern.

### 2.1.2 Geschichtliches

Wesentliche Beiträge zur Erforschung des peripheren Hörorgans leistete der italienische Anatom Alfonso

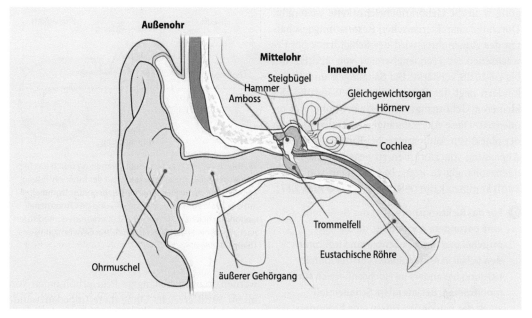

■ **Abb. 2.1** Übersicht über das periphere Hörorgan mit Außen-, Mittel- und Innenohr

Giacomo Gaspare, Graf von Corti, bereits im 19. Jahrhundert, begünstigt durch die Weiterentwicklung von Lichtmikroskopie, Präparations- und Färbetechniken. Er forschte an der Universität Würzburg über die Anatomie des Innenohres und entdeckte 1851 das nach ihm benannte Rezeptorgebiet in der Cochlea. Die ersten grundlegenden Theorien über die Physiologie des Hörens wurden ebenfalls im 19. Jahrhundert durch den deutschen Physiker und Physiologen Hermann Ludwig Ferdinand von Helmholtz gelegt, der als Professor für Physiologie an den Universitäten Königsberg, Bonn und ab 1858 in Heidelberg arbeitete. In dieser Zeit beschäftigte er sich mit der Physiologie des Hörens und Sehens und entwickelte eine mathematische Theorie zur Erklärung der Klangfarbe durch Obertöne, die Resonanztheorie des Hörens und darauf basierend »Die Lehre von den Tonempfindungen als physiologische Grundlage für die Theorie der Musik«.

> Bahnbrechende Erkenntnisse zur Physiologie des Innenohres lieferte der ungarisch-amerikanische Biophysiker und Physiologe Georg von Békésy mit seiner Wanderwellentheorie, für die er 1961 mit dem Nobelpreis für Physiologie und Medizin ausgezeichnet wurde.

Die Wanderwellentheorie löste die Helmholtz'sche Resonanztheorie und damit die Vorstellung von schwingenden Hörsaiten im Innenohr ab. Sie erklärt die ortsabhängige Abbildung der Frequenzen auf der Basilarmembran und ist bis heute gültig, auch wenn die Erforschung der aktiven Verstärkungsmechanismen der Wanderwelle durch die äußeren Haarzellen als cochleären Verstärker unser Verständnis für den Hörvorgang mit seiner hohen Frequenzauflösung und ungeheuren Dynamik deutlich erweitert hat. Weitere bahnbrechende Entdeckungen, wie z. B. die der cochleären Mikrofonpotenziale (CM) durch Wever und Bray, die der akustisch evozierten Potenziale (AEP) durch Pauline und Hallowell Davis und auch die der otoakustischen Emissionen durch David Kemp haben unser Verständnis der peripheren und zentralen Hörverarbeitung entscheidend erweitert.

### 2.1.3 Außenohr

Das Außenohr dient mit seiner Ohrmuschel und dem äußeren Gehörgang der Aufnahme und Weiterleitung des Schalls bis zum Trommelfell, das die Schallenergie in Form von mechanischen Schwin-

2

gungen an die Gehörknöchelchenkette weitergibt. Durch die charakteristischen Resonanzeigenschaften des Außenohres wird der Schalldruck bei Erwachsenen im Frequenzbereich von 2,5 kHz um bis zu 20 dB verstärkt. Bei Säuglingen und Kleinkindern liegt der Resonanzbereich aufgrund des kleineren Gehörgangsvolumens bei höheren Frequenzen. Diese Altersabhängigkeit ist im Rahmen der objektiven Audiometrie bei Kindern sowie der Anpassung von Hörhilfen zu beachten, da es frequenzabhängig zu Pegelabweichungen von bis zu 20 dB kommen kann (▶ Abschn. 2.3.2, ▣ Abb. 2.17).

❯❯ Für das Richtungshören hat das Außenohr eine besondere Bedeutung, da die Ohrmuschel und ihre benachbarten Strukturen den Schall in Abhängigkeit von der Einfallsrichtung besonders im Hochtonbereich stark modifizieren. Bei lateralem Schalleinfall spielt das beidohrige Hören eine besonders wichtige Rolle. Die dabei entstehenden interauralen Laufzeit-, Phasen- und Intensitätsdifferenzen sowie die interauralen Frequenzunterschiede werden durch binaurale Interaktion bereits auf Hirnstammebene analysiert.

Der funktionelle Zustand des Außenohres hat einen entscheidenden Einfluss auf die Schallübertragung zum Mittelohr. So können Verengungen des äußeren Gehörgangs durch Cerumen oder Fremdkörper, Verletzungen, entzündliche Prozesse oder Fehlbildungen sowie pathologische Veränderungen des Trommelfells zu Schallleitungsstörungen führen (▶ Abschn. 6.3).

### 2.1.4 Mittelohr

Die funktionelle Bedeutung des Mittelohres besteht in der Weiterleitung der Schallenergie in Form von Schwingungen der Gehörknöchelchenkette bis zur Steigbügelfußplatte im ovalen Fenster und damit in das mit Flüssigkeit gefüllte Innenohr. Das Mittelohr stellt einen Impedanzwandler dar, der den hohen Schallwellenwiderstand der Innenohrflüssigkeit durch die Flächentransformation vom etwa 60 mm² großen Trommelfell auf das nur etwa 3 mm² große ovale Fenster und die Hebelwirkung der Gehörknöchelchen überwindet (▣ Abb. 2.2). Dadurch

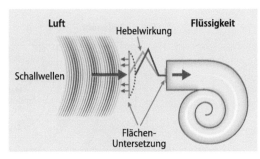

▣ **Abb. 2.2** Prinzip der Impedanzwandlung durch das Mittelohr; der hohe Eingangswiderstand der Innenohrflüssigkeit wird durch die Flächenuntersetzung vom Trommelfell auf das ovale Fenster und Hebelwirkung des Trommelfell-Gehörknöchelchen-Systems (TGS) überwunden (modifiziert nach: Probst et al. 2008, mit freundlicher Genehmigung des Thieme Verlags)

werden frequenzabhängige Pegelerhöhungen von bis zu 50 dB erreicht. Ohne diese Impedanzwandlung würden mehr als 98 % der übertragenden Schallenergie an der Grenzfläche zum Innenohr reflektiert.

Durch die Bewegungen des Trommelfell-Gehörknöchelchen-Systems (TGS) kommt es zu einer Volumenverschiebung der Innenohrflüssigkeit hinter der Steigbügelfußplatte, die mit einem elastischen Ringband im ovalen Fenster eingelagert ist. Die Schallübertragungsfunktion des Mittelohres ist wie die des Außenohres frequenzabhängig und beträgt maximal 30 dB bei 1 kHz. Treten große statische Druckschwankungen auf, wie dies beim Schlucken, Husten, Niesen, im Fahrstuhl, Schnellzug oder Flugzeug vorkommen kann, bewegen sich die Ossikel aufgrund ihrer gelenkigen Verbindung gegenläufig, um eine Druckübertragung auf das Innenohr zu verhindern.

Wird die Masse der schwingenden Strukturen des Mittelohres durch pathologische Veränderungen, wie z. B. einer Ergussbildung, erhöht, so wird besonders die Übertragung hoher Frequenzen gedämpft, sodass Schallleitungsschwerhörigkeiten im Hochtonbereich resultieren. Auch Veränderungen der Reibung wirken als Folge pathophysiologischer Veränderungen des Mittelohres auf die Schallübertragung besonders im hohen und mittleren Frequenzbereich. Verändert sich dagegen die Steifigkeit des schwingenden Systems, wie z. B. bei der Otosklerose, Pauken-Unterdruck oder Mittelohr-

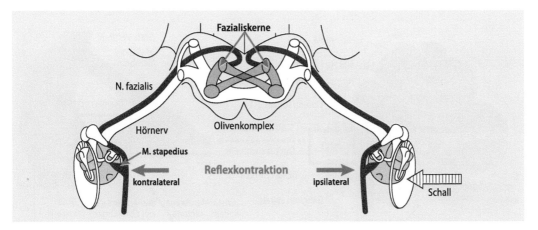

**Abb. 2.3** Akustikofazialer Reflexbogen zur Auslösung des Stapediusreflexes; bei akustischer Reizung werden die Fasern des N. facialis über gekreuzte und ungekreuzte Fasern des Olivenkomplexes aktiviert (modifiziert nach Lehnhardt u. Laszig 2009, mit freundlicher Genehmigung des Thieme Verlags).

missbildungen, werden besonders die tieferen Frequenzen gedämpft.

Für die Erfüllung seiner physiologischen Funktion muss das Mittelohr luftgefüllt sein, damit auf beiden Seiten des Trommelfells der gleiche Druck besteht. Die Eustachische Röhre, die sich u. a. beim Schlucken oder Gähnen öffnen kann, unterstützt den Druckausgleich. Ändern sich Druckverhältnisse bei entzündlichen Schleimhautveränderungen, Insuffizienz der Tube oder unter dem Einfluss von Narkosegasen, können ebenfalls Schallleitungsstörungen entstehen.

> Der objektiven Überprüfung des funktionellen Status des Mittelohres, der sich bei Kindern täglich verändern kann, kommt im Rahmen kindlicher Hörprüfungen eine entscheidende Bedeutung zu. Die Schwingungsfähigkeit (Komplianz) des Trommelfell-Gehörknöchelchen-Systems (TGS) ist eine der wesentlichen Zielgrößen der objektiven Audiometrie im Kindesalter (▶ Kap. 3).

Die beiden **Mittelohrmuskeln** regulieren und verändern den Spannungszustand des Schallleitungsapparates. Bei Kontraktion des M. tensor tympani wird das Trommelfell leicht nach innen gezogen und gespannt, woraus eine erhöhte Empfindlichkeit der Schallüberleitung auf das Innenohr resultiert. Die Kontraktion des M. stapedius erfolgt reflektorisch bei Einwirkung von Schalldruckpegeln ab etwa 80 dB HL über einen polysynaptischen akusti-

kofazialen Reflexbogen, dessen Kerngebiete im unteren Hirnstamm liegen (▶ Abb. 2.3).

Die reflektorische Kontraktion des M. stapedius führt zu einer Versteifung der Aufhängung der Steigbügelfußplatte im ovalen Fenster und einer Versteifung des Gelenkes zwischen Amboss und Steigbügelkopf, wodurch die Schallüberleitung niedriger und mittlerer Frequenzen auf das Innenohr gedämpft wird. Es handelt sich dabei um ein extrem dynamisches System, das als Hochpassfilter wirkt. Es erleichtert die Kommunikation in schwierigen Hörsituationen durch Unterdrückung von Störschall niedriger und mittlerer Frequenz. Eine oft diskutierte Lärmprotektion ist aufgrund der hohen Latenz der Reflexkontraktion, die bis zu 200 ms beträgt und somit besonders von schädlichen Impulsschallen unterlaufen wird, sowie der fehlenden Dämpfung im Hochtonbereich und der Ermüdung der Kontraktion wohl eher von untergeordneter Bedeutung.

> Die objektive Überprüfung der Auslösbarkeit des Stapediusreflexes im Rahmen der Impedanzaudiometrie ist ein weiterer wichtiger Bestandteil der objektiven Audiometrie im Kindesalter. Aus den Reflexschwellen oder einem bestimmten Ausfallmuster lassen sich Rückschlüsse auf die Art und den Grad einer Schwerhörigkeit ziehen und der Ort einer möglichen Funktionsstörung näher eingrenzen (▶ Kap. 3).

2

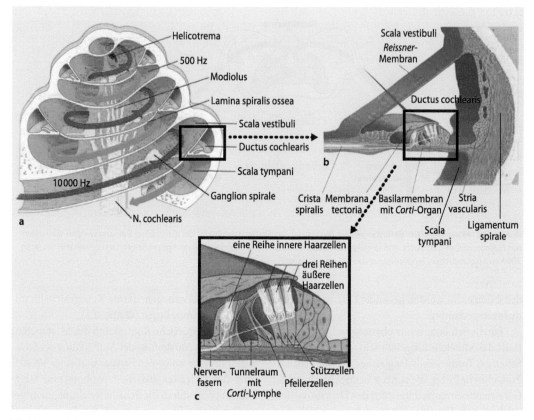

**Abb. 2.4  a)** Querschnitt durch die Cochlea; **b)** mit Ausschnitt aus der Scala media; und **c)** Detailansicht des Corti'schen Organs (modifiziert nach Lenarz u. Boenninghaus 2012)

## 2.1.5  Innenohr

Das Innenohr besteht aus einem häutigen und knöchernen Labyrinth, das von dem festen Knochen des Felsenbeines umgeben ist. Es gliedert sich funktionell in das Vestibularorgan mit dem Vorhof- und Bogengangsystem sowie die Hörschnecke (Cochlea), dem »eigentlichen« Hörorgan. Während das Vestibularorgan dem Gleichgewichts-, Dreh- und Beschleunigungssinn dient, sorgt die Cochlea für die Weiterleitung und Verarbeitung akustischer Reize, die sowohl über Luft- als auch Knochenleitung das Innenohr erreichen können. Die anatomisch-physiologischen Grundlagen der Cochlea sind für das Verständnis der Entstehung otoakustischer Emissionen (OAE) und auch der akustisch evozierten Potenziale (AEP) von großer Bedeutung.

### Cochlea

Die Cochlea beinhaltet drei flüssigkeitsgefüllte übereinander liegende Gangsysteme: die am ovalen Fenster beginnende Scala vestibuli, die in der Mitte liegende Scala media (Ductus cochlearis) sowie die Scala tympani, die mit dem runden Fenster einen Abschluss zur Paukenhöhle bildet (■ Abb. 2.4). Die mit Perilymphe gefüllte Scala vestibuli und Scala tympani gehen an der Schneckenspitze (Helicotrema) ineinander über. Die Scala media ist mit Endolymphe gefüllt und enthält das Corti'sche Organ, die Tektorialmembran und seitlich die Stria vascularis, die mit ihrem feinen Kapillarnetz der Energieversorgung und Endolymphproduktion dient. Sie bildet das häutige Labyrinth, das mit den Endolymphräumen des Vestibularorgans verbunden ist (■ Abb. 2.4). Scala vestibuli und Scala media sind durch die Reissner'sche Membran voneinander getrennt, die Basilarmembran trennt Scala media und Scala tympani voneinander.

Das Corti'sche Organ (◻ Abb. 2.4) liegt auf der Basilarmembran und enthält drei Reihen äußerer und eine Reihe innerer Haarzellen (OHC, IHC), die an ihrer Oberfläche feine, regelmäßig angeordnete und über feine molekulare Brücken (*tip links* und *side links*) untereinander verbundene Stereozilien aufweisen. Eingebettet sind die OHC und IHC in ein System aus Stütz- und Nährzellen. Über dem Corti'schen Organ liegt die Tektorialmembran, die ausgehend von der Lamina spiralis ossea das Corti'sche Organ überdeckt und Kontakt zu den Stereozilien der OHC aufnimmt. Die Innervation des Corti'schen Organs erfolgt über die afferenten (aufsteigenden) und efferenten (absteigenden) Fasern des Hörnerven, dessen Zellkörper das Spiralganglion bilden. Die Axone bilden im inneren Kegel der Cochlea (Modiolus) den Hörnerven, der sich im inneren Gehörgang mit den Anteilen des Gleichgewichtsnervs zum Nervus vestibulo-cochlearis (VIII. Hirnnerv) zusammenschließt.

## Wanderwellentheorie

Die Grundlage für die Beschreibung der mechanischen Vorgänge in der Cochlea liefert die Wanderwellentheorie nach Georg von Békésy, der zufolge sich bei Anregung der Stapesfußplatte eine Wanderwelle ausbreitet, deren Schwingungseigenschaften durch die Hydrodynamik der Innenohrstrukturen bestimmt werden. So ist die Basilarmembran am Schneckeneingang in der Nähe des ovalen Fensters schmal und steif, in der Nähe der Schneckenspitze (Helikotrema) jedoch breit und weich, wobei gleichzeitig die Kanaltiefe abnimmt. Bei akustischer Anregung wird die flüssigkeitsgefüllte Scala media mit all ihren Strukturen auf- und abwärts bewegt. Dabei erfährt die Amplitude der Welle entlang ihres Weges einen langsamen Anstieg bis zu einem Maximum, von wo aus sie abrupt abnimmt (◻ Abb. 2.5a). Der Ort maximaler Auslenkung ist frequenzabhängig, wobei hohe Frequenzen in der Schneckenbasis und tiefe Frequenzen in der apikalen Windung abgebildet werden (Ortsprinzip). Somit findet auf der Basilarmembran im Innenohr eine Frequenzauflösung nach dem Ortsprinzip statt. Die Laufzeitunterschiede der Wanderwellen zwischen den höchsten und niedrigsten Frequenzen betragen bei

einer Länge der Basilarmembran von etwa 32 mm mehr als 10 ms. Diese Laufzeitdifferenz, die auch bei der Registrierung der OAE und AEP zum Ausdruck kommt, hängt nicht mit der Schallausbreitung in der Innenohrflüssigkeit zusammen. Sie würde für die Strecke vom Steigbügel bis zur Schneckenspitze nur etwa 20 μs betragen.

> ❯ Da von Békésy seine Experimente nicht am lebenden Innenohr durchführte, kannte er nur die passive Wanderwelle. Die aktiven Prozesse, die für die extrem hohe Empfindlichkeit und gute Frequenzauflösung des Gehörs verantwortlich sind, wurden erst durch die Entdeckung der Motilität der OHC nachgewiesen.

Diese schnellen Oszillationen verstärken die Amplitude der passiven Wanderwelle um das bis zu 100-fache (◻ Abb. 2.5 B). Der Motor für diese Beweglichkeit ist das Prestin, ein Eiweißmolekül, das in den Membranen der OHC zu finden ist. Bei einer Erregung der OHC werden die Moleküle zu schnellen Bewegungen von bis zu 30.000 Oszillationen pro Sekunde angeregt (◻ Abb. 2.5 B). Neben dieser schnellen Motilität sind die OHC unter dem Einfluss des efferenten Systems auch zu langsamen Bewegungen in der Lage. Diese zentralnervöse Steuerung sorgt dafür, dass der cochleäre Verstärker in Abhängigkeit von der Umgebungslautstärke immer am optimalen Arbeitspunkt eingestellt wird.

## Otoakustische Emissionen (OAE)

Die schnelle Motilität der OHC stellt die physiologische Grundlage der Entstehung otoakustischer Emissionen (OAE) dar. Im Jahre 1977 registrierte David Kemp Schallemissionen im äußeren Gehörgang des Menschen nach akustischer Stimulation mit Kurzzeitreizen, die auf die Aktivität der OHC zurückgeführt wurden (Kemp 1978). Die bis dahin nur postulierte Existenz eines cochleären Verstärkers, der für die hohe Empfindlichkeit und Frequenzselektivität des Innenohres verantwortlich ist, war damit indirekt bewiesen. Die Registrierung der OAE ist seit den 1990er Jahren zu einem festen Bestandteil der objektiven Audiometrie geworden.

Man unterscheidet die klinisch wenig bedeutsamen spontanen OAE (SOAE), die als lokale Störungen des aktiven Verstärkerprozesses interpretiert werden, von den evozierten OAE (EOAE). Deren

**◻ Abb. 2.5** Entstehung einer Wanderwelle bei akustischer Anregung. **a)** der Ort ihrer maximalen Auslenkung ist frequenzabhängig (Ortsprinzip) (modifiziert nach Lehnhardt u. Laszig 2009, mit freundlicher Genehmigung des Thieme Verlags); **b)** durch schnelle Oszillationen der OHC wird die passive Wanderwelle aktiv verstärkt und dabei die Frequenzselektivität erhöht (modifiziert nach Lenarz u. Boenninghaus 2012)

Entstehung wird dadurch erklärt, dass durch die schnellen Oszillationen der OHC nach oder während der akustischen Reizung eine retrograde Wanderwelle entsteht, die das Trommelfell-Gehörknöchelchen-System zur Schwingung bringt, so dass akustische Energie in den äußeren Gehörgang abgestrahlt wird. Das Frequenzspektrum der TEOAE spiegelt dabei den Frequenzgehalt des anregenden akustischen Signals wider (▶ Abschn. 4.1.3, ◻ Abb. 4.7).

Die Messung der OAE erlaubt eine objektive Beurteilung der Funktionsfähigkeit der OHC und schließt damit eine diagnostische Lücke zwischen Impedanzaudiometrie und BERA (▶ Kap. 3 und ▶ Kap. 5). Da die TEOAE bei annähernd 100 % aller hörgesunden Neugeborenen zu registrieren sind, eignet sich das schnell durchführbare, nicht-invasive Verfahren ihrer Registrierung auch als Screeningmethode zur objektiven Früherkennung kindlicher Hörschäden bis zur Ebene der OHC.

## Entstehung cochleärer Potenziale

Grundlage für die Entstehung cochleärer Potenziale ist die unterschiedliche Verteilung geladener Teilchen (Ionen) in den verschiedenen Flüssigkeitsräumen der Cochlea. Daraus resultiert bereits im Ruhezustand eine Spannungsdifferenz zwischen dem Zellinneren der OHC und IHC sowie der umgebenden Endolymphe der Scala media von mehr als 100 mV, die durch permanente Energiezufuhr aufrechterhalten wird.

Die Verstärkung der Wanderwelle durch die OHC liefert bei niedrigen Schalldruckpegeln von bis zu 50 dB HL die Energie zur Erregung der IHC. Bei der Auf- und Abwärtsbewegung der cochleären Trennwand kommt es zwischen Corti-Organ und der Tektorialmembran zu einer Relativbewegung. Die dadurch ausgelöste Abscherung öffnet wie auch bei den OHC die Ionenkanäle, sodass aufgrund unterschiedlicher Ladungsverteilungen in der Cochlea

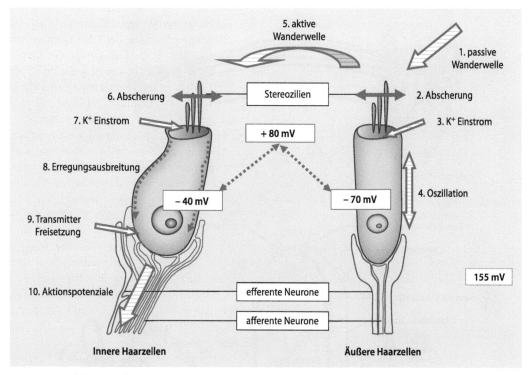

**◻ Abb. 2.6** Vorgänge der Reiz-Erregungstransformation an den inneren (IHC) und äußeren (OHC) Haarzellen sowie Entstehung und Weiterleitung von Nervenimpulsen (Aktionspotenzialen) an den afferenten Hörnervenfasern

die positiv geladenen Kalium-Ionen in das Zellinnere eindringen und die Zelle depolarisieren. Dies führt zu einer Erregungsausbreitung, der Ausschüttung von Transmittersubstanz und schließlich zur Entstehung und Weiterleitung von Nervenimpulsen (Aktionspotenzialen) an den afferenten Hörnervenfasern (◻ Abb. 2.6).

Die beschriebenen Erregungsvorgänge an den Haarzellen und die damit verbundenen Spannungsveränderungen in der Cochlea sowie auch die Erzeugung von Aktionspotenzialen können als cochleäre Mikrofonpotenziale (CM), Summationspotenziale (SP) sowie Summenaktionspotenziale des Hörnerven (SAP, engl. CAP) mithilfe der Elektrocochleografie (ECochG) im »Nahfeld« zur objektiven Funktionsdiagnostik des Innenohres registriert werden (▶ Abschn. 5.1). Präsynaptisch erzeugen schnelle De- und Repolarisationsvorgänge die CM, Gleichspannungsänderungen an den Haarzellen während der akustischen Reizung das SP und die postsynaptisch durch den Beginn eines akustischen

Reizes ausgelöste Nervenimpulse das CAP, dessen negatives Potenzial N1 mit der ersten positive Welle $J_I$ der im Fernfeld ableitbaren FAEP identisch ist und die beginnende Informationsübertragung an das zentral auditorische System darstellt.

## 2.1.6 Hörnerv und zentrale Hörbahn

Die Erregungen der Haarzellen werden auf die dendritischen Fasern der Nervenzellen übertragen, deren Zellkörper im inneren Kegel der Cochlea (Modiolus) das Ganglion spirale bilden und deren Axone den Hauptanteil des Hörnervs bilden, der aus etwa 30.000 Fasern besteht. Dabei sind etwa 95% der schnellen, gut myelinisierten afferenten Hörnervenfasern mit den IHC verbunden. Nur wenige Afferenzen ziehen zu den OHC, wo sie zu mehreren Zellen Kontakt aufnehmen. Die OHC sind stark durch efferente Fasern innerviert, die ihren Ursprung im Olivenkomplex des Hirnstam-

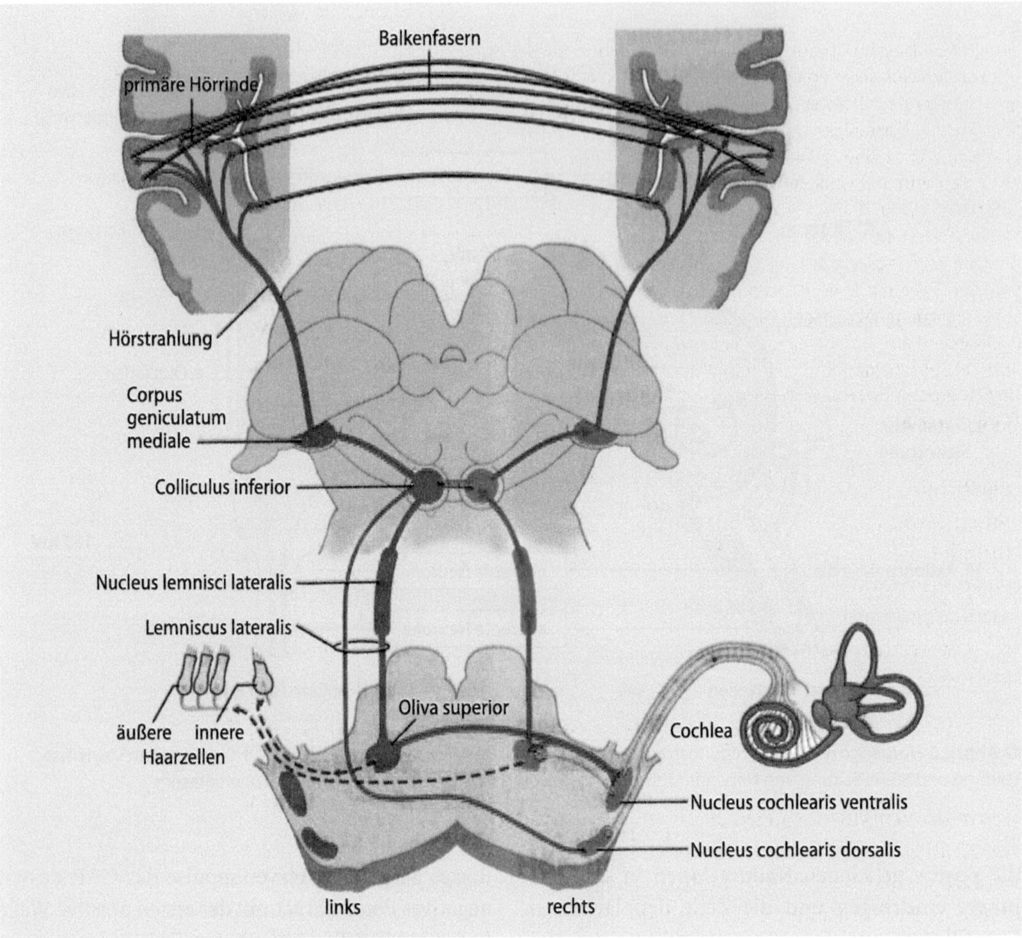

2

**◘ Abb. 2.7** Zentrale Hörbahn des Menschen; eingezeichnet sind die ipsi- und kontralateralen afferenten Faserverbindungen einer Seite; gestrichelt: efferente Verbindungen des gekreuzten und ungekreuzten olivocochleären Bündels zu den OHC und ICH (modifiziert nach Lenarz und Boenninghaus 2012)

mes haben und die langsame Beweglichkeit der OHC steuern.

Die Fasern des Hörnerven leiten auf beiden Seiten in kodierter Form die Informationen der akustischen Signale als Serie von Nervenimpulsen zur ersten Umschaltstation im unteren Hirnstamm, dem Cochleariskern (Nucleus cochlearis) (◘ Abb. 2.7). Von hier aus erfolgt eine beidohrige parallele und stark divergente Verarbeitung der akustischen Information durch ipsi- und kontralaterale Projektionen über den Colliculus inferior (IC) bis in die kortikalen Regionen. So enthalten die vom IC abgehenden Projektionen im Vergleich zum Hörnerv zehnmal mehr neuronale Fasern.

Die auditorischen Kortizes der rechten und linken Seite, die mit den sekundären und tertiären Assoziationszentren verbunden sind, werden asymmetrisch innerviert und haben unterschiedliche Aufgabenschwerpunkte. Während in der linken Hemisphäre die zeitliche Verarbeitung sprachlicher Informationen im Vordergrund steht, wird rechts die spektrale Komplexität von Sprache und Musik analysiert (Picton 2011). Die tonotope Organisation der spektralen Verarbeitung, die ja bereits auf der Basilarmembran repräsentiert ist, findet sich auch auf kortikaler Ebene wieder.

> Das zentrale Hörbahnsystem muss in der Lage sein, die extrem schnell ablaufenden zeitlichen und spektralen Veränderungen akustischer Signale, wie z. B. Sprache in ihrer Feinstruktur, zu analysieren und komplexe Signale zu erkennen. Biologisch bedeutsame Merkmale werden dabei aus der Fülle akustischer Informationen extrahiert, diskriminiert und der weiteren kortikalen Beurteilung und Speicherung zugeführt.

Dabei spielt eine starke Filterwirkung unter Einsatz hemmender Neurone auf allen Ebenen der zentralen Hörverarbeitung eine wichtige Rolle. Unerwünschter Störschall muss wirkungsvoll unterdrückt und die Richtung, Bewegung und Entfernung sich dynamisch bewegender Schallquellen lokalisiert werden. Mithilfe des efferenten Systems kann über *Top-down*-Prozesse die Aufmerksamkeit auf einen Informationsstrom gerichtet und unerwünschte Signale, sei es Störschall oder konkurrierende Sprachsignale, können in gewissen Grenzen unterdrückt werden.

> Eine wichtige Aufgabe der zentralen Hörbahn stellt das binaurale Hören dar, das die Integration und Interpretation der akustischen Signale, die beide Ohren erreichen, beinhaltet. Binaurale Hörleistungen sind wesentliche Voraussetzungen für das räumliche Hören, das Sprachverstehen im Störschall sowie die binaurale Summation und Fusion.

Die genaue Lokalisation einer Schallquelle im Raum ist insbesondere durch die Verwertung von interauralen Laufzeit- und Intensitätsdifferenzen möglich (*interaural time differences* – ITD bzw. *interaural level differences* – ILD). Wesentliche neuronale Verarbeitungsschritte spielen sich bereits auf der unteren Ebene des Hirnstammes im Olivenkomplex ab. Durch die Mechanismen der binauralen Interaktion wird gegenüber dem monauralen Hören ein deutlicher Hörgewinn erzielt.

## 2.1.7 Physiologie der AEP

Die zeitliche und räumlich überlagerte Aktivität des Hörnervs und der zentralen Hörbahn führen während und nach akustischer Reizung zur Entstehung akustisch evozierter Potenziale (AEP), die im »Nahfeld« in direkter Nachbarschaft des Innenohres oder über Elektroden von der Kopfhaut im sogenannten »Fernfeld« in verschiedenen Latenzbereichen abgeleitet werden können. Erst mit der Entwicklung der computergestützten *Averaging*-Technik gelang es, eine reizsynchrone Mittelwertbildung identischer EEG-Abschnitte nach akustischer Reizung durchzuführen. Damit ließen sich die im Nano- bis Mikrovoltbereich liegenden AEP aus dem durch die Mittelung reduzierten Störsignal des EEG hervorheben. Die verschiedenen Wellenkomplexe der AEP werden in der Regel nach ihrem zeitlichen Auftreten in Bezug zum akustischen Reiz eingeteilt (▶ Kap. 5, Abb. 5.3). Die AEP bilden die Grundlage für zahlreiche audiometrische Testverfahren, die uns für das objektive Hörscreening sowie die Differenzialdiagnose von Hörstörungen zur Verfügung stehen und die bedeutendste Säule der objektiven Audiometrie im Kindesalter darstellen (◘ Abb. 2.8).

Die Methode der Registrierung der AEP wird als Elektrische Reaktionsaudiometrie (ERA, *electric response audiometry*) bezeichnet. Während mithilfe der Elektrocochleografie (ECochG) die sehr frühen AEP (sFAEP) des Innenohres über Nadel- oder Gehörgangselektroden im Nahfeld ableitbar sind (▶ Abschn. 5.2.1), werden die Fernfeldpotenziale nicht-invasiv von der Kopfhaut des Patienten mithilfe der verschiedenen Ableitverfahren der ERA registriert. Die gebräuchlichste Nomenklatur der audiometrischen Ableitverfahren der verschiedenen Fernfeldpotenziale wurde aus dem Englischen übernommen und richtet sich nach der topologischen Zuordnung der Potenzialkomplexe oder dem zeitlichen Auftreten. So wird die Methode der FAEP-Ableitung als BERA (*brainstem electric response audiometry*), die Ableitung der MAEP als MLRA (*middle latency response audiometry*) und die Registrierung der SAEP als CERA (*cortical electric response audiometry*) bezeichnet.

> Im Rahmen der objektiven Audiometrie bei Kindern stehen die Erregungsschwellenbestimmung sowie die Funktionsprüfung der zentralen Hörbahn auf Hirnstammebene durch die Registrierung der Klick-evozierten FAEP im Vordergrund.

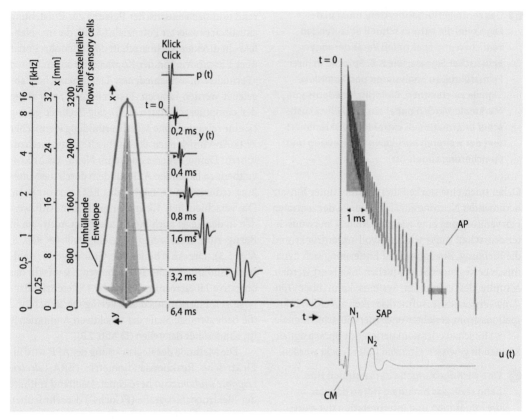

**◼ Abb. 2.8** Entstehung von AEP durch Summation der fortgeleiteten Aktionspotenziale in der Cochlea; die durch einen breitbandigen Klick-Reiz ausgelöste Wanderwelle führt zur Entstehung synchroner Aktivität von afferenten Nervenfasern an unterschiedlichen Orten in unterschiedlichen Zeitbereichen (aus: Lehnhardt u. Laszig 2009, mit freundlicher Genehmigung des Thieme Verlags)

Weitere wichtige Anwendungsbereiche betreffen die objektive Erfassung des Reifungs- und Entwicklungszustandes der zentralen Hörbahnabschnitte, die frequenzspezifische Erregungsschwellenbestimmung oder auch die Evaluation von Anpassung und Versorgungserfolg von Hörhilfen (Hörgeräte, implantierbare Hörsysteme, Cochlea-Implantate) besonders über mittlere, späte und ereigniskorrelierte Potenziale (MAEP, SAEP und ERP; ▸ Kap. 5).

## 2.1.8 Reifung des Gehörs

Die Kenntnis der morphologischen und funktionellen Reifungsprozesse ist für das Verständnis der Entwicklung des kindlichen Gehörs von großer Bedeutung, um den Stand der funktionellen Entwick-

lung des Hörsystems eines Kindes besser beurteilen zu können. So lassen sich die Folgen frühkindlicher Hörstörungen abschätzen und daraus therapeutische Konsequenzen für die Früherkennung und Therapie ableiten. Die Reifung bildet auch die Grundlage für das Verständnis der Veränderung zahlreicher Zielparameter objektiver Hörprüfungen, wie z. B. der Veränderung der Schallübertragung durch das Außen- und Mittelohr, der Nachweisbarkeit der OAE oder der Veränderung von Amplituden, Latenzen und Interpeaklatenzen oder auch der Potenzialmorphologie der AEP.

### Außen- und Mittelohr

Während das Innenohr des Menschen bei der Geburt seine endgültige Größe erreicht hat, unterliegt das Wachstum und damit auch die Schallübertragung des Außen- und Mittelohres starken postnatalen Veränderungen (Dempster 1990). Dies hat für die korrekte Kalibrierung der elektroakustischen Wandler oder auch die Wahl der Messverfahren (z. B. 1.000-Hz-Tympanometrie, ▶ Abschn. 2.3.1 und ▶ Kap. 3) eine große Bedeutung, da in einzelnen Frequenzbereichen beim Säugling Abweichungen von bis zu 20 dB auftreten können. Die Größe der Ohrmuschel und das Volumen des äußeren Gehörganges sind hier deutlich kleiner, wodurch die Resonanzfrequenz von etwa 7 bis 8 kHz bei Neugeborenen innerhalb von sechs bis acht Jahren auf etwa 2,5 kHz im Erwachsenenalter sinkt (Kruger u. Ruben 1987). Die Resonanzeigenschaften des äußeren Gehörganges unterliegen dabei einer großen Streubreite und erreichen oftmals schon im frühen Kindesalter die Erwachsenenwerte.

Das Schallübertragungsverhalten des Mittelohres zeigt postnatal starke entwicklungsbedingte Veränderungen (Sanford u. Feeney 2008). Dabei zeigen sich besonders im Bereich niedriger Frequenz zwischen 250 Hz und 750 Hz die stärksten Veränderungen im Gegensatz zu einem relativ entwicklungsstabilen Bereich zwischen 2 und 6 kHz. Im Alter von fünf bis sechs Jahren sind Veränderungen des Mittelohres eher zu vernachlässigen, sodass keine signifikanten Unterschiede im Vergleich zu Erwachsenen bestehen.

### Innenohr

Als einziges Sinnesorgan des Menschen hat das Innenohr schon in der Mitte der Fetalentwicklung die Erwachsenengröße erreicht. Die Haarzellen sind bereits intrauterin ab der 24. Ontogenesewoche funktionstüchtig. In der 26. Ontogenesewoche erfolgt als letzter Schritt der cochleären Entwicklung die synaptische Verknüpfung zunächst der IHC und später der OHC mit den afferenten und efferenten Nervenfasern. Diese neuronale Verknüpfung ist eine wesentliche Voraussetzung für den Beginn der zentralen Hörverarbeitung und die weitere Entwicklung des Hörbahnsystems (Romand 1983).

### Zentrale Hörbahn

Wie alle Teile des peripheren und zentralen Nervensystems unterliegt auch die Reifung der zentralen Hörbahn den allgemeinen Gesetzmäßigkeiten neuronaler Entwicklung (Brugge 1983; Moore 1985; Rubel 1978). Sie äußert sich in einer zunehmenden Ausbildung von Axonen, Dendriten und synaptischen Verknüpfungen und der zunehmenden Myelinisierung, die zu einer Erhöhung der Nervenleitungsgeschwindigkeit und damit zu einer Verkürzung der AEP-Interpeaklatenzen führt. Die wesentlichen Phasen bestehen in der schnellen Zellvermehrung (Proliferation), der Einwanderung der sich entwickelnden Nervenzellen in das Zielgebiet (Migration), die bis in das vierte Lebensjahr andauernde Differenzierung, die Bildung von Zellverbindungen im Rahmen der Synaptogenese, die Markscheidenreifung (Myelinisierung) und schließlich der Abbau von überflüssigen Nervenzellen und besonders auch überflüssigen synaptischen Verbindungen, der im Englischen als *pruning* (auslauben) bezeichnet wird. Danach finden die wesentlichen Schritte der Markscheidenreifung (Myelinisierung) auf Hirnstammebene bereits im ersten Lebensjahr statt und sind im Bereich des auditorischen Kortex erst im Erwachsenenalter abgeschlossen. Hier kommt es bis zum 4. Lebensjahr zu einer massiven Zunahme der dendritischen Fasern und Synapsen, die sich im weiteren Verlauf der normalen Hörentwicklung bis zum 15. Lebensjahr durch Stabilisierung der neuronalen Netze und dem damit verbundenen Abbau überflüssiger Verbindungen auf etwa die Hälfte reduziert (Kral 2009).

### Sensible (kritische) Perioden der Hörbahnreifung

In zeitlich begrenzten sensiblen oder kritischen Phasen der Entwicklung erfolgt eine morphologische und funktionelle Ausreifung der Hörbahn, in der bestimmte Fähigkeiten dauerhafter und mit geringerem Energieaufwand als zu keinem anderen Zeitpunkt in der Entwicklung erreicht werden. Die volle Ausreifung des Gehörs ist dabei an eine normale akustische Stimulation gebunden. In dieser kritischen Phase ist das Gehör besonders empfindlich gegenüber äußeren Einflüssen wie akustischen Deprivationen durch Hörstörungen, Infektionen, Antibiotika oder auch Überstimulation durch Lärmeinwirkung (Übersicht bei Walger u. von Wedel 1994a, b).

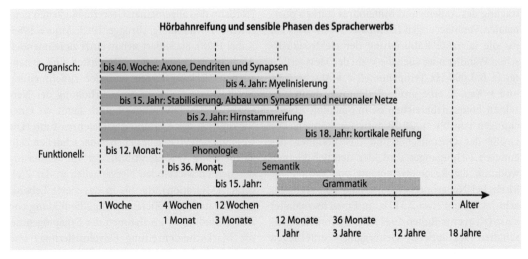

**□ Abb. 2.9** Vergleich der morphologischen Hörbahnreifung mit den sensiblen Phasen des Spracherwerbs beim Menschen

In den sensiblen Entwicklungsphasen des Nervensystems, zu deren Beginn die Nervenzellen bereits sämtlich entstanden sind, die Hauptmenge der Synapsen aufgebaut ist und die Verarbeitung funktionsspezifischer Reize beginnt, findet ein besonders intensives Aussprossen von Axonen und Dendriten statt. In dieser Phase ist die Entwicklung des Nervensystems wie in keinem anderen Lebensabschnitt von äußeren Faktoren positiv oder negativ beeinflussbar. Auf Deprivation von Sinnesreizen wie zum Beispiel verursacht durch frühkindliche Hörstörungen, Mangelernährung, genetisch bedingte Ausfälle von Neuronen oder ganzer Neuronenpopulationen, reagiert das Nervensystem jetzt besonders empfindlich (Übersichtsarbeiten z. B. Kral u. Eggermont 2007; Moore 1985; Walger u. von Wedel 1994a,b). Beginn und Dauer der kritischen Phasen sind sowohl für einzelne Regionen des Nervensystems als auch für unterschiedliche Spezies spezifisch. Die kritische Phase des Menschen beginnt in der 30. Fetalwoche und endet mit dem Abschluss der ersten Markreifungsphase, also im Laufe des 3. Lebensjahres.

□ Abb. 2.9 zeigt die kritischen Phasen der Hör- und Sprachentwicklung des Menschen in Bezug zu den Phasen des Spracherwerbs. Sie zeigt deutlich, wie wichtig eine Ausnutzung dieser Phasen durch eine frühzeitige Diagnose, Therapie und (Re-)Habilitation der kindlichen Schwerhörigkeit ist. Deprivationen durch Hörstörungen können die Entwicklung in Abhängigkeit von Art und Grad der Schwerhörigkeit stark beeinflussen.

### Neuronale Plastizität

Während der Ontogenese existiert eine Variabilität im Wachstum von Axonen sowie der Herstellung neuronaler Kontakte, die aufgrund fehlender oder unvollständiger Spezifität eine Modifizierbarkeit aufweisen, die als neuronale Plastizität bezeichnet wird. Auch bei Erwachsenen besteht eine gewisse Restplastizität, die jedoch mit zunehmendem Alter deutlich zurückgeht.

Eine wesentliche Ursache für die neuronale Plastizität in den sensiblen Phasen liegt in den synaptischen Verbindungen zwischen den Nervenzellen. Diese werden aufgrund der im Vergleich zum Erwachsenenalter länger anhaltenden synaptischen Ströme bei akustischer Anregung stabilisiert (Kral 2009). Fließen diese Ströme nicht, werden die betroffenen Kontakte langsam abgebaut. Dies betrifft bei Schwerhörigkeit und Gehörlosigkeit im Gegensatz zu Normalhörenden auch funktionell bedeutsame synaptische Verbindungen. Ein weiterer Grund für die sensiblen Phasen ist die Aktivierbarkeit der tieferen kortikalen Schichten durch übergeordnete Hirnareale (*Top-down*-Prozesse). Steht in der späteren Entwicklung nur ein begrenzt funktionsfähiges neuronales Netz zur Verfügung, kann eine (zu) spät einsetzende Therapie auch bei intensiver Förderung die Defizite nur partiell kompensieren.

> ❯ Die optimale Nutzung neuronaler Plastizität in den sensiblen Phasen ist eine wesentliche Voraussetzung für den Erfolg therapeutischer und (re-)habilitativer Maßnahmen bei der kindlichen Schwerhörigkeit.

Beim Menschen wird angenommen, dass die sensiblen Phasen der Hörbahnreifung in den ersten drei bis vier Lebensjahren abgeschlossen sind (Kral 2009).

## 2.1.9 Reifungsprozesse der AEP

Die Registrierung der AEP erlaubt neben der Ermittlung objektiver Erregungsschwellen und der Erfassung zentral auditiver Verarbeitungsprozesse auch eine Aussage über den Reifungszustand der kindlichen Hörbahn. Die zentripetal ablaufenden Reifungsprozesse spiegeln sich in den Potenzialmustern sowie den AEP-Parametern in allen Latenzbereichen wider.

Bereits bei Frühgeborenen im Alter der 25. bis 26. Gestationswoche konnten erste FAEP abgeleitet werden, die im weiteren Entwicklungsverlauf eine Erregungsschwellenabnahme, Latenzverkürzung und Amplitudenerhöhung aufwiesen und etwa drei Monate nach der Geburt die typische Ausprägung der Wellenkomplexe zeigten (Despland u. Galambos 1980). Hecox und Galambos hatten 1974 bereits die altersabhängige Verkürzung der Welle Jewett V ($J_V$) von 8,4 ms kurz nach der Geburt auf 6,0 ms im Alter von 16 bis 32 Monaten beschrieben. Ein Beispiel für die Veränderung der Morphologie der FAEP zwischen der 33. und 52. Gestationswoche zeigt ◘ Abb. 2.10. Hier werden die Verbesserung der Synchronisation, die Erhöhung der Potenzialamplituden sowie die Verkürzung der absoluten Latenzen und damit der Interpeaklatenzen der FAEP sichtbar. In den altersbedingten Veränderungen von Amplituden, absoluten Latenzen und Latenzdifferenzen (Interpeaklatenzen) der AEP kommen sowohl die Prozesse der peripheren Reifung – Zunahme der Hochfrequenzsensitivität der Cochlea und Veränderungen der synaptischen

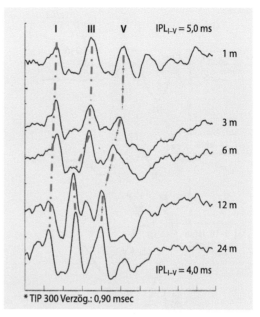

◘ **Abb. 2.10** Reifung der Morphologie der FAEP bei normalhörenden Kindern mit zunehmendem Entwicklungsalter (Klick-Reizung, 80 dB HL; Reizwiederholrate: 27,3/s)

Übertragung von der Haarsinneszelle auf die Fasern des Hörnerven – als auch die Zunahme der synaptischen Effizienz der Hörbahnkerne und der Myelinisierung der Fasern in zentripetaler Weise zum Ausdruck. Normwerte für die altersabhängige Entwicklung der FAEP-Latenzen finden sich in ▶ Abschn. 5.2.

Auf kortikaler Ebene sind deutlich längere Reifungszeiten nachweisbar. Barnet (1975) leitete bei 130 schlafenden Kindern im Alter von zehn Tagen bis zu drei Jahren, die als hörgesund eingestuft wurden, die kortikal evozierten Potenziale (SAEP) ab. Dabei konnte bereits nachgewiesen werden, dass die Latenzen der Peaks P2, N2 und P3 mit zunehmendem Alter abnahmen. Die Reifungsprozesse der SAEP reichen bis weit in die zweite Lebensdekade hinein (Ponton et al. 1999). Sie äußern sich in Veränderungen der generellen Morphologie sowie in Amplituden- und Latenzveränderungen der prominenten Peaks (◘ Abb. 2.11).

Insbesondere der Potenzialkomplex P1/N1 wird als wichtiger Biomarker für die kortikalen Reifungsprozesse angesehen und als Referenz für die Untersuchung von Reifungsprozessen und Eingrenzung

2

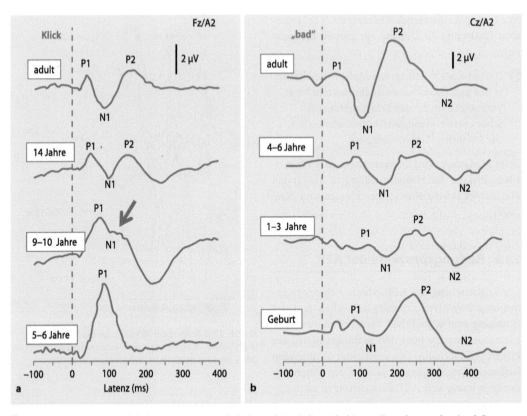

**◻ Abb. 2.11** Reifungsverlauf Klick-evozierter SAEP; **a)** ab dem 5. bis 6. Lebensjahr bis zum Erwachsenenalter (nach Ponton et al. 1999); die Wellenkomplexe N1 und P2 sind erst ab dem 10. Lebensjahr nachweisbar; **b)** Reifungsverlauf der mit dem Sprachsignal »bad« evozierten SAEP; von der Geburt bis zum Erwachsenenalter (nach Wunderlich et al. 2006); hier ist bereits früh der P1/N1-Komplex nachweisbar; gezeigt sind die *grand averages* normalhörender Probanden.

sensibler Phasen für den Einsatz von Cochlea-Implantaten (CI) bei Kindern genutzt (Sharma et al. 2002; Wunderlich et al. 2006; Kral 2009).

## 2.2 Pathophysiologie

### 2.2.1 Historische Entwicklung des pathophysiologischen Verständnisses

Historisch wurden Hörstörungen zunächst in konduktive bzw. Schallleitungsstörungen und sensorineurale bzw. Schallempfindungsstörungen eingeteilt (Capivaccio u. Beyer 1603). Eine Einteilung in cochleäre und neurale Hörstörungen wurde von Eitelberg (1887) und Corradi (1890) vorgenommen, die abnorme Höradaptationen für präsentier-

te Schallstimuli maßen. Die Einführung von Klappenaudiometern führte zur Entwicklung differenzierterer audiometrischer Tests und einer Einteilung in konduktive, cochleäre, retrocochleäre und zentrale Hörstörungen. Mit der Entwicklung von Otologie und Audiologie wurden zunehmend differenziertere Klassifikationen von Hörstörungen vorgenommen. Terminologische Unschärfen und Überlappungen für Begriffe wie »retrocochleäre Hörstörungen«, »auditive Verarbeitungs- und Wahrnehmungsstörungen« und »auditorische Neuropathie« gaben allerdings Anlass für Kontroversen. Der Begriff der retrocochleären Hörstörung wurde historisch als eine Läsion der Hörbahn nach Verlassen der Cochlea aber vor Eintritt in den Hirnstamm eingeführt, um Hörnervläsionen wie das vestibuläre Schwannom oder Akustikusneurinom von cochleären Erkrankungen abzugrenzen. Die

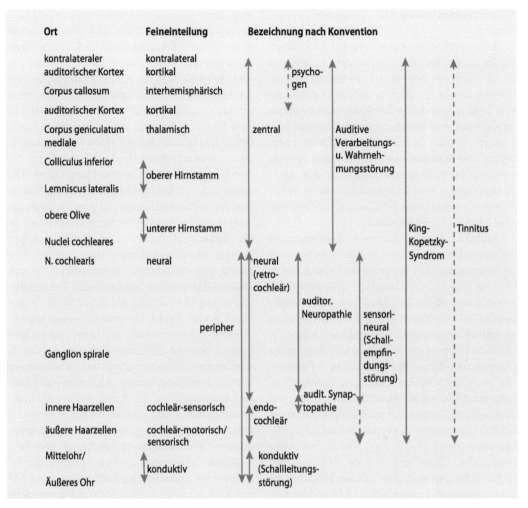

**Abb. 2.12** Einteilung und Benennung der Hörstörungen von peripher (unten) nach zentral (oben) (modifiziert nach Neumann u. Stephens 2011)

Entdeckung der OAE durch David Kemp (1978) ermöglichte eine Abgrenzung von Hörstörungen, die lediglich die äußeren Haarzellen betreffen, von anderen. Testbatterien zur Unterscheidung cochleärer und neuraler Hörstörungen umfassten die Messungen von Recruitment, Intensitätsdiskrimination, OAE, FAEP, abnormer Adaptation und Sprachverstehen. Dieser Zugang wurde ergänzt und abgelöst durch die Einführung hochauflösender bildgebender Verfahren (Magnetresonanztomografie, Computertomografie), die dreidimensionale Rekonstruktionen auditorischer Strukturen ermöglichen.

## 2.2.2 Einteilung von Hörstörungen

Eine Einteilung der Hörstörungen nach anatomischen und funktionellen Gesichtspunkten ist in ▪ Abb. 2.12 wiedergegeben.

**Schallleitungsstörungen (SLSH)** bezeichnen Hörminderungen mit Ursache im äußeren und Mittelohr, die durch einen Vergleich von Luft- und Knochenleitungsschwellen nachgewiesen werden können und zu denen detailliertere Informationen durch Ohrmikroskopie, Impedanz- und FAEP-Messungen sowie hochauflösende Computer- und

2

Magnetresonanztomografie gewonnen werden können.

Eine Schallleitungsschwerhörigkeit (SLSH) kann bereits aus der Verlegung des äußeren Gehörgangs durch einen obturierenden Ceruminalpfropf zustande kommen. Resultiert sie aus einer Fehlbildung von Gehörgang und/oder Mittelohr, muss sie bereits im Kindesalter mit Knochenleitungshörgeräten oder hörverbessernden Operationen einschließlich Mittelohr- und Knochenleitungsimplantaten versorgt werden. Eine Gehörgangsatresie oder eine funktionsuntüchtige bzw. fehlende Ossikelkette verursachen eine maximale Schallleitungsstörung von etwa 60 dB (Schallleitungsblock).

Mittelohrbelüftungsstörungen beruhen meist auf einer Schleimhautschwellung der Tubenöffnung im Nasenrachen oder der gesamten Tubenschleimhaut, so dass kein ausreichender Druckausgleich gewährleistet ist. Im Kleinkind- und Vorschulalter bewirkt insbesondere eine im Rahmen der Immunabwehr oft vergrößerte Rachenmandel (Adenoide, kindliche Polypen) eine mechanische Verlegung der pharyngealen Tubeneingänge. Aber auch Gaumenspalten, allergische Erkrankungen, Nasennebenhöhlenentzündungen, Nasenrachentumoren und Nasenatmungsbehinderungen führen zu Mittelohrbelüftungsstörungen. Ein Verschluss der Tuba auditiva führt innerhalb von zwei Stunden zu einem tympanalen Unterdruck von ca. 165 mm $H_2O$ (= 165 daPa) (Pau et al. 2009). Dieser behindert die Schwingung von Trommelfell und Gehörknöchelchen und erzeugt eine Schallleitungsstörung vor allem in den tiefen Frequenzen (Dai u. Gan 2008). Besteht eine Tubenventilationsstörung über längere Zeit fort, bildet sich zunächst ein seröser Erguss. Dieser wird zunehmend muköser, begleitet von einer Transformation der Mittelohrmukosa in eine sekretbildende Schleimhaut sowie einer Zunahme der Schallleitungsstörung und Ausweitung auf den gesamten Sprachfrequenzbereich. Bei tympanalem Unterdruck entstehen Hörverluste von 10 bis 30 dB, beim Paukenerguss von 20 bis 50 dB (Schönweiler 1992).

Aufgrund eines vom Erwachsenen abweichenden Verlaufs der Tuba Eustachii, engerer anatomischer Verhältnisse von Mittelohr und Tube, gehäufter Infekte und häufiger Verlegung der pharyngealen Tubenöffnung durch Sekret oder eine vergrößerte Rachenmandel (Adenoide) sind Mittelohrbelüftungstörungen mit und ohne Paukenergüsse typische Erkrankungen des Kleinkindalters. Zwischen dem ersten und dritten Lebensjahr entwickeln 10 bis 30 % der Kinder Paukenergüsse mit resultierender Schallleitungsstörung, im Vorschulalter sind es noch 10 bis 20 % und im Schulalter 5 bis 10 % (Fiellau-Nikolajsen 1983; Northern u. Downs 2002). Häufig fluktuiert der Hörverlust, so dass die Jahreshörbilanz entscheidend ist bezüglich einer Beeinträchtigung der Sprachentwicklung. Daher ist bei einem länger als drei Monaten bestehendem Paukenerguss eine Paukendrainage und gegebenenfalls eine Adenotomie indiziert (Deutsche Gesellschaft für Phoniatrie und Pädaudiologie 2005). Aus persistierenden Tubenbelüftungsstörungen resultiert häufig ein chronischer Tubenmittelohrkatarrh. Dieser führt zu einer zunehmenden Trommelfelleinziehung (Retraktion), bis dieses an der gegenüberliegenden Paukenhöhlenwand anliegt und mit dieser verkleben und später narbig verwachsen kann (Adhäsivprozess). Gleichzeitig können auch die Ossikel verkleben und vernarben, was sie zunehmend in ihrer Bewegung hemmt. Als Endzustand kann eine Paukensklerose resultieren, bei der die impedanzanpassende und schallverstärkende Mittelohrfunktion durch bindegewebige und verkalkende degenerative Prozesse weitgehend aufgehoben ist.

Gehäuft bestehen Schallleitungsstörungen bei Kindern mit kraniofazialen Fehlbildungen und Lippen-Kiefer-Gaumenspalten, auch nach deren operativen Verschluss. Bei Trisomie 21 führen anatomische Anomalien (flach verlaufende Tuba auditiva, tief stehende mittlere Schädelgruben, flacher Gaumen, große Zunge) sowie Mundmotorikstörungen oft zu Mittelohrbelüftungsstörungen.

Häufig werden permanente Schallleitungsschwerhörigkeiten auch durch chronische Entzündungen des Mittelohres verursacht, entweder als chronische Schleimhauteiterung (chronische mesotympanale Otitis media) oder als chronische Knocheneiterung (Cholesteatom). Die chronische Schleimhauteiterung entsteht infolge von anhaltenden frühkindlichen Tubenbelüftungsstörungen und Infekten. Sie geht mit einem zentralen Trommelfelldefekt einher, einer gelegentlichen, geruchlosen Ohrsekretion, einer entzündlich verdickten, auch polypenartig aufgeworfenen Mittelohrschleimhaut, einer fehlenden Mastoidpneumatisation und mitunter mit einer Mitbeteiligung der Ossikelkette bis hin zur Kettenunterbrechung. Das Cholesteatom zerstört die Knochen des Ohres und seiner Umgebung. Es entsteht i. d. R. durch einen Kontakt von Epithel des Gehörgangs oder der Trommelfellaußenseite mit Mittelohrschleimhaut und ist meist durch einen randständigen Trommelfelldefekt und eine fötide riechende, oft jahrelang rezidivierend auftretende Ohrsekretion gekennzeichnet. Im Kindesalter sind genuine Cholesteatome hinter geschlossenem Trommelfell und Cholesteatome nach lang liegenden Paukenröhrchen bekannt. Im fortgeschrittenen Stadium können sie zu Komplikationen wie Ertaubung, Schwindel, Meningitis und Hirnabszessen führen. Auch sie sind, insbesondere bei Zerstörung der Ossikelkette, durch eine maximale Schallleitungsstörung gekennzeichnet.

Pathophysiologisch führen bei der chronischen Otitis media eine Dämpfung durch Granulations- oder Cholesteatomgewebe, Narben und Verwachsungen, Destruktionen durch enzymatische Abbauprozesse vor allem der Ossikel oder eine entzündliche Fixierung von Trommelfell und Gehörknöchelchenkette zu Schallleitungsstörungen von ca. 30 bis 60 dB (Zahnert 2011). Der Umfang der Strukturzerstörung lässt sich nur schlecht am Ausmaß der Schwerhörigkeit abschätzen, da auch das entzündliche Gewebe Schwingungen übertragen und Defekte akustisch überbrücken kann (Hüttenbrink 1994).

Bei der seltenen kindlichen Otosklerose erzeugt eine Fixierung des Stapes im ovalen Fenster durch einen schrittweisen Ersatz des Strähnenknochens der Labyrinthwand durch einen Geflecht-, später durch einen Lamellenknochen eine zunehmende Schallleitungsschwerhörigkeit. Diese betrifft zunächst den tiefen Frequenzenbereich und greift dann auf höhere Frequenzbereiche über. Meist entsteht ein Schallleitungsverlust von bis zu 40 dB, aber auch Ertaubungen sind möglich (Declau et al. 2007). Als ursächlich für die Knochenumbauprozesse werden entzündliche Faktoren wie Autoimmunprozesse oder Maserninfektionen, genetische (autosomal-dominater Vererbungsgang), metabolische und hormonelle Ursachen angenommen (Karosi u. Sziklai 2010). Otosklerotische Herde finden sich vor allem am ovalen Fenster aber auch in anderen labyrinthären Regionen.

**Schallempfindungsstörungen (SESH)** betreffen Schädigungen von Innenohr und Hörnerv. Im Kindesalter können sie prä-, peri- oder postnatal auf der Basis syndromaler oder nichtsyndromaler genetischer Anomalien, infektiöser, traumatischer oder toxischer Schädigungen oder ungünstiger Geburtsbedingungen wie extremer Frühgeburtlichkeit, Asphyxie oder Sauerstoffmangel unter der Geburt entstehen. In bis zu 30 % der Fälle verlaufen sie progredient. Im späteren Kindes- und im Jugendalter können innenohrbedingte Hörstörungen dieselben Ursachen wie im Erwachsenenalter haben, z. B. Felsenbeinfrakturen, Lärmschädigungen, Knall- und Explosionstraumata und Hörstürze.

Bei der cochleären Schwerhörigkeit ist die Funktion des Corti'schen Organs gestört. Dabei sind am häufigsten die OHC betroffen, was einen Abfall der Knochenleitungsschwelle auf bis zu 50 dB bewirkt, einen Verlust der nichtlinearen Verstärkung, eventuell mit Recruitment, und einer eingeschränkten Frequenzselektivität, was zu verzerrten Höreindrücken führt (Zahnert 2011). Ausgeprägtere Hörstörungen sind auch von einem Untergang der IHC begleitet. Die Schädigungsmechanismen des Innenohres laufen trotz unterschiedlicher Ursachen relativ gleichförmig ab. Zunächst wird vermehrt der Neurotransmitter Glutamat in den synaptischen Spalt zwischen IHC und Hörnervendendriten freigesetzt. Das bewirkt den Untergang dieser Synapsen und führt zu einem Hörverlust. Anzahl und Position der betroffenen Haarzellen bestimmen hierbei die Schwere des Hörverlusts und die betroffenen Frequenzen. Eine solche Hörminderung ist prinzipiell reversibel, wenn ihre Ursache beseitigt wird, wie beispielsweise eine regionale Perfusionsstörung (Suckfüll 2009). Aus einer permanenten Beeinträchtigung der Haarzellen kann allerdings eine fortgesetzte exzessive Glutamatfreisetzung in den Synapsenspalt resultieren. Dies wird von einem Anstieg der intrazellulären und mitochondrialen Kalziuminonenkonzentration begleitet, woraufhin die Mitochondrien depolarisieren. Die Folge ist eine Apoptose, ein Zelltod der Haarzellen. Die Schädigung afferenter Neurone kommt durch aktivierte Proteasen zustande (Hu et al. 2002).

Die häufigsten genetisch bedingten sensorineuralen Schwerhörigkeiten sind autosomal-rezessiv vererbt durch eine Mutation der für die Synthese

2

der Transmembranproteine Connexin 26 und 30 zuständigen Gene. Dies bewirkt eine Störung des Ionentransports zwischen den durch *gap junctions* verbundenen Stereozilien der Haarzellen. Passagere oder permanente cochleäre Haarzellschäden können auch durch ototoxische Medikamente – im Kindesalter häufig Aminoglykoside, Zytostatika oder Schleifendiuretika – sowie durch bakterielle oder virale Toxine oder Entzündungsmediatoren ausgelöst werden. Solche Substanzen erreichen das Innenohr über die Blutversorgung, den Liquor oder die Membran des runden Fensters. Dies kann im Rahmen einer toxischen Labyrinthitis bei einer Grippeotitis, einer eitrigen Meningitis oder einer chronischen Mittelohrentzündung geschehen. Systemische Virusinfektionen wie Mumps, Masern, Röteln, Zytomegalie oder HIV schädigen das Labyrinth auf hämatogenem Wege (Probst 2008).

Eine plötzlich im Kindesalter auftretende Hörminderung kann symptomatisch vorkommen, z. B. bei Allgemeininfektionen wie Meningitis, konnataler Lues oder HIV-Infektion, bei Ohrerkrankungen wie dem Cholesteatom oder bei Traumata wie Felsenbeinfrakturen oder Knalltraumata. In der Mehrheit der Fälle eines plötzlichen Hörverlusts lässt sich jedoch keine Ursache eruieren (idiopathischer Hörsturz). Pathophysiologisch wird dabei eine virale, immunologische oder gefäßbedingte Ätiologie diskutiert, die eine cochleäre Homöostasestörung bedingen sollen (Suckfüll 2009).

Kindliche Hörschädigungen können infolge von Knalltraumata zustande kommen, z. B. durch Knallkörper. Diese sind durch kurzzeitige Schallexpositionen mit hohen Pegeln über 140 dB und eine sehr kurze Druckanstiegsdauer von < 1,5 ms gekennzeichnet. Hingegen sind Explosionstraumata durch längere Druckanstiege von > 2 ms und eine nachfolgende Trommelfellruptur charakterisiert. Beides führt zu einem akuten, meist über Stunden anhaltenden Hörverlust mit Tinnitus und kann eine permanente Hörstörung nach sich ziehen. Akute oder chronische Lärmtraumata betreffen eher das Jugendalter, zum Beispiel verursacht durch Discothekenbesuche oder Rockkonzerte. Hier führt eine Lärmexposition bei relativ hohen Pegeln über längere Zeit (i. d. R. mehrere Stunden) zu metabolischen Störungen, die durch ein Missverhältnis aus Sauerstoffbedarf und -versorgung der

Haarzellen und damit einem »oxydativen Stress« entstehen. Diese sind, abhängig von der Dauer, reversibel oder irreversibel und durch einen Hochtonverlust um 4 kHz und einen Tinnitus in dieser Frequenzregion gekennzeichnet (Zahnert 2011).

Das Ohr kann sich Lärm in einem physiologischen Hörbereich innerhalb bestimmter Grenzen anpassen (Adaption). Bei stärkerer und/oder längerer Lärmeinwirkung oberhalb dieser Grenzen kommt es zu einem pathologischen Absinken der Hörschwelle, die nach Beendigung der Lärmbelastung jedoch vollständig reversibel sein kann (vorübergehende Schwellenverschiebung; *temporary threshold shift* – TTS). Wird jedoch keine vollständige Erholung der Schwellen erreicht, liegt eine permanente Schwellenverschiebung (*permanent threshold shift* – PTS) vor, die in der Regel auf eine Degeneration der OHC infolge eines Missverhältnisses aus Sauerstoffbedarf und -angebot oder eine direkte mechanische Schädigung der Stereozilien zurückzuführen ist.

Ein spezielles Spektrum der sensorineuralen Hörstörungen stellen Auditorische Synaptopathien/ Neuropathien (AS/AN) dar. Betroffene haben ein meist stark gestörtes Sprachverstehen, vor allem im Störschall, bei inter- und auch intraindividuell variablem Tongehör. Als Ursachen gelten der Verlust oder Funktionsstörungen der IHC und ihrer Synapsen mit resultierender Störung der synaptischen Schallkodierung (auditorische Synaptopathie) oder der Spiralganglienneurone (auditorische Neuropathie), was in einer gestörten oder aufgehobenen Synchronisation der Erregung resultiert (Moser et al. 2006). Diagnostisch charakteristisch sind interindividuell stark schwankende, meist beidseitige tonaudiometrische Hörverluste und vorhandene otoakustische Emissionen und/oder cochleäre Mikrofonpotenziale bei fehlenden oder deutlich abnormen FAEP bei höheren Stimuluspegeln sowie fehlende Stapediusreflexe.

**Zentrale Hörstörungen** beginnen in den Nucleariskernen des Hirnstamms und betreffen alle höheren Ebenen der Hörbahn bis in den auditorischen Kortex. Sie werden vor allem durch ihre Symptomatik, OAE-, FAEP-, MAEP- und SAEP-Messungen, den Vergleich ton- und sprachaudiometrischer Befunde und von in Ruhe und im Störschall erhobenen sprachaudiometrischen Messergebnissen sowie die

Bestimmung einer pathologischen Höradaptation und die Bewertung weiterer diagnostischer Befunde (vor allem bildgebende und neuropsychologische Diagnostik) nachgewiesen, von anderen Hörstörungen abgegrenzt und näher charakterisiert.

**Auditive Verarbeitungs- und Wahrnehmungsstörungen (AVWS)** sind Funktionsdefizite der auditorischen Informationsverarbeitung und Wahrnehmung im Sinne einer Störung der Analyse und Integration der in akustischen Signalen enthaltenen Frequenz-, Zeit-, Intensitäts- und Phaseninformation, der Verarbeitung binauraler Information und weiterer, z. T. sehr komplexer auditiver Funktionen bei intaktem peripherem Gehör sowie Ausschluss kognitiver Beeinträchtigungen und hörbeeinträchtigender Läsionen des Zentralnervensystems. Mögliche Symptome sind Einschränkungen in der Erkennung und Unterscheidung von Schallreizen, der binauralen Interaktion (Richtungshören, Schallquellenlokalisation, Störgeräuschunterdrückung), beim Sprachverstehen im Störschall, beim Verstehen gesprochener Instruktionen und veränderter Sprachsignale – u. a. zeitkomprimierter oder unvollständiger Sprache (z. B. im Störgeräusch) – sowie in der Unterscheidung, Identifizierung, Synthese und Analyse von Sprachlauten. Nachgewiesen werden sie nach Ausschluss peripherer Hörstörungen und kognitiver Beeinträchtigungen durch Batterien audiometrischer und – entsprechend der deutschen AVWS-Leitlinie – linguistischer Tests (Deutsche Gesellschaft für Phoniatrie und Pädaudiologie 2010). Bei ersteren kommen vorwiegend psychoakustische Verfahren und in zweiter Linie objektive Verfahren wie die Messung von FAEP, SAEP und ERP oder die Untersuchung der kontralateralen OAE-Suppression zur Anwendung.

Beim **King-Kopetzky-Syndrom** handelt es sich um minimale auditorische Dysfunktionen, bei der der Betroffene ein Hörproblem in geräuschvoller Umgebung empfindet. Es werden organische und möglicherweise zudem psychische Ursachen vermutet. Eine familiäre Häufung deutet auf erbliche (autosomal-dominante) Faktoren hin. Der Nachweis erfolgt durch ton- und sprachaudiometrische Messungen, spezielle Hörtests und gegebenenfalls AEP-Ableitungen und belegt meist eine geringfügige Pathologie in unterschiedlichen Teilen des Hörsystems (Cochlea, zentrale Hörbahn) (Zhao u. Stephens 2000).

Bei **psychogenen Hörstörungen** wird vom Patienten ein Hörverlust empfunden, der audiometrisch nicht nachweisbar ist und dem psychogene Ursachen zugrunde liegen.

Kindlicher **Tinnitus aurium** und **Hyperakusis** haben i. d. R. innenohrbedingte und/oder zentralnervöse Ursachen. Der von Tinnitus Betroffene perzipiert Töne oder Geräusche, die keine äußeren, für andere wahrnehmbaren oder nachweisbaren Schallquellen haben. Hingegen beruhen die seltenen objektiven Ohrgeräusche auf einer extern wahrnehmbaren oder messbaren körpereigenen Schallquelle. Bei der Hyperakusis liegt eine pathologisch erhöhte Lautheitsempfindung vor, die z. B. mithilfe der Amplituden-Wachstumsfunktion der akustisch evozierten Potenziale objektiviert werden kann.

Zentral-auditive Fehlfunktionen betreffen definitionsgemäß Regionen von den Nuclei cochleares an bis zu den höchsten Hörbahn-Ebenen. Ihre Beschreibung bedarf einer klaren Systematik. So schließt eine AVWS per definitionem periphere Hörstörungen, kognitive Störungen und Hirnläsionen aus. Der Kliniker ist allerdings häufig damit konfrontiert, dass Patienten mit o. g. Störungsbildern auch defizitäre auditive Verarbeitungs- und Wahrnehmungsleistungen aufweisen können, die nicht ausschließlich auf das Störungsbild rückführbar sein müssen. Die Einteilung zentral-auditiver Fehlfunktionen allein in zentrale Hörstörungen und AVWS erscheint zu limitiert. Daher ist nachfolgend eine präzisierende Systematik von einem ätiologischen Standpunkt aus dargestellt (Neumann u. Stephens 2011):

- Zentral-auditive Verarbeitungs- und Wahrnehmungsstörungen (ZAVWS; zentral, da auch im Bereich der Cochlea bereits eine Hörverarbeitung stattfindet)
  - ZAVWS ohne kognitives Defizit, periphere Hörstörung und Hörstörungen durch Hirnläsionen oder Zustände veränderten Bewusstseins (AVWS im Sinne der klassischen Definition)
  - ZAVWS vor dem Hintergrund eines zerebralen Defizits, z. B. kognitiver Störungen einschließlich solcher von Gedächtnis und Aufmerksamkeit, neurodegenerativer Erkrankungen, Hirnläsionen oder Bewusst-

2

seinsänderungen, aber ohne periphere Hörstörung

- ZAVWS vor dem Hintergrund einer peripheren Hörstörung, aber ohne zerebrale Defizite
- ZAVWS vor dem Hintergrund einer peripheren Hörstörung und zerebraler Defizite
- Zentrale Hörstörungen aufgrund nachweisbarer Hirnschädigungen (▶ Abschn. 6.5)
- Andere abnorme zentral-auditive Aktivitäten, z. B. bei bestimmten Formen von Tinnitus und Zuständen von Bewusstseinsveränderungen wie autistoiden Erkrankungen, Schizophrenie und Koma (Griffith 2002; Neumann u. Rübsamen 2005)

## 2.3    Messtechnische Grundlagen

Das Ziel der Audiometrie besteht darin, so viel Information zusammenzutragen, dass eine Hörstörung in Bezug auf ihre Natur, ihr Ausmaß und die Wahl der therapeutischen Maßnahmen erschöpfend beschrieben ist. Zur Erreichung dieses Zieles stehen viele diagnostische Instrumente zur Verfügung, die zunächst in otologische und funktionelle Methoden eingeteilt werden. Unter den zuletzt genannten audiometrischen Verfahren werden subjektive von objektiven Tests unterschieden. Alle subjektiven Tests beruhen auf der Wahrnehmung des Reizes und ihren Folgewirkungen (unbedingte Reflexe, unbewusste Verhaltensänderung oder willentlich gesteuerte Rückmeldung). Sie sind der Psychometrie zuzurechnen und letzten Endes nicht mit Messungen im physikalischen Sinne verbunden. In Abgrenzung hierzu werden bei den objektiven Tests mechanische, akustische oder elektrische Größen durch einen physikalischen Messvorgang erfasst und zur Funktion des untersuchten Ohres in Beziehung gesetzt.

### 2.3.1    Impedanzaudiometrie

Die erste Struktur des Hörsystems, mit der das eintreffende Schallsignal nach Aufnahme und Weiterleitung durch das Außenohr in Berührung kommt, ist das Trommelfell. Es stellt dem Schalldruck einen Widerstand entgegen, für den das Trommelfell selber sowie der aus Gehörknöchelchen und Paukenhöhle zusammengesetzte Mittelohrapparat verantwortlich sind. Da der Begriff des akustischen Widerstandes bzw. der akustischen Impedanz im Alltag der meisten Menschen keine große Rolle spielt, ist eine kurze Erläuterung sicher angebracht.

Die Ausbreitung von Schall hat mit Bewegungen zu tun. Diese mikroskopischen Bewegungen von Teilchen im schallausbreitenden Medium werden unter Energieaufwand von der Schallquelle erzeugt. Der Widerstand oder die Impedanz des Mediums geben nun an, wie viel Schallwechseldruck erforderlich ist, um die resultierende Auslenkungsgeschwindigkeit (die zur Unterscheidung von der Ausbreitungs- oder Schallgeschwindigkeit als Schallschnelle bezeichnet wird) zu erzeugen. Der Quotient aus Schalldruck und Schallschnelle ist mit der akustischen Impedanz identisch. Verschiedene Medien weisen unterschiedliche Impedanzen auf: Die Impedanz von Luft ist sehr viel kleiner als die von Flüssigkeiten wie Wasser oder Perilymphe oder Festkörpern wie Eisenbahnschienen oder Schädelknochen. Die Grenzfläche zwischen zwei Medien ist daher mit einem Impedanzsprung verbunden, den die Schallwelle auch bei guter Impedanzanpassung niemals vollständig sondern nur mit Verlusten überwinden kann. Im Fall des Hörsystems ist das Trommelfell als diese halbdurchlässige Grenzfläche anzusehen, die zusammen mit der Gehörknöchelchenkette den Verlust minimiert.

Viele Leser, die an dieser Stelle zum ersten Mal mit der Impedanz des Mittelohres in Berührung kommen, sind möglicherweise überrascht, dass der Schallleitungsapparat als Eingangstor eines Sinnesorgans für den eintreffenden adäquaten Reiz ein Hindernis darstellt; schließlich sollte ein Rezeptor den Reiz ja bereitwillig entgegennehmen. Tatsächlich ist die Admittanz oder Komplianz als der Kehrwert der Impedanz genau die Größe, welche im gut funktionierenden Mittelohr optimiert wird (also möglichst groß sein sollte). Ein erhöhter akustischer Widerstand erteilt daher darüber Auskunft, ob die Funktion des Mittelohres aufgrund einer Normabweichung oder Erkrankung gestört ist. Die Messung der Trommelfellimpedanz dient dazu, derartige pathologische Vergrößerungen des Widerstandes (oder Verringerungen der Komplianz) festzustellen. Es ist berechtigt, wenngleich nicht ganz korrekt, die

| ◨ **Tab. 2.1** Immitanz | | | |
|---|---|---|---|
| **Impedanz $\underline{Z} = R + i \cdot X$**<br>**Scheinwiderstand** | | **Admittanz oder Komplianz $\underline{Y} = G + i \cdot B$**<br>**Scheinleitwert** | |
| Realteil: | Imaginärteil: | Realteil: | Imaginärteil: |
| Resistanz R<br>Wirkwiderstand | Reaktanz X<br>Blindwiderstand | Konduktanz G<br>Wirkleitwert | Suszeptanz B<br>Blindleitwert |

Komplianz mit der Beweglichkeit oder Nachgiebigkeit des Trommelfelles gleichzusetzen.

Die Vielzahl der mit der akustischen Impedanz zusammenhängenden und gebräuchlichen Begriffe rechtfertigt eine systematische Sortierung und Erläuterung ◨ Tab. 2.1. Impedanz und Admittanz verhalten sich zueinander reziprok: Weist ein System einen großen Widerstand auf, so ist seine Leitfähigkeit klein. Die Beiträge von Konduktanz und Suszeptanz werden in der Multifrequenztympanometrie (genauer: in der *multi component tympanometry*) getrennt betrachtet. Sie geben das physikalische Verhalten des Mittelohres wesentlich differenzierter wieder als die pauschale aus ihnen zusammengesetzte Komplianz. Wichtig für uns ist weiterhin die mit der Impedanz einer Grenzfläche verbundene Reflektanz, die auch als Reflexionsvermögen oder Reflektivität bezeichnet wird und als Verhältnis (Quotient) aus reflektierter und einfallender Intensität definiert ist.

Auch im gesunden Zustand sind Trommelfell und Mittelohr für den Schall nicht vollständig durchlässig. Damit ist untrennbar verbunden, dass ein Teil der eintreffenden Schallenergie reflektiert wird. Dieser Anteil ist umso größer, je höher die Impedanz ist. Daher kann die Impedanz bestimmt werden, indem der reflektierte Anteil einer Schallwelle gemessen wird. Genau dies ist die Aufgabe der Impedanzsonde, die für die Impedanzaudiometrie in den Gehörgang eingebracht wird. Die eigentliche Sonde ist ein Dauerton definierter Frequenz und Intensität, dessen reflektierter Anteil von derselben Gehörgangssonde registriert wird, die ihn auch erzeugt (◨ Abb. 2.13; ein reales Bild der Sonde ist in ◨ Abb. 2.18 gezeigt). Für diese Aufgaben ist die Sonde mit einem kleinen Lautsprecher und einem kleinen Mikrofon ausgestattet. Die Sonde muss stabil im Gehörgang verbleiben und gegen die Außenwelt gut abgedichtet sein, damit kein Schall von außen in den Gehörgang eintritt oder ihn verlässt. Der Abschluss des Gehörgangs durch die Sonde muss jedoch nicht nur schalldicht sondern auch

möglichst luftdicht sein, weil über den Aufbau und die Messung eines Unter- oder Überdruckes im Gehörgang bei gleichzeitiger Registrierung der Impedanz die Druckverhältnisse in der Paukenhöhle erkundet werden können. Der Untersucher muss daher mit einem passenden Stöpsel für eine gute Abdichtung des Gehörgangs sorgen.

Die Messung der Admittanz oder Komplianz erfolgt über die Bestimmung der elektrischen Spannung, die erforderlich ist, um im abgedichteten Gehörgang einen festen Schalldruckpegel zu erhalten. Bei Über- oder Unterdruck im Gehörgang (relativ zum Druck in der Paukenhöhle) wird mehr Schall reflektiert, die Spannung und damit die Komplianz ist kleiner (◨ Abb. 2.14).

Im Tympanogramm (◨ Abb. 2.14) ist die Komplianz in Abhängigkeit vom Druck im äußeren Gehörgang wiedergegeben. Die Darstellung zeigt sche-

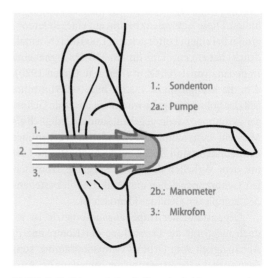

1.:   Sondenton

2a.: Pumpe

2b.: Manometer

3.:   Mikrofon

◨ **Abb. 2.13** Schematischer Aufbau der Gehörgangssonde für die Impedanzmessung

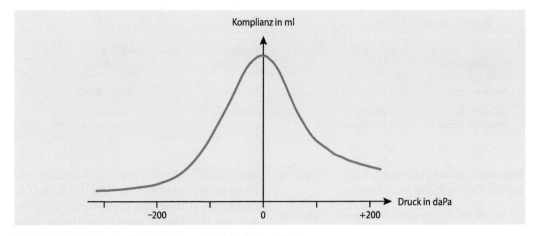

**□ Abb. 2.14** Komplianz in Abhängigkeit vom Druck im äußeren Gehörgang

matisch die typische bei niedrigen Sondentonfrequenzen beobachtete Kurvenform.

Der Druck wird in daPa (Deka-Pascal = 10 Pa =
10 N/m²) angegeben, häufig auch noch in der ver-
alteten aber in Bezug auf die Zahlenwerte gleichwertigen Einheit »mm H₂O« (mm Wassersäule).
Die Maßeinheit für die Komplianz ist das mho
(1 m²s/kg), dessen Bezeichnung als Umkehrung des
Wortes ohm (1 kg/m²s oder akustisches Ohm) die
reziproke Relation von Impedanz und Admittanz
widerspiegelt (steht vor dem »mho« noch ein weiteres »m«, so bedeutet es »milli«). Anschaulicher als
die korrekte physikalische Einheit ist das gebräuchliche Äquivalent in ml (Milliliter) oder cm³ Luftvolumen. Diese Äquivalenz beruht auf einer Referenz-
größe: Bei einem Luftdruck von 1.000 hPa (Normaldruck) hat ein cm³ Luft für ein 220-Hz-Signal eine
Impedanz von 1.100 Ohm (Berlin u. Cullen 1980),
d. h. die Komplianz ist 1/1.100 mho ≈ 0,91 mmho.
Mit der Volumenangabe wird nicht das reale Gehörgangsvolumen wiedergegeben, sondern lediglich als
Maß ein Luftvolumen verwendet, das gegenüber
dem Sondenton in Bezug auf seine akustische Last
mit dem Verhalten des aus Gehörgang, Trommelfell, Gehörknöchelchen und Paukenhöhle bestehenden komplexen Gebildes identisch ist.

Gegenstand der Impedanzaudiometrie ist jedoch nicht nur die Darstellung der Komplianz in
Abhängigkeit vom Druck (Tympanogramm), sondern auch die Registrierung der Impedanz bei Auslösung des Stapediusreflexes (auch als Mittelohrreflex oder akustischer Reflex bezeichnet). Der Reflex

wird durch einen akustischen Reiz ausgelöst, der
entweder wie der Sondenton von der Gehörgangssonde (ipsilateral) oder von einem Kopfhörer auf
dem kontralateralen Ohr abgegeben wird. Der Reizton hat bei einer Dauer von einer Sekunde eine feste
Frequenz und eine hohe Intensität, die vom Untersucher variiert wird, um die Schwelle für die Auslösung des Reflexes aufzufinden (□ Abb. 2.15).

Grundlage der Stapediusreflexmessung ist der
in ▶ Abschn. 2.1.4 beschriebene akustikofaziale Reflexbogen: Durch die Einwirkung eines lauten
Tones wird der M. stapedius zu einer reflexartigen
Kontraktion veranlasst. Dies führt zu einer Fixierung des Stapes und über die Gehörknöchelchenkette auch des Trommelfells, welches dadurch nicht
mehr frei beweglich ist und den Sondenton in höherem Maß reflektiert – letztendlich messbar als Erhöhung der Trommelfellimpedanz. Zwischen dem
Beginn des reflexauslösenden Tones und dem Einsatz der Impedanzerhöhung verstreicht eine durch
die synaptischen und neuralen Übertragungszeiten
bestimmte Latenzzeit von ca. 100 ms. Die Dauer der
Impedanzänderung ist innerhalb von Grenzen, die
von der Frequenz des reflexauslösenden Tones abhängen und von pathologischen Prozessen abhängen, mit der Dauer des reflexauslösenden Tones
identisch.

Nicht alle Untersuchungssysteme zeigen die
einzelnen Aufzeichnungen der reflexbedingten
Impedanzänderung an; bei den meisten kommerziellen Geräten wird lediglich die Reflexschwelle in
dB angegeben. Hierbei sind zwei Referenzpunkte

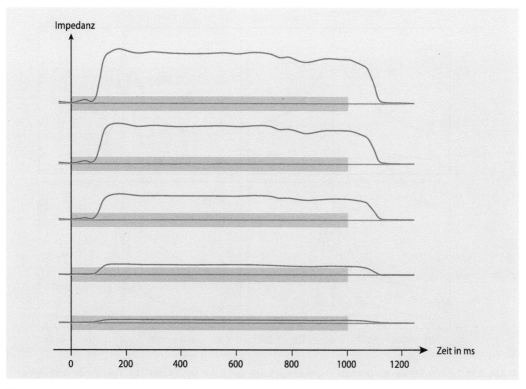

**◨ Abb. 2.15** Schematische Darstellung der durch den Stapediusreflex bewirkten Erhöhung der Trommelfellimpedanz (reflektorische Impedanzänderung); die horizontalen Balken deuten Anfang und Ende des reflexauslösenden akustischen Reizes an. Gelegentlich wird nicht die Änderung der Impedanz, sondern der Komplianz aufgetragen (in diesem Fall entspricht der Reflex einer negativen, nach unten gerichteten Auslenkung).

für die dB-Skala in Gebrauch: dB HL (*hearing level*), bezogen auf die übliche audiometrische Normalschwelle, und dB SL (*sensation level*), bezogen auf die individuelle Schwelle des untersuchten Ohres, gemessen bei der Prüffrequenz, die der Frequenz des reflexauslösenden Tones gleich ist. Die Registrierung der Impedanzänderung erfolgt bei dem Druck, bei dem im Tympanogramm das Maximum der Komplianz gefunden wurde. Dies impliziert, dass der Stapediusreflexmessung eine Tympanometrie vorausgeht und ein intaktes Trommelfell sowie ein bewegliches Mittelohr vorliegen muss.

Weil der dem Stapediusreflex zugrunde liegende Reflexbogen symmetrisch und zur Gegenseite kreuzend ausgelegt ist, kann der Reflex grundsätzlich ipsi- und kontralateral registriert werden. Für die ipsilaterale Registrierung wird der reflexauslösende Ton von der Impedanzsonde abgegeben, bei der kontralateralen Messung wird hierfür auf das entsprechende Ohr eine Kopfhörerkapsel aufgesetzt.

Mit Stapediusreflex und konventionellem Tympanogramm sind die Möglichkeiten zur Gewinnung von Information über den Zustand des Trommelfell-Gehörknöchelchen-Apparates mithilfe von Impedanzmessungen bei Weitem noch nicht ausgeschöpft. Werden die zwei wesentlichen Einschränkungen – nämlich die Verwendung nur einer Sondentonfrequenz und die Betrachtung des pauschalen Absolutbetrages der Impedanz – weggelassen, so eröffnet sich eine Vielzahl weiterer Einblicke in Funktion und Pathologie des Mittelohres. Leider ist die hierzu befähigte Multifrequenztympanometrie (MFT) trotz ihres großen erwiesenen Nutzens derzeit noch kein fester Bestandteil des HNO-ärztlichen und pädaudiologischen Instrumentariums; gemäß aktueller Empfehlung der ADANO (Hoth et al. 2012) ist sie jedoch unverzichtbarer Bestandteil

**2**

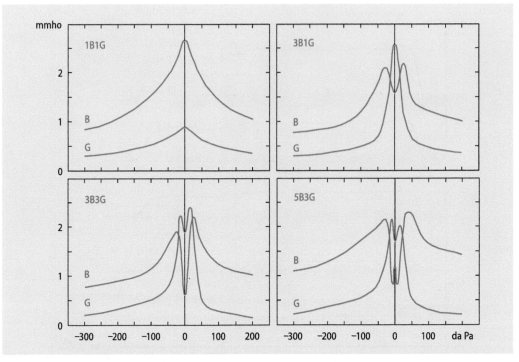

**◘ Abb. 2.16** Typische Formen der Druckabhängigkeit von Suszeptanz B und Konduktanz G bei einer Sondentonfrequenz von 678 Hz (modifiziert nach Gelfand 2009). Die in jedem Bild eingetragene Nomenklatur bezeichnet die Konfiguration der Kurven in Bezug auf die Extremwerte (Maxima oder Minima); beispielsweise bedeutet 3B1G, dass die Suszeptanz B drei Extremwerte und die Konduktanz G einen Extremwert hat.

der pädaudiologischen Untersuchung nach nicht bestandenem Neugeborenen-Hörscreening.

Impedanz und Komplianz sind gemäß ◘ Tab. 2.1 jeweils aus zwei Bestandteilen zusammengesetzt, die sich mathematisch als Real- und Imaginärteil einer komplexen Zahl darstellen und physikalisch einem Energieverlust durch Reibung (Resistanz bzw. ihr Kehrwert Konduktanz) und einer Energieübernahme durch Bewegung (Reaktanz bzw. ihr Kehrwert Suszeptanz) entsprechen. Beide Komponenten, der dissipative und der reaktive Anteil, hängen wesentlich von der Schallfrequenz ab, wobei die für den Mittelohrerguss kennzeichnenden Effekte der Reibung bei niedrigen Frequenzen dominieren. Mit zunehmender Frequenz bestimmen auch Masse und Elastizität das physikalische Verhalten des Mittelohres. Dies gilt in besonderem Maße bei Kindern, da in der Physik der Schwingungen kleine Abmessungen bei sonst gleichen Parametern allgemein mit hohen Frequenzen assoziiert sind.

Der Übergang von der pauschalen Darstellung der Komplianz bei einer niedrigen Sondentonfrequenz zu der differenzierten Betrachtung von Konduktanz und Suszeptanz bei mehreren hohen Sondentonfrequenzen erfordert ein Umdenken in Bezug auf gewohnte Diagramme und Analogien. Während das konventionelle, bei 226 Hz gemessene gipflige Tympanogramm die anschauliche Vorstellung nährt, dass Mittelohrübertragung und Trommelfellbeweglichkeit bei nur einem Druck optimal sind, zeigt sich bei Betrachtung der Frequenzabhängigkeit, dass dies nur ein Sonderfall des allgemeinen Bildes mehrerer Extremwerte in den druckabhängigen Kurven ist (◘ Abb. 2.16). Generell nimmt die Häufigkeit des Auftretens eingipfliger Tympanogramme mit zunehmender Frequenz ab und die Komplexität der Kurven zu (Margolis et al. 1985, 1995). Aus Suszeptanz B und Konduktanz G kann die Admittanz (bzw. Komplianz) $|Y| = \sqrt{B^2 + G^2}$ berechnet werden, die Umkehrung hingegen ist nicht möglich.

Eine Variante der Multifrequenz-Tympanometrie ist die Messung der Impedanz mit breitbandigen Klick- oder Chirp-Reizen (Hunter et al. 2010; Ellison et al. 2012) (*wideband energy reflectance tympanometry* oder *wideband acoustic immitance*). Dieser Ansatz hat sich aber in der Praxis bisher nicht durchgesetzt, ebenso wenig wie die Stapediusreflexmessung bei höheren Sondentonfrequenzen.

### 2.3.2 Otoakustische Emissionen und akustisch evozierte Potenziale

Otoakustische Emissionen (OAE) und akustisch evozierte Potenziale (AEP) treten als Reaktionen des Hörsystems auf spezifische akustische Reize auf. Für die AEP spiegelt sich dies unmittelbar in der Namensgebung »Elektrische Reaktionsaudiometrie« (ERA) wider. Der *reactio* muss eine *actio* vorausgehen; diese besteht in einem akustischen Reiz, der das Hörsystem veranlasst, mit der für die jeweilige Methode spezifischen Antwort zu reagieren. Die Messung von otoakustischen Emissionen und akustisch evozierten Potenzialen beruht auf genau diesem sehr einfachen Prinzip: Nach oder während der Präsentation eines Reizes wird seine Verarbeitung im biologischen System durch Registrierungen beobachtet, die auf die Reizgebung abgestimmt und daher geeignet sind, das Antwortsignal von anderen, im Allgemeinen störenden Signalen zu trennen.

### Akustische Reize

Nicht jeder akustische Reiz, der zu einer auditiven Empfindung führt, ist für die Auslösung von OAE oder AEP geeignet. Ausgewählt und beschrieben werden die verwendeten akustischen Signale anhand ihres Zeitverlaufes und ihres Frequenzspektrums: Das Oszillogramm gibt den Verlauf der Signalspannung bzw. des Schalldruckes in Abhängigkeit von der Zeit wieder, das Spektrum erteilt Auskunft darüber, welche Frequenz mit welcher Intensität vorhanden ist. Die Achsen eines Oszillogramms sind immer linear geteilt, für die Frequenzspektren werden sowohl lineare als auch logarithmische Achsen verwendet. Bei Verwendung von logarithmisch organisierten vertikalen Achsen wird

nicht eine Amplitude oder eine Intensität, sondern der Schalldruckpegel (in zunächst nicht näher definierten dB-Einheiten) angegeben. Doppelt-logarithmische (d. h. in Bezug auf Frequenz und Intensität logarithmisch geteilte) Diagramme sind dem wohlbekannten Tonaudiogramm sehr ähnlich und daher auch in der objektiven Audiometrie sehr gut zur Wiedergabe der Eigenschaften des Reizes geeignet.

Die Auswahl der für die Messungen verwendeten Reize wird von audiologischen, physiologischen und messtechnischen Kriterien bestimmt. Aus dem Blickwinkel der Audiologie ist der Sinus-Dauerton in mehrfacher Hinsicht als der ideale Reiz anzusehen, weil:

1. nur dieser Reiz nur eine einzige, scharf definierte Frequenz enthält,
2. jedes beliebige Schallsignal (Geräusche, Sprache, Musik) aus elementaren Sinuswellen unterschiedlicher Frequenz, Amplitude, Phase und Dauer aufgebaut werden kann und
3. die technische Versorgung des geschädigten Gehörs ganz wesentlich auf der Frequenzabhängigkeit des Hörverlustes beruht.

Aus physiologischen Gründen sind jedoch reine Sinus-Dauertöne für die Messung von AEP oder OAE ungeeignet, weil die Arbeitssignale von Innenohr und Hörbahn und somit die Reizantworten nur bei Reizen, die mehr als eine Frequenz aufweisen oder die einen definierten Anfang und ein definiertes Ende vorweisen können, in einer für ihre Messung geeigneten Form bereitgestellt werden. Und schließlich sind bei der Gestaltung des akustischen Reizes technische Grenzen zu beachten: Nicht alles, was unter audiologischen oder physiologischen Gesichtspunkten sinnvoll sein könnte, ist auch technisch machbar. Insbesondere die für die Reizgebung verwendeten elektroakustischen Wandler, aber auch die akustischen Bedingungen im äußeren Gehörgang, können den Zeitverlauf und das Frequenzspektrum des Reizes in nur schwer kontrollierbarer Weise beeinflussen.

Reize ohne zeitliche Begrenzung werden für die Messung der stationären (perstimulatorischen) Reizantworten verwendet. Ebenso wie die Reizantwort ist hierbei auch der Reiz *stationär*, nicht jedoch *statisch*: Mindestens einer der Parameter, durch die der Reiz definiert ist (Frequenz, Amplitude oder

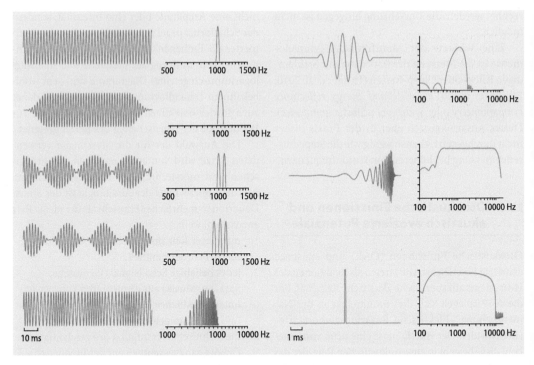

**Abb. 2.17** Links: Zeitverlauf (links) und Frequenzspektrum (rechts) von stationären oder quasistationären akustischen Reizen: Von oben nach unten sind ein 1-kHz-Dauerton, ein 100 ms langer Tonpuls mit 10 ms langen linearen Flanken, eine Schwebung aus zwei Dauertönen ähnlicher Frequenz (1.000 und 1.080 Hz) sowie ein amplitudenmodulierter und ein frequenzmodulierter Dauerton gezeigt. Rechts: Zeitverlauf (links) und Frequenzspektrum (rechts) von drei Kurztonreizen. Von oben nach unten sind ein fünf Perioden langer Tonpuls mit einer Hüllkurve nach Blackman, ein Chirp sowie ein 100 µs langer Klick dargestellt.

Phase), unterliegt einer definierten zeitlichen Änderung (Modulation). In Bezug auf die Reizdauer besteht jedoch grundsätzlich keine Einschränkung (es muss aber berücksichtigt werden, dass die meisten Menschen nur einen Teil ihres Lebens mit audiologischer Diagnostik verbringen wollen).

Transiente Reizantworten werden durch kurze einzelne Reize ausgelöst, zwischen denen eine Pause für die Ausbildung und Registrierung der (poststimulatorischen) Reizantwort eingelegt wird. In einer an der Reizdauer orientierten Systematik (■ Abb. 2.17) bildet der zeitlich unbegrenzte Sinuston (mit nur einer Frequenz) den Ausgangspunkt. Er weist bis auf die eigentliche Schallschwingung keinerlei zeitliche Struktur auf, seine »Einhüllende« (envelope) besteht aus zwei unendlich ausgedehnten parallelen Linien. Eine periodisch an- und abschwellende Einhüllende weisen der aus zwei Frequenzen zusammengesetzte und für die Messung

der DPOAE eingesetzte Reiz sowie der amplitudenmodulierte (AM = *amplitude modulation*), für die Messung der ASSR eingesetzte Reiz auf. Außer der Amplitude kann auch die Frequenz eines Dauertones moduliert werden (FM = *frequency modulation*). Ist der Reizton auf eine kurze Dauer begrenzt, so wird er als Tonpuls (oder *burst*) bezeichnet. Zwischen der Präsentation zweier zeitlich begrenzter Reize wird eine Pause eingelegt. Zählt man die Dauer von Pause und Reiz zusammen, so erhält man den Reizabstand (z. B. 500 ms). Der Kehrwert des Reizabstandes ist die Reizrate (in diesem Fall zwei Reize in einer Sekunde oder 2 Hz). Für manche Zwecke ist es sinnvoll, die Länge der Pausen in unregelmäßiger Weise (randomisiert oder stochastisch) zu variieren; dann tritt an die Stelle der Reizrate die mittlere Reizrate.

Die Dauer der in der objektiven Audiometrie verwendeten Reizpulse bewegt sich zwischen Bruchteilen von Millisekunden (Klick-BERA und TEOAE) über wenige Millisekunden (BERA mit Tonpuls oder Chirp) bis hinauf zu einer halben (CERA) oder ganzen (Stapediusreflex) Sekunde. Bei Pulsen mit nur einer Frequenz wird die Reizdauer nicht nur in Zeiteinheiten angegeben, sondern auch durch die Anzahl der Perioden oder Schwingungsdauern charakterisiert. Dies trägt dem Umstand Rechnung, dass es günstig ist, wenn in kurzen Reizen nur ganzzahlige Vielfache der Periode enthalten sind. Andernfalls würden akustische Störeffekte auftreten, ebenso wie bei einem plötzlichen Einschalten des Reizes (selbst im Moment einer Nullstelle). Die abgezählten Schwingungen des Reizes werden daher eingehüllt mit einer Fensterfunktion, die zu Beginn des Reizes für einen definierten Anstieg (Einblenden) und am Ende für das Ausblenden sorgt. Bei einem 2-1-2-Reiz sind die Rampen je zwei und das Plateau eine Schwingungsdauer lang; beträgt die Schwingungsfrequenz 1 kHz, so ergibt sich eine Reizdauer von insgesamt 5 ms. Ist die Rampe linear, so spricht man von einer trapezförmigen Einhüllenden. Zur Erzielung günstiger akustischer Eigenschaften (d. h. Vermeidung unerwünschter Nebenfrequenzen) sind Rampen, die nicht aus Geraden sondern mithilfe von trigonometrischen Funktionen konstruiert werden (u. a. Kosinus-Fenster, Blackman-, Hanning- oder Hamming-Fenster), günstiger.

Wird die Dauer des Reizes weiter verkürzt, ist im Extremfall nur noch eine einzige Elementarschwingung enthalten. Bei der Frequenz 4 kHz kommt dies einer Reizdauer von 0,25 ms gleich. Derart kurze Reize haben den Vorteil, dass sie die stimulierten Strukturen mit sehr scharfer Synchronizität zu ihrer Antwort zwingen. Da die Synchronisation nicht nur von der Dauer des Reizes sondern auch von der Steilheit seiner Flanken bestimmt wird, ist insbesondere bei den frühen Antworten des Hörsystems (TEOAE und FAEP) der extrem kurze Klick-Reiz im Einsatz. Bei diesem Synchronisationsreiz steigt der Schalldruck nicht kontinuierlich sondern sprungartig von Null auf den Maximalwert, so dass sich im Extremfall ein rechteckförmiger Verlauf ergibt (◻ Abb. 2.17, rechts unten). Zu einem senkrechten, unendlich schnellen Anstieg des Schalldruckes ist freilich kein realer Wandler in der Lage, so dass das akustische Ausgangssignal je nach Hörertyp mehr

oder weniger verflacht wird und abgeschliffen aussieht (◻ Abb. 2.22).

Bei näherer Betrachtung der mechanischen Vorgänge im Innenohr wird erkennbar, dass die Gleichzeitigkeit der Antworten aller angeregten Strukturen durch einen auf sehr kurze Dauer begrenzten Reiz nicht optimal gewährleistet wird. Das Konzept des Chirp-Reizes orientiert sich in dieser Hinsicht eher an gehörphysiologischen als an akustischen Gesichtspunkten. Ausgehend von den bekannten Eigenschaften der cochleären Wanderwelle enthält der Chirp im zeitlichen Verlauf zunächst niedrige und später hohe Frequenzen (◻ Abb. 2.17, rechts Mitte). Ähnlich wie bei einem Wettlauf alle Sportler eher dann gleichzeitig an der Ziellinie eintreffen, wenn die langsamen Läufer entsprechend früher starten, bewirkt der Chirp die synchrone Anregung eines ausgedehnten Bereiches der Basilarmembran. Audiologisch sinnvoll ist es, diesen Bereich je nach vorliegender Fragestellung durch die Wahl eines geeigneten Frequenzintervalls einzugrenzen (*low*, *medium* oder *high chirp*). Der Chirp kann somit als ein praktikabler Kompromiss zwischen Synchronisation und Frequenzselektivität angesehen werden.

### Wandler

Mithilfe von elektroakustischen Wandlern unterschiedlicher Bauart und Größe werden die beschriebenen elektrischen Signale in akustische Ereignisse umgewandelt. Bis auf den weiter unten beschriebenen Knochenhörer sind die Wandler oder Hörer ihrer Funktion nach kleine Lautsprecher, die in Kopfhörern oder in miniaturisierter Form als Reizgeber in Gehörgangssonden eingebaut sind. Die ihnen zugrunde liegenden physikalischen Prinzipien und deren technische Realisierung sind für den Anwender nur insofern wichtig, als ein und derselbe Reiz durch verschiedene Hörer in unterschiedlicher Weise wiedergegeben wird. Dies gilt umso mehr, je extremer die Eigenschaften des Reizes sind. Ein lang anhaltender Sinuston stellt vergleichsweise moderate Anforderungen und er wird mit viel weniger hörerspezifischen Verfälschungen wiedergegeben als kurze Tonpulse oder Klicks. Einer der entscheidenden Parameter ist die im Hörer bewegte träge Masse. Besondere praktische Bedeutung hat die Verschiedenheit von no-

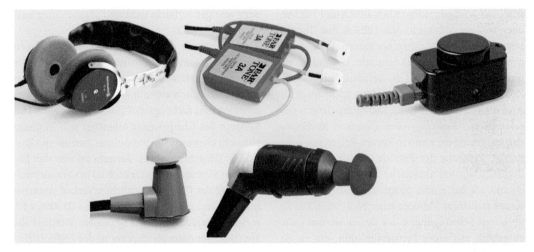

**◘ Abb. 2.18** Beispiele für Schallwandler, die in der objektiven Audiometrie eingesetzt werden; oben: Supraauraler Kopfhörer (Luftleitung), Schlauch- bzw. Einsteckhörer (*insert phones*) und Knochenleitungshörer; unten: OAE-Sonde und Impedanzsonde

minell gleichwertigen Reizen bei der Messung von TEOAE und FAEP: Die Kombination aus einem in die Gehörgangssonde integrierten elektromagnetischen Hörer und einem kleinen Gehörgangsrestvolumen führt bei der TEOAE-Messung zu einem Klick-Spektrum, das von etwa 1 bis 4 oder 5 kHz gleiche Intensität aufweist, während in der BERA oftmals ein dynamischer Kopfhörer zum Einsatz kommt, dessen Frequenzschwerpunkt für den Klick im größeren Gehörgangsvolumen zwischen 2 und 3 kHz liegt. Die Ergebnisse beider Messungen sind daher audiologisch nicht direkt vergleichbar. Die bei objektiven Hörprüfungen am häufigsten eingesetzten Hörer sind in ◘ Abb. 2.18 gezeigt.

Die Anwendung von Kopfhörern ist bei Kindern schon allein wegen der kleinen und variablen Abmessungen des Kopfes problematisch. Es hat sich daher, soweit nicht Gehörgangssonden die Reizgebung übernehmen, der Einsatz von Einsteck- oder Schlauchhörern (*insert ear phones*) durchgesetzt. Gehörgangssonden und Einsteckhörer mit Schlauchzuführung sind vorteilhaft in Bezug auf die akustischen Voraussetzungen der Hörprüfung, ihr Einbringen in den Gehörgang erfordert jedoch mehr individuelle Sorgfalt und praktische Erfahrung als das Aufsetzen eines Kopfhörers. Ohrpassstücke und Gehörgangsstöpsel müssen im Einzelfall für den jeweiligen Gehörgang ausgewählt und vorbereitet werden, und der Gehörgang muss unter

Sichtkontrolle etwas gestreckt werden, um eine ausreichende Insertionstiefe zu gewährleisten und einen Verschluss des Wandlerausgangs durch die Gehörgangswand zu vermeiden (◘ Abb. 2.19).

Bei der Messung der AEP (seltener auch bei den OAE) ist in vielen Fällen eine erschöpfende Diagnose ohne die Reizung über Knochenleitung nicht möglich. Hierfür muss ein kalibrierter Knochenhörer eingesetzt werden, der möglichst gut mit dem Schädelknochen in Kontakt gebracht wird. Bevorzugter Ort für die Platzierung des Hörers ist das Mastoid. Knochenhörer sind aufgrund ihrer zwangsläufig großen Masse relativ groß und daher niemals wirklich kindgerecht; ihre stabile Anordnung hinter den Ohren ist in vielen Fällen problematisch – insbesondere dann, wenn hier auch noch Elektroden angebracht werden sollen. Da der Knochenschall durch den Schädelknochen praktisch ohne Verluste übertragen wird, ist es durchaus auch möglich, den Knochenhörer auf der Schläfe oder Stirn zu platzieren. Unabhängig vom Ort des Knochenhörers werden immer beide Ohren gleichermaßen stimuliert. Welchem der zwei Ohren die gemessene Reizantwort zuzuordnen ist, kann nur durch die Wahl einer geeigneten Vertäubung (s. u.) gesteuert werden.

Die beschriebenen Wandler unterscheiden sich in ihrer Ausgangsleistung und damit in den Reizpegeln, die mit ihnen erzeugt werden können. Grundsätzlich ist der Maximalpegel bei Knochen-

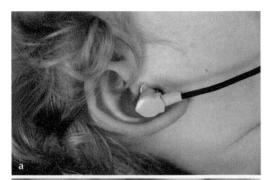

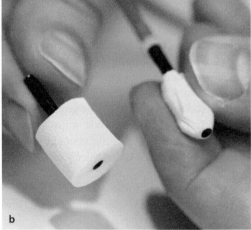

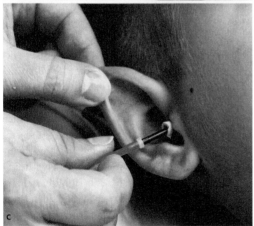

**Abb. 2.19** Platzierung von Gehörgangssonde (a) und Einsteckhörer (b und c)

hörern niedriger als bei Lufthörern und es treten in größerem Maße elektromagnetische Einstreuungen auf, die bei hohen Reizpegeln störend auf das Elektrodensignal einwirken. Die Grenze der maximal erreichbaren Reizpegel hängt jedoch nicht nur von

der Bauart des Hörers, sondern auch von der Art des Reizes ab. Kurzzeitreize sind, wie weiter unten ausführlicher beschrieben, bei gleichem Schalldruck weniger gut hörbar als lang andauernde Reize. Technisch kommt dies zum Ausdruck in einer größeren Differenz zwischen physikalischen Schalldruckpegeln (dB SPL) und Hörpegeln (dB HL): Um den gewünschten Hörpegel (z. B. einen Klick mit 70 dB HL) zu erzeugen müssen Verstärker und Wandler einen erheblich höheren Schallwechseldruck (in diesem Fall ca. 100 dB SPL) bereitstellen als bei einem Dauerreiz. Bei allen Hörern wird der Reiz mit zunehmendem Reizpegel nicht nur in der Amplitude vergrößert sondern auch verzerrt, so dass seine Frequenzcharakteristik verändert wird. Für die Wiedergabe eines Klick-Reizes von 70 dB HL wird ein Knochenhörer bereits an seiner Leistungsgrenze betrieben.

### Vertäubung

Wie in allen Bereichen der Audiometrie ist die Vertäubung des gegenseitigen, nicht geprüften Ohres die einzige Maßnahme, mit der sichergestellt werden kann, dass die Reizantworten wirklich die Funktion und Leistung des Prüfohres wiedergeben. Je nach Wandler müssen etwas unterschiedliche Regeln beachtet werden: Erfolgt die Reizung des Prüfohres mit Knochenhörer, so muss wegen der nahezu verlustfreien Überleitung des Reizes bei allen, auch sehr niedrigen Reizpegeln vertäubt werden; bei Reizung mit Kopfhörer wird erst oberhalb von ca. 50 dB HL übergehört, so dass bei Reizpegeln unterhalb von 50 dB auf eine Vertäubung verzichtet werden kann; Einsteckhörer sind wegen der schlechteren Ankopplung an den Schädelknochen in Bezug auf das Überhören am wenigsten kritisch (Überhördämpfung ca. 70 dB). In allen Fällen erfolgt die Vertäubung durch Beschallung mit Breitbandrauschen über Luftleitung mit Kopfhörer oder Einsteckhörer.

Für die Wahl des Vertäubungspegels halten die meisten Praxisgeräte einfache und pauschale Regeln bereit, z. B. »L-30«, die nur im *setup* geändert werden können und keinesfalls allen Einzelfällen gerecht werden können. Der Pegel des Vertäubungsgeräusches hängt vom Prüfpegel, von der Überhördämpfung des Wandlers und von der Mittelohrkomponente des Gegenohres ab. Den an anderen Orten

(Mrowinski u. Scholz 2011; Hoth 2011; Kompis 2013) ausführlicher beschriebenen Vertäubungsregeln zufolge ergibt sich der Vertäubungspegel bei Bestimmung der Luftleitungsschwelle mit Kopfhörer aus dem um 50 dB verminderten und um die Mittelohrkomponente des Gegenohres vermehrten Prüfpegel. Um die Regel für alle Reizmodalitäten (Kopfhörer, Einsteckhörer, Knochenhörer) zu verallgemeinern, wird an Stelle von »50 dB« die für den jeweiligen Wandler geltende Überhördämpfung eingesetzt:

Vertäubungspegel = Prüfpegel – Überhördämpfung + Mittelohrkomponente des Gegenohres oder $V = P - \ddot{U} + M$ (für P > Ü; V = 0 andernfalls).

Die Überhördämpfung beträgt ca. 50 dB für Kopfhörer, ca. 70 dB für Einsteckhörer und sie ist praktisch nicht existent (0 dB) für Knochenhörer.

Da der Umgang mit Formeln dieser Art nicht allen Lesern angenehm ist, sind die mit ihr ermittelten Zahlenwerte in ◻ Abb. 2.20 wiedergegeben.

Ist die Mittelohrkomponente des Gegenohres nicht bekannt, so wählt man bei Verwendung von Kopfhörern – mit großer Vorsicht bei hohen Reizpegeln – den Vertäubungspegel nominell gleich dem Reizpegel (d. h. Vertäubungspegel = Reizpegel) und bei Verwendung von Einsteckhörern 20 dB weniger (d. h. Vertäubungspegel = Reizpegel – 20 dB). Bei Stimulation mit Klick-Reiz wird wegen dessen erschwerter Maskierbarkeit der Vertäubungspegel eher etwas höher gewählt (10 bis 20 dB über den Zahlenwerten gemäß Formel bzw. Tabelle in ◻ Abb. 2.20). Bestehen bis zum höchsten zulässigen Vertäubungspegel Zweifel an der Zuordnung zwischen Reizantwort und Entstehungsseite, so wird eine Messung ohne Vertäubung und eine mit dem maximal zulässigen Vertäubungspegel durchgeführt. Ändert sich dabei die Amplitude der Reizantwort, so stammt die Antwort mit großer Wahrscheinlichkeit nicht vom Prüfohr, sondern zumindest teilweise vom Vertäubungsohr. Im Falle einer beidseitigen Gehörgangsatresie ist eine effektive Vertäubung nicht möglich. Die aus der Messung ermittelte Schwelle ist dann die Knochenleitungsschwelle des besser hörenden Ohres.

## Kalibrierung von Kurztonreizen

Wenn die Hirnstammpotenziale (FAEP) dazu benutzt werden sollen, die Hörschwelle eines Kindes zu bestimmen, so ist eine geeignete Kalibrierung der zur Auslösung dieser Potenziale benutzten akustischen Reize von zentraler Bedeutung. Nur so kann eine Verbindung zwischen der objektiv ermittelten elektrophysiologischen Schwelle und der individuellen subjektiven Hörschwelle hergestellt werden. Diese Kalibrierung wirft eine Reihe von Problemen auf, von denen einige bis heute nicht abschließend gelöst werden konnten. Eine dieser Fragen ist auf den ersten Blick recht simpel: Wie kann man gewährleisten, dass mit unterschiedlichen ERA-Messgeräten und mit verschiedenen Schallgebern an ganz verschiedenen Ohren ein vergleichbarer Schalldruckpegel erzeugt wird? Für die Tonschwellenaudiometrie ist dieses Problem seit vielen Jahrzehnten durch geeignete Normen gelöst. Im Gegensatz zur klassischen Audiometrie verwenden wir zur Auslösung von FAEP eine große Zahl sehr verschiedener Reizformen. Wie muss also eine Kalibriervorschrift aussehen, die es uns erlaubt, mit einfachen Messgeräten unterschiedlichste Reizformen zu kalibrieren?

Auf seinem Weg zum Trommelfell ist der akustische Reiz zahlreichen Veränderungen unterworfen. Die mathematisch exakt definierte Reizform, die wir als elektrische Spannung an den Anschlussklemmen des Hörers einspeisen, wird vom elektromagnetischen Wandlersystem des Hörers zum ersten Mal verändert. Eine zweite Modifikation erfährt der Reiz durch die akustischen Eigenschaften des Gehörgangs und des Trommelfells. Um trotz dieser sehr komplexen Prozesse eine einheitliche Bewertung von Reizform und Reizpegel vornehmen zu können, benutzt man international standardisierte Simulatoren des menschlichen Ohres. Diese oft auch als künstliche Ohren bezeichneten Nachbildungen des Ohres bestehen aus Hohlräumen mit genau definierten Abmessungen und Kanälen sowie einem Messmikrofon und bilden so die wesentlichen akustischen Eigenschaften des menschlichen Ohres nach (Haughton 2002). ◻ Abb. 2.21 zeigt zwei dieser Ohrsimulatoren für Kopfhörer und Einsteckhörer. Der Schalldruckverlauf im Gehörgang, der durch den Ohrsimulator nachgebildet wird, hängt von der Bauform des Hörers ab. Ein elektrisches Rechtecksignal, wie es zur Auslösung von FAEP verwendet wird, erzeugt an verschiedenen Hörern recht verschiedene Schalldruckverläufe

| LL (KH) | Mittelohrkomponente des gegenseitigen Ohres | | | | | |
|---|---|---|---|---|---|---|
| Prüfpegel | 0 | 10 | 20 | 30 | 40 | 50 |
| 0 | 0 | 0 | 0 | 0 | 0 | 0 |
| 10 | 0 | 0 | 0 | 0 | 0 | 0 |
| 20 | 0 | 0 | 0 | 0 | 0 | 0 |
| 30 | 0 | 0 | 0 | 0 | 0 | 0 |
| 40 | 0 | 0 | 0 | 0 | 0 | 0 |
| 50 | 0 | 0 | 0 | 0 | 0 | 0 |
| 60 | 10 | 20 | 30 | 40 | 50 | 60 |
| 70 | 20 | 30 | 40 | 50 | 60 | 70 |
| 80 | 30 | 40 | 50 | 60 | 70 | 80 |
| 90 | 40 | 50 | 60 | 70 | 80 | 90 |
| 100 | 50 | 60 | 70 | 80 | 90 | 100 |
| 110 | 60 | 70 | 80 | 90 | 100 | 110 |

**links**

| LL (EH) | Mittelohrkomponente des gegenseitigen Ohres | | | | | |
|---|---|---|---|---|---|---|
| Prüfpegel | 0 | 10 | 20 | 30 | 40 | 50 |
| 0 | 0 | 0 | 0 | 0 | 0 | 0 |
| 10 | 0 | 0 | 0 | 0 | 0 | 0 |
| 20 | 0 | 0 | 0 | 0 | 0 | 0 |
| 30 | 0 | 0 | 0 | 0 | 0 | 0 |
| 40 | 0 | 0 | 0 | 0 | 0 | 0 |
| 50 | 0 | 0 | 0 | 0 | 0 | 0 |
| 60 | 0 | 0 | 0 | 0 | 0 | 0 |
| 70 | 0 | 0 | 0 | 0 | 0 | 0 |
| 80 | 10 | 20 | 30 | 40 | 50 | 60 |
| 90 | 20 | 30 | 40 | 50 | 60 | 70 |
| 100 | 30 | 40 | 50 | 60 | 70 | 80 |
| 110 | 40 | 50 | 60 | 70 | 80 | 90 |

**Mitte**

| KL | Mittelohrkomponente des gegenseitigen Ohres | | | | | |
|---|---|---|---|---|---|---|
| Prüfpegel | 0 | 10 | 20 | 30 | 40 | 50 |
| 0 | 0 | 0 | 0 | 0 | 0 | 0 |
| 10 | 10 | 20 | 30 | 40 | 50 | 60 |
| 20 | 20 | 30 | 40 | 50 | 60 | 70 |
| 30 | 30 | 40 | 50 | 60 | 70 | 80 |
| 40 | 40 | 50 | 60 | 70 | 80 | 90 |
| 50 | 50 | 60 | 70 | 80 | 90 | 100 |
| 60 | 60 | 70 | 80 | 90 | 100 | 110 |
| 70 | 70 | 80 | 90 | 100 | 110 | |
| 80 | 80 | 90 | 100 | 110 | | |
| 90 | 90 | 100 | 110 | | | |
| 100 | 100 | 110 | | | | |
| 110 | 110 | | | | | |

**rechts**

◨ **Abb. 2.20** Vertäubungspegel bei Bestimmung der Luftleitungsschwelle LL mit Kopfhörer KH (links, Überhördämpfung Ü = 50 dB) oder Einsteckhörer EH (Mitte, Ü = 70 dB) sowie bei Bestimmung der Knochenleitungsschwelle KL mit Knochenhörer (rechts, Ü = 0 dB) in Abhängigkeit von Mittelohrkomponente und Prüfpegel. Die in roter Schrift eingetragenen, über 80 dB liegenden Vertäubungspegel können bei fehlenden Mittelohrverlusten schädigend wirken.

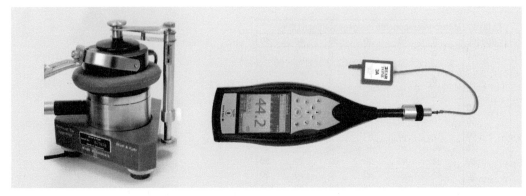

**Abb. 2.21** Kalibrierung von Kopfhörern und Einsteckhörern. Das linke Bild zeigt einen supra-auralen Audiometriehörer (Beyer-Dynamics DT48) auf einem Ohrsimulator (Brüel & Kjær 4153). Das rechte Bild zeigt einen Einsteckhörer (Etymotic Research ER-3A), der über einen Simulator für den abgeschlossenen Gehörgang (Brüel & Kjær 4157) mit einem Schallpegel-messer (Brüel & Kjær 2250 ) verbunden ist.

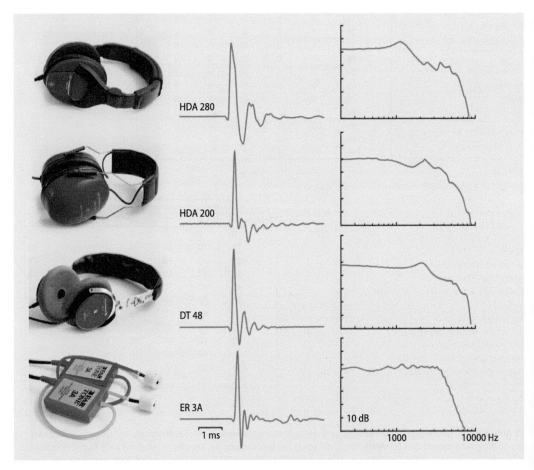

**Abb. 2.22** Zeitverläufe des Schalldrucks und Spektren eines Klick-Reizes für verschiedene in der objektiven Audiometrie verwendete Wandler (Sennheiser HDA 280, Sennheiser HDA 200, Beyer Dynamics DT 48, Etymotic Research ER 3A), gemessen mit den durch die einschlägigen Normen vorgeschriebenen Ohrsimulatoren.

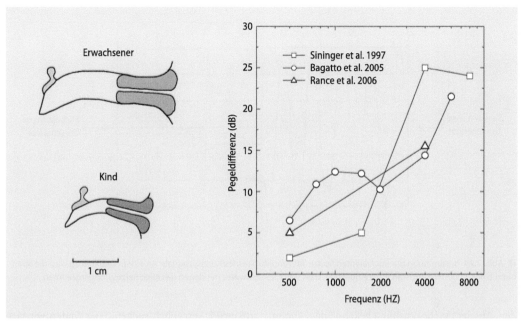

■ **Abb. 2.23** Differenz zwischen dem im kindlichen Gehörgang gemessenen Schalldruckpegel und dem für Erwachsene kalibrierten Pegel (rechts). Das linke Bild zeigt schematische Querschnitte durch ein Erwachsenen- und ein Kinderohr jeweils mit einem Einsteckhörer. Das verbleibende Luftvolumen zwischen Hörer und Trommelfell ist bei Kindern unter 6 Jahren deutlich geringer als beim Erwachsenen (modifiziert nach Picton 2011).

(■ Abb. 2.22). Auch die aus diesen Schalldruckverläufen resultierenden Spektren weisen deutliche Unterschiede auf.

Dass technische Nachbildungen des menschlichen Ohres ihre Grenzen haben, erfahren wir bei unseren Messungen an Neugeborenen und Säuglingen nachdrücklich, bezieht sich doch der wichtigste Konstruktionsparameter aller heute verfügbaren Ohrsimulatoren, nämlich das Volumen, auf das mittlere Gehörgangsvolumen eines Erwachsenen. Die fatale Folge davon ist, dass wir mit unseren für Erwachsenenohren kalibrierten Reizen in den kleinen Gehörgängen der Säuglinge in der Regel höhere Schalldruckpegel erzeugen als vom System angegeben. Dadurch wird die elektrophysiologische Schwelle systematisch falsch bestimmt (Voss u. Herrmann 2005). ■ Abb. 2.23 zeigt, dass die dabei gemachten Fehler in Abhängigkeit von der Frequenz bis zu 20 dB betragen können. Der Umstand, dass durch die heute vielfach eingesetzten Einsteckhörer das Gehörgangsvolumen bei Kindern stärker als bei Erwachsenen verringert wird, verstärkt den negativen Effekt. Diese unbefriedigende Situation

wird sich erst ändern, wenn ein spezieller »Kinderkuppler« seinen Weg durch die Instanzen der internationalen Normung gefunden hat.

Grundlage jeder Kalibrierung von Audiometriesignalen, also auch von Kurztonreizen, sind Schwellenpegel, sogenannte Bezugskenndaten, die in jedem Land von einer zertifizierten Einrichtung an einer Gruppe normal hörender junger Erwachsener erhoben werden. In Deutschland werden diese Bezugskenndaten für Kopfhörer in einem »schalltoten« Raum der Physikalisch-Technischen Bundesanstalt in Braunschweig erhoben. Um diese Bezugsschwellenwerte an Kalibriereinrichtungen und Hersteller weitergeben zu können, werden sie auf Ohrsimulatoren übertragen und für alle Audiometriefrequenzen in internationalen Normen als äquivalente Bezugsschwellenschalldruckpegel (*reference equivalent threshold sound pressure level*, RETSPL) tabelliert (Haughton 2002).

Dieses Verfahren ist für die in der Tonschwellenaudiometrie benutzten sinusförmigen Dauertöne sehr übersichtlich und konsistent, kann aber auf Kurztonreize nicht ohne Weiteres übertragen wer-

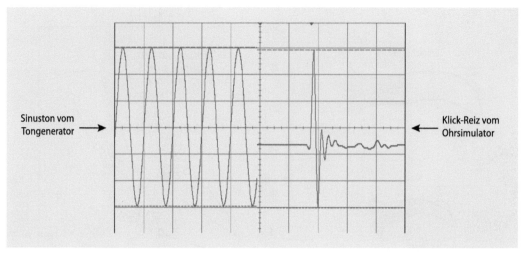

Sinuston vom
Tongenerator →

← Klick-Reiz vom
Ohrsimulator

◻ **Abb. 2.24** Bestimmung der äquivalenten Spitze-Tal-Amplitude eines Kurzzeitsignals: An einem Oszilloskop wird die Spannung eines 1.000-Hz-Sinussignals so eingestellt, dass seine Spitzenwerte mit denen des Klick-Reizes übereinstimmen.

den. Aus der Psychoakustik ist bekannt, dass Tonimpulse, die kürzer als 100 Millisekunden sind, mit einer geringeren Lautstärke wahrgenommen werden als ein Dauerton gleicher Amplitude. Außerdem kann für die durch Wandlersystem und Gehörgang verformten kurzen Reize mit einem Schallpegelmesser kein Effektivwert gemessen werden. Man bedient sich deshalb eines Kunstgriffs und vergleicht die Schalldruckkurve, die der Kurztonreiz auf einem Ohrsimulator erzeugt, mit einem sinusförmigen Dauerton, dessen Pegel ohne Probleme mit einem Pegelmesser ermittelt werden kann. Dieses in ◻ Abb. 2.24 für einen Klick-Reiz dargestellte Verfahren erfordert nur ein einfaches Oszilloskop, kann also (fast) überall praktiziert werden. Weil man hier die Spitzenwerte des Reizes betrachtet, werden die so ermittelten Bezugskenndaten als Spitze-Tal-äquivalente Schalldruckpegel (*peak-to-peak equivalent sound pressure level*) bezeichnet und in dB peSPL angegeben. Wegen der großen Vielfalt an Hörern und vor allem an möglichen Reizformen haben nur wenige dieser Bezugskenndaten Eingang in internationalen Normen gefunden (Richter u. Fedtke 2005; Fedtke u. Richter 2007). Die einfache Messvorschrift erlaubt es aber, Kenndaten für neuartige Reize zu ermitteln und außerhalb des aufwändigen Normungsprozesses zu publizieren (Gotsche-Rasmussen et al. 2012).

Der Nutzer kommerzieller FAEP-Systeme wird an seinen Messkurven eine Reizpegelangabe in dB peSPL vergeblich suchen. Hier finden wir vielmehr die gleichen Verhältnisse vor wie wir sie vom Audiometer kennen: Die Hersteller kalibrieren die Reize so, dass sich die Pegel für alle Reizfrequenzen auf die Normalhörschwelle beziehen und geben die Reizpegel in dB nHL (*normalized hearing level*) an. Trotz dieser auf den ersten Blick recht klaren Kalibriervorschrift ist die Pegelangabe für Kurztonreize nicht unproblematisch. So hängt der subjektiv empfundene Pegel von der Rate ab, mit der die Reize präsentiert werden (Lightfoot et al. 2007). Außerdem erlauben viele Hersteller dem Nutzer des FAEP-Systems, die Länge und die Form von Tonpulsen selbst zu wählen, was sicher nicht ohne Folgen für die Kalibrierung ist.

## Signalerfassung

Neben der Reizgebung besteht die zweite Verbindung zwischen Apparatur und Patient in der Erfassung des Messsignals. Im Falle der Impedanzaudiometrie und der OAE-Messung ist diese Verbindung durch das Einbringen der Sonde in den Gehörgang bereits hergestellt und die Vorbereitung zur Messung somit abgeschlossen. Für die AEP-Messung muss mithilfe von Elektroden eine elektrische Verbindung zwischen dem Patienten und dem Messverstärker hergestellt werden. Bis auf die Elektrocochleografie kommen hier EEG-Oberflächenelektroden zum Einsatz. Bevorzugte Orte für die

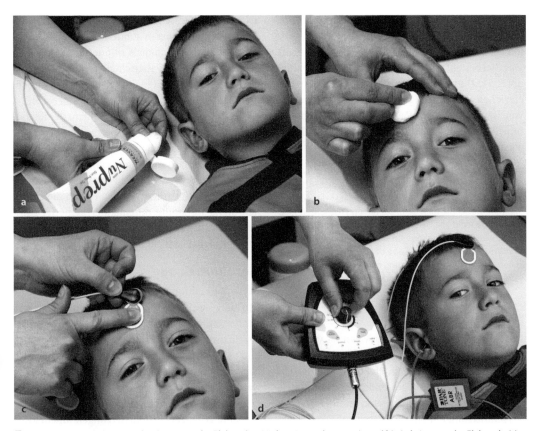

◘ **Abb. 2.25** Handhabung und Anbringung der Elektroden: Vorbereitung der Haut (**a** und **b**), Anbringung der Elektrode (**c**) und Messung der Elektrodenimpedanz (**d**)

EEG-Ableitung sind die Mastoide (invertierender oder Minus-Eingang des Verstärkers) und die Stirn (nicht-invertierender oder Plus-Eingang). An Stelle der Mastoide kommen auch die Ohrläppchen, an Stelle der Stirn auch der Scheitel (Vertex) in Frage. Eine weitere Elektrode ist für die Festlegung des Nullpunktes (Erdung) erforderlich; diese kann auf der Stirn (soweit nicht mit der Plus-Elektrode belegt), im Nacken, auf der Wange oder auch auf dem Schlüsselbein angebracht werden.

Zur Vorbereitung wird die Haut mithilfe von hierfür vorgesehenen Präparaten gereinigt. Günstig wirkt es sich aus, wenn zusätzlich mit der Fingerkuppe etwas Elektrodengel in die Hautpartie einmassiert wird. Rückstände dieser Vorbereitungsmaßnahmen müssen mit einem Tupfer entfernt werden, bevor die selbstklebende Elektrode befestigt wird. Die elektrisch leitfähige Verbindung zwischen Haut und Elektrode wird durch das Elektrodengel hergestellt. Dieses Gel ist in den meisten Elektroden für den einmaligen Gebrauch bereits eingefüllt; Elektroden für Mehrfachgebrauch müssen nach Anbringung des doppelseitigen Kleberinges befüllt werden. Die einzelnen Arbeitsschritte sind in ◘ Abb. 2.25 gezeigt.

Die Reinigung der Haut mit Alkohol oder Benzin ist seit vielen Jahren obsolet – neben anderen Nachteilen gewährleistet die Anwendung dieser Substanzen keine guten Langzeitergebnisse: Die elektrische Leitfähigkeit sinkt zwar für kurze Zeit auf sehr günstige Werte, die behandelte Hautpartie trocknet jedoch aus, wodurch die Impedanz nach einigen Minuten wieder ansteigt. Die im Fachvertrieb erhältlichen EEG-Hautvorbereitungspräparate hingegen beseitigen nicht nur die elektrisch isolierenden obersten Hautschichten, sie fördern darüber hinaus lokal die Durchblutung und verringern so zusätzlich den elektrischen Widerstand. Die Wirkung hält über mehrere Stunden an.

Zur Kontrolle der elektrischen Leitfähigkeit wird vor Beginn der Messung die Impedanz (d. h. der in kΩ gemessene elektrische Widerstand) geprüft. Das Ziel besteht darin, möglichst niedrige (deutlich unter 5 kΩ) und vor allem symmetrische Werte zu erreichen. Bei längeren Messreihen oder im Fall von Bewegungen des Patienten ist es ratsam, die Impedanzmessung in angemessenen Intervallen zu wiederholen.

Der elektrische Übergangswiderstand wird nicht mit Gleichspannung sondern mit Wechselspannung gemessen. Das Ergebnis der Messung hängt von der Frequenz dieser Spannung ab, wobei die Impedanz bei hohen Frequenzen niedriger ist. Da nicht alle Hersteller die Messfrequenz angeben, macht die Beurteilung des absoluten Messwertes keinen Sinn. Wichtig ist die relative Lage der erreichten Impedanz – in Bezug auf die eigene Erfahrung mit der Apparatur und im Vergleich der Elektroden untereinander.

## Nutz- und Störsignal

Das zentrale Problem bei der Messung von OAE und AEP besteht darin, dass weder die otoakustische Emission noch das elektrophysiologische Potenzial in Reinform gewonnen und dargestellt werden kann. Beide Signale treten immer nur in der Verschmelzung mit Störeinflüssen auf, die aus verschiedenen Quellen stammen und die physiologische Antwort teilweise bis vollständig verdecken. Im Zusammenhang mit der Darstellung des Nutzsignals wird auch von seiner Rekonstruktion aus dem Rausch- oder Störgeräuschhintergrund gesprochen. Diese Benennung stammt aus der Nachrichtentechnik, wo sie in Zusammenhang mit dem Empfang verrauschter Signale verwendet wurde. Würde man sie hörbar machen, so wären die Störungen im Falle der OAE-Messung ebenso wie die ungeordnete EEG-Untergrundaktivität bei der AEP-Messung tatsächlich so etwas wie ein Rauschen.

Jedem ist bekannt, dass ein Sprachsignal in Bezug auf den Störgeräuschhintergrund eine gewisse Mindeststärke haben muss, damit es erkannt und verstanden wird. Ist die Sprache lauter als der Hintergrund, so liegt ein positives Signal/Rausch-Verhältnis (S/N oder SNR für *signal to noise ratio*) vor. Während das menschliche Hörsystem in der Lage ist, Sprache selbst dann noch zu verstehen, wenn sie wesentlich leiser ist als das Störgeräusch (negatives

SNR), sind technische Systeme nicht nur auf ein positives SNR angewiesen sondern auch darauf, dass die Amplitude des Signals mindestens doppelt so groß ist wie die des Rauschens (rechnet man Signalamplituden in Signalpegel um, so entspricht dies einem Signal/Rausch-Verhältnis von 6 dB).

Es gibt eine zweite Art, das Problem der Rekonstruktion gestörter Signale zu betrachten. Wird eine Nachricht mehrmals über einen gestörten Signalweg übertragen, so kann sie anhand der in den verschiedenen Signalabschnitten erkannten Gemeinsamkeiten rekonstruiert werden. Haben die einzelnen Signalabschnitte miteinander keinerlei Ähnlichkeit, so liegt keine Reproduzierbarkeit vor und das Nutzsignal ist nicht darstellbar.

## Signalmittelung

Diese Betrachtungen machen deutlich, dass die Attribute »großes Signal/Rausch-Verhältnis« und »hohe Reproduzierbarkeit« etwas sehr Ähnliches bezeichnen. Daher werden im Umgang mit OAE und AEP beide Begriffe verwendet. Tatsächlich kann mit einer relativ einfachen Rechnung gezeigt werden, dass Signal/Rausch-Verhältnis und Reproduzierbarkeit unter den bei der OAE- und AEP-Messung gegebenen Voraussetzungen miteinander gleichwertig sind (Hoth u. Polzer 2006). Somit hat die Signalverarbeitung im Einsatz der objektiven Audiometrie nicht etwa zwei Ziele (Verbesserung des Signal/Rausch-Verhältnisses und der Reproduzierbarkeit), sondern nur eines, das mit zwei Maßen beschrieben werden kann. Die Vergrößerung des Signal/Rausch-Verhältnisses wird erreicht durch Mittelung (oder Addition) sehr vieler Signalabschnitte, die alle unter gleichen Bedingungen aufgezeichnet werden und dennoch nur eine einzige Gemeinsamkeit haben: das unveränderliche deterministische physiologische Signal. Diesem sind Störsignale aus unterschiedlichen Quellen beigemischt, die in jedem registrierten Signalabschnitt anders ausfallen und sich daher bei der Mittelung nicht konstruktiv überlagern können.

Bei der Addition (die bis auf einen Maßstabfaktor mit der Mittelung gleichwertig ist) der Signalabschnitte nehmen *beide* Amplituden zu – die des Nutzsignals aber sehr viel schneller als die des Störsignals. Bei der Mittelung hingegen bleibt die Nutzsignalamplitude konstant, während die Störsig-

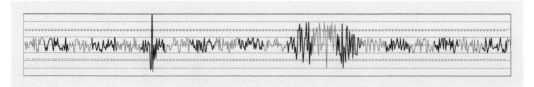

**◨ Abb. 2.26** Illustration der Artefaktunterdrückung: Von den 20 gezeigten Signalabschnitten werden vier verworfen, weil in ihnen die Artefaktschranke (gestrichelte rote Linie) überschritten ist.

nalamplitude abnimmt. Mit relativ guter Präzision gilt die Regel, dass das Rauschen proportional zum Kehrwehrt der Wurzel aus der Zahl Mittelungsschritte abnimmt – was sich mit weniger mathematischen Begriffen so ausdrücken lässt:

❯ Mit der vierfachen Zahl von Mittelungen halbiert sich die Amplitude der Reststörung. Dies bedeutet: Erst der vierfache Aufwand an Untersuchungszeit führt zur Verdoppelung des Ertrages.

Durch die Signalmittelung kann die Störung im Prinzip auf beliebig niedrige Werte reduziert werden, dies aber nur zu einem hohen Preis: Der durch die ersten vier Mittelungen erzielte Gewinn ist ebenso groß wie der zwischen Mittelung Nr. 2.000 und 8.000. Auch nach unendlich vielen Mittelungsschritten verschwinden die Störungen niemals ganz. Es verbleibt ein unvermeidliches Restrauschen bzw. eine Reststörung, durch die die Verwertbarkeit des Untersuchungsergebnisses eingeschränkt wird. Die Amplitude dieser Reststörung ist das Maß, das über die Qualität des Ergebnisses entscheidet. Die Zahl der Mittelungen oder die investierte Untersuchungsdauer hängen eng mit ihr zusammen, aber nicht auf universelle Weise, sondern nur auf einer individuellen Ebene.

❯ Die Verlängerung der Messdauer wirkt sich ebenso günstig auf das Ergebnis aus wie die Erhöhung der Zahl von Mittelungsschritten; wirklich relevant und universell vergleichbar ist aber nur die durch diese Maßnahmen erzielte Amplitudenreduktion der Reststörung.

## Artefaktunterdrückung

Da die Messung eine im Vergleich zur Dauer des eigentlichen Signals sehr lange Zeit in Anspruch nimmt, sind die vielen Signalabschnitte (*sweeps*), die zum Ergebnis beitragen, in unterschiedlichem Ausmaß gestört. Damit ist die Bedingung, dass alle Signalabschnitte die gleiche effektive Amplitude aufweisen, nicht erfüllt. Ähnlich wie bei der Berechnung der Durchschnittsnote aus den einzelnen Beurteilungen im Verlauf eines Schuljahres beeinflusst auch bei der Signalmittelung ein einzelner »schlechter« *sweep* das Endergebnis in ungünstiger Weise; anders als bei den Schulnoten besteht jedoch bei der Signalmittelung die Möglichkeit, unerwünschte Einzelbeiträge einfach wegzulassen. Diese Maßnahme wird als Artefaktunterdrückung bezeichnet; sie ist mit der Eliminierung (Verwerfung) von Signalabschnitten großer Amplitude, d. h. ihrem Ausschluss von der Beteiligung am Mittelungsprozess, gleichbedeutend. Der für die dadurch erzielte Aufwertung des Ergebnisses entrichtete Preis besteht in der Verlängerung der Messdauer. Da mit jedem verworfenen Signalabschnitt nicht nur der Störanteil, sondern auch ein Nutzsignal verloren geht, ist es nicht möglich, eine einfache Regel für die Auswahl der zugelassenen Signalabschnitte anzugeben. Ein wirklich begründetes Kriterium kann erst am Ende der Datenakquisition bestimmt werden (Mühler u. von Specht 1999). Da dieses Verfahren aber nicht zum Standard der Praxisausstattungen gehört, wird die Verwerfung von Artefakten allgemein so gehandhabt, dass alle Signalabschnitte, deren Amplitude eine dem Normalzustand entsprechende Grenze überschreitet, von der Verwertung ausgeschlossen werden (◨ Abb. 2.26).

Aus den für die Signalmittelung geltenden Gesetzen ergibt sich, dass für den Schaden, den ein Artefakt dem gemittelten Signal zufügt, das Quadrat seiner (effektiven) Amplitude relevant ist. Dies bedeutet, dass der Signalabschnitt bei doppelter Amplitude vierfach schlechter ist. Verdoppelt sich

**2**

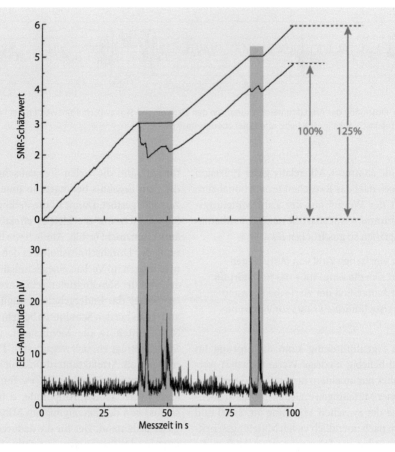

**Abb. 2.27** Verschlechterung des SNR durch wenige Artefakte: Würden die Störungen vom Mittelungsprozess ausgeschlossen, würde das Signal/Rausch-Verhältnis (SNR) in diesem konkreten Fall um 25 % größer ausfallen. Das untere Diagramm zeigt den Zeitverlauf der EEG-Amplitude, das obere Diagramm den Zeitverlauf eines SNR-Schätzwertes, der ohne Artefakte linear mit der Messzeit ansteigen würde.

die Amplitude des Rohsignals durch externe Einflüsse oder Unruhe des Patienten, so beansprucht die Messung bis zur Erzielung der gleichen Qualität die vierfache Zeit. Die in Abb. 2.27 gezeigte Auftragung der Signalqualität in Form eines SNR-Schätzers in Abhängigkeit von der Registrierzeit macht deutlich, dass mit wenigen Artefakten der von sehr vielen *sweeps* eingefahrene Gewinn zunichte gemacht werden kann. Wird die Messung während der Zeitabschnitte, in denen die EEG-Amplitude besonders hoch ist, unterbrochen, so erhöht sich zwar die Messzeit, die Ausbeute in Bezug auf die Signalqualität ist aber wesentlich höher als ohne Artefaktunterdrückung (obwohl es sich um dasselbe Datenmaterial handelt).

**Filterung**

Die mithilfe der Artefaktunterdrückung realisierte Selektion von Signalabschnitten ist ein relativ grobes Werkzeug für die Verbesserung der Signalqualität, da es für die Beseitigung von Störungen den Verlust des gesamten Nutzanteils eines Signalabschnittes in Kauf nimmt. Eine etwas sensiblere Beeinflussung des Ergebnisses steht mit der Signalfilterung zur Verfügung. Sie ermöglicht die gezielte Hervorhebung besonders wichtiger Signalanteile, soweit die in ihnen enthaltenen Frequenzen sich von denen der Störsignale unterscheiden, und trägt somit zur Verbesserung des Signal/Rausch-Verhältnisses bei. Die Filterung kann sowohl in der analogen Vorverarbeitung des Signals als auch digital nach vollendeter Mittelung angewendet werden. Der Untersucher wählt ein Hochpassfilter, wenn Störungen niedriger Frequenz eliminiert werden sollen, und ein Tiefpassfilter für die Beseitigung hochfrequenter Störsignale. Hoch- und Tiefpass sind meistens in einem Bandpassfilter kombiniert.

Aus technischen Gründen gibt es weder OAE- noch AEP-Messungen, bei denen keine Signalfilterung im Spiel ist. Die Wahl der Grenzfrequenzen der jeweils zum Einsatz kommenden Filter beruht jedoch weniger auf technischen Prinzipien als auf den physiologisch determinierten Eigenschaften des jeweiligen Signals. Bei der Messung von OAE sind alle Signale zu berücksichtigen, deren Frequenz der vom Reiz angesprochenen Sektion der Basilarmembran entspricht. Bei den AEP besteht eine enge und gut untersuchte Beziehung zwischen der Anatomie der Hörbahn und dem Frequenzgehalt der zugeordneten Reizantworten: Die für die Reizantwort relevanten Frequenzen des EEG-Signals sind umso höher, je weiter peripher die Antwort generiert wird. Die FAEP enthalten Signalkomponenten mit einem Schwerpunkt zwischen 300 und 700 Hz, bei den MAEP dominiert der auch in der Nomenklatur auftretende Bereich von 40 bis 120 Hz und die SAEP setzen sich aus Frequenzen von 10 Hz bis hinab zu 1 Hz zusammen. Für die Hervorhebung der jeweils relevanten Komponenten wendet der Anwender Kriterien an, deren nähere Einzelheiten in den jeweiligen Abschnitten der ► Kap. 3 bis ► Kap. 5 erläutert werden.

Die Wirkung eines Signalfilters ist niemals vollständig, d. h. dass beispielsweise die Signalkomponenten, deren Frequenz über der Grenzfrequenz eines Tiefpassfilters liegt, nicht ganz verschwinden, sondern nur umso mehr gedämpft werden, je höher ihre Frequenz ist. Das für die Wirksamkeit des Filters kennzeichnende Merkmal ist die Flankensteilheit. Beträgt sie z. B. 24 dB pro Oktave bei einem Hochpass mit 100-Hz-Grenzfrequenz, so sind Signalanteile mit Frequenzen von 50 Hz und darunter um 24 dB oder mehr abgeschwächt. Wegen der mathematischen Funktionen, die bei der Berechnung von Filtern eine Rolle spielen, wird die Flankensteilheit auch durch die Zahl der Pole charakterisiert; hierbei ist einpolig gleichwertig mit 6 dB pro Oktave, zweipolig und höher mit 12 dB pro Oktave, 18 dB pro Oktave usw.

Besondere Beachtung verdient immer die Wechselstromfrequenz des elektrischen Versorgungsnetzes (in Europa allgemein 50 Hz). Sie kann bei ungünstiger Phasenlage zu starken Interferenzen führen,

die mithilfe sogenannter Kerbfilter vermieden werden können. Da diese Filter aber dazu neigen, Artefakte zu erzeugen, sind die störenden Effekte der Netzfrequenz meistens durch eine Randomisierung der Reizrate besser in den Griff zu bekommen. Netzfilter sind aus einem weiteren Grund nicht geeignet, die mit den Netzeinstreuungen zusammenhängenden Probleme zu lösen: Außer der Netzfrequenz treten mit kleinerer Amplitude immer auch Störungen mit den harmonischen Oberfrequenzen (100 Hz, 150 Hz usw.) auf, die das Messergebnis verfälschen können, indem sie immer dann eine Reizantwort vortäuschen, wenn die Reizfolgerate mit einer dieser Frequenzen übereinstimmt. Das »Netzbrummen« kann reduziert werden, indem alle nicht benötigten elektrisch betriebenen Geräte ausgeschaltet werden und das Messgerät selbst soweit möglich mit Akkuversorgung betrieben wird. Störungen, die dennoch verbleiben, lassen sich nach der Messung mithilfe digitaler Filter beseitigen.

## Nutzung physiologischer Merkmale

Das Mittelungsverfahren ist nicht dazu geeignet, physiologische Nutzsignale von Störungen anderer Ursprünge zu unterscheiden, es bewirkt lediglich eine Hervorhebung der reizkorrelierten Signalanteile (einschließlich aller Artefakte, die mit dem Reiz zusammenhängen). Dies führt insbesondere bei der Messung der OAE zu Schwierigkeiten, da hier sowohl der Reiz als auch die Reizantwort als akustisches Signal im Gehörgang vorliegen. Hier gelingt die nahezu reine Isolierung des Signals physiologischen Ursprungs durch die Verwendung einer Reizsequenz, die die nichtlinearen gegenüber den linearen Komponenten betont. Nähere Einzelheiten werden in ► Abschn. 4.1 beschrieben.

Zu den in der Nachweistechnik verwertbaren physiologischen Erkennungsmerkmalen der Reizantworten zählt neben der Nichtlinearität ihr Verhalten bei Phasenumkehr des akustischen Reizes: Grundsätzlich folgt die Polarität (positive oder negative Spannung) der präsynaptischen sensorischen Antworten dem Vorzeichen des Schalldruckes (Verdichtung oder Verdünnung), wohingegen die postsynaptischen neuronalen Antworten gegen eine Phasenumkehr des Reizes invariant sind. Dies wird in der Elektrocochleografie genutzt, um die cochleären Mikrofonpotenziale (CM) durch eine geeignete Verrech-

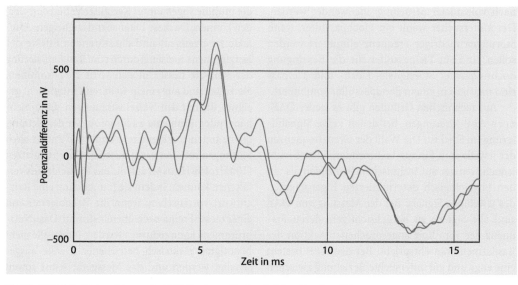

**◘ Abb. 2.28** Teilmittelwertkurven der FAEP für die zwei Reizpolaritäten Druck und Sog

nung der auf Druck- und Sogreize erfolgenden Antworten vom Summenaktionspotenzial (SAP oder CAP) des Hörnervs zu trennen (▶ Kap. 5.2 ECochG).

### Signalerkennung

Für die grafische Wiedergabe von OAE- und AEP-Ergebnissen bestehen grundsätzlich die zwei Alternativen der Darstellung im Zeit- oder im Frequenzbereich. Die Abhängigkeit der Signalamplitude (Schalldruck bei den OAE bzw. elektrische Spannung bei den AEP) von der seit Reizbeginn verstrichenen Zeit interessiert in erster Linie bei den transienten Antworten (TEOAE, FAEP, MAEP, SAEP, ERP). Diese Darstellung bildet die Grundlage für Definition und Bestimmung von Latenzzeiten. Für die stationären Antworten (DPOAE, ASSR) macht die Auftragung der Reizantwort über einer Zeitachse keinen Sinn, da diese ebenso wie der Reiz permanent vorliegt und ihr Beginn daher irrelevant ist. Die Reizantwort ist weniger in einem Zeitverlauf als anhand ihrer Frequenz identifizierbar. Diese Identifizierung erfolgt mit Unterstützung oder gar ausschließlich durch maschinell und automatisch durchgeführte Signalerkennungsverfahren. Wichtigste Bestimmungsgröße der Reizantwort ist ihre Amplitude, immer in Relation zum Hintergrund und in Abhängigkeit von Reizfrequenz und Reizpegel als Eingangsparametern.

Transiente Reizantworten werden nahezu ohne Ausnahme visuell identifiziert, d. h. durch die Betrachtung und Beurteilung der gemittelten Kurven durch einen Untersucher. Durch die Verwendung von Teilmittelwerten wird die Signalerkennung erleichtert (◘ Abb. 2.28): Liegt das Mittelungsergebnis in zwei gleichwertigen Ausfertigungen vor, so verrät sich die Reizantwort durch augenfällige Gemeinsamkeiten der zwei Schreibspuren. Mathematisch kommt dies zum Ausdruck in der Reproduzierbarkeit, die zumindest in Teilbereichen des Zeitfensters signifikant hohe Werte annimmt.

Werden die transienten Reizantworten nicht visuell sondern maschinell identifiziert, so geschieht dies häufig auf der Grundlage eines signalstatistischen Verfahrens, das mit den Begriffen Vorzeichenmittelung und Binomialverteilung verknüpft ist. Auch dieses Verfahren ist nicht in der Lage, physiologische Signale von Störungen zu unterscheiden; es entscheidet lediglich mithilfe eines auch bei der Beschreibung von Glücksspielen verwendeten statistischen Ansatzes, ob das Ergebnis der Messung durch einen Zufallsprozess erklärt werden kann (»REFER«) oder nicht (»PASS«).

Grundlage dieser in vielen OAE- und ABR-Screeninggeräten angewendeten automatischen Signalerkennung ist die statistische Bearbeitung der Frage, ob das Überwiegen eines der zwei Vorzeichen im gemessenen Signal durch einen Zufallsprozess erklärt werden kann. Voraussetzung für die Anwendung des Verfahrens ist, dass das (verrauschte) Signal sehr häufig gemessen wird. Ähnlich wie bei dem Werfen einer Münze (Kopf oder Zahl?) sollten im Fall eines Zufallsprozesses beide Alternativen (positiv oder negativ?) mit etwa gleicher Häufigkeit auftreten. Mithilfe der Binomialstatistik kann die Wahrscheinlichkeit für eine Abweichung von der Gleichverteilung und damit vom Zufall bestimmt werden.

Die Binomialstatistik beschreibt die Häufigkeit, mit der ein System einen bestimmten Zustand einnimmt, wenn die möglichen Zustände diskret (d. h. nicht kontinuierlich verteilt) sind und ihre Anzahl begrenzt ist. Ihre Anwendung bei der Beurteilung von TEOAE- und AEP-Messungen beruht darauf, dass jeder einzelne Messwert innerhalb eines *sweeps* nur positiv oder negativ sein kann (die Null wird gesondert betrachtet). Bei einem rein zufälligen Signal (Rauschen) treten positives und negatives Vorzeichen mit gleicher Wahrscheinlichkeit und daher im statistischen Mittel mit gleicher Häufigkeit auf. Wird nun die Häufigkeit für das Auftreten positiver und negativer Polarität an einem festen Punkt des Signals für alle Reize gezählt (Vorzeichenmittelung), so erhält man Information darüber, ob das zugrunde liegende Signal vom Zufall bestimmt ist oder systematisch vom Zufall abweicht. Je mehr die erhaltene Summe von Null verschieden ist, desto geringer ist die Wahrscheinlichkeit dafür, dass das registrierte Signal nur aus Rauschen besteht. Es muss sich daher um eine OAE bzw. um ein AEP handeln, soweit keine anderen reizkorrelierten Signale vorliegen. Die Binomialstatistik gibt für die Wahrscheinlichkeit, dass dies der Fall ist, einen exakten Wert an, z. B. 99,9 %. Da das Vorzeichen des Signals auch bei großer Amplitude nur die Werte +1 und −1 annehmen kann, ist die Vorzeichenmittelung äußerst stabil gegenüber Artefakten.
In der Anwendung wird die Vorzeichenmittelung nicht nur für einen Zeitpunkt, sondern für alle Messwerte innerhalb des poststimulatorischen Zeitfensters durchgeführt (andernfalls bestünde die Gefahr, dass ein Zeitpunkt gewählt wird, zu dem das evozierte Signal zufällig einen Nulldurchgang aufweist). Dabei ergibt sich eine Kurve, die vor allem dann, wenn die Störeinflüsse gering und stationär sind, mit der konventionellen Amplitudenmittelung große Ähnlichkeit aufweist. Ihre Zahlenwerte entsprechen aber keiner Signalamplitude, sondern einer Wahrscheinlichkeit. Überschreitet diese Wahrscheinlichkeit an mehreren Punkten der Kurve die Grenze von 99,9 %, so gilt das Nutzsignal als nachgewiesen.

## Dokumentation und Bewertung

Nach Abschluss der Messung werden die Daten so aufbereitet, dass die vollständige für die diagnostische Interpretation relevante Information in Bezug auf Reiz- und Messbedingungen, Primärdaten und die aus ihnen abgeleiteten Größen in Form von Diagrammen und Tabellen zur Verfügung steht. Es ist keineswegs einfach, eine Dokumentation anzutreffen, die den Kriterien der Vollständigkeit und Relevanz gleichermaßen genügt. Die Einhaltung der einschlägigen Normen der Reihe DIN EN 60645 ist für die Gerätehersteller verpflichtend. Innerhalb dieser Regelwerke besteht jedoch so viel Spielraum, dass einerseits wesentliche Informationen fehlen und andererseits irrelevante oder redundante Angaben den Überblick erschweren können. Unter den häufigsten Versäumnissen sind fehlende Aufzeichnungen bezüglich der Untersuchungsbedingungen (Elektrodenimpedanz, externe Störungen oder Unruhe des Patienten) und die unvollständig dokumentierte Vertäubung des nicht geprüften Ohres bei der Bestimmung der Schwelle mithilfe der AEP zu nennen. Die Gestaltung der grafischen Wiedergabe der Ergebnisse unterliegt keinen normativen Vorschriften oder Einschränkungen, mit der nicht nur positiven Folge, dass die Kreativität der Hersteller und Entwickler eine große Vielfalt hervorgebracht hat. Um die Orientierung zu behalten ist es für den Anwender unerlässlich, mit der Bedeutung der Achsen und den Maßeinheiten (daPa oder mm $H_2O$ für den Druck, ml oder mmho für die Kompliance, µPa und dB SPL für die OAE-Amplitude sowie nV oder µV für die Amplitude der AEP) vertraut zu sein.

## Gerätekontrolle und Fehlersuche

Die Ergebnisse der objektiven Hörprüfungen hängen noch empfindlicher als die der subjektiven Audiometrie von der fehlerfreien Funktion aller technischen Komponenten ab, da hier nicht nur der akustische Reiz sondern auch die Signalerfassung in allen Einzelheiten den Spezifikationen entsprechen muss. Kurioserweise sind jedoch die für konventionelle Audiometer geltenden Bestimmungen von Medizinprodukte-Betreiberverordnung (MPBetreibV) und Eichgesetz viel strenger als die für Impedanz-, OAE- und AEP-Messgeräte. Die Sorge für eine korrekte Reizkalibrierung und Signalerfassung obliegt daher großenteils dem Anwender. Dieser verfügt in den seltensten Fällen über die für eine genaue Überprüfung der Toleranzen erforderlichen Messgeräte, er kann jedoch mithilfe von subjektiven Funktionsprüfungen und einfachen, in vielen Fällen vom Gerätehersteller mitgelieferten Hilfsmitteln eine zumindest grobe Integritätsprüfung durchführen.

Die subjektive Funktionsprüfung beinhaltet nicht viel mehr als das Abhören der akustischen Reize. Hierbei ist es nützlich, persönliche Referenzbedingungen zu definieren und diese bei jeder Kontrolle unverändert einzuhalten. Die Wandler (Kopfhörer, Einsteckhörer, Knochenhörer) unterliegen dem Einfluss einer natürlichen Alterung und es können darüber hinaus Beschädigungen auftreten, z. B. in Folge mechanischer Beanspruchung oder elektrischer Überlastung; beides kann zu hörbaren Veränderungen der Lautstärke und des Klangbildes führen. Ein audiologisch versierter und erfahrener Untersucher ist in der Lage, Pegelabweichungen von 5 oder 10 dB und Verzerrungen des Klanges zu erkennen – diese treten besonders häufig und mit besonders kritischen Folgen bei Knochenhörern auf. Kontrollbedürftig sind aber nicht nur die Wandler selbst sondern auch ihre Zusätze wie Kopfbügel, Schlauchzuführungen und Zuleitungskabel.

Einige elementare Funktionen der Impedanzsonde können mithilfe einer *test cavity* (Hohlraum mit einem Volumen von 0,5, 2 oder 5 cm³) geprüft werden. Die am häufigsten auftretenden Sondenfehler werden durch Verlegungen der Sondenbohrungen oder der Schlauchzuführungen verursacht. Die Sondenbohrungen können mechanisch oder mit Druckluft gereinigt werden, verschmutzte Silikonschläuche müssen ausgetauscht werden. Ein Kürzen der Schläuche ist nicht zulässig, da es zu Veränderungen führen kann, die eine erneute Kalibrierung erforderlich machen.

Für die Prüfung von OAE-Sonden ist manch abenteuerliche Konstruktion in Gebrauch. Viele Hersteller fügen den Geräten ein Prüfvolumen bei, das zwar nicht genormt ist, aber zumindest als individuelle Referenz verwendet werden kann. Mit der Gehörgangssonde in diesem Prüfkörper und einem speziellen, für diese Zwecke vom Gerät bereitgestellten Reiz sollte die Sonde in möglichst kurzen Zeitabständen (z. B. wöchentlich) in Bezug auf ihr zeitliches und spektrales Übertragungsverhalten überprüft werden (◘ Abb. 2.29). Der Test dauert nur wenige Minuten und er legt alle Fehler offen, die die Funktion der Wandler (Mikrofon und Hörer), der Verbindungsleitungen und der Signalverarbeitung

betreffen. Die Frequenzcharakteristik der Wandler hat unmittelbaren Einfluss auf die gemessenen Emissionsamplituden; Veränderungen führen daher zu falschen Messwerten, ebenso wie ein Austausch der Messsonde. Für die Prüfung der Signalerfassung ohne Einbeziehung der Sonde stehen bei manchen Geräten diverse *Loop-back*-Stecker zur Verfügung, die für eine Testmessung an den Verstärkereingang angeschlossen werden.

Besondere Beachtung verdient eine Besonderheit der DPOAE-Messung: Hier beruht die gesamte Aussage der Messung auf dem Nachweis der Verzerrungen, die das Innenohr bei Einwirkung zweier Töne ähnlicher Frequenz produziert. Ihr Nachweis erfolgt einfach über die Identifizierung der für kubische Verzerrungen eindeutig festgelegten zusätzlichen Frequenz. In der Detektion dieses Signals spielt sein (biologischer) Ursprung absolut keine Rolle, so dass grundsätzlich die Möglichkeit der Verwechslung mit technisch bedingten Distorsionen, z. B. durch beschädigte Wandler, besteht. Derartige Distorsionsprodukte treten selbstverständlich auch im Sonden-Prüfvolumen auf. Sie unterscheiden sich von physiologischen DPOAE entscheidend dadurch, dass ihre Latenzzeiten nicht in der bekannten, durch die Innenohrmechanik bestimmten Weise von der Reizfrequenz abhängen (Hoth u. Weber 2001).

Für ERA-Messsysteme fordert die verbindliche Norm DIN 60645-7 sowie die oben erwähnte MPBetreibV regelmäßige messtechnische Kontrollen, um »unzulässige Überschreitungen der maximalen Messabweichungen zu erkennen bevor sie sich für die Therapie bzw. Diagnose zum Nachteil des Patienten auswirken können« (Böckmann u. Frankenberger 2009). Da diese messtechnischen Kontrollen jedoch nur im Jahresrhythmus durchgeführt werden, können sie akute Schadensfälle am System nicht erfassen. Der Betreiber ist deshalb gut beraten, wichtige Komponenten seines ERA-Systems in einem engeren Zeitraster einer Funktionskontrolle zu unterziehen. Für solche Kontrollen sind im Lieferumfang einiger Hersteller Testvorrichtungen enthalten.

So kann mit den in ◘ Abb. 2.30 gezeigten *Loop-back*-Adaptern das Ausgangssignal der Hörerbuchse mit einem abgeschwächten Pegel auf den Signaleingang des EEG-Verstärkers geschaltet werden. Mit einem speziellen Parameter-Setup kann

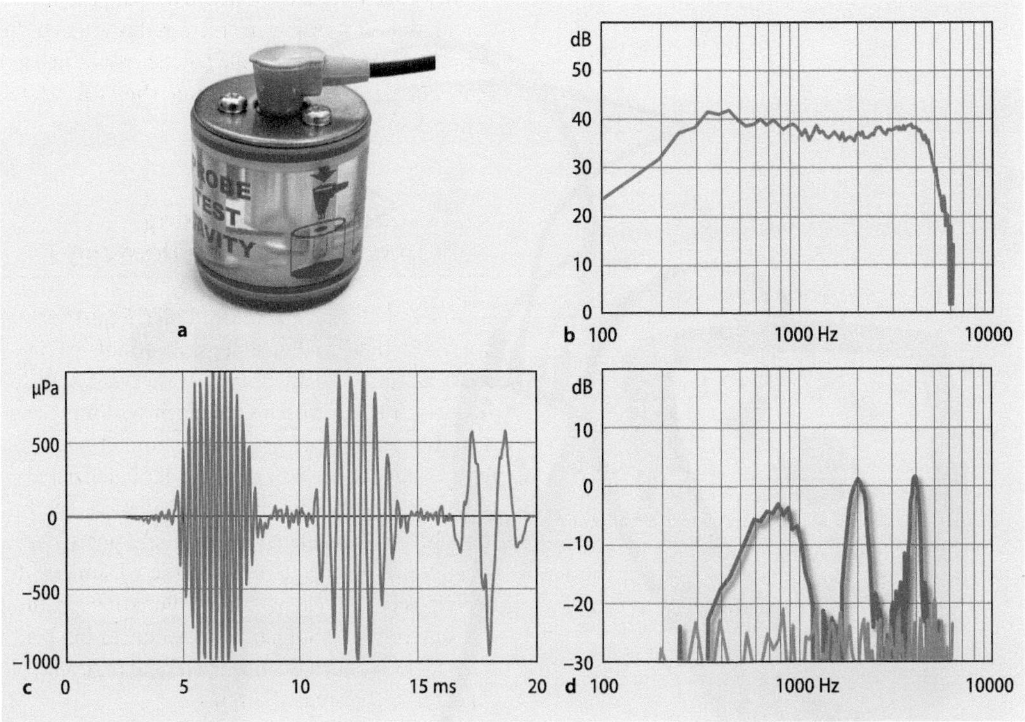


**Abb. 2.29** Überprüfung der OAE-Sonde mithilfe eines speziell für diesen Zweck bereitgestellten Testsignals, das aus drei aufeinanderfolgenden Tonpulsen abnehmender Trägerfrequenz zusammengesetzt ist. **a**) Sonde im Prüfvolumen; **b**) »Gehörgangsantwort« (Übertragungsverhalten bei Klick-Reizung) mit logarithmisch geteilter Frequenzachse; **c**) Zeitfunktion des im Prüfvolumen registrierten Mikrofonsignals; **d**) Frequenzspektrum (logarithmisch) des im Prüfvolumen registrierten Mikrofonsignals

damit ein definierter elektrischer Reiz genau wie ein evoziertes Potenzial gemittelt und angezeigt werden. Die Abbildung zeigt ein Beispiel einer solchen Kontrollregistrierung.

Der Systemcheck nach dem *Loop-back*-Prinzip dient in erster Linie der Überprüfung der Signalaufnahme, insbesondere des für die Signalverarbeitung gewählten Parametersatzes, und er eröffnet die Möglichkeit, den Zeitverlauf des Kopfhörereingangssignals abzubilden. Ein Problem von erheblicher Praxisrelevanz ist die Störanfälligkeit gegenüber elektromagnetischen Interferenzen. Diese kann mit einem Dummy, der die entscheidenden elektrischen Eigenschaften von Elektroden und Kopfhaut (Widerstand, Kapazität, Antennenwirkung) in realistischen Dimensionen nachbildet (Abb. 2.31), getestet werden. Wird das »EEG« an den Klemmen des Dummys abgegriffen und gemittelt, so können Einstreuungen der Netzfrequenz (50-Hz-Brummen) oder Störungen hoher Frequenzen, die von Bildschirmen (auch moderner Bauart ohne Kathodenstrahlröhre und Ablenkkondensatoren) abgestrahlt werden, unter wirklichkeitsnahen Bedingungen untersucht werden. Der Dummy erfasst auch den durch Abstrahlung von den Kopfhörerkapseln erzeugten Reizartefakt, wenn diese so wie abgebildet positioniert werden. Die elektrische Dimensionierung dieses nützlichen Hilfsmittels ist bei Hoth und Lenarz (1994) näher beschrieben.

Einen Schritt weiter gehen aktive ERA-Simulatoren (Mühler et al. 2014) indem sie das akustische Ausgangssignal des Hörers (Kopfhörer oder Schlauchhörer) mit Mikrofonen registrieren und nach einer Pegelanpassung an den Eingang des EEG-Verstärkers zurückführen (Abb. 2.32). Dadurch wird nahezu die gesamte Messkette einer Kontrolle unterzogen.

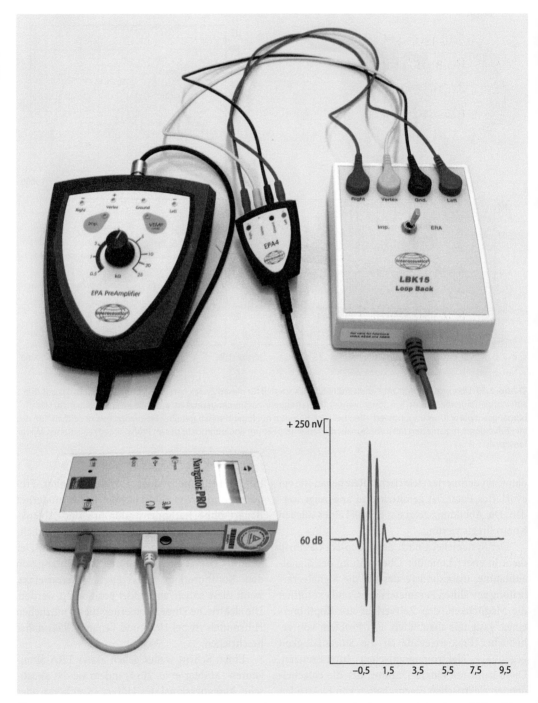

**◻ Abb. 2.30** *Loop-back*-Adapter zur Funktionskontrolle wichtiger Komponenten des ERA-Systems. Im oberen Bild wird das Ausgangssignal der Hörerbuchse mit einem abgeschwächten Pegel unter Zuhilfenahme der vier Anschlusskabel auf den Signaleingang des EEG-Verstärkers geschaltet. Unten links: Kompakte Bauform eines *Loop-back*-Adapters. Unten rechts: Registrierung des Zeitverlaufs eines Tonpulssignals mittels *Loop-back*-Adapter

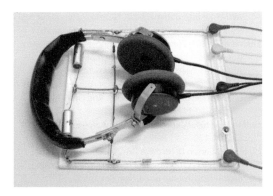

■ **Abb. 2.31** Dummy zur Überprüfung der Anfälligkeit gegen elektromagnetische Störsignale

Wieder einem anderen Zweck dient der Patientensimulator nach Ziese, von Specht und Hoth (Hoth u. Lenarz 1994), der mit dem akustischen Reiz getriggert wird und somit bis auf die Elektroden alle Komponenten des Messgerätes in die Kontrolle einschließt. Das durch den Trigger ausgelöste Messsignal besteht aus rechteckigen Pulsen definierter Polarität, Latenz und Amplitude, so dass die Kalibrierung der Achsen in der Darstellung der transienten AEP überprüft werden kann.

▶ *Loop-back*-Adapter, passive Dummys und aktive ERA-Simulatoren bilden die Messbedingungen am Kopf des Patienten nach und erlauben durch eine Registrierung des akustischen Reizes oder eines synthetisierten Signals eine weitgehende Funktionskontrolle der gesamten Messkette.

## Literatur

Anatomische und physiologische Grundlagen

Barnet AB (1975) Auditory evoked potentials during sleep in normal children from ten days to three years of age. Electroencephalogr Clin Neurophysiol 39(1):29–41

Behrbohm H, Kaschke O, Nawka T (2009) Kurzlehrbuch Hals-Nasen-Ohren-Heilkunde. Thieme Verlag, Stuttgart

Bentler RA (1989) External ear resonance characteristics in children. J Speech Hear Dis 54:264–268

Brugge JF (1983) Development of the lower brainstem auditory nuclei. In: Romand R (ed) Development of auditory and vestibular systems, Academic Press, New York, pp 89–120

Dempster JH, Mackenzie K (1990) The resonance frequency of the external auditory canal in children. Ear and Hear 11:296–298

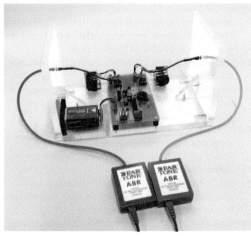

■ **Abb. 2.32** Aktiver ERA-Simulator. Der akustische Reiz eines Schlauchhörers wird durch Miniaturmikrofone registriert und nach einer Pegelanpassung an das ERA-System zurückgeführt.

Despland PA, Galambos R (1980) Use of the auditory brainstem responses by prematures and newborn infants. Neuropediatrics 11(2):99–107

Dobie RA, Norton SJ (1980) Binaural interaction in human auditory evoked potentials. Electroencephalogr Clin Neurophysiol 49(3–4):303–313

Hecox K, Galambos R (1974) Brain stem auditory evoked responses in human infants and adults. Arch Otolaryngol. 99(1):30–33

Hellbrück, J (2004) Hören, Physiologie, Psychologie und Pathologie. 2. Aufl. Hogrefe Verlag

Kemp DT (1978) Stimulated acoustic emissions from within the human auditory system. J Acoust Soc Am 64(5): 1386–1391

Kral A (2009) Frühe Hörerfahrung und sensible Entwicklungsphasen. HNO 57(9):9–16

Kral A und Eggermont JJ (2007) What´s to lose and what's to learn: development under auditory deprivation, cochlear implants and limits of cortical plasticity. Brain Research Reviews 56:259–269

Kruger B, Ruben RJ (1987) The acoustic properties of the infant ear. Acta Otolaryngol: 103:578–585

Lehnhardt E, Laszig R (2009) Praxis der Audiometrie. 9. Aufl. Thieme Verlag, Stuttgart

Lenarz T, Boenninghaus HG (2012) Hals-Nasen-Ohren-Heilkunde. 14. Aufl. Springer Verlag Berlin Heidelberg

Matschke R (1993) Untersuchungen zur Reifung der menschlichen Hörbahn. Thieme Verlag, Stuttgart

Moore DR (1985) Postnatal development of the mammalian central auditory system and the neural consequences of auditory deprivation. Acta Otolaryngol 421:19–30

Picton TW (2011) Human Auditory Evoked Potentials. Plural Publishing Inc.

2

Ponton CW, Moore JK, Eggermont J (1999) Prolonged deafness limits auditory system developmental plasticity: Evidence from an evoked potentials study in children with cochlear implants. Scand Audiol 28 Suppl 51:13–22

Probst R, Grevers G, Iro H (2008) Hals-Nasen-Ohrenheilkunde. 3. Aufl. Thieme Verlag, Stuttgart

Romand R (1983) Development of the cochlea. In: Romand R (ed) Development of auditory and vestibular systems. Academic Press, New York, pp 47–88

Rubel EW (1978) Ontogeny of structure and function in the vertebrate auditory system In: Handbook of sensory physiology (IX): Development of sensory systems. Springer, Berlin Heidelberg New York, pp 135–220

Sanford CA, Feeney MP (2008) Effects of maturation on tympanometric wideband acoustic transfer functions in human infants. J Acoust Soc Am 124(4):2106–2122

Sharma A, Dorman AM, Spahr AJ (2002) Rapid development of cortical auditory evoked potentials after early cochlear implantation. Neuroreport:1365–1368

Walger M, von Wedel, H (1994) Über den Einfluß von Hörstörungen auf die Reifung des Hörbahnsystems. Teil II: Akustische Deprivationen, kritische Phasen und die Bedeutung der Früherkennung kindlicher Hörstörungen. Audiologische Akustik 6:16–28

Wunderlich JL, Cone-Wesson BK, Shepherd R (2006) Maturation of the cortical auditory evoked potentional in infants and young children. Hear Res 212: 185–202

Zenner HP (1994) Hören. Physiologie, Biochemie, Zell- und Neurobiologie. Thieme Verlag, Stuttgart


Pathophysiologie

Capivaccio G, Beyer JH (1603) Hieronymi Capivaccl … Opera omnia: Quinq; section. comprehensa, qvarvm I. Physiologica, II. Pathologica, III. Therapeutica, IV. Mista, V. Extranea. Francofurti: E Paltheniana, curante I. Rhodio

Corradi C (1890) Zur Prüfung der Schallperception durch die Knochen. Arch Ohren Nasen Kehlkopfheilkd 30:175–182

Dai C, Gan RZ (2008) Change of middle ear transfer function in otitis media with effusion model of guinea pigs, Hearing Research 243:78–86

Declau F, van Spaendonck M, Timmermans JP, Michaels L, Liang J, Qiu JP, van de Heyning P (2007) Prevalence of histologic otosclerosis: An unbiased temporal bone study in caucasians. In: Arnold W, Häusler R (eds): Otosclerosis and stapes surgery. Karger, Basel, pp 6–16

Deutsche Gesellschaft für Hals-Nasen-Ohren-Heilkunde, Kopf- und Hals-Chirurgie (2011) S1-Leitlinie: Seromukotympanum. AWMF-Registernummer 017/004, .http://www.awmf.org/leitlinien/detail/ll/017-004.html. gesehen 24 Jan 2014

Deutsche Gesellschaft für Phoniatrie und Pädaudiologie. S1-Leitlinie Auditive Verarbeitungs- und Wahrnehmungsstörungen (AVWS) (2010) AWMF-Registernummer 049/012., http://www.awmf.org/leitlinien/detail/ll/049-012.html, gesehen 24 Jan 2014

Deutsche Gesellschaft für Phoniatrie und Pädaudiologie (2005) S2-Leitlinie: Periphere Hörstörungen im Kindesalter.

AWMF-Registernummer 049/010. http://www.awmf.org/leitlinien/detail/ll/049-010.html. gesehen 24 Jan 2014

Eitelberg A (1887) Zur differential-diagnose der Affectionen des schalleitenden und des schallempfindenden Apparatus. Wien. Med Presse 28:341–343

Fiellau-Nikolajsen M (1983) Epidemiology of secretory otitis media. A descriptive cohort study. Ann Otol Rhinol Laryngol 92:172–177

Griffiths TD (2002) Central auditory pathologies. Br Med Bull 63: 107–120

Hu BH, Henderson D, Nicotera TM (2002) Involvement of apoptosis in progression of cochlear lesion following exposure to intense noise. Hear Res 166:62–71

Hüttenbrink KB (1994) Die chronische Otitis media. In: Naumann HH, Helms J, Herberhold C, Kastenbauer E (eds) Oto-Rhino-Laryngologie in Klinik und Praxis. Thieme Verlag, Stuttgart, S 601–632

Kemp DT (1978) Stimulated acoustic emissions from within the human auditory system. J Acoust Soc Am 64: 1386–1391

Karosi T, Sziklai I (2010). Etiopathogenesis of otosclerosis. Eur Arch Otorhinolaryng 267:1337–1349

Moser T, Strenzke N, Meyer A, Lesinski-Schiedat A, Lenarz T, Beutner D, Foerst A, Lang-Roth R, von Wedel H, Walger M, Gross M, Keilmann A, Limberger A, Steffens T, Strutz J (2006) Diagnostik und Therapie der auditorischen Synaptopathie/Neuropathie. HNO 54:833–839

Neumann K, Rübsamen R (2005) Zentrale Hörstörungen bei hirngeschädigten Erwachsenen. In: Jochims S (Hrsg) Musiktherapie in der Neurologie/Neurorehabilitation Erwachsener. Weltweite Konzepte, Forschung und Praxis. Hippocampus, Bad Honnef, S 43–82

Neumann K, Stephens D (2011) Definitions of types of hearing impairment – a discussion paper. Folia Phoniatr Logop 63:43–48

Northern JL, Downs MP (2002) Hearing in children (5. ed) Lippincott Williams & Wilkins, Baltimore

Pau HW, Sievert U, Just T, Sade J (2009) Pressure changes in the human middle ear without opening the eustachian tube. Acta Oto-Laryngologica 129:1182–1186

Probst R (2008) Innenohr und retrocochleäre Störungen. In: Probst R, Grevers G, Iro H (eds) Hals-Nasen-Ohren-Heilkunde, 3. Aufl. Thieme Verlag, Stuttgart, S 240

Schönweiler R (1992) Eine Untersuchung an 1300 Kindern zur Inzidenz und Therapie von Hörstörungen bei kindlichen Sprachstörungen. Laryngo-Rhino-Otologie 71:637–643

Suckfüll M (2009) Hörsturz – Erwägungen zur Pathophysiologie und Therapie. Dtsch Arztebl Int 106:669–676

Zahnert T (2011) Differenzialdiagnose der Schwerhörigkeit. Dtsch Arztebl Int 108:433–444

Zhao F, Stephens D (2000) Subcategories of patients with King-Kopetzky syndrome. Br J Audiol 34:241–256


Messtechnische Grundlagen

ADANO (2006) Empfehlungen der Arbeitsgemeinschaft Deutschsprachiger Audiologen, Neurootologen und Otologen (ADANO) zur Durchführung der Elektrischen

Reaktions-Audiometrie. http://www.hno.org/adano/ ERA-Empfehlungen2006.pdf. gesehen 29 Mar 2013

Bagatto MP, Seewald RC, Scollie SD, Tharpe AM (2006) Evaluation of a probe-tube insertion technique for measuring the real-ear-to-coupler difference (RECD) in young infants. J Am Acad Audiol 17:573–581

Berlin CI, Cullen JK (1980) The physical basis of impedance measurement. In Jerger J, Northern JL (eds) Clinical impedance audiometry, 2nd edition. Thieme, Stuttgart, ISBN 0-913258-66-0

Böckmann RD, Frankenberger H (2009) MPG & Co.: Eine Vorschriftensammlung zum Medizinproduktrecht mit Fachwörterbuch. TÜV Media, Köln

Cooper R, Osselton JW, Shaw JC (1974) Elektroenzephalografie. Fischer, Stuttgart

Ellison JC, Gorga M, Cohn E, Fitzpatrick D, Sanford CA, Keefe DH (2012) Wideband acoustic transfer functions predict middle-ear effusion. Laryngoscope 122(4):887–894

Fedtke T, Richter U (2007) Reference zero for the calibration of air-conduction audiometric equipment using 'tone bursts' as test signals. Int J Audiol 46:1–10

Gelfand SA (2009) Essentials of audiology (3rd ed) Thieme Medical Publishers Inc., New York, pp 205–238

Gotsche-Rasmussen K, Poulsen T, Elberling C (2012) Reference hearing threshold levels for chirp signals delivered by an ER-3A insert earphone. Int J Audiol 51:794–799

Haughton P (2002) The calibration and testing of audiometric equipment. In: Haughton P (ed) Acoustics for audiologists. Academic Press, Amsterdam, pp 279–331

Hoth S (1999) Meß- und Auswertemethodik für OAE in der Audiometrie. Z Audiol 38:96–102

Hoth S, Lenarz T (1994) Elektrische Reaktions-Audiometrie. Springer, Heidelberg, ISBN 3-540-57667-3

Hoth S, Polzer M (2006) Qualität in Zahlen. Signalnachweis in der objektiven Audiometrie. Z Audiol 45(3):100–110

Hoth S, Weber F (2001) The latency of evoked otoacoustic emissions: Its relation to hearing loss and auditory evoked potentials. Scand Audiol 30:173–183

Hoth S, Janssen T, Mühler R, Walger M, Wiesner T (2012) Empfehlungen der AGERA zum Einsatz objektiver Hörprüfmethoden im Rahmen der pädaudiologischen Konfirmationsdiagnostik (Follow-up) nach nicht bestandenem Neugeborenen-Hörscreening. HNO 60:1100–1102

Hunter LL, Feeney MP, Lapsley Miller JA, Jeng PS, Bohning S (2010) Wideband reflectance in newborns: Normative regions and relationship to hearing-screening results. Ear Hear 31(5):599–610

IEC 60645-5: 2005 Audiometer – Teil 5: Geräte zur Messung der akustischen Impedanzen/Admittanzen des Gehörs. Deutsche Fassung. Beuth, Berlin

IEC 60645-6: 2010 Audiometer - Teil 6: Geräte zur Messung von otoakustischen Emissionen (IEC 60645-6:2009); Deutsche Fassung EN 60645-6:2010. Beuth, Berlin

IEC 60645-7: 2010 Audiometer – Teil 7: Geräte zur Messung von akustisch evozierten Potentialen. Beuth, Berlin

Kompis M (2013) Audiologie 3. Aufl. Hans Huber, Bern, ISBN 978-3-456-85282-9

Lightfoot G, Sininger Y, Burkard R, Lodwig A (2007) Stimulus repetition rate and the reference levels for clicks and short tone bursts: A warning to audiologists, researchers, calibration laboratories, and equipment manufacturers. Am J Audiol 16:94–95

Margolis RH, Schachern PL, Hunter LL, Sutherland C (1995) Multifrequency tympanometry in chinchillas. Audiology 34(5):232–247

Mühler R, von Specht H (1999) Sorted averaging – principle and application to auditory brainstem responses. Scand Audiol 28:145–149

Mühler R, Ziese M, Hoth S (2014) Simulatoren zur Überprüfung von FAEP-Systemen. Z Audiol 53(4):158–160

Picton TW (2011) Infant hearing assessment. In: Picton TW (ed) Human auditory evoked potentials. Plural Publishing, San Diego, pp 449–492

Rance G, Tomlin D (2006) Maturation of auditory steady-state responses in normal babies. Ear Hear 27:20–29

Richter U, Fedtke T (2005) Reference zero for the calibration of audiometric equipment using 'clicks' as test signals. Int J Audiol 44:478–487

Sininger YS, Abdala C, Cone-Wesson B (1997) Auditory threshold sensitivity of the human neonate as measured by the auditory brainstem response. Hear Res 104:27–38

Voss SE, Herrmann BS (2005) How does the sound pressure generated by circumaural, supra-aural, and insert earphones differ for adult and infant ears? Ear Hear 26:636–6

# Impedanzaudiometrie

*S. Hoth*

S. Hoth et al., *Objektive Audiometrie im Kindesalter*,
DOI 10.1007/978-3-642-44936-9_3, © Springer-Verlag Berlin Heidelberg 2014

## 3.1     Hintergrund der Methode

Die Impedanzaudiometrie umfasst unter einem Oberbegriff zwei verschiedene Dinge: Das Tympanogramm bildet die Komplianz (Admittanz) als Funktion des Druckes im Gehörgang ab, und für die Registrierung des Stapediusreflexes wird die Impedanzänderung in Abhängigkeit von der Zeit bei festem Druck im Komplianz-Maximum erfasst. Beide Messungen sind nur möglich, wenn der Gehörgang nach außen (durch die Gehörgangssonde) und nach innen (durch das intakte Trommelfell) »versiegelt« (*sealed*) ist. Die physiologischen Grundlagen der Impedanzaudiometrie sind in ▸ Abschn. 2.1.4, die der Messtechnik in ▸ Abschn. 2.3.1 beschrieben.

Das eigentliche Messinstrument in der Impedanzaudiometrie ist nicht die Gehörgangssonde (▸ Abb. 2.13), sondern der akustische Sondenton, der in das zwischen Sonde und Trommelfell verbleibende Gehörgangsvolumen abgegeben wird und dessen reflektierter Anteil von den Eigenschaften des aus Trommelfell, Gehörknöchelchen und Paukenhöhle bestehenden Mittelohrapparates bestimmt wird. Der Sondenton hat keine audiologische Bedeutung, d. h. die Frage, ob er hörbar ist oder wahrgenommen wird, ist für das Testergebnis nicht relevant. Für das Tympanogramm bedeutet dies insbesondere, dass ein taubes Ohr mit einem absolut unauffälligen Befund vergesellschaftet sein kann. Dennoch ist die Frequenz des Sondentones ganz entscheidend für die diagnostischen Aussagen, die mithilfe der Tympanometrie gewonnen werden können. Am weitesten verbreitet ist die Messung mit 226 Hz, weil mit dieser Frequenz robuste und wenig störanfällige Messungen möglich sind und die pathologischen Veränderungen an den Ohren von Erwachsenen zuverlässig diagnostiziert werden können. Für die Untersuchung des kindlichen Ohres ist diese Sondentonfrequenz nicht optimal, hier müssen (zusätzlich) Sondentöne mit höheren Frequenzen (üblich sind 678 Hz und 1.000 Hz) eingesetzt werden (Multifrequenztympanometrie).

## 3.2     Durchführung und Dokumentation

Zur Vorbereitung der Impedanzmessung wird die Gehörgangssonde mit einem individuellen Ohrstöpsel passender Größe versehen. Ihre Einführung und Fixierung gelingt am besten, wenn der Gehörgang durch leichtes Ziehen am Außenohr etwas gestreckt wird. Bei den meisten Geräten sind Sondenton, Pumpe, Manometer und Mikrofon zu diesem Zeitpunkt bereits aktiv und es wird anhand von Druckmessung und reflektierter Schallintensität kontinuierlich geprüft, ob der Gehörgang statisch und akustisch abgedichtet ist. Sowie diese Bedingung erfüllt ist, startet automatisch die Aufzeichnung des Tympanogramms. Der Druck im Gehörgang wird, mit Überdruck beginnend, innerhalb der vom Untersucher festgelegten Grenzen (minimal -400 daPa bis maximal +300 daPa) und mit einer ebenfalls vom Untersucher gewählten Geschwindigkeit (unter 50 daPa/s bis hinauf zu 200 daPa/s) durchfahren. Tendenziell ist der Komplianz-Gipfel bei Messung mit niedriger Geschwindigkeit höher (Gelfand 2009).

Werden vom Registriersystem Bedingungen identifiziert, die auf einen Fehler in der Sondenlage hinweisen, so ist eine Korrektur durch den Untersucher erforderlich. Die am häufigsten auftretenden Konditionen »Sonde undicht« und »zu kleines Gehörgangsvolumen« werden als solche vom Gerät erkannt und angezeigt und veranlassen den Untersucher zur gezielten Korrektur. Besondere Schwierigkeiten bereiten im Gehörgang des Säuglings die sehr weiche und nachgiebige Gehörgangswand und die noch sehr flache Lage des Trommelfells (das erst etwa sechs Monate nach der Geburt näherungsweise senkrecht zur Achse des Gehörgangs ausgerichtet ist). Die Besonderheiten von Gehörgang und Mittelohr in den ersten Lebensmonaten bleiben auch bei korrekter Sondenlage physikalisch bedeutend: Wegen der kleineren Masse der Gehörknöchelchen und der größeren Elastizität der Gelenke ist die Trommelfellimpedanz insgesamt kleiner und das Komplianz-Maximum höher und schmäler (Hunter u. Margolis 2010). Schließlich trägt auch der Umstand, dass der Gehörgang bei Unterdruck kollabieren kann und somit nicht nur das Verhalten des Trommelfells vom Druck abhängt, zu einem alters-

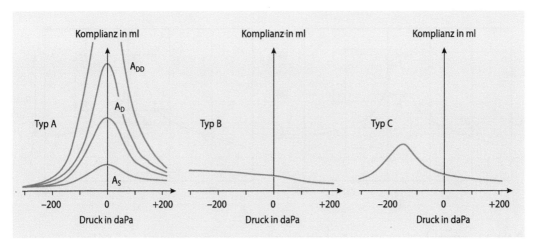

**◻ Abb. 3.1** Klassifizierung der Tympanogramme nach Jerger: Typ A mit Komplianz-Maximum bei Normaldruck (»gipflig und mittig«), Typ B mit flachem Verlauf ohne Maximum und Typ C mit einem verschobenen Gipfel.

abhängigen Einfluss auf die Form des Tympanogramms bei.

Tympanogramm und Stapediusreflex sind die einzigen unter den in der objektiven Audiometrie genutzten Daten, die ohne das Hilfsmittel der Signalmittelung aufgezeichnet werden, weil die Signale so groß sind, dass sie in der Regel auch als Einzelmessung ausreichend störungsfrei dargestellt werden können. Unter den Bedingungen des praktischen Alltags verursachen jedoch unspezifische Muskelaktivitäten, Grimassieren, Druckänderungen im Nasenrachenraum, Phonation, Sprechen, Räuspern, Schlucken, Saugen, Nuckeln etc. Störungen, die die Registrierung bis hin zur Unbrauchbarkeit beeinträchtigen können. In vielen Fällen ist es möglich, gestörte Registrierungen durch eine nachträgliche digitale Glättung der Kurven von den Störungen zu befreien, in allen anderen Fällen muss das Ergebnis verworfen und die Messung wiederholt werden. Einen Sonderfall stellen vaskulär bedingte pulssynchrone Impedanzschwankungen dar, die die Aufzeichnung zwar überlagern aber weder vermieden werden können noch ignoriert werden dürfen, weil sie diagnostisch relevant sind.

Die Registrierung des Stapediusreflexes setzt voraus, dass ein gipfliges Tympanogramm (Typ A oder Typ C) vorliegt. Die vom Mittelohrreflex verursachte Impedanzerhöhung wird immer bei dem Druck gemessen, bei dem die Komplianz maximal (d. h. die Impedanz minimal) ist. Dieser Druck wird vom Ge-

rät automatisch eingestellt und für die Dauer der Aufzeichnung aufrechterhalten. In den Antworten auf eine Folge von reflexauslösenden Tönen mit aufsteigendem Reizpegel (► Abb. 2.15) wird auch die Reflexerkennung und Schwellenbestimmung automatisch durchgeführt. Dem Untersucher obliegt es dafür zu sorgen, dass die Reizpegel nicht die (individuelle) Unbehaglichkeitsschwelle und im Falle akut eingetretener Hörstörungen 85 dB HL nicht übersteigen; von der ADANO (Arbeitsgemeinschaft Deutschsprachiger Audiologen, Neurootologen und Otologen) wurden hierzu Empfehlungen formuliert (Tietze et al. 1998). Die vollständige Untersuchung umfasst den ipsilateralen (Reizohr = Sondenohr) und den kontralateralen (Reiz rechts, Impedanzsonde links und umgekehrt) Reflex.

## 3.3 Auswertung und diagnostische Deutung

### 3.3.1 Tympanogramm

Für ihre Auswertung und diagnostische Deutung werden die 226-Hz-Tympanogramme nach Jerger (1970) in drei Typen klassifiziert (◻ Abb. 3.1): Der Normalbefund Typ A weist ein deutlich ausgeprägtes Maximum bei Normaldruck auf (»gipfliges« Tympanogramm). Die Höhe des Gipfels hat nur zweitrangige Bedeutung, ihr wird durch die Unter-

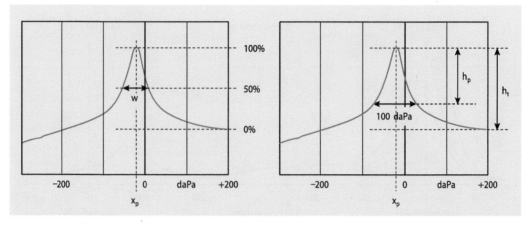

**◻ Abb. 3.2** Parameter für die quantitative Beschreibung von Tympanogrammen der Typen A und C. Die Lage $x_p$ (*tympanometric peak pressure*) bezeichnet die Verschiebung des Gipfels (hier -37 daPa); die Breite w (*width*) wird in der halben Höhe $h_t$ gemessen (hier 59,5 daPa); für die Bestimmung der Steilheit s (*gradient*) wird der Gipfel vertikal so geteilt, dass seine Breite an der Teilungslinie 100 daPa beträgt; aus der über dieser Grenzlinie liegenden Höhe hp (*peak*) und der gesamten Höhe $h_t$ (*total*) wird der Quotient s = $h_p/h_t$ gebildet (hier 0,675); ein kleiner Wert von s kennzeichnet ein flaches Tympanogramm (modifiziert nach Gelfand 2009).

scheidung der Untertypen mit flachem Maximum Typ $A_S$ (*shallow*) und überhöhtem Maximum Typ $A_D$ (*deep*) bis Typ $A_{DD}$ Rechnung getragen. Ein Tympanogramm vom Typ B ist flach, von Unterdruck zu Überdruck leicht abfallend, ohne ein definiertes Maximum. Typ C bezeichnet ein Tympanogramm mit verschobenem Maximum.

Bei Tympanogrammen der Typen A und C wird das Maximum in erster Linie durch seine Lage $x_p$ (Druck in daPa bzw. mm $H_2O$ auf der horizontalen Achse), bei genauerer Auswertung weiterhin durch seine Höhe (*height*), Breite (*width*) und Steigung (*gradient*) beschrieben. Die Höhe oder Amplitude $h_p$ ist nichts weiter als der Wert (Admittanz oder Komplianz in ml oder mmho) auf der vertikalen Achse; je nach Messmethode wird dieser Wert auf den Nullpunkt oder auf die statische Komplianz beim höchsten Druck bezogen. Die Breite w ergibt sich aus der horizontalen Abmessung des Tympanogramms in halber Höhe (◻ Abb. 3.2 links). Für die Berechnung der Steilheit s wird das Tympanogramm in derjenigen Höhe, in der die Breite 100 daPa beträgt, durch einen waagerechten Schnitt in zwei übereinander liegende Abschnitte geteilt und der Quotient aus dem oberen Abschnitt $h_p$ zur gesamten Höhe $h_t$ gebildet (◻ Abb. 3.2 rechts). Neben diesen Quantisierungen sind weitere herstellerspezifische Formparameter in Gebrauch.

Wegen der großen interindividuellen Variabilität sind Höhe und Form des Komplianz-Gipfels diagnostisch vor allem im Seitenvergleich aussagekräftig. Ein überhöhtes und schlankes Maximum (Ty-

pen $A_D$ und $A_{DD}$, ◻ Abb. 3.1 links) spricht für eine schlaffe Trommelfellnarbe oder eine Luxation der Gehörknöchelchenkette z. B. im Hammer-Amboss-Gelenk; bei seitengleichem Auftreten ist es eher als Normvariante ohne Krankheitswert zu deuten. Verläuft das Tympanogramm flach ohne ein ausgebildetes Maximum (Typ B, ◻ Abb. 3.1 Mitte) und ist ein Fehler in der Funktion oder Lage der Sonde ausgeschlossen, so muss auf einen Mittelohrerguss geschlossen werden, der darauf zurückzuführen ist, dass das Trommelfell durch das seröse oder muköse Sekret »gebremst« wird und bei keinem Druck frei beweglich ist. Aus dem Auftreten eines deutlich ausgeprägten aber nach links verschobenen Gipfels (Typ C, ◻ Abb. 3.1 rechts) ist zu schließen, dass in der Paukenhöhle ein Unterdruck vorliegt, der durch das Ausmaß der Verschiebung (also durch den Wert von $x_p$) gegeben ist und z. B. durch eine Tubenfunktionsstörung oder einen sauerstoffverbrauchenden entzündlichen Prozess verursacht wird; sein otoskopisches Korrelat ist im Spätstadium das retrahierte Trommelfell. Positive Verschiebungen des Tympanogramms (nach rechts) sind nicht Ausdruck pathologischer Mittelohrprozesse, sondern eher durch Schreien, Niesen, Husten oder Schnäuzen zu erklären; sie treten auch nach dem Aufstieg in Aufzug, Skilift oder Flugzeug auf.

**◧ Tab. 3.1** Grenzen bzw. 90 %-Normalbereiche für die Parameter des 226-Hz-Tympanogramms (nach Gelfand 2009)

| Parameter | Unter-grenze | Ober-grenze |
|---|---|---|
| Lage $x_p$ (*tympanometric peak pressure*) | -150 daPa | +100 daPa |
| Höhe $h_t$ (*static acoustic immitance*) | 0,26 mmho | 0,92 mmho |
| Breite w (*tympanometric width*) | 48 daPa | 134 daPa |
| Steilheit s (*tympanometric gradient*) | 0,2 | |

Die Grenzen bzw. Normalbereiche für Lage, Höhe und Formparameter des Tympanogramms sind in ◧ Tab. 3.1 wiedergegeben. Viele der Parameter hängen wesentlich vom Lebensalter ab, einige auch von den Parametern der Messung (z. B. Richtung und Geschwindigkeit der Druckänderung).

Die Tympanometrie mit niedriger Sondentonfrequenz (226 Hz) ist mit dem schwerwiegenden Mangel einer geringen diagnostischen Sicherheit behaftet: In Bezug auf Mittelohrerkrankungen beträgt ihre Sensitivität bei Kindern im Alter von 2 bis 11 Monaten nur 70 % und ihre Spezifität 98 %; speziell für die Erkennung eines Mittelohrergusses liegt die Sensitivität bei 91 % und die Spezifität bei 79 % (Harris et al. 2005). Nach anderen Quellen liegt die Sensitivität der 226-Hz-Tympanometrie, z. T. unter Einbeziehung des Stapediusreflexes, je nach Kriterium und Referenzmethode (Goldstandard) zwischen 76 % und 99 %, die Sensitivität zwischen 65 % und 95 % (Hunter u. Margolis 2010). Die niedrige untere Grenze der Sensitivität bedeutet, dass auch bei einer vorliegenden Otitis media bis zu 30 % der Untersuchungsergebnisse unauffällig sind; die geringe Spezifität hat zur Folge, dass sich bei gesunden Ohren in bis zu 21 % der Fälle der unbegründete Verdacht auf einen Mittelohrerguss ergibt. Ohne Kombination mit anderen Parametern ist das relativ undifferenzierte Kriterium eines negativen tympanometrisch bestimmten Mittelohrdruckes (*tympanometric peak pressure*) nicht in der Lage, Ohren mit und ohne Mittelohrerkrankungen adäquat zu tren-

nen: Bei Kindern mit intaktem Mittelohr wird in über 25 % der Fälle ein Druck unter -250 daPa gemessen (Lildholdt 1980). Trotz dieser Nachteile wird in der Praxis noch immer die große Mehrzahl der Untersuchungen bei 226 Hz durchgeführt (Emanuel et al. 2012); dies erklärt sich zum großen Teil aus wirtschaftlichen Zwängen.

Einer der Gründe für die Mängel der konventionellen 226-Hz-Tympanometrie besteht darin, dass die Komplianz (*compliance*) bzw. Admittanz Y (mathematisch der Absolutbetrag einer komplexen, aus Real- und Imaginärteil zusammengesetzten Zahl: $Y = G + i \cdot B$ eine pauschale Größe ist, in welcher die Konduktanz G und die Suszeptanz B so gemischt werden, dass eine Trennung der Einflüsse von Dissipation (Energieverlust durch Reibung) und Reaktion (Energieaufnahme durch Masse und Elastizität) nicht möglich ist. Die Multifrequenztympanometrie (MFT) hat demgegenüber nicht nur den Vorzug, dass sie das Verhalten des Mittelohrapparates im Bereich der für die Mittelohrfunktion eher relevanten Resonanzfrequenz erfasst, sondern auch eine getrennte Beurteilung der zwei Komponenten ermöglicht. Das entscheidende Argument für die Erweiterung der Tympanometrie zu hohen Sondentonfrequenzen ist somit weniger das der adäquaten Sondenfrequenz, sondern der differenzierten Betrachtung zweier Komponenten der Admittanz, die die Beurteilung einzelner und in unterschiedlicher Weise von pathologischen Prozessen beeinflusster Mechanismen ermöglichen. Gegenüber der Namensgebung MFT ist daher die im Angloamerikanischen gebräuchliche Bezeichnung MF/MC *tympanometry* (*multi frequency/multi component tympanometry*) treffender. Im Vergleich zu niedrigen Sondentonfrequenzen ist die Messung bei hohen Frequenzen besonders bedeutend bei Kindern im Alter unter vier Monaten (Hunter u. Margolis 2010).

Die normale Ausprägung der bei hohen Sondentonfrequenzen (678 oder 1.000 Hz) erhaltenen Tympanogramme entspricht den in ▶ Abb. 2.16 gezeigten Formen. Nach der allgemein akzeptierten Vanhuyse-Klassifizierung werden die zwei Kurven für Suszeptanz B und Konduktanz G gemäß der Anzahl ihrer Extremwerte (Maxima und Minima ohne Unterscheidung) bezeichnet, z. B. mit 3B1G (3 Extrema in der Kurve B, 1 Extremwert in Kurve G). Alle Kurven sind symmetrisch um die Mittellinie (p = 0 daPa); diese Symmetrieachse verschiebt sich entsprechend bei Vorliegen eines veränderten Druckes in der Paukenhöhle. Die Konfiguration verändert sich mit zunehmender Frequenz von 1B1G über 3B1G und 3B3G nach 5B3G (Margolis et al. 1995), wegen der individuellen Variabilität der Mittelohreigenschaften können aber auch alle (und weitere) Formen bei derselben Sondentonfrequenz beobachtet werden.

Die Verwendung höherer Sondentonfrequenzen muss nicht mit der getrennten Betrachtung von Suszeptanz und Konduktanz gekoppelt sein. Bei vielen Geräten ändert sich mit der Wahl einer von 226 Hz verschiedenen Sondenfrequenz weiter nichts als eben nur die Sondenfrequenz, d. h. es wird weiterhin nur der Absolutbetrag der Komplianz gemessen und dargestellt. Das Potenzial der Tympanometrie ist dann zwar nicht ausgeschöpft aber ihre Nutzung dennoch gerade bei Kindern in Hinblick auf die Sicherheit des Ergebnisses erheblich erweitert und dadurch der Zielsetzung eher angemessen. Die strukturellen Details der mehrgipfligen Tympanogramme sind für die Interpretation nicht so entscheidend; pathologische Merkmale sind generell die horizontale Verschiebung der Kurve bei Unterdruck und ihr Abflachen bei Erguss.

Unabhängig davon, ob Konduktanz G und Suszeptanz B getrennt oder den aus ihnen zusammengesetzten Absolutbetrag der Admittanz $|Y| = \sqrt{B^2 + G^2}$ betrachtet werden, ist die Mehrgipfligkeit der Tympanogramme und ihre Formenvielfalt im Bereich der Mittelohrresonanz ein herausragendes und zunächst vielleicht überraschendes Merkmal. Werden viele Kurven der absoluten Admittanz in Abhängigkeit von Druck und mit der Sondenfrequenz als Kurvenparameter hintereinander gezeichnet, so lässt sich der Übergang von eingipfligen zu mehrgipfligen Funktionen übersichtlich verfolgen (◘ Abb. 3.3).
Anhand dieser Darstellung ist nachvollziehbar, warum im Bereich der Verzweigung bei Frequenzen in der Umgebung der Resonanzfrequenz viele Varianten des Tympanogramms angetroffen werden. Da die physikalischen Resonanzeffekte biologisch bedingt sehr variabel sind, ergibt sich bei niedrigen, weit von der Resonanz entfernten Sondentonfrequenzen ein einheitliches und weniger empfindlich von der Frequenz abhängiges Bild.

Für die Kenngrößen der Multifrequenztympanogramme werden in der Literatur Normalbereiche angegeben, die freilich weniger gut etabliert sind als die für das konventionelle 226-Hz-Tympanogramm (◘ Tab. 3.1). Der normale Abstand zwischen den äußersten Extremwerten beträgt bis zu 75 daPa für 3B3G- und bis zu 100 daPa für 5B3G-Tympanogramme (Harris et al. 2005) und er ist für die Suszeptanz B größer als für die Konduktanz G (Gelfand 2009). Als auffällig ist das Messergebnis zu werten, wenn die Anzahl der Gipfel höher ist als im Normalfall (z. B. B7G9 in einem Fall mit Unterbrechung der Ossikel nach Gelfand 2009), wenn die gesamte Kur-

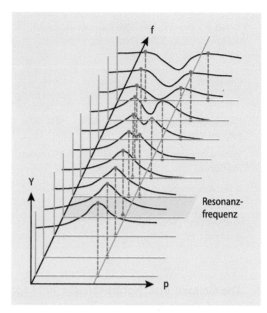

◘ **Abb. 3.3** Bei der Projektion der Komplianz-Maxima einer Serie von Tympanogrammen, die bei verschiedenen Frequenzen aufgenommen wurden, ergibt sich für die Orte der Maxima als »Schatten« in der von Druck und Frequenz aufgespannten Ebene eine Y-förmige Kontur (nach Hocke 2002, basierend auf Daten von Colletti 1975).

ve zu breit ist oder wenn die äußeren Maxima der Konduktanz G weiter auseinander liegen als die der Suszeptanz B (Harris et al. 2005). Bei Neugeborenen wird häufig bei 678 Hz nur ein Gipfel beobachtet (1B1G), während bei 226 Hz paradoxerweise mehrere Gipfel auftreten können. Die MFT ist hoch prädiktiv in Bezug auf die Abwesenheit von Flüssigkeit im Mittelohr, sie erweist sich bei 678 Hz in 87,5 % der Fälle als treffend in der Identifizierung normaler Ohren, bei 1.000 Hz in 100 % der Fälle (Harris et al. 2005).

### 3.3.2 Stapediusreflex

Das Auftreten des Stapediusreflexes steht in engem Zusammenhang mit der Empfindung einer hohen Lautstärke (Kawase et al. 1998), d. h. es ist ein Reiz hoher Intensität notwendig, um den Reflex auszulösen. Neben dem hohen Reizpegel müssen weitere Bedingungen erfüllt sein, wenn der Reflex beobachtbar sein soll: eine möglichst verlustfreie, jedenfalls nicht blockierte Mittelohrübertragung, eine möglichst normale, jedenfalls nicht vollständig ausgefallene Innenohrfunktion, ein intakter Hörnerv, ein intakter N. facialis und schließlich eine korrekte Verschaltung beider Nerven in den Hörbahn- und Fazialiskernen des unteren Hirnstamms. Wird neben dem ipsilateralen auch der kontralaterale Reflexbogen einbezogen, so liegt zwischen der Abgabe des Tones und der Registrierung der reflexbedingten Impedanzänderung eine große Zahl von Prozessen, an denen zahlreiche anatomische Strukturen beteiligt sind. Dies macht deutlich, dass die Interpretation der auf dem Stapediusreflex fußenden Befunde anspruchsvoll aber auch ergiebig sein kann und dass die Impedanzaudiometrie weit über die Beobachtung von Eigenschaften des Trommelfells hinausgeht.

Bis auf die weiter unten beschriebenen Details bedeutet die audiologische Nutzung des Stapediusreflexes zunächst weiter nichts, als das Auftreten oder Fehlen des Reflexes zur Kenntnis zu nehmen. Diese elementare dichotome Beobachtung kann differenziert werden, indem zwischen der Auslösbarkeit und der Registrierbarkeit und weiter gegebenenfalls zwischen dem Verhalten von Sonden- und Reizohr unterschieden wird. Durch die geschickte Kombination der Messungen und Befunde gelingt eine differenzierte Eingrenzung des Ortes, an dem der Reflexbogen unterbrochen ist. Zur Illustration sei eine Schenkelchenfraktur gegenüber einer Unterbrechung des Amboss-Steigbügel-Gelenkes betrachtet: Eine Fraktur der Schenkel des Stapes zwischen Steigbügelköpfchen und Fußplatte wird ebenso wie eine Luxation von Incus und Stapes zu einem nahezu vollständigen Mittelohrblock führen, der Stapediusreflex jedoch wird im ersten Fall noch (kontralateral ausgelöst) registrierbar sein, während er bei der peripher des Ansatzes der Stapediussehne lokalisierten Läsion auf der betroffenen Seite weder auslösbar noch registrierbar ist. In ähnlicher Weise wirken sich neurologische Störungen im ipsi- und kontralateralen Setup spezifisch auf der betroffenen Seite aus. Diese Beispiele machen deutlich, dass durch die Nutzung des gekreuzten und ungekreuzten Reflexes eine weitreichende topische Diagnostik möglich ist.

Das Vorhandensein oder Fehlen des Stapediusreflexes spiegelt sich quantitativ in der Reflexschwelle (ART – *acoustic reflex threshold*) wider. Sie ist definiert als der niedrigste Reizpegel, bei dem die

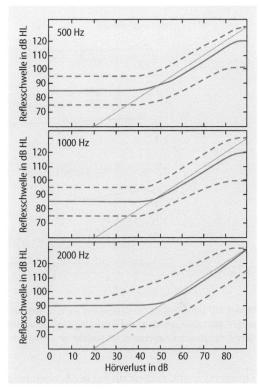

◻ **Abb. 3.4** Zusammenhang zwischen dem Ausmaß eines innenohrbedingten Hörverlustes und der Stapediusreflexschwelle für reflexauslösende Töne der Frequenzen 500, 1.000 und 2.000 Hz. Es sind jeweils der Median sowie die 10- und 90-Perzentile gezeigt (nach Gelfand 2009). Die punktierte Orientierungslinie mit der Steigung 1 dB/dB macht deutlich, dass die Reflexschwelle oberhalb von 40 bis 50 dB Hörverlust etwa in demselben Maß ansteigt wie der Hörverlust.

Reflexantwort nachweisbar ist (▶ Abb. 2.15) und sie liegt auch bei Normalhörenden weit über der Hörschwelle (um 80 dB HL). Im Fall einer Mittelohrschwerhörigkeit auf der Reizseite ist die Reflexschwelle um das Ausmaß der audiometrischen Mittelohrkomponente angehoben (und kann daher wegen der hohen erforderlichen Reizpegel außerhalb des Arbeitsbereiches des Gerätes liegen, d. h. der Reflex scheint ganz zu fehlen). Im Falle einer Innenohrschwerhörigkeit ist die Reflexschwelle erst bei stark ausgeprägten Hörminderungen angehoben, d. h. bis hinauf zu 40 oder 50 dB Hörverlust ist sie vollkommen unauffällig (◻ Abb. 3.4). Da dieses Phänomen mit dem aus der überschwelligen subjektiven Audiometrie bekannten Lautheitsausgleich

3

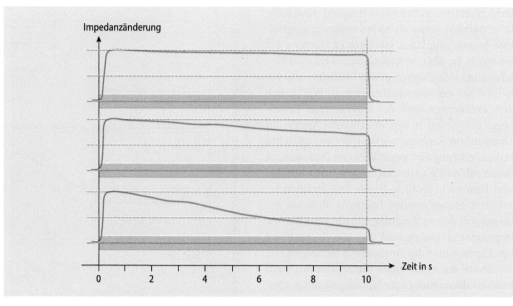

**Abb. 3.5** Schematische Darstellung des auf eine Reflexermüdung zurückzuführenden Amplitudenzerfalls (*acoustic reflex decay* – ARD). Eine pathologische Ermüdung liegt vor, wenn die Impedanzänderung innerhalb von 10 s auf weniger als 50 % ihres Anfangswertes zurückgeht. Die horizontalen Balken deuten die Dauer des reflexauslösenden Tones an.

assoziiert ist, wird es ebenfalls mit der Bezeichnung (objektives) »Recruitment« belegt, allerdings zur Unterscheidung (und als Reminiszenz an O. Metz) als »Metz-Recruitment«.

> Gering- bis mittelgradige sensorische Hörminderungen gehen bei normaler Mittelohrfunktion mit einer normalen oder nur leicht erhöhten Stapediusreflexschwelle einher.

Bei akustischen Reizen, die länger andauern als eine Sekunde, halten Muskelkontraktion und Impedanzänderung nicht bei allen Ohren für die gesamte Dauer an (was übrigens die Hypothese von der Schutzfunktion des Stapediusreflexes etwas in Frage stellt). In der zeitabhängigen Aufzeichnung der Impedanzänderung stellt sich dies als ein Rückgang der Amplitude dar (◨ Abb. 3.5). Beträgt der Amplitudenverlust in 10 s mehr als 50 %, so spricht man von einer pathologischen Reflexermüdung (Gelfand 2009). Der *acoustic reflex decay* (ARD) ist bei hohen stärker als bei niedrigen Frequenzen ausgeprägt; Lehnhardt gibt für 1.000 Hz als Grenze der pathologischen Ermüdung eine Reduktion auf 50 % in 5 s an (Lehnhardt u. Laszig 2009). Ein Bezug zwischen Reflexermüdung und audiologischen Befun-

◨ **Tab. 3.2** Möglichkeiten des Stapediusreflexes im Hinblick auf eine topische Diagnostik

| Ort (Art) der Läsion | Beobachtung |
|---|---|
| Mittelohr (konduktiv) | Reflexschwelle um den Betrag der tonaudiometrischen Mittelohrkomponente angehoben (bei hochgradiger Hörminderung kein Reflex) |
| Innenohr (sensorisch) | Reflexschwelle nicht oder nur wenig angehoben (bei hochgradiger Hörminderung kein Reflex) |
| Retrocochleär (neural) | Reflexschwelle angehoben oder Reflex ausgefallen; Reflexermüdung |

den liegt nur vor, wenn der afferente Zweig des Reflexes (d. h. der N. cochlearis) von der neuralen Degeneration betroffen ist. Bei weitreichenden oder fortgeschrittenen neuralen Störungsbildern ist der Reflex ausgefallen.

◨ Tab. 3.2 gibt die Möglichkeiten des Stapediusreflexes in Hinblick auf eine topische Diagnostik wieder.

# Literatur

Colletti V (1975) Methodologic oberservations on tympanometry with regard to the probe tone frequency. Acta Otolaryngol 80:54–60

Emanuel DC, Henson OE, Knapp RR (2012) Survey of audiological immittance practices. Am J Audiol 21(1):60–75

Gelfand SA (2009) Essentials of audiology (3rd ed)
Thieme Medical Publishers Inc, New York

Harris PK, Hutchinson KM, Moravec J (2005) The use of tympanometry and pneumatic otoscopy for predicting middle
ear disease. Am J Audiol 14:3–13

Hocke T (2002) Experimentelle Untersuchungen zum Schwin-
gungsverhalten des Mittelohres. Dissertation, Otto von
Guericke-Universität Magdeburg. ISBN 3-8322-0821-6

Hunter LL, Margolis RH (2010) Middle ear measurement. In:
Seewald R, Tharpe AM (eds.) Comprehensive handbook
of pediatric audiology. Plural publishing, San Diego,
ISBN13 978-1-59756-245-4, pp 365–388

Jerger J (1970) Clinical experience with impedance audiometry. Arch Otolaryngol 92:311–324

Jerger J, Northern JL (1980) Clinical impedance audiometry,
2nd edition. Thieme, Stuttgart, ISBN 0-913258-66-0

Kawase T, Hidaka H, Ikeda K, Hashimoto S, Takasaka T (1998)
Acoustic reflex threshold and loudness in patients with
unilateral hearing losses. Eur Arch Otorhinolaryngol
255:7–11

Lehnhardt E, Laszig R (2009) Praxis der Audiometrie. 9. Aufl.
Thieme Verlag, Stuttgart

Lildholdt T (1980) Negative middle ear pressure. Variations by
season and sex. Ann Otol Rhinol Laryngol 89 (suppl 68):
67–70

Margolis RH, Van Camp KJ, Wilson RH, Creten WL (1985) Multifrequency tympanometry in normal ears. Audiology
24(1):44–53

Margolis RH, Saly GL, Keefe DH (1999) Wideband reflectance
tympanometry in normal adults. J Acoust Soc Am
106(1):265–280

Margolis RH, Schachern PL, Hunter LL, Sutherland C (1995)
Multifrequency tympanometry in chinchillas. Audiology
34(5):232–247

Tietze G, Lenarz T, Kießling J, Specht H (1998) Die Verwendung
hoher Schallpegel in der audiometrischen Diagnostik
und Kernspintomographie. HNO 46:301

# Otoakustische Emissionen (OAE)

*S. Hoth, M. Walger*

S. Hoth et al., *Objektive Audiometrie im Kindesalter*,
DOI 10.1007/978-3-642-44936-9_4, © Springer-Verlag Berlin Heidelberg 2014

Die mit der Messung von otoakustischen Emissionen verbundenen Schwierigkeiten offenbaren sich in beeindruckender Weise an der Historie ihrer Entdeckung: Von der Postulierung der Existenz von OAE im Jahr 1948 durch Thomas Gold vergingen 30 Jahre bis zu ihrer Erstbeschreibung im Jahr 1978 durch David Kemp. Die Probleme des Signalnachweises sind heute gelöst, die Schwierigkeiten jedoch nicht beseitigt. Weil die allgegenwärtigen Störungen des Messvorgangs sich auf das Ergebnis in ganz ähnlicher Weise auswirken wie Störungen in der Funktion des Hörorgans, verdient dieser Sachverhalt größte Aufmerksamkeit.

Unter den OAE werden mehrere Klassen, Arten oder Typen unterschieden – je nachdem, ob sie ohne akustischen Reiz (spontan) vorliegen oder durch einen Reiz ausgelöst (evoziert) werden. Die evozierten OAE (EOAE) werden weiter in poststimulatorische (transiente TEOAE) und perstimulatorische (stationäre) EOAE eingeteilt. Zu letzteren gehören solche, deren Frequenz mit der des Reizes übereinstimmt (Stimulusfrequenz-OAE, SFOAE) und solche, deren Frequenz von der des Reizes verschieden ist. Da die zuletzt genannten mit der Verzerrung des Reizes zu tun haben, werden sie als otoakustische Distorsionsprodukte (*distortion product otoacoustic emissions* – DPOAE) bezeichnet. Die Systematik der Benennung ist in ◘ Tab. 4.1 gezeigt.

Die OAE werden mithilfe einer Sonde gemessen, die mit Reizgeber(n) und Mikrofon ausgestattet ist und in den Gehörgang eingebracht wird. Je nach Konstruktionsprinzip können die Wandler (wie in ◘ Abb. 4.1) in den Sondenkörper integriert sein oder aber sich außerhalb befinden und über einen Schlauch mit der Sonde verbunden sein. Ein gutes Ergebnis der Messung hängt davon ab, dass der Untersucher in Bezug auf Ausrichtung und Abdichtung der Sonde mit großer Sorgfalt arbeitet. Die Sonde muss zum Trommelfell gerichtet sein und nicht gegen die Gehörgangswand. Dies kann nicht visuell kontrolliert werden, aber die von der Sonde aufgezeichnete akustische Gehörgangsantwort erteilt in Verbindung mit dem erzielten Reizpegel aufschlussreiche Auskunft über die Sondenlage.

Es verdient besondere Beachtung, dass die OAE-Messung mit einem ganz entscheidenden Vorteil behaftet ist: Nirgends sonst in der audiologischen Diagnostik werden Intensität und Spektrum des Reizes direkt im Gehörgang gemessen. Die vom Sondenmikrofon aufgezeichnete Antwort auf einzelne Klick-Reize eröffnet einen »akustischen Blick« in den Gehörgang. Primär wird hiermit das Übertragungsverhalten der Sonde im Zeitverlauf und nach Transformation in den Frequenzbereich wiedergegeben (◘ Abb. 4.2). Die Verbindung zum »Blick in den Gehörgang« wird dadurch hergestellt, dass der bei fester Verstärkerleistung sich im Gehörgang einstellende Schallpegel ein relativ zuverlässiges Maß für das Volumen darstellt (ähnlich wie eine Violine im Kammermusiksaal lauter ist als im Konzertsaal).

Das Spektrum in ◘ Abb. 4.2 wird bei fast allen Geräten über einer linearen Frequenzachse aufgetragen (Mitte). Bei Verwendung der in der Audiometrie üblichen logarithmischen Teilung (rechts) können die im Reiz enthaltenen Frequenzen in Bezug auf ihre audiologische Relevanz besser beurteilt werden.

Die akustische Gehörgangsantwort (*ear canal response*) ist jedoch noch wesentlich differenzierter: Die in ihr enthaltene Information betrifft nicht nur die Größe des Gehörgangsrestvolumens, sondern auch seine Eigenschaften. Dies erschließt sich über

**◘ Tab. 4.1** Benennung der verschiedenen Arten von OAE

| Otoakustische Emissionen (OAE) | | | |
|---|---|---|---|
| Spontane OAE (SOAE) | Evozierte OAE (EOAE) | | |
| | Perstimulatorische OAE | | Poststimulatorische OAE |
| | Stimulusfrequenz-Emissionen (SFOAE) | Otoakustische Distorsionsprodukte (DPOAE)* | Transitorisch evozierte OAE (TEOAE)* |
| *In der Praxis angewendete Verfahren | | | |

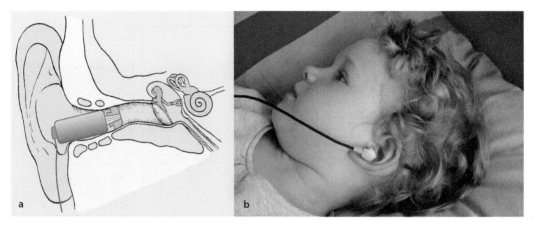

**◘ Abb. 4.1** Gehörgangssonde zur Messung der OAE (**b**) und ihre Lage im Ohr (**a**)

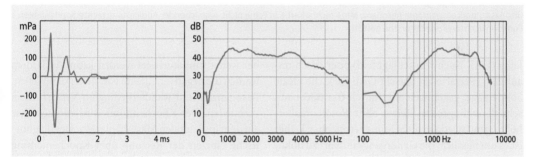

**◘ Abb. 4.2** Akustische Gehörgangsantwort im Zeitverlauf (links) und als Frequenzspektrum (in der Mitte mit linear und rechts mit logarithmisch geteilter Frequenzachse), aufgenommen an einem 3½-jährigen Mädchen

die Auswertung des Spektrums der Gehörgangsantwort. Überhöhungen und Kerben in diesem Spektrum sind das Produkt von Resonanzen, die zur Schallausbreitung und ihrer Beeinflussung durch die Gestalt des Hohlraumes und seine Abdichtung nach außen in Beziehung stehen. Die ideale Gehörgangsantwort stellt sich im Zeitbereich als kurzes Ereignis ohne lang andauernde Nachschwingungen und im Frequenzbereich als breites Spektrum mit einer flachen Oberkante dar (◘ Abb. 4.3 links). Diagramme dieser Art zeigen an, dass der pulsartige Klick-Reiz erstens sehr schnell abklingt und dadurch eine von Überlagerungen freie Aufzeichnung der Emission ermöglicht und zweitens alle relevanten Frequenzen mit gleicher Intensität enthält, so dass das Innenohr breitbandig erregt wird. Langsam abklingende Reize gehen mit resonanzartigen Überhöhungen des Reizspektrums einher; die ersten Millisekunden der Aufzeichnung werden vom »Reizartefakt« dominiert und im Spektrum der OAE wird die starke Präsenz schmalbandiger Antworten vorgetäuscht (◘ Abb. 4.3 Mitte links). In Bezug auf eine Fehlfunktion der Sonde ist die aus sehr kleiner Amplitude in der Zeitfunktion und einem ebenfalls niedrigen, nur wenige Frequenzen enthaltenden Spektrum bestehende Konstellation kennzeichnend (◘ Abb. 4.3 rechts). Sie deutet auf ein sehr kleines freies Volumen vor der Sonde hin, zurückzuführen etwa auf einen kollabierten Gehörgang oder eine falsche Ausrichtung der Sonde (z. B. auf die Gehörgangswand). Extrem kleine oder gänzlich fehlende Kurven zeigen an, dass die Sondenbohrungen von Hörer und/oder Mikrofon verlegt sind.

Resonanzen und Sondenfehler geben Anlass zur Korrektur der Sondenlage in Bezug auf Einführtiefe und Ausrichtung. Ohne Korrektur ist die OAE-Messung im günstigsten Fall verfälscht, schlimmstenfalls erfolglos und dadurch potenziell falsch auf-

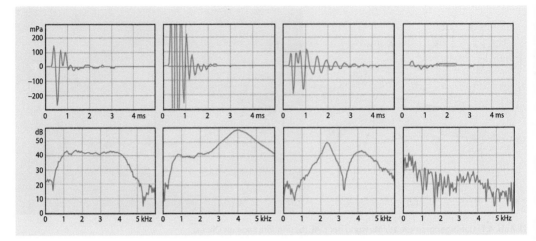

**◘ Abb. 4.3** Gehörgangsantworten – oben als Zeitverlauf und unten als Spektrum dargestellt; links: Idealfall; Mitte links: unzulässig stark ausgeprägte Resonanz; Mitte rechts: Kerbe in Folge nicht ausreichender Abdichtung; rechts: Sondenfehler: Funktion von Hörer oder Mikrofon gestört.

fällig (OAE-Nachweis schlägt fehl) oder falsch unauffällig (Reizartefakt täuscht OAE vor). Die ideale Sondenlage, gekennzeichnet durch das Bild eines schnell abklingenden Reizes ohne Resonanzüberhöhungen, ist jedoch nicht immer erreichbar. Daher ist es unerlässlich, die Gehörgangsantwort zu dokumentieren und bei der Beurteilung des Messergebnisses zu berücksichtigen. Der Klick-Reiz dient übrigens nicht nur bei den Klick-evozierten TEOAE, sondern auch bei der Messung von DPOAE zur Bestimmung der Gehörgangsantwort. Dort wird jedoch häufig nur das Spektrum und nicht die Zeitfunktion angezeigt (◘ Abb. 4.14).

Die Reizgebung erfolgt in der Praxis nahezu immer über Luftleitung durch den in der Gehörgangssonde eingebauten Lautsprecher. Für spezielle Fragestellungen kann es jedoch nützlich sein, den Reiz für die OAE-Messung über Knochenleitung darzubieten (Kandzia et al. 2011; Zebian et al. 2013). Das Mittelohr mit möglicherweise vorhandenen Hindernissen für die Schallübertragung muss dann nur einmal durchlaufen werden: Der auslösende Reiz erreicht das Innenohr direkt über den durch einen Knochenhörer zu Vibrationen angeregten Schädelknochen, die OAE passiert das Mittelohr und wird im Gehörgang mit dem Sondenmikrofon registriert. Der praktische Vorteil der Knochenleitungs-OAE besteht darin, dass die Sonde nur das Mikrofon und keine Lautsprecher enthält und da-

her weiter miniaturisiert werden kann. Außerdem werden die negativen Effekte von stehenden Wellen, Resonanzen und wandlerbedingten Verzerrungen vermieden. Der Knochenhörer wird vorzugsweise auf dem ipsilateralen Mastoid plaziert. Der diagnostische Nutzen der Reizung über Knochenleitung besteht in der besser differenzierten Unterscheidung von Schallleitungsstörungen.

Bei OAE-Untersuchungen bleibt der Gehörgang des zweiten, nicht untersuchten Ohres grundsätzlich frei, da es keine Notwendigkeit zur Vertäubung gibt. In einer speziellen Untersuchungstechnik aber, die auf den Nachweis der durch kontralaterale Beschallung verursachten und durch das mediale olivocochleäre Bündel vermittelten Suppression der OAE (▶ Abschn. 2.1 und ▶ Abschn. 4.2.4) ausgerichtet ist, wird auch in das zur OAE-Registrierung gegenseitige (kontralaterale) Ohr eine Gehörgangssonde eingebracht. Dieses Ohr wird während der Aufzeichnung der OAE mit breitbandigen Geräuschen beschallt. Mit zunehmender Intensität des Geräusches nimmt die Amplitude der im Prüfohr gemessenen OAE ab (Collet et al. 1990, 1992; Moulin et al. 1993; Puel u. Rebillard 1990; Ryan et al. 1991). Der Beschallungspegel darf aber nicht so hoch liegen, dass das Prüfohr durch Überhören maskiert oder die Wirkung des Stapediusreflexes beeinflusst wird. Mit Geräuschpegeln zwischen 40 und 60 dB HL ist die Wahrscheinlichkeit hoch, einen Suppressionseffekt nachweisen zu können. Die kontralaterale Suppression hat nur eine kleine Effektstärke und ihr Nachweis ist daher nicht immer möglich. Ein wirksames Mittel zur Reduktion der Störungen besteht darin, die Messung in Form einer schnell alternierenden Folge mit und ohne kontralaterale Beschallung durchzuführen. Der diagnostische Wert der kontralateralen Suppression beruht auf der Erfahrung, dass der Suppressionseffekt im Fall von auditorischer Synaptopathie/Neuropathie (AS/AN) schwächer ausfällt oder fehlt.

## 4.1 Transitorisch evozierte OAE (TEOAE)

Aufgrund vieler Merkmale und günstiger Eigenschaften sind die transitorisch evozierten OAE (TEOAE) für einige Zwecke wesentlich besser geeignet als alle anderen Methoden. Sie heben sich unter anderem dadurch vorteilhaft ab, dass sie mit wenig Aufwand und großer Sicherheit gerade bei Kindern gut nachweisbar sind, dass sie zu einer Aussage über den Funktionszustand der klinisch bei angeborenen kindlichen Hörstörungen besonders relevanten äußeren Haarsinneszelle führen und dass die Grenze zum auffälligen Untersuchungsergebnis genau dort verläuft, wo traditionell bis heute der Bedarf für die Interventions- oder Versorgungsbedürftigkeit angesetzt wird.

### 4.1.1 TEOAE – Hintergrund der Methode

Um das Ziel eines zuverlässigen und verwertbaren TEOAE-Ergebnisses zu erreichen, konzentrieren sich die Anstrengungen von Geräteentwickler und Untersucher darauf, ein schwaches akustisches Signal unter ungünstigen Bedingungen zu empfangen und nachzuweisen. Dieses Ziel ist regelmäßig erreichbar, wenn auf die Einhaltung der Voraussetzungen geachtet wird. Zu diesen gehört in erster Linie die Sorge für gute Messbedingungen, insbesondere in Hinblick auf Sondenanpassung und akustische Störeinflüsse. Alles andere ist erstens Sache des implementierten Messverfahrens, das bei guter Konzeption sowohl die mit dem Störgeräusch-

hintergrund als auch die mit dem akustischen Reizartefakt im Gehörgang zusammenhängenden Schwierigkeiten bewältigt, und zweitens Aufgabe des Untersuchers, der den Ablauf der Messung sachkundig beobachtet und zielgerichtet steuert.

Die Rekonstruktion des OAE-Signals aus dem Störgeräuschhintergrund gelingt, wie in ▶ Abschn. 2.3 beschrieben, mithilfe von Signalmittelung und Artefaktunterdrückung. Diese zwei Instrumente der digitalen Signalverarbeitung schwächen alle Signale ab, die nicht mit dem Reiz korreliert sind; sie vermögen aber nichts dagegen auszurichten, dass die Innenohrantwort vom dominanten akustischen Reiz überlagert wird. Glücklicherweise unterscheidet sich dieser Reizartefakt von den OAE darin, dass seine Amplitude trivialerweise zu der des Reizes proportional ist. Daher sind alle Signalanteile, die sich z. B. bei Verdreifachung der Reizamplitude verdreifachen, primär nicht physiologischen Ursprungs. Durch die Bildung der Differenz aus drei Antworten auf einen Reiz fester Größe und einer Antwort auf einen Reiz der dreifachen Amplitude gelingt es daher, den Reizartefakt nahezu vollständig auszulöschen. Die Messung der TEOAE unter Verwendung von Reizsequenzen, die zur Isolierung oder Betonung nichtlinearer Signalkomponenten geeignet sind (*nonlinear stimulus sequence*), wird als nichtlineare Messung (*nonlinear mode*) bezeichnet. Dieser Modus ist Standard bei den weitaus meisten TEOAE-Messungen, insbesondere auch bei Screeninggeräten. Im linearen Modus kann nur bei kleinen Reizstärken sinnvoll gemessen werden. In der Praxis spielt das allenfalls bei der Untersuchung des Zusammenhanges zwischen Reizpegel und Antwortamplitude (Wachstumsfunktionen oder OAE *growth rate*) eine Rolle. Bei allen im nichtlinearen Modus durchgeführten Messungen ist zu beachten, dass das Ergebnis eine Mischung darstellt aus dem, was bei zwei unterschiedlichen Reizstärken geschieht. Insbesondere bei Verlaufsuntersuchungen ist daher die Aussage »Amplitude der OAE unverändert« streng genommen nicht zulässig; korrekt muss es heißen »Amplitude des nichtlinearen Anteiles der OAE unverändert«.

In Bezug auf die Behandlung von Artefakten hat der Untersucher zu beachten, dass es kaum einen Säugling und nur wenige Kleinkinder gibt, die im Schlaf geräuschlos atmen. Durch geschickte Hand-

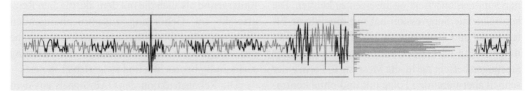

**◘ Abb. 4.4** Das relevante Maß für die Handhabung der Artefaktschranke ist ein Histogramm, welches die Häufigkeits-
verteilung der Amplitude oder des Pegels im unbearbeiteten Mikrofonsignal wiedergibt (kleines eingefügtes Diagramm).
Die Grenze, die über die Verwerfung einzelner Signalabschnitte entscheidet, muss vom Untersucher an den Rand des Nor-
malbereiches dieser Verteilung gelegt werden.

habung der Artefaktschranke kann jedoch erreicht
werden, dass nur in den »Lärmpausen« gemessen
wird; die Messung dauert dadurch länger, das Ergebnis ist aber in den meisten Fällen gut (▶ Abb.
2.27). Ohne Verwerfung der zu geräuschvollen Zeiten erfassten Signalabschnitte würde die Messdauer
weniger als eine Minute betragen, das Ergebnis wäre
jedoch nicht verwertbar. Bei den meisten größeren
Kindern, Jugendlichen und Erwachsenen kann auf
das Verhalten derart eingewirkt werden, dass
der Proband während der Messung ganz ruhig und
mit geöffnetem Mund atmet. In dieser wie auch
in jeder anderen Situation sollte die Artefaktschranke, so wie in ◘ Abb. 4.4 gezeigt, individuell
an das vorliegende Signal angepasst werden. Diese
konventionelle Artefaktunterdrückung wird erst
durch die Intervention des Untersuchers optimiert;
ein in der Literatur beschriebenes Verfahren zur
Reduktion der Störungen mithilfe eines zusätzlichen externen Mikrofons (Müller u. Kompis 2002)
ist automatisch wirksam, jedoch in Praxisgeräten
nicht verfügbar.

Wie wir bisher gesehen haben, ist die aus Mittelung, Artefaktverwerfung und Unterdrückung von
linearen Signalkomponenten und Artefakten zusammengesetzte Signalverarbeitung in der Lage,
das Signal trotz der Anwesenheit vielfältiger Störeinflüsse zu rekonstruieren. Sie versagt jedoch,
wenn das nachzuweisende Signal im Laufe seiner
Erfassung seine Eigenschaften ändert. Diese Situation tritt ein, wenn die Sonde im Verlauf der Messung ihre Lage verändert. Zur Überwachung der
Stabilität der Sondenlage wird die Gehörgangsantwort zu mehreren (mindestens zwei) Zeitpunkten
aufgezeichnet und aus den erhaltenen Kurven ein
Korrelationskoeffizient berechnet. Da auch die Mo-
mentaufnahmen der Gehörgangsantwort selbstver-

ständlich nicht frei von Störungen sind, ist die aus
ihnen berechnete Stabilität (*stability*) weder dann,
wenn sie groß ist (*stability* höher als 70 %) ein Beweis für eine stabile Sondenlage noch dann, wenn
sie klein ist (*stability* unter 40 %) ein Gegenbeweis.
Von Seiten des Untersuchers kann die Stabilität
durch Maßnahmen, die eine stabile Sondenlage si-
cherstellen, gefördert werden. Zu diesen Maßnahmen gehört die Anordnung von Sonde und Sondenkabel in einer Weise, die eine langsame Lagever-
änderung durch die auf Sonde und Kabel wirkende
Schwerkraft nicht zulässt. Wegen der praktisch un-
vermeidlichen Erzeugung von Rumpelgeräuschen
ist es für diese Zugentlastung nicht ratsam, die Sonde
oder das Kabel mit der Hand festzuhalten.

## 4.1.2 TEOAE – Durchführung und Dokumentation

### Vorbereitung

Die Messung der TEOAE beginnt mit der Einführung der Messsonde in den Gehörgang. Hierbei
muss darauf hingewirkt werden, dass die Gehörgangsantwort dem weiter oben beschriebenen
Idealbild (◘ Abb. 4.2) möglichst nahe kommt. Der
Reizpegel wird gemäß der Messung im Gehörgang
auf einen Standardwert, üblicherweise bei 70 bis
80 dB peSPL (*peak equivalent sound pressure level*;
manchmal auch dBpk für *peak*), eingestellt. Die
physikalische Pegelangabe dB peSPL liegt für einen
Klick-Reiz von typischerweise 0,1 ms Dauer um
etwa 30 dB höher als der hörphysiologisch relevante
HL-Wert (*hearing level* oder Hörpegel). Durch die
konsequente Verwendung einer festen Reizstärke
bei allen Untersuchungen wird der Vergleich mit
anderen Ergebnissen ermöglicht. Die Einpegelung

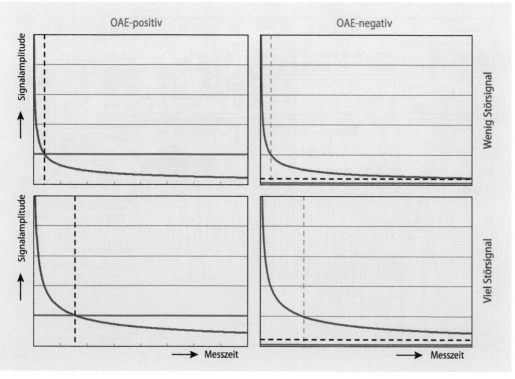

**◻ Abb. 4.5** Im Verlauf der Signalmittelung nimmt die Amplitude des Störgeräusches (rot) ab, während die Amplitude der TEOAE (blau) konstant bleibt. Sowie das Kriterium (z. B. Gesamtsignal doppelt so groß wie Rauschen, d. h. Störsignal = OAE) erreicht ist, gilt das Signal als nachgewiesen (senkrechte gestrichelte Linien in den Bildern links). Bei gleicher Signalamplitude gelingt dies früher, wenn die Amplitude des Rauschens klein ist (oberes Bild). Im Fall abwesender OAE (rechts) ist keine der zwei vertikalen Grenzen relevant; die Abwesenheit des Signals kann niemals wirklich nachgewiesen werden, es kann lediglich die Aussage gemacht werden, dass trotz der Reduktion des Rauschens auf das vereinbarte Kriterium (waagerechte gestrichelte Linie) kein Signalnachweis möglich war (oben); im Bild unten rechts wird die Messung ohne Signalnachweis beendet, weil das Kriterium mit einem vertretbaren Zeitaufwand nicht erreicht wurde. Die Auswirkung eines kleineren Signals ist übrigens exakt dieselbe wie die eines größeren Rauschens.

erfolgt durch Veränderung der Verstärkung (*gain*) des Reizgebers, bei den meisten Geräten mithilfe einer automatischen Prozedur.

## Ablauf der Messung

Während der Messung steuert der Untersucher den Ablauf durch Anpassung der Artefaktgrenze an die individuellen und sich unter Umständen im Laufe der Zeit ändernden Bedingungen und er entscheidet, ob die Messung abgebrochen oder wann sie beendet werden soll. Ein vorzeitiger Abbruch ist erforderlich, wenn die Fortführung wegen erhöhter Unruhe oder veränderter Sondenlage sinnlos ist; in diesem Fall kann das Ergebnis nicht verwertet werden. Ein definiertes Ende mit verwertbarem Ergeb-

nis ist erreicht, wenn mit ausreichender Sicherheit (a) entweder das OAE-Signal nachgewiesen ist oder (b) die Möglichkeit eines Nachweises ausgeschlossen werden kann. Weil diese Entscheidung nur im ersten Fall (a) wirklich einfach ist, muss sie etwas näher betrachtet werden.

Im Falle anwesender OAE kann die Messung beendet werden, sobald die Amplitude des Störgeräuschhintergrundes unter die Hälfte der gesamten, aus Störung und OAE zusammengesetzten Amplitude gesunken ist (◻ Abb. 4.5 links); je nach der Mischung aus Signal und Störung ist das etwas früher oder etwas später der Fall und es ist daran erkennbar, dass das Signal/Rausch-Verhältnis die Grenze von 6 dB bzw. die Reproduzierbarkeit den Wert von

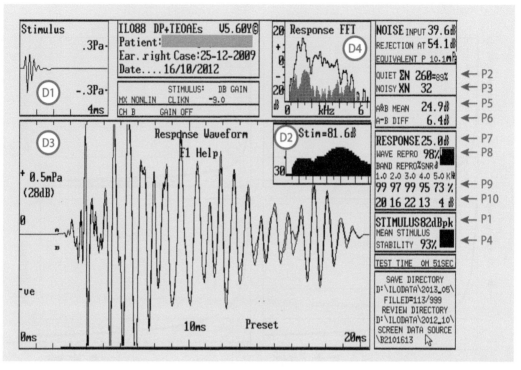

■ **Abb. 4.6** Klick-evozierte TEOAE, gemessen mit ILO88 (Otodynamics Ltd.) bei einem 3-jährigen Kind. Die im großen Diagramm D3 gezeigten zwei Teilmittelwerte A und B entstanden aus der Verwertung von jeweils 260 Reizsequenzen, die ihrerseits aus je 4 Klick-Reizen zusammengesetzt waren (nichtlinearer Modus). Die ersten 2,5 ms der Kurve werden durch eine Fensterfunktion ausgeblendet, da der Reizartefakt trotz der Auslöschung linearer Signalanteile nicht vollständig verschwindet (man beachte, dass der Maßstab der vertikalen Achse in D3 gegenüber D1 um etwa einen Faktor 1.000 gestreckt ist). Aus den Zeitkurven D3 werden die in D4 wiedergegebenen Spektren von Signal und Rauschen berechnet. Der Reiz ist in D1 zeitabhängig und in D2 als Frequenzspektrum gezeigt (Gehörgangsantwort). Unter den Parametern sind der Reizpegel P1, die Zahl der Mittelungen P2, Anzahl verworfener Artefakte P3, die Stabilität P4, die Gesamtamplitude P5, der geschätzte Störgeräuschpegel P6, die korrigierte Amplitude P7 und die Reproduzierbarkeit P8 hervorgehoben. Die Reproduzierbarkeit ist zusätzlich nach den Beiträgen der einzelnen Frequenzbänder aufgeschlüsselt (P9), ebenso wie das Signal/Rausch-Verhältnis (P10).

60 % überschreitet. Im Falle fehlender OAE wird die Signalamplitude niemals über die Amplitude des Hintergrundes hinaus wachsen (■ Abb. 4.5 rechts). Hier besteht die in der Praxis häufig realisierte Möglichkeit, die Messung nach einer willkürlich vorgegebenen Zahl von Mittelungen zu beenden; es ist jedoch besser, den Signalnachweis bis zum Erreichen oder Unterschreiten einer vorgegebenen Obergrenze für die Störgeräuschamplitude fortzusetzen, soweit dies ein (ebenfalls vorgegebenes) Zeitlimit nicht überschreitet.

❯ Die grundsätzliche Messung bis zu einer fest vorgegebenen Zahl von Mittelungen ist bestenfalls die zweitbeste aller denkbaren Lösungen.

## Dokumentation

Am Ende der TEOAE-Messung liegt das Ergebnis in Form genau zweier Diagramme – Zeitverlauf des Schalldrucks und daraus berechnetes Frequenzspektrum – und einiger weniger Zahlenwerte – Amplitude von Signal und Hintergrund – vor (■ Abb. 4.6). Alle darüber hinausgehenden Diagramme und Parameter sind aus diesen Primärdaten abgeleitet oder sie betreffen die Reiz- und Messbedingungen. Die Einzelheiten der Dokumentation unterscheiden sich je nach Gerätetyp. Dadurch sowie durch das Fehlen einer einheitlichen Nomenklatur wird die Vergleichbarkeit erschwert. Allein für den Störgeräuschhintergrund sind ungezählte und zum Teil schillernde Bezeichnungen und Abkürzungen im

Umlauf – von »A-B DIFF«, »*residual noise*« (RN) und »*noise floor*« (NF) über »*background*« (BG) bis hin zu »Rauschprodukt« (RP) (Hoth u. Böttcher 2008).

Das primäre Ergebnis der TEOAE-Messung wird in zwei Kurven dargestellt, die den im Gehörgang gemessenen Schalldruck als Funktion der seit Reizbeginn verstrichenen Zeit wiedergeben (D3 in ◘ Abb. 4.6). Die Oszillationen in diesen Kurven entsprechen der Reststörung und gegebenenfalls den OAE. Die Zeitabhängigkeit des gemessenen Signals hat eine besondere Bedeutung, da in ihr die physiologische Latenzzeit der OAE zum Ausdruck kommt: Am Beginn des Zeitfensters treten schnelle Oszillationen auf, die die Antworten hoher Frequenz aus der Basis der Cochlea widerspiegeln, zu späteren Zeiten werden die Oszillationen langsamer. Hier offenbart sich unmittelbar der Vorteil der Verwendung eines breitbandigen Reizes.

Es gibt jedoch mithilfe des Spektrums, in dem der Schallpegel als Funktion der Frequenz dargestellt ist (D4 ◘ Abb. 4.6), einen sehr viel direkteren Zugang zur Frequenz der TEOAE. Gemeinsam mit dem Spektrum des Reizes (D2 in ◘ Abb. 4.6) ermöglicht es die Beantwortung der Frage, aus welchen Abschnitten der Cochlea die registrierten Haarzellantworten stammen. Die Beobachtung breitbandiger Antworten wie in dem gezeigten Beispiel spricht dafür, dass das Innenohr im Bereich von 1 bis 5 kHz mit funktionsfähigen äußeren Haarzellen in ausreichender Anzahl ausgestattet ist, um mit messbaren Signalen auf den Reiz zu antworten. Für diese Schlussfolgerung ist nur der über das Spektrum des Störgeräusches (in D4 schattiert) hinausgehende Anteil des Emissionsspektrums relevant.

Das hoch aufgelöste TEOAE-Spektrum (D4) wird bei einigen auf dem Markt angebotenen Geräten in wenige grobe Frequenzbänder zerlegt, um den Blick für das Wesentliche nicht durch die Feinstruktur zu erschweren. Üblich sind 5 Bänder um 1, 2, 3, 4 und 5 kHz, seltener (obwohl audiologisch sinnvoller) in (logarithmischen) Oktavabständen. In jedem der Bänder liegt selbstverständlich auch ein Hintergrundrauschen vor, so dass für jedes Band ein Signal/Rausch-Verhältnis oder – damit gleichwertig – eine Reproduzierbarkeit berechnet werden kann. Für das in ◘ Abb. 4.6 gezeigte Beispiel liegt die »Band Repro« (P9) in allen fünf Bändern über 60 %, das SNR (P10) ist nur in vier Bändern größer als 6 dB (Definition und Bedeutung der Parameter Repro und SNR sind in ▶ Abschn. 4.1.3 näher beschrieben).

## Bewertung

Für die quantitative Interpretation der Messung werden die Gesamtamplitude (P5) und die Amplitude des Restrauschens (P6) betrachtet. Aus beiden Zahlen kann näherungsweise die korrigierte, vom Hintergrund befreite TEOAE-Amplitude (P7) ermittelt werden. Da der Störgeräuschhintergrund nur geschätzt und nicht berechnet werden kann, kann die paradox erscheinende Situation eintreten, dass die um den Beitrag des Restrauschens korrigierte Signalamplitude genauso groß oder sogar größer ist als die unkorrigierte Gesamtamplitude. Die dieser Korrektur zugrunde liegenden arithmetischen Regeln muten zunächst geheimnisvoll an, weil die Amplituden in dB angegeben werden und die Differenz zweier logarithmischer Größen dem Quotienten der linearen Ausgangsgrößen entspricht.

Für die TEOAE-Messung unter ungünstigen Bedingungen stehen spezialisierte Reiz- und Messparadigmen zur Verfügung, bei denen der TEOAE-Nachweis durch eine schnellere Reizfolge und den Verzicht auf die Erfassung der für Störungen besonders anfälligen Signalanteile niedriger Frequenz in kürzerer Zeit gelingt (im System ILO88 mit QuickScreen bezeichnet). Da bei der Anwendung dieser Verfahren der Zeitgewinn mit einem Verzicht auf potenziell wichtige Information erkauft wird, bedürfen emissionsnegative Ergebnisse einer Überprüfung durch das vollwertige Verfahren. Auch im Rahmen des automatischen Hörscreenings von Neugeborenen werden zeitoptimierte und weniger störanfällige Paradigmen eingesetzt, die in schwierigen oder grenzwertigen Fällen überfordert sind. Dies erklärt den relativ hohen Anteil emissionsnegativer Ergebnisse bei normalhörenden Ohren bzw. (damit gleichwertig) die deutlich unter 100 % liegende Spezifität der Methode.

Eine TEOAE-Untersuchung besteht in den meisten Fällen aus nur einer einzigen Messung bei einem festen, deutlich über der Hörschwelle liegenden Reizpegel. Das Ergebnis ist dichotom im Sinne der Alternativen »OAE-Nachweis gelungen« (PASS) oder »OAE-Nachweis nicht gelungen« (REFER).

> Ein REFER ist *nicht* damit gleichwertig, dass das Vorhandensein von TEOAE sicher ausgeschlossen werden kann; es bedeutet weiter nichts, als dass der Nachweis nicht gelungen ist. Das Untersuchungsergebnis ist daher genau genommen nicht auffällig, sondern nur nicht unauffällig.

### 4.1.3 TEOAE – Auswertung und diagnostische Deutung

Abgesehen von den im Neugeborenen-Hörscreening angewendeten und in ▸ Abschn. 2.3 beschriebenen Verfahren zur automatischen Signalerkennung bedürfen alle TEOAE-Messungen der (zusätzlichen oder alleinigen) »manuellen« Bewertung durch den Untersucher. Diese Bewertung umfasst die visuelle Betrachtung von Diagrammen und die Beurteilung von Zahlenwerten, die aus den Rohdaten berechnet wurden.

#### Qualitätsbetrachtung

Am Anfang einer jeden Auswertung steht die Betrachtung der Reststörung. Es macht nur wenig Sinn, in einem Untergrund von 12 dB Störgeräusch nach einem physiologischen Signal zu suchen, dessen Amplitude einem Schallpegel von 8 dB entspricht. Der Vergleich mit der Suche nach Glühwürmchen in der Mittagssonne erscheint möglicherweise wenig wissenschaftlich, er ist jedoch treffend: Wegen der im Sonnenlicht erdrückenden Hintergrundproblematik wird die Suche mit Sicherheit nicht erfolgreich sein und das Ergebnis des (wenig sinnvollen) Experimentes lautet »keine Glühwürmchen gefunden« – nicht jedoch »keine Glühwürmchen vorhanden«! Sind in einer TEOAE-Messung keine TEOAE erkennbar, so lautet die einzige zulässige Schlussfolgerung: »Emissionen, die signifikant aus dem Untergrund herausragen, konnten nicht gefunden werden«. Nur wenn der Untergrund hinreichend niedrig ist (unter 5 oder besser 0 dB SPL), darf hieraus auf die Abwesenheit von OAE geschlossen werden.

#### Identifikation der Reizantwort

Das Erscheinungsbild der TEOAE-Zeitkurve ist sehr variabel und so individuell wie ein Fingerabdruck. Dennoch können typische Merkmale defi-

niert werden, mit deren Hilfe eine TEOAE-Kurve eindeutig identifiziert und gegenüber Störeinflüssen abgegrenzt werden kann. Charakteristisch für die meisten an normalhörenden Ohren gemessenen TEOAE sind schnelle Oszillationen großer Amplitude im ersten Teil des Zeitfensters, die innerhalb der ersten 10 Millisekunden zu langsameren Oszillationen kleinerer Amplitude abklingen (◻ Abb. 4.7). Im Spektrum zeigt sich typischerweise ein von niedrigen zu hohen Frequenzen fallender Verlauf. Eine gerade bei Kindern häufig auftretende Ausnahme von dieser Regel ist auf die Interferenz mit spontanen OAE zurückzuführen, die besonders in frühen Lebensjahren vorliegen und durch den akustischen Reiz zu synchronisierten SOAE getriggert werden. Wenn diese Situation vorliegt, dann klingen die Oszillationen hoher Frequenz weniger schnell ab, sie finden sich im gesamten Zeitfenster mit hoher Intensität. Auch bei allen Ohren mit partiellem Hörverlust können die TEOAE-Kurven und -Spektren erheblich von dem in ◻ Abb. 4.6 gezeigten Schema abweichen.

Abseits ihrer grafischen Wiedergabe in Diagrammen werden die TEOAE anhand der Gesamtamplitude, der Störgeräuschamplitude (*noise*), dem Quotienten aus diesen Größen (Signal/Rausch-Verhältnis oder *signal to noise ratio* – SNR), der korrigierten Amplitude und der Reproduzierbarkeit identifiziert. Diese fünf Parameter hängen eng miteinander zusammen und sie können auf gerade mal zwei Ausgangsgrößen zurückgeführt werden: die gemessene Amplitude des gesamten aus Störgeräusch und gegebenenfalls OAE zusammengesetzten Signals und die geschätzte Amplitude des Störgeräusches.

Die Bezeichnungen für diese Kenngrößen sind leider nicht einheitlich, sie treffen außerdem nicht immer in erkennbarer Weise das, was gemeint ist, und schließlich werden die Begriffe manchmal nicht exakt unterschieden. Beispielsweise wird mit Signal/Rausch-Verhältnis meistens nicht etwa der Quotient aus Signal und Rauschen gemeint, sondern die durch das Rauschen dividierte Summe aus Signal und Rauschen. Auch die für die einzelnen Größen verwendeten mathematischen Symbole sind nicht immer eindeutig; beispielsweise sind für das Rauschen (*noise*) die Buchstaben R und N gebräuchlich (und außerdem bezeichnet N sehr oft die Zahl der Mittelungen). Mit ◻ Tab. 4.2 möge es gelingen, Übersicht zu vermitteln und den Leser von der Überschaubarkeit der Situation zu überzeugen.

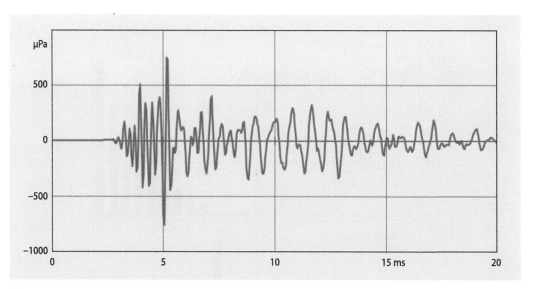

**Abb. 4.7** Die typischen Merkmale einer TEOAE-Kurve sind schnelle (hochfrequente) Oszillationen zu Beginn und langsamere Oszillationen niedrigerer Frequenz am Ende des Zeitfensters.

**Tab. 4.2** Übersicht der Signalanteile bei der TEOAE-Messung

| | | |
|---|---|---|
| **Nutzsignal NS** oder einfach Signal | TEOAE – ist leider in Reinform nicht erhältlich | $NS = GS - SS$ |
| **Störsignal SS** | Rauschen, Reststörung oder *residual noise*; wird berechnet aus der Differenz zweier Ausfertigungen A und B des Gesamtsignals GS | $SS = (GS_A - GS_B)/2$ |
| **Gesamtsignal GS** | Summe aus Nutzsignal und Störsignal – das einzige Signal, das real vorliegt und nicht nur geschätzt wird | $GS = NS + SS$ |
| **Signal/Rausch-Verhältnis Q** | Quotient aus Gesamtsignal und Störsignal (auch SNR = *signal to noise ratio*) | $Q = (NS + SS)/SS$ |
| **Reproduzierbarkeit R** | Korrelationskoeffizient, wird berechnet aus den Varianzen und Kovarianzen von zwei Ausfertigungen A und B des Gesamtsignals GS | $R \approx (Q-1)/(Q+1)$ |

Die Berechnungen sind freilich etwas komplexer als die symbolischen mathematischen Operationen »Plus« und »Minus« vermuten lassen. Da die Signale unregelmäßig verlaufen, kann ihnen keine feste Amplitude sondern nur ein Effektivwert (Wurzel aus der mit dem mittleren Amplitudenquadrat gleichwertigen Varianz) zugeordnet werden. Die Berechnung der in Bezug auf die Reststörung korrigierten Amplitude gelingt näherungsweise durch Subtraktion der Varianzen, und auch bei der Berechnung des Signal/Rausch-Verhältnisses gehen Varianzen, nicht Amplituden (und keinesfalls Pegel!) in Zähler und Nenner des Quotienten ein. Die Beziehung zwischen Reproduzierbarkeit und Signal/Rausch-Verhältnis ist nicht mathematisch exakt, aber für die TEOAE in sehr guter Näherung gültig (Gorga et al. 1993; Hoth u. Polzer 2006; Yang et al. 2002).

## Audiologische Deutung

Die diagnostische Nutzung der TEOAE beruht in erster Linie auf einer dichotomen Aussage (Emission identifizierbar oder nicht), weniger auf einer differenzierten Betrachtung der Details (Zeitverlauf, Amplitude, Frequenzspektrum etc.). Unter den Kriterien, die das Vorhandensein einer Emission numerisch anzeigen, ist in erster Linie die Reproduzierbarkeit zu nennen. Dieser Parameter wird als Korrelationskoeffizient aus zwei unabhängigen aber gleichwertigen Teilmittelwertkurven berechnet. Bei zwei identischen Kurven ergibt sich ein Wert von 100 %, bei zwei

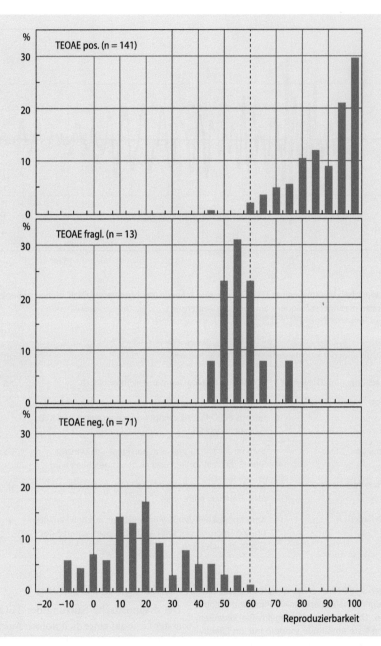

**◼ Abb. 4.8** Wird eine große Anzahl von TEOAE-Messungen gemäß Beurteilung durch einen erfahrenen Untersucher den Kategorien TEOAE-positiv, -fraglich und -negativ zugeordnet und anschließend nach der Reproduzierbarkeit sortiert, so ergeben sich drei um den Wert 60 % angeordnete Häufigkeitsverteilungen.

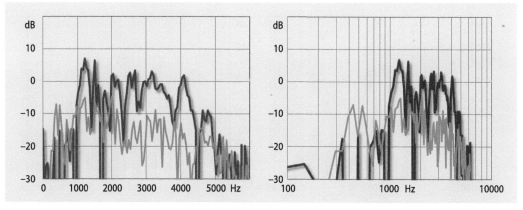

**Abb. 4.9** Frequenzspektren des kohärenten (rot) und des inkohärenten (grau) Signalanteils in zwei unabhängigen aber gleichwertigen Teilmittelwertkurven, links über einer linearen und rechts über einer logarithmischen Frequenzachse aufgetragen. Das Signal/Rausch-Verhältnis entspricht dem vertikalen Abstand der Kurven; es beträgt hier etwa 10 dB bei Frequenzen im Bereich von 1, 2 und 3 kHz und etwa 15 dB bei 4 kHz.

exakt gegenphasigen Kurven 100 %, bei zwei voneinander unabhängigen Kurven liegt der Korrelationskoeffizient in einem symmetrisch um 0 % verteilten Bereich. Allgemein wird ein Wert von 60 % oder höher als Grenzkriterium für den Nachweis von TEOAE akzeptiert. Dieser Wert liegt exakt in der Mitte zwischen TEOAE-positiven und TEOAE-negativen Ergebnissen (■ Abb. 4.8) und er ist mit einem Signal/Rausch-Verhältnis von 6 dB gleichwertig.

Trotz der Äquivalenz von Reproduzierbarkeit und Signal/Rausch-Verhältnis spielt die Reproduzierbarkeit eher bei der Betrachtung von Zeitkurven, das Signal/Rausch-Verhältnis eher in Zusammenhang mit dem Frequenzspektrum eine Rolle. Die spektrale Zerlegung der Zeitkurven liefert jedoch keine neue Information, sie ermöglicht lediglich eine bessere Beantwortung der Frage, in welchem Frequenzbereich eine über den Störgeräuschhintergrund hinausgehende Emissionsaktivität vorliegt (■ Abb. 4.9). Die Berechnung der Spektren von TEOAE und Rauschen ist möglich, wenn für die Zeitkurven zwei Teilmittelwerte vorliegen. Rein empirisch begründet ist die Regel, dass eine TEOAE als nachgewiesen gilt, wenn das Signal/Rausch-Verhältnis in 3 von 5 Frequenzbändern, die den Bereich von 1 bis 5 kHz überdecken, 6 dB oder mehr beträgt. Unter allen Frequenzbändern ist der von 2 bis 4 kHz reichende Bereich am besten geeignet, zwischen Ohren ohne und mit Hörstörung zu unterscheiden (Prieve et al. 1993). Die Betrachtung des Signal/

Rausch-Verhältnisses macht natürlich nur dann einen Sinn, wenn die Messung OAE-positiv ist.

Ebenso wie die TEOAE-Zeitkurven unterliegen auch die zugeordneten Spektren sowohl im Hinblick auf die Details der Kurvenverläufe als auch in ihrer integralen Amplitude einer stark ausgeprägten interindividuellen Variabilität. Der Grund für die individualspezifische Unregelmäßigkeit des TEOAE-Spektrums ist bis heute nicht vollständig verstanden. Einer der relevanten Faktoren ist die Feinstruktur der Hörschwelle; diese findet sich aber nicht mit ausreichend hoher Entsprechung im TEOAE-Spektrum wieder. Es ist jedoch gezeigt worden, dass die Emissionsamplitude kleiner ist, wenn das Audiogramm weniger Feinstruktur aufweist (Kapadia u. Lutman 1999). In den groben Frequenzschritten halber oder ganzer Oktaven, mit denen das Tonschwellenaudiogramm in der Praxis vorliegt, ist eine hohe Korrelation zwischen Frequenzabhängigkeit der TEOAE-Amplitude und Frequenzabhängigkeit der Hörschwelle die Regel (Hoth 2002; Hoth u. Neumann 2006). Dies kann dafür genutzt werden, aus dem TEOAE-Spektrum zumindest einen Hinweis auf Tief-, Mittel- oder Hochtonhörverlust abzulesen.

TEOAE sind nachweisbar, solange der innenohrbedingte Hörverlust die Grenze von 30 dB nicht bei allen Frequenzen im Bereich von 1 bis 4 kHz überschreitet (Hoth 1996; Probst u. Harris 1997b; Wagner u. Plinkert 1999). Umgekehrt kann aus dem geglückten Nachweis von TEOAE geschlossen wer-

**4**

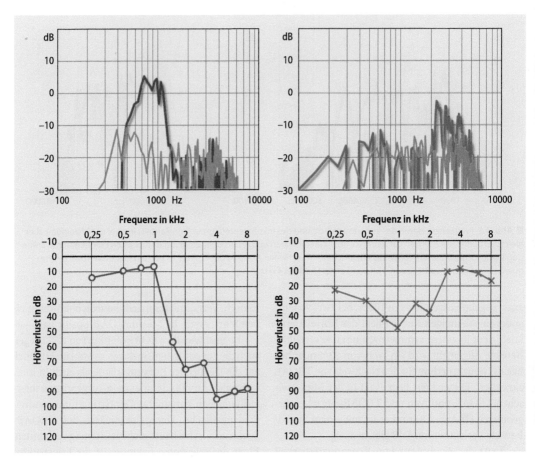

■ **Abb. 4.10** TEOAE-Spektren (oben) und Audiogramme (unten) in einem Fall von Hochtonhörverlust (linkes Bild) und Tieftonhörverlust (rechts). Die Korrelation zwischen TEOAE-Spektrum und Audiogramm beträgt im linken Bild 90 % und im rechten Bild 91 %.

den, dass zumindest bei einem Teil der Frequenzen im genannten Bereich der Hörverlust weniger als 30 dB beträgt. Eine Ausnahme von dieser Regel bilden Hörstörungen oberhalb der äußeren Haarzellen, wie z. B. die auditorische Synaptopathie/Neuropathie (AS/AN). Im Fall von konduktiv bedingten Hörverlusten liegt diese Grenze etwas niedriger bei etwa 20 dB. Die Gründe hierfür bestehen darin, dass erstens eine Beeinträchtigung der Schallleitung sowohl den akustischen Reiz als auch die akustische Antwort abschwächt und zweitens die rückwärtige Übertragung mit einer stärkeren Dämpfung verbunden ist (Rödel u. Breuer 1994; Margolis u. Trine 1997). Das genaue Ausmaß der Abschwächung kann nicht allgemein angegeben werden, da es von den Einzelheiten der Mittelohrpathologie abhängt.

Kleine, insbesondere randständige Trommelfelldefekte spielen hier (anders als bei der Impedanzaudiometrie) keine Rolle. Selbst mit liegenden Paukenröhrchen können zumindest in einem Teil des Frequenzbereiches noch deutlich ausgeprägte TEOAE gemessen werden. Allgemein wird das OAE-Ergebnis durch alle Trommelfelldefekte, die nicht mit einer audiometrisch feststellbaren Hörminderung einhergehen, nicht beeinträchtigt.

## Verlaufsbeobachtung

Durch das stabile individualspezifische Muster der TEOAE-Zeitkurven wird die Methode in einzigartiger Weise dazu befähigt, Veränderungen in der Ausprägung der Reizantwort zu detektieren. Die Wiederholbarkeit und Langzeitstabilität der TEOAE kommt in der Berechnung und Angabe eines Kreuzkorrelationskoeffizienten zum Ausdruck, der die Ähnlichkeit zwischen zwei zu verschiedenen Zeitpunkten erhaltenen Messergebnissen quantitativ wiedergibt. Der auf der Grundlage von 1344 Messungen an 32 Probanden bestimmte Mittelwert dieses Koeffizienten liegt bei 87 % mit einer Standardabweichung von 11 % (Bönnhoff u. Hoth 1993). Die Differenz der (effektiven) Amplitude beträgt im Mittel 0 dB mit einer Standardabweichung, die zwischen 1,2 dB (Marshall u. Heller 1996) und 1,5 dB (Hoth u. Bönnhoff 1993) liegt. Wird eine statistische Sicherheit von 99 % gefordert, so darf eine in der Verlaufsbeobachtung auftretende Zu- oder Abnahme der Amplitude erst dann als signifikant betrachtet werden, wenn sie die Grenze von 4 bis 5 dB überschreitet.

> ❯ Zwei zu verschiedenen Zeitpunkten durchgeführte TEOAE-Messungen zeigen erst dann eine signifikante Änderung an, wenn die Amplituden sich um 4 bis 5 dB unterscheiden.

Auf der Langzeitstabilität der TEOAE beruht die häufig geäußerte Vermutung, dass mithilfe von TEOAE-Längsschnittbeobachtungen eine Früherkennung von chronisch akkumulierten Innenohrschäden möglich ist. Die zahlreichen Hinweise darauf, dass die TEOAE (so wie auch die DPOAE) in dieser Hinsicht empfindlicher sind als das Tonaudiogramm (Probst u. Harris 1997a; Plinkert et al.1999; Lucertini et al. 2002), können aber nicht als strenger Beweis im Sinne wissenschaftlicher Evidenz angesehen werden. Dennoch ist es sinnvoll, ein OAE-Monitoring begleitend zur Verabreichung ototoxischer Substanzen (Plinkert u. Kröber 1991; Stavroulaki et al. 2001; Yilmaz et al. 2010) und im Rahmen der arbeitsmedizinischen Überwachung von beruflich lärmexponierten Personen (Moleti et al. 2002; Lapsley Miller et al. 2004) durchzuführen. Zumindest für Personen, die Lärmpegeln mit sehr hohen Schallspitzen ausgesetzt sind, ist überzeugend gezeigt worden, dass auch bei unauffälligen tonaudiometrischen Befunden eine Reduktion der TEOAE-Amplitude insbesondere bei hohen Frequenzen eintritt (Attias et al. 1995). Bei Langzeitbeobachtungen ist zu beachten, dass die OAE-Amplitude mit zunehmendem Lebensalter abnimmt. Von den Effekten der altersabhängigen Größe des Gehörgangs abgesehen ist dies jedoch keine Folge

**◻ Tab. 4.3** Schema der Entscheidung bezüglich der Anwesenheit oder Abwesenheit von TEOAE auf der Basis von Reststörung und Reproduzierbarkeit

|  | Repro groß | Repro klein |
|---|---|---|
| Wenig Reststörung | OAE-positiv | OAE-negativ |
| Viel Reststörung | OAE-positiv | ? |

der Alterung an sich, sondern der mit dem Altern einhergehenden Hörminderung, die sich allerdings im Tonaudiogramm häufig erst bei Frequenzen von 6 kHz und darüber manifestiert (Hoth et al. 2010). Die Objektivierung von Änderungen der Innenohrfunktion findet auch Anwendung im Zusammenhang mit Erholungsvorgängen, beispielsweise nach einem Hörsturz (Hoth u. Bönnhoff 1993; Hoth 2005). Hier fehlt es jedoch, ebenso wie bei dem Monitoring bei ototoxischer Medikation, hinsichtlich der Konsequenzen in Bezug auf die Medikation an scharfen und validierten Kriterien.

### Qualitätssicherung

In Bezug auf Qualität und Zuverlässigkeit der TEOAE-Messungen ist die Reststörung der entscheidende Parameter. Die meisten der nicht gerade seltenen Fehleinschätzungen von vermeintlichen TEOAE-Ergebnissen beruhen darauf, dass der Untersucher seinen Blick zu eng auf die Reproduzierbarkeit fokussiert. Ein schlechtes Ergebnis für die Reproduzierbarkeit kann zwei Gründe haben: Die Reststörung ist zu groß oder die Signalamplitude zu klein. Unter schlechten Messbedingungen wird die Reproduzierbarkeit immer – bei TEOAE-positiven ebenso wie bei TEOAE-negativen Ohren – niedrig ausfallen. Die Reproduzierbarkeit (oder das mit ihr gleichwertige Signal/Rausch-Verhältnis) als Indikator für die TEOAE zu behandeln macht nur dann einen Sinn, wenn die Reststörung ausreichend niedrig ist – in der Praxis unterhalb von 5 dB SPL oder noch besser 0 dB SPL (◻ Tab. 4.3). Dieses Kriterium kann für die integrale (alle Latenzzeiten und Frequenzen enthaltende) oder die differenzielle (auf ein Zeitfenster oder ein Frequenzband begrenzte) Reizantwort erfüllt sein; entsprechend ist die Gültigkeit der dichotomen, auf die Nachweisbarkeit des Signals bezogene Schlussfolgerung ebenso integral oder differenziell.

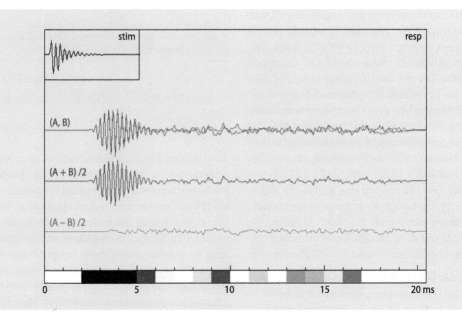

**◨ Abb. 4.11** Beispiel einer TEOAE-Messung, bei der sich infolge eines stark ausgeprägten Reizartefaktes eine hohe Reproduzierbarkeit von 84 % ergibt, obwohl keine OAE vorhanden sind. Der Balken am unteren Rand gibt die Reproduzierbarkeit zeitlich differenziell in einer Graustufenskala nach Hoth wieder (Hoth 1991), wobei dunkler eine höhere Reproduzierbarkeit wiedergibt.

Bei der dichotomen Entscheidung bezüglich der Anwesenheit oder Abwesenheit von TEOAE sind mindestens vier Fälle zu unterscheiden (◨ Tab. 4.3). Werden nun neben der Reststörung noch die Gehörgangsantwort, die Stabilität der Sondenlage und der Reizartefakt in die Bewertung einbezogen, so wird deutlich, dass die dichotome Aussage, die am Ende der TEOAE-Bewertung steht, das Ergebnis eines relativ komplexen Entscheidungsnetzwerkes darstellt.

❯ Generell gilt die Regel: TEOAE-positive Ergebnisse sind bis auf die Ausnahme eines Reizartefaktes, dessen große Reproduzierbarkeit eine Reizantwort vortäuschen kann (◨ Abb. 4.11), eindeutig, wohingegen TEOAE-negative Ergebnisse neben dem Vorliegen eines Funktionsdefizites der äußeren Haarzellen zahlreiche andere Gründe haben können.

## 4.2  Otoakustische Distorsionsprodukte (DPOAE)

Die otoakustischen Distorsionsprodukte (DPOAE für *distortion product otoacoustic emissions*) sind Ausdruck der Verzerrungen, die das akustische Signal durch die nichtlineare biologische Verarbeitung im Innenohr erfährt.

Es ist nicht ganz korrekt, von den »Distorsionsprodukten der otoakustischen Emissionen« zu sprechen, nur um die aus dem Englischen stammende Abkürzung DPOAE für *distortion product otoacoustic emissions* zu erhalten, da nicht die OAE verzerrt werden, sondern erst als Folge einer Signalverzerrung entstehen. Um die Nutzung von Abkürzungen nicht der Willkür preiszugeben, ist vom zuständigen Fachausschuss der DGA (Deutsche Gesellschaft für Audiologie) die Bezeichnung »Distorsionsprodukt-otoakustische Emissionen« als Konvention vorgeschlagen worden.

### 4.2.1  DPOAE – Hintergrund der Methode

Die den DPOAE zugrunde liegenden Signalverzerrungen treten auf, wenn das Innenohr zur gleichen

Zeit mit zwei Tönen stimuliert wird, deren Frequenzen für eine unabhängige, wechselwirkungsfreie Verarbeitung zu nah beieinander liegen. Die aktive Verstärkung der Schwingung durch die von zwei primären Wanderwellen angeregten äußeren Haarzellen führt zu Verzerrungen, die zur Entstehung zusätzlicher, im Reizsignal nicht enthaltener Frequenzen führen und durch sie in Erscheinung treten. Gelingt es, eine dieser zusätzlichen Frequenzen nachzuweisen, dann ist der Beweis erbracht, dass der Bereich der überlappenden Wanderwellenmaxima vitale äußere Haarzellen enthält. Gelingt der Nachweis nicht, dann sind die äußeren Haarzellen im entsprechenden Bereich funktionslos oder abgestorben.

Antwort- und Reizfrequenz können einander durch einfache zahlenmäßige Beziehungen zwischen ihren Frequenzen eindeutig zugeordnet werden. Dadurch wird die Identifizierung der Reizantwort so weit vereinfacht, dass sie einer maschinellen Signalerkennung überlassen werden kann.

Die Frequenz $f_{DP}$ des Distorsionsproduktes hängt nach der Formel $f_{DP} = 2 \cdot f_1 - f_2$ mit den Reizfrequenzen $f_1$ und $f_2$ zusammen. Anschaulich bedeutet diese einfache Formel: »Das Distorsionsprodukt liegt auf der Frequenzachse um so viel unter dem tieferen der zwei Reiztöne wie die Reiztöne voneinander entfernt sind«. Da die Frequenzen der Primärtöne sich für die Erzielung optimaler Antworten um etwa 20 % unterscheiden (d. h. $f_2 \approx 1,2 \cdot f_1$), bedeutet dies, dass die Frequenz des Distorsionsproduktes 20 % unter der kleineren der zwei Reizfrequenzen liegt: $f_{DP} = 0,8 \cdot f_1$ (Beispiel: bei $f_1 = 1.000$ Hz beträgt $f_2 = 1.200$ Hz und $f_{DP} = 800$ Hz). Neben dem Distorsionsprodukt mit der Frequenz $2 \cdot f_1 - f_2$ gibt es andere, z. B. mit $f_{DP} = 2 \cdot f_2 - f_1$. Sie werden nur deshalb nicht betrachtet und genutzt, weil sie beim menschlichen Ohr nur mit sehr kleiner Amplitude auftreten.

Das von der Sonde im Gehörgang aufgezeichnete akustische Signal setzt sich aus den regelmäßigen Schwingungen mit den zwei Reizfrequenzen (große Amplitude), der regelmäßigen Schwingung mit der Frequenz des Distorsionsproduktes (kleine Amplitude) und dem unregelmäßig verlaufenden Rauschen (mittlere Amplitude) zusammen (◖ Abb. 4.12). Wenn die Analyse des Signals anzeigt, dass die Frequenz des Distorsionsproduktes im Spektrum signifikant stärker vertreten ist als die benachbarten Frequenzen, dann gilt das Distorsionsprodukt als nachgewiesen. Als Kriterium gilt allgemein ein Signal-Rausch-Abstand von mindestens 6 dB oder

(exakter) 1,1 Standardabweichungen des Rauschens (Hoth u. Polzer 2006). Unter der Voraussetzung, dass das Rauschen normalverteilt ist, entspricht dieses Kriterium einer statistischen Sicherheit von 86 %.

Ausgangspunkt der in den folgenden Abschnitten beschriebenen DPOAE-Messungen ist die Elementarmessung eines Spektrums, das aus dem Zeitsignal mit seinen in ◖ Abb. 4.12 gezeigten Komponenten hervorgeht und die Identifizierung der Distorsionsprodukte neben den Signalen mit den zwei Reizfrequenzen zulässt. Anders als bei der für die Isolierung transienter Signale eingesetzten Mittelung von Zeitsignalen werden hier jedoch Signalabschnitte definierter Länge in den Frequenzbereich transformiert und dort summiert bzw. gemittelt. Der in Bezug auf die Befreiung von Störeinflüssen erzielte Gewinn hängt von der Dauer der einzelnen Signalabschnitte und ihrer Anzahl ab. Trotz des unterschiedlichen Vorgehens gilt auch hier der universelle quadratische Zusammenhang zwischen Aufwand und Ertrag: Um eine Halbierung des Rauschens zu erzielen ist eine Vervierfachung der Messdauer erforderlich. Wenn ein Distorsionsprodukt vorliegt, ist die Halbierung der Störgeräuschamplitude mit einer Verbesserung des Signal/Rausch-Verhältnisses um 6 dB gleichwertig. Ein Beispiel für die Darstellung von Reiz und Reizantwort über dem Untergrund des Störgeräusches ist in ◖ Abb. 4.13 gezeigt.

Zur weiteren Bewertung der DPOAE-Messung trägt nur der in ◖ Abb. 4.13 durch einen gestrichelten Rahmen begrenzte Bereich des Spektrums bei. Wesentliche Parameter sind die Amplitude des aus DPOAE und Reststörung zusammengesetzten, in der zentralen Spektrallinie repräsentierten Signals und die im gesamten Ausschnitt (ohne Einbeziehung der zentralen Linie) berechneten Werte für Mittelwert und Standardabweichung des Störgeräuschuntergrundes. Aus diesen Größen wird der Signal-Rausch-Abstand berechnet und entweder in dB oder (seltener aber besser) in Vielfachen der Standardabweichung angegeben. Die Angabe Signal-Rausch-Abstand = 6 dB bedeutet weiter nichts als dass die Summe der Amplituden von DPOAE und Reststörung doppelt so groß ist wie die mittlere Amplitude der Reststörung allein (die DP-Amplitude S kann niemals isoliert gemessen werden, son-

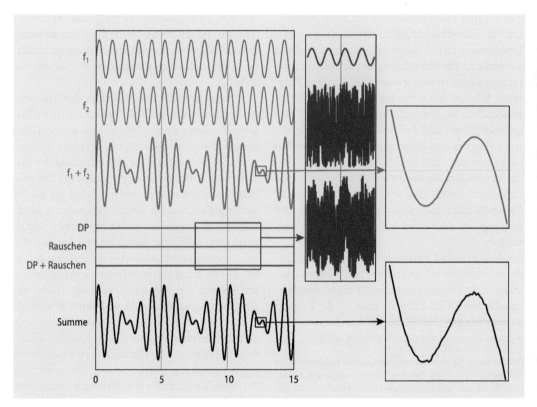

**◻ Abb. 4.12** Die zwei Reiztöne unterschiedlicher Frequenz $f_1$ und $f_2$ überlagern sich zu einer Schwebung (große blaue Kurve links). Werden Distorsionsprodukt und Rauschen (rot) bei Annahme der typischen Größenverhältnisse im gleichen Maßstab gezeichnet, so sind sie nicht auflösbar (links), in der 100-fachen Vergrößerung (Mitte) jedoch erkennbar. Auch im Gesamtsignal (schwarz) sind Rauschen und Distorsion erst dadurch erkennbar, dass die Kurve in der Ausschnittsvergrößerung (rechts unten) gegenüber dem reinen Reiz (rechts oben) etwas verbogen und erkennbar verrauscht ist.

dern immer die Zusammensetzung S+R von Signal und Rauschen). Ein Amplitudenverhältnis $(S+R)/R=2$ kann aber durchaus auch durch Zufall entstehen, wenn die Messwerte stark streuen. Wird jedoch die Standardabweichung des Rauschens als Vergleichsmaßstab verwendet, so kann eine Aussage über die Signifikanz abgeleitet werden (Hoth u. Böttcher 2008). Bei einem Zufallsprozess wird die Grenze »Mittelwert + Standardabweichung« nur mit 14 %, die Grenze »Mittelwert + 2 Standardabweichungen« nur mit 3 % Wahrscheinlichkeit überschritten. Dies ist das Fundament der enkryptischen Angabe »S/N = 18,7 dB (86 %); 16,7 dB (97 %)« bei einem der auf dem Markt gut vertretenen DPOAE-Messgeräte.

Für das Verständnis mancher Eigenschaften der DPOAE ist es nützlich zu wissen, dass die gemessenen Signale der Frequenz $f_{DP} = 2 \cdot f_1 - f_2$ an mindestens zwei Orten der Basilarmembran erzeugt werden (Whitehead et al. 1992): Eine erste Quelle befindet sich in der Nähe des Ortes, der der Frequenz $f_2$ entspricht (*distortion component* DCOAE), eine zweite am Ort der Frequenz $f_{DP}$ (*reflection component* RCOAE). Soweit an beiden Orten äußere Haarzellen in ausreichender Anzahl vorhanden sind, überlagern sich die zwei Komponenten zu dem gemessenen Gesamtsignal. Diese Überlagerung schränkt die Orts- oder Frequenzspezifität der Messergebnisse ein. Zu ihrer Wiederherstellung ist ein Suppressionsverfahren vorgeschlagen worden, mit dessen Hilfe eine der Quellen ausgeschaltet wird (Waldmann et al. 1997). Diese sgDPOAE-Technik (*single generator* DPOAE) ist jedoch in Praxisgeräten nicht verfügbar.

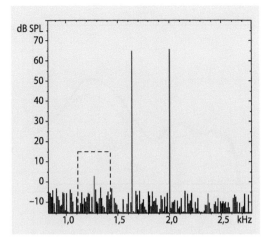

**◻ Abb. 4.13** Im Gehörgang aufgenommenes Frequenz-spektrum mit den zwei dominierenden Linien bei den Reizfrequenzen $f_1$ und $f_2$ (rot) sowie den Distorsionsprodukten $f_{DP1} = 2 \cdot f_1 - f_2$ und $f_{DP2} = 2 \cdot f_2 - f_1$ (blau). Nur der Bereich innerhalb des gestrichelten Fensters spielt bei der Verwertung der DPOAE eine Rolle.

### 4.2.2 DPOAE – Durchführung und Dokumentation

#### Vorbereitung

Der DPOAE-Messung geht die Einführung der Sonde in den Gehörgang und die Messung der Gehörgangsantwort (*checkfit*) voraus. Da die DPOAE-Gehörgangssonde zur Erzeugung der zwei Reiztöne zwei Hörer benötigt, sind ihre Abmessungen möglicherweise größer als die einer reinen TEOAE-Sonde. Auch bei den DPOAE wird zunächst mit Klick-Reizen, die von den zwei Hörern abwechselnd in schneller Folge abgegeben werden, die Gehörgangsantwort gemessen. Hierbei resultieren zwei Kurven, die eine Beurteilung nicht nur der Ausbreitung und Übertragung der Reize im Gehörgang sondern auch der Funktion der Sonde zulassen (◻ Abb. 4.14).

#### Ablauf der Messung

Infolge der Verwendung zweier Reiztöne bestehen bei der DPOAE-Messung in Bezug auf die Reizparameter viel mehr Wahlmöglichkeiten als bei den meisten anderen audiometrischen Untersuchungen. Glücklicherweise sind aber für die Standarduntersuchungen manche dieser Parameter fest miteinander gekoppelt, so dass meistens nur ein einziger

Freiheitsgrad besteht: Bei der Messung der DPOAE-Amplitude als Funktion der Reizfrequenz bei einem festen (und hohen) Reizpegel (DP-Gramm) hängen die Frequenzen der Primärtöne nach der Formel $f_2 = 1{,}2 \times f_1$ und ihre Pegel gemäß $L_2 = L_1$ miteinander zusammen. Wird die DPOAE-Amplitude bei festen Reizfrequenzen als Funktion des Reizpegels gemessen (Wachstumsfunktion, *growth function* oder *growth rate*), so wird der Pegel $L_2$ des Tones mit der höheren Reizfrequenz $f_2$ vorgegeben und der Pegel $L_1$ des Tones mit der niedrigeren Reizfrequenz $f_1$ Geräte-intern gemäß der Formel $L_1 = 0{,}4 \cdot L_2 + 39\,dB$ (»Pegelschere« nach Kummer et al. 2000) nachgeführt. An den Achsen der Diagramme treten konventionsgemäß immer nur die Frequenz $f_2$ bzw. der Pegel $L_2$ auf, da erstens die assoziierten Größen $f_1$ bzw. $L_1$ nach den angegebenen Regeln aus diesen ermittelt werden können und zweitens dem Reizton mit der höheren Reizfrequenz für die audiologische Bedeutung der Messung die größere Relevanz zukommt.

Die Wahl der Reizpegel $L_1$ und $L_2$ nach der Pegelschere beruht auf der näheren Betrachtung einer Anregung des Innenohres mit zwei Frequenzen. Zwei Reizfrequenzen bedeuten: zwei Wanderwellen, zwei endlich breite Einhüllende, zwei benachbarte angeregte Zonen des Corti-Organs – und letzten Endes eine zur Entstehung von Verzerrungen führende Wechselwirkung dort, wo die zwei Zonen überlappen. Liegen beide Reizpegel sehr niedrig, so findet keine Überlappung statt und es entsteht keine Verzerrung. Möchte man trotzdem bei niedrigen Reizpegeln messen und hält den Pegel $L_2$ für den eher relevanten (hierfür gibt es gute Gründe), so muss $L_1$ etwas größer sein als $L_2$. Nach der angegebenen Formel ist $L_1 = 39\,dB$ bei $L_2 = 0\,dB$; bei $L = 65\,dB$ sind beide Pegel gleich.

Der Ablauf der Messung wird durch die Festlegung der Parameter in einem Dialogfenster durch den Untersucher bestimmt. Üblicherweise können verschiedene Parametersätze als »Paket« definiert und für den schnellen späteren Abruf einer Konfiguration abgelegt werden. Zu den Reizparametern gehören Reizfrequenzen und Reizpegel bzw. die jeweiligen Bereiche, zu den Messparametern die Behandlung von Artefakten und die Kriterien für Fortführung oder Beendigung der Messung. Der sinnvoll zu erfassende Frequenzbereich erstreckt sich von 750 oder 1.000 Hz bis 4 oder 6 kHz. Als Schrittweite werden meistens halbe Oktaven für das DP-Gramm und 5 dB für die Wachstumsfunktion gewählt. Für

**4**

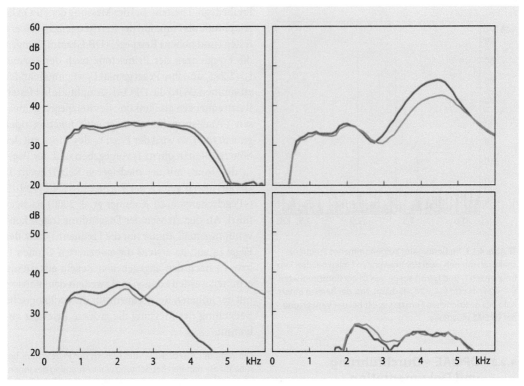

**◨ Abb. 4.14** Gehörgangsantworten, gemessen mit Klick-Reizen vor dem Start der DPOAE-Messung. Optimale Bedingungen (oben links); Resonanz bei 4 kHz (oben rechts): nicht günstig, aber häufig anzutreffen; zwei völlig verschiedene Kurven (unten links): Einer der zwei zu den Sondenhörern führenden Wege muss behindert sein; zwei Kurven mit sehr kleiner Amplitude (unten rechts): Die Bohrungen beider Hörer oder die des Mikrofons ist verlegt.

die DP-Gramm-Messung werden die festen Reizpegel $L_1 = L_2$ zwischen 60 und 70 dB SPL eingestellt, da die DPOAE bei schwächeren Reizen wegen der Reizpegelabhängigkeit ihrer Amplitude weniger gut nachweisbar sind.

Im Verlauf der Messung wird das Mikrofonsignal im Frequenzbereich gemittelt und das Ergebnis kontinuierlich angezeigt. Unter stabilen Bedingungen nimmt hierbei die Amplitude des Störgeräusches mit jedem Durchlauf ab. Soweit ein Distorsionsprodukt vorliegt, entwickelt sich seine Amplitude unter unsystematischen Schwankungen um einen konstanten Wert aus dem Untergrund heraus und stabilisiert sich schließlich zu einem Endwert. Der Untersucher steuert den Messablauf durch die Nachregelung der Artefaktschranke und durch die Bestimmung des Zeitpunktes für Beendigung oder Abbruch der Signalaufnahme. Kriterium ist hierbei

entweder der statistisch gesicherte positive oder negative Signalnachweis (Beendigung) oder die Überschreitung eines Zeitlimits (Abbruch). Die Zahl der Durchläufe oder Mittelungsschritte sagt über den Fortschritt der Messung wenig aus, schon allein weil die entscheidende Länge der analysierten Signalabschnitte bei den verschiedenen Geräten nicht einheitlich ist.

Werden die DPOAE zur Untersuchung des kontralateralen Suppressionseffektes gemäß dem vor ▶ Abschn. 4.1 beschriebenen Prinzip mit gleichzeitiger Beschallung des kontralateralen Ohres gemessen, so muss das Gegenohr über einen Kopfhörer, einen Einsteckhörer oder eine zweite Gehörgangssonde mit Rauschen von 40 bis 60 dB HL beschallt werden. Die zweimalige DP-Gramm-Messung mit und ohne Rauschen unter sonst gleichen Bedingungen erfolgt bei $L_1 = L_2 = 65$ oder 70 dB SPL.

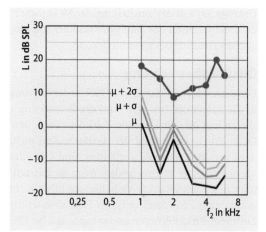

■ **Abb. 4.15** DP-Gramm mit $L_1 = L_2 = 71$ dB, gemessen am rechten Ohr eines normalhörenden 10-jährigen Jungen. Die farbige Kurve gibt die Messwerte für die Amplitude der DPOAE wieder, die grauen Linien entsprechen den Werten für Mittelwert $\mu$ des Geräuschuntergrundes sowie vermehrt um eine und zwei Standardabweichungen $\sigma$.

## Dokumentation

Die in ▶ Abschn. 4.2.1 beschriebene Elementarmessung eines Distorsionsproduktes ist Ausgangspunkt sowohl für das DP-Gramm (variable Reizfrequenz bei festem Reizpegel, ■ Abb. 4.15) als auch für die Wachstumsfunktion oder *growth function* (variabler Reizpegel bei fester Reizfrequenz, ■ Abb. 4.16).

In beiden Fällen ist das Verhältnis der zwei Reizfrequenzen $f_1$ und $f_2$ konstant; daher genügt es, eine der zwei Frequenzen anzugeben. Die zwei Reizpegel $L_1$ und $L_2$ hingegen hängen weniger einheitlich miteinander zusammen; die Dokumentation der Messung ist daher nur vollständig, wenn entweder das verwendete Paradigma (»$L_1 = L_2$« oder »Pegelschere«) genannt wird oder die Werte von $L_1$ und $L_2$ für jeden einzelnen Messpunkt angegeben werden.

### Bewertung

Unabhängig von den Reiz- und Messparadigmen werden bei der weiteren Verwertung für jeden Messpunkt die Amplitude bzw. der Pegel des Störgeräuschhintergrundes und die Amplitude bzw. der Pegel des Distorsionsproduktes betrachtet. Aus beiden Werten gemeinsam kann die gewünschte binäre (dichotome) Aussage »DPOAE nachweisbar« (PASS) oder »DPOAE nicht nachweisbar« (REFER) abgeleitet werden. Es erscheint berechtigt, ein weiteres Mal zu betonen, dass die meistens so bezeichnete Amplitude des Distorsionsproduktes in Wirklichkeit die Amplitude der Überlagerung von DPOAE und Untergrund darstellt. Messtechnisch ergibt sie sich schlicht als »Amplitude des Frequenzspektrums bei der dem Distorsionsprodukt entsprechenden Frequenz«. Da der Geräuschhintergrund im Gehörgang ein Kontinuum aller Frequenzen im

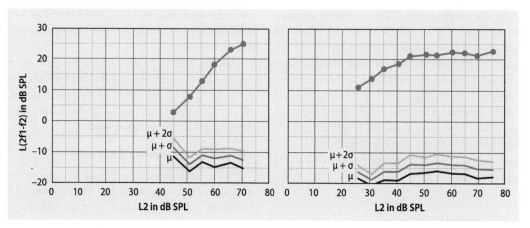

■ **Abb. 4.16** DP *growth rate* oder Wachstumsfunktion mit $L_1 = L_2$ (links) und $L_1 = 0,4 \cdot L_2 + 39$ dB (rechts), gemessen an einem normalhörenden Ohr. Die farbige Kurve gibt die Messwerte für die Amplitude der DPOAE wieder, die grauen Linien entsprechen den Werten für Mittelwert $\mu$ des Geräuschuntergrundes sowie vermehrt um eine und zwei Standardabweichungen $\sigma$. In beiden Fällen wurde die Messreihe nicht bis an die Schwelle fortgeführt; dennoch lässt sich gut erkennen, dass sich bei Anwendung der Pegelschere (rechts), bei Extrapolation bis zum Schnittpunkt mit der x-Achse eine wesentlich niedrigere Schwelle ergibt.

erfassten Bereich darstellt, verschwindet selbstverständlich niemals (auch nicht bei einem tauben Ohr) die Amplitude des Restrauschens ausgerechnet bei der Frequenz, bei der der Untersucher nach einer physiologischen Reizantwort sucht.

In die Bewertung der Ergebnisse müssen immer die Gehörgangsantworten einbezogen werden. Zeigen diese bei einer bestimmten Frequenz eine ausgeprägte Resonanz, so ist die Wahrscheinlichkeit groß, dass die Amplitude bei dieser Frequenz im Vergleich zur Umgebung signifikant größer ist und dadurch eine Reizantwort vorgetäuscht wird. Sinngemäß können tiefe Kerben in der Gehörgangsantwort ein tatsächlich vorhandenes Distorsionsprodukt verdecken. Es ist grundsätzlich Skepsis angebracht, wenn im DP-Gramm bei nur einer Frequenz ein Distorsionsprodukt gefunden wird. Auch die Wachstumsfunktionen, die ja meistens nur bei einer Frequenz gemessen werden, sind für Verfälschungen des Messergebnisses durch Gehörgangsresonanzen empfänglich. Liegt die gewählte Frequenz im Bereich einer Resonanz, so wird die Reizpegelabhängigkeit der DPOAE-Amplitude eher linear verlaufen als abseits von Resonanzfrequenzen.

DPOAE sind im Gegensatz zu TEOAE mit keinerlei Merkmalen ausgestattet, die eine auf Erfahrung und Mustererkennung fußende Identifizierung der Reizantwort ermöglichen. Anders als bei den TEOAE steht hier auch bei manueller Beurteilung der Messergebnisse außer dem automatisch berechneten Signal/Rausch-Verhältnis keine charakteristische Eigenschaft zur Verfügung, mit dessen Hilfe physiologische Antworten von konkurrierenden Effekten unterschieden werden können. Nur durch regelmäßige Kontrollmessungen mit der Sonde in einem künstlichen Gehörgang kann ausgeschlossen werden, dass auf Sondenfehler, z. B. beschädigte Wandler, zurückzuführende Signalverzerrungen für ein physiologisches Distorsionsprodukt gehalten werden.

### 4.2.3 DPOAE – Auswertung und diagnostische Deutung

Auf der Grundlage der vom Messsystem bereitgestellten Zahlen und Diagramme, die die Beschreibung des Messergebnisses ermöglichen, setzt der Untersucher mit der Beurteilung der Messqualität, der Interpretation der Parameter und der audiologischen Deutung des Gesamtbildes an.

### Qualitätsbetrachtung

Das entscheidende Maß für die Qualität der Messung ist die Amplitude bzw. der Pegel der Reststörung – alle andere Angaben wie die Zahl der *sweeps* bzw. Durchläufe oder Anzahl der Artefakte sind nicht dazu geeignet, über Verwertbarkeit und Güte des Messergebnisses zu entscheiden. Auch die Betrachtung des Signal/Rausch-Verhältnisses führt nicht immer zum Ziel, denn es ist im Falle abwesender Emissionen nicht definiert und es kann auch bei Ohren, die durchaus Emissionen aufweisen, ungünstig ausfallen. Das einzige Maß, das in allen Fällen eine Aussage über die erzielte Qualität ermöglicht, ist die Amplitude der Reststörung. Diese muss für jeden einzelnen durch Reizfrequenz und Reizpegel charakterisierten Messpunkt getrennt betrachtet werden.

Die Amplituden der mit Praxisgeräten messbaren DPOAE liegen zwischen etwa 0 und 25 dB SPL (nach unten durch die Messgenauigkeit, nach oben durch die Physiologie begrenzt). Unter guten Bedingungen kann der Pegel der Reststörung auf Werte unter -10 dB SPL gedrückt werden, so dass Emissionen von -4 dB aufwärts nachweisbar sind. Ein Störgeräuschpegel von 10 dB SPL ist nahezu immer erreichbar; dann aber sind die Messwerte nur eingeschränkt verwertbar, da nur DPOAE mit 16 dB SPL oder darüber signifikant aus dem Untergrund herausragen würden.

Auf die Bedeutung der Gehörgangsantwort im Rahmen der Bewertung wurde bereits am Ende von ▶ Abschn. 4.2.2 eingegangen. Sie ist fester Bestandteil der Dokumentation und sollte bei keiner Auswertung außer Acht gelassen werden.

### Identifikation der Reizantwort

Die signifikante Reizantwort weist sich durch ein ausreichend hohes Signal/Rausch-Verhältnis aus. Als Kriterium wird allgemein die Grenze von 6 dB akzeptiert und angewendet. Wird die statistische Natur der hier geforderten Entscheidung ernst genommen, so muss das Grenzkriterium je nach der durch die Signalmittelung erzielten Genauigkeit höher oder niedriger angesetzt werden. Diese Korrektur ist nicht erforderlich, wenn der Signal-Rausch-Abstand nicht in

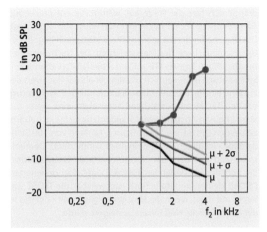

■ **Abb. 4.17** Am normalhörenden (rechten) Ohr eines 4-jährigen Jungen bei Reizpegeln $L_1 = L_2 = 69\,dB\,SPL$ gemessenes DP-Gramm. Die Messwerte bei 1.5, 2, 3 und 4 kHz übersteigen den um zwei Standardabweichungen σ vermehrten Mittelwert μ des Störgeräuschuntergrundes, der Messwert bei 1 kHz hingegen nicht (durch eine weitere Reduktion des Restrauschens könnte sich auch hier eine signifikante Antwort zeigen). Typisch für die Mehrzahl der DP-Gramme ist der mit der zunehmenden Frequenz abnehmende Verlauf des Störgeräuschpegels.

dB sondern in Standardabweichungen angegeben wird (der Wert von 6 dB korrespondiert hierbei mit 1,1 Standardabweichungen); übersteigt die DP-Amplitude den Mittelwert des Restrauschens um zwei Standardabweichungen, so beträgt die Sicherheit des Signalnachweises mindestens 97 %.

Ein typisches Beispiel für das DP-Gramm normalhörender Ohren ist in ■ Abb. 4.17 wiedergegeben. Aus Grafik und Zahlenwerten kann abgelesen werden, bei welchen Frequenzen die Amplitude bzw. der Pegel des Distorsionsproduktes signifikant aus dem Störgeräuschuntergrund herausragt. Die Frequenzen $f_2$ ($f_1$ entsprechend niedriger) erstrecken sich hier von 1 bis 4 kHz, da unterhalb von 1 kHz die Störeinflüsse dominieren und oberhalb von 4 kHz bei vielen der für die Messung eingesetzten Sondenmikrofone der Übertragungsfaktor erheblich abfällt. Die Erfassung von Signalen außerhalb des Übertragungsbereiches der Sonde kann dazu führen, dass auch an tauben Ohren insbesondere bei hohen Frequenzen DPOAE gemessen werden.

Die bei der DPOAE-Messung auftretenden Störgeräuschpegel sind wegen der schmalbandigen (d. h. auf einen kleinen Frequenzbereich begrenzten)

■ **Tab. 4.4** Schema der Entscheidung bezüglich der Anwesenheit oder Abwesenheit von DPOAE auf der Basis von Reststörung und Signal/Rausch-Verhältnis

| | SNR groß | SNR klein |
|---|---|---|
| Wenig Reststörung | OAE-positiv | OAE-negativ |
| Viel Reststörung | OAE-positiv | ? |

Messung sehr klein – in ■ Abb. 4.17 liegen sie zwischen -15 und -4 dB SPL (Mittelwert μ). In der Praxis sollte darauf geachtet werden, das Niveau der Reststörung unter 0 dB SPL bis maximal 5 dB SPL zu drücken. Bei höheren Störgeräuschpegeln sind DPOAE allenfalls dann messbar, wenn sie eine sehr große Amplitude haben. Der missglückte Nachweis von Emissionen ist in diesem Fall nicht mit dem Fehlen von Reizantworten gleichzusetzen (■ Tab. 4.4).

■ Tab. 4.4 zeigt, dass bei der dichotomen Entscheidung bezüglich der Anwesenheit oder Abwesenheit von DPOAE im Hinblick auf die Konstellation von Reststörung und Signal/Rausch-Verhältnis vier Fälle zu unterscheiden sind. Wirklich zuverlässig sind nur die Aussagen, die aus Messungen mit wenig Reststörung bezogen werden.

## Audiologische Deutung

Die audiologische Deutung und Nutzung der DPOAE gründet sich primär auf dichotome Ja/Nein-Aussagen, weniger auf differenzierte quantitative Bewertungen. Wegen der großen interindividuellen Variabilität der DPOAE-Amplitude ist es nicht möglich, Normalbereiche anzugeben, die eine Unterscheidung zwischen normal und pathologisch zulassen. Es ist zwar vielfach gezeigt worden (Probst u. Hauser 1990; Probst et al. 1987; Hoth 1995, 1996), dass die Amplitude der DPOAE mit zunehmendem Hörverlust abnimmt, die reziproke Verknüpfung zwischen tonaudiometrischer Hörschwelle und DP-Amplitude ist jedoch nur im statistischen Sinne erfüllt und wegen der erheblichen Streuungen nicht auf den Einzelfall anwendbar. Die Gründe für die Tatsache, dass Ohren mit gleicher Hörschwelle sich in der Amplitude der DPOAE erheblich unterscheiden können, sind nicht vollständig verstanden. Die Überlagerung von Verzerrungen und Reflektionen, die an verschiedenen Quellen innerhalb der Cochlea generiert werden, spielen hierbei sicher eine entscheidende Rolle. Diese Interferenzen sind jedenfalls ausweislich zahlreicher Untersuchungen (Talmadge et al. 1998, 1999, 2000; Dhar et al. 2002) der Grund dafür, dass das DP-Gramm bei Messung mit hoher Frequenzauflösung eine ausgeprägte Feinstruktur mit Gipfeln und Tälern aufweist, die mit Amplitudendifferenzen von bis zu 30 dB einhergehen und durch geeignete Suppressionsparadigmen (Heitmann et al. 1998) oder künftig möglicherweise auch mithilfe der Puls-DPOAE (Dalhoff et al. 2013) geglättet werden können. Wird das DP-Gramm bei nur wenigen Frequenzen in großen Abständen (halbe oder ganze Oktaven) gemessen, so wird die Feinstruktur nicht aufgelöst und es besteht für jeden einzelnen Messpunkt die Ungewissheit bezüglich seiner Lage auf einem Gipfel oder in einem Tal.

❯ Falsch auffällige DPOAE-Ergebnisse können dadurch zustande kommen, dass Primär- und Sekundärkomponente destruktiv interferieren.

Die dichotome Verwertung der DPOAE zur Beurteilung des Hörverlustes beruht auf der Beobachtung, dass die mit den Reizfrequenzen $f_1$ und $f_2$ bei hohen Reizpegeln ($L_1$ und $L_2$ um 65 dB SPL) gemessenen DPOAE verschwinden, wenn der Hörverlust bei der audiometrischen Prüffrequenz $f_2$ den Grenzwert von ca. 50 dB erreicht oder überschreitet (Hoth 1996; Wagner u. Plinkert 1999). Die Verwendung der angegebenen hohen Reizpegel ist erforderlich, um auch unter nicht optimalen Bedingungen zuverlässige Ergebnisse zu erhalten, sie ist aber mit dem Nachteil verbunden, dass die Frequenz- bzw. Ortsselektivität der Reizung eingeschränkt wird und möglicherweise andere als die Zielbereiche (insbesondere weiter basal gelegene Regionen der Cochlea) zur Reizantwort beitragen.

❯ DPOAE sind bis zu einem Hörverlust von 50 dB nachweisbar.

Das vollständige Verschwinden der DPOAE bei einer Hörminderung von 50 dB ist vor dem Hintergrund der gut untersuchten physiologischen Mechanismen unmittelbar nachvollziehbar, da ein vollständiger Funktionsverlust der äußeren Haarzellen einerseits mit dem Fehlen der DPOAE-Quellen gleichbedeutend ist und andererseits mit einem Verstärkungsverlust von etwa 50 dB einhergeht. Unvermeidlich

drängt sich hier die Frage auf, warum die entsprechende Grenze für die TEOAE bei einem Hörverlust von 30 dB liegt. Die Ursache für diesen scheinbaren Widerspruch liegt in der Unterschiedlichkeit der Messverfahren: Der Nachweis eines breitbandigen Signals (TEOAE) im (ebenfalls breitbandigen) Störgeräusch ist wesentlich schwieriger als der Nachweis der auf eine einzige Frequenz beschränkten DPOAE. Während bei den TEOAE als ausreichend angesehen wird, wenn der Signal-Rausch-Abstand eine Standardabweichung beträgt, ist bei den DPOAE ein Signal-Rausch-Abstand von 100 Standardabweichungen keine Seltenheit (Hoth 2003). Dementsprechend sind bei einem fortgeschrittenen Haarzellverlust die von der überlebenden Haarzellpopulation generierten DPOAE kleiner Amplitude noch nachweisbar; die TEOAE wären es nur dann, wenn die Messgenauigkeit weit über das in der Praxis übliche Maß hinaus gesteigert würde.

Aus den genannten Gründen darf das DP-Gramm nicht als Entsprechung des Tonschwellenaudiogramms angesehen werden – zumindest nicht quantitativ und in Hinblick auf die Feinstruktur der Frequenzabhängigkeit. Qualitativ jedoch ist das DP-Gramm insofern, als es einen ausgeprägten Hochton- und Tieftonhörverlust widerspiegelt, ein grobes Abbild der Hörschwelle (◻ Abb. 4.18). Die statistische Auswertung zeigt, dass 50 % der Korrelationskoeffizienten, die den Zusammenhang zwischen beiden – DP-Gramm und Audiogramm – charakterisieren, zwischen 60 % und 100 % liegen (Hoth 2002; Hoth u. Neumann 2006). Die Entsprechung zwischen DP-Gramm und Tonaudiogramm liegt somit in vielen, aber nicht allen Fällen vor. Daher ist es berechtigt, das Fehlen von DPOAE bei niedrigen bzw. hohen Frequenzen als Hinweis auf einen Tiefton- bzw. Hochtonhörverlust gelten zu lassen, wenn kein Tonaudiogramm zur Verfügung steht.

Zumindest ein Teil der Abweichung zwischen Tonhörschwelle und DP-Gramm erklärt sich aus der Überlagerung zweier Komponenten: der am Ort von $f_2$ erzeugten Verzerrungskomponente DCOAE (*distortion component* OAE) und der am Ort von $2f_1-f_2$ erzeugten Reflexionskomponente RCOAE (*reflection component* OAE) (Shera u. Guinan 1999; Kalluri u. Shera 2001; Konrad-Martin et al. 2001). Durch die Überlagerung der an zwei Orten entspringenden Wanderwellen entstehen Interferenzen, die empfindlich von den beteiligten Frequenzen abhängen und dem DP-Gramm die bekannte Feinstruktur aufprägen. Die Trennung der Komponenten ist möglich durch die Suppression einer der Quellen (Heitmann et al. 1998) oder durch Messung mit der Frequenzsweep-Methode (Long et al. 2008).

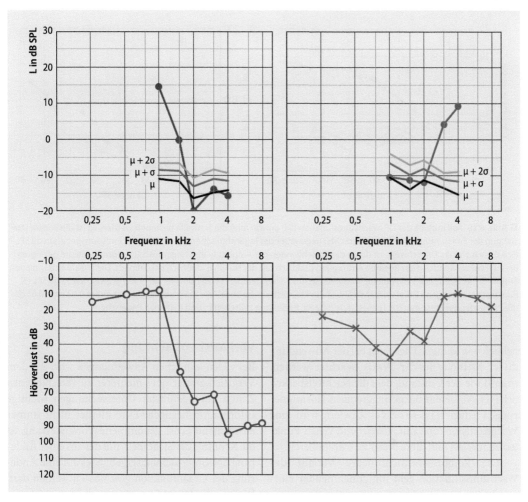

**◘ Abb. 4.18** DP-Gramme und Audiogramme in einem Fall von Hochtonhörverlust (linkes Bild) und Tieftonhörverlust (rechts). Die Korrelation zwischen DP-Gramm und Audiogramm beträgt im linken Bild 93 % und im rechten Bild 92 %. Es handelt sich um dieselben Ohren, deren TEOAE-Spektren in ◘ Abb. 4.10 gezeigt sind.

Eine gegenüber der rein dichotomen Nachweisbarkeit wesentlich seltenere Anwendung der DPOAE besteht in der Schwellenermittlung mithilfe der Wachstumsfunktionen (DP *growth rate, growth function* oder *I/O-function*, gelegentlich auch als *IO-gram* bezeichnet). Ausgangspunkt ist die Messung der DPOAE-Amplitude als Funktion der Reizpegel $L_1$ und $L_2$, welche entweder einander gleich sind oder nach der oben beschriebenen Pegelschere die Beziehung $L_1 = 0{,}4 \cdot L_2 + 39\,dB$ erfüllen. Die DP-Wachstumsfunktionen sind gekennzeichnet durch ihre »kompressive Nichtlinearität«, d. h. einen bei kleinen Reizpegeln zunächst steilen und später ab-

flachenden Verlauf (Abdala 2000). Aus ihnen kann eine Schwelle extrapoliert werden, indem die gemessene Funktion oder ein Teil dieser Funktion durch eine Gerade approximiert und diese Gerade bis zu ihrem Schnittpunkt mit der x-Achse verlängert wird (◘ Abb. 4.19). Es liegen umfangreiche Untersuchungen über den Zusammenhang dieser DP-Schwelle mit der Hörschwelle (bei der Frequenz $f_2$) vor (Boege u. Janssen 2002; Gorga et al. 2003; Janssen 2009). Die Ergebnisse dieser Untersuchungen können so zusammengefasst werden, dass zwischen beiden Größen eine hohe Korrelation besteht, die Abweichungen aber dennoch im Einzelfall er-

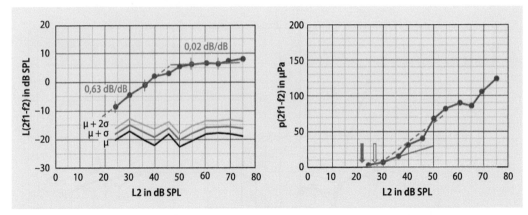

**◘ Abb. 4.19** Soll mithilfe der DP-Wachstumsfunktion (DP *growth rate*) die Schwelle bestimmt werden, so ist die lineare Darstellung der Emissionsamplitude in µPa (rechts) gegenüber der logarithmischen Darstellung des Emissionspegels in dB SPL (links) vorzuziehen. Die Schwelle ist durch das Verschwinden der Amplitude im Störgeräuschuntergrund (der im gezeigten Beispiel bei Verwendung der linearen Auftragung praktisch mit der Nulllinie identisch ist) definiert. Die lineare Extrapolation ergibt – je nachdem, wie viele Punkte für die Anpassung einer Geraden verwendet werden – Werte zwischen 22 dB SPL (3 Punkte, durchgezogene Linie) und 27 dB SPL (7 Punkte, gestrichelte Linie), die Steigung der Kurve beträgt 0,02 bzw. 0,63 dB/dB. Parameter der Messung: $f_1 = 1636$ Hz, $f_2 = 2002$ Hz, Beziehung zwischen $L_1$ und $L_2$ gemäß Pegelschere.

heblich sein können. Dies muss bei der Anwendung dieser Methode in der Praxis beachtet werden, ebenso wie der Umstand, dass die Nachweisbarkeit der DPOAE bereits bei geringgradigen Hörminderungen reduziert ist, so dass es schwierig wird, eine Wachstumsfunktion mit ausreichend vielen Punkten zu messen und diese linear zu extrapolieren.

Der kompressiv-nichtlineare Verlauf der Wachstumsfunktion geht mit zunehmender Hörminderung in eine lineare Funktion über. Quantitativ spiegelt sich dies in der Steigung der Kurve wider, die bei normaler Haarzellfunktion um 0,2 dB/dB liegt und bei gestörter Haarzellfunktion ca. 1 dB/dB (das Merkmal eines linearen Verhaltens) beträgt (Janssen 2009). Ist der Hörverlust nicht sensorisch, sondern konduktiv bedingt, so bleibt die Steigung der Wachstumsfunktion unverändert (Gehr et al. 2004; Janssen et al. 2005). Anhand von Nullstelle und Steigung kann somit prinzipiell das Ausmaß und die Art der Hörminderung bestimmt werden. Der Genauigkeit des Verfahrens sind jedoch dadurch, dass für keinen der zwei Parameter eine einheitliche Messvorschrift existiert, enge Grenzen gesetzt. Aus demselben Grund liegen auch keine Normalbereiche vor, mit deren Hilfe eine pathologische Veränderung erkannt oder eingegrenzt werden kann.

## Verlaufsbeobachtung

Bei vielen klinischen Anwendungen wird aus dem Vergleich zweier oder mehrerer zu verschiedenen Zeiten durchgeführter Untersuchungen wichtige Information bezogen. Eine hierbei nicht immer ausreichend ernst genommene Voraussetzung ist die Kenntnis der Sicherheit, mit der aus einer Änderung des Untersuchungsergebnisses auf eine Änderung der Organfunktion geschlossen werden darf. Werden die DPOAE an einem Ohr zwei Male gemessen, so werden niemals zwei gleiche Ergebnisse erhalten. Es ist gründlich untersucht worden, welche Reproduzierbarkeit oder Wiederholbarkeit für die DPOAE-Messung kennzeichnend ist. Bei dieser *test-retest repeatability* ist zwischen der Kurzzeit- und der Langzeit-Variabilität zu unterscheiden. Die zuletzt genannte liegt für Frequenzen über 1 kHz bei ca. 1 dB, für darunter liegende Frequenzen beträgt sie bis zu 3 dB (Zhao u. Stephens 1999). Es sind Hinweise darauf beschrieben worden, dass das Messergebnis in geringfügigem Ausmaß von der Tageszeit abhängen könnte. Erwartungsgemäß ist die Variabilität kleiner bei hohen Reizpegeln; für die Kombination $L_1/L_2 = 63/60$ dB SPL sind Amplitudendifferenzen erst signifikant, wenn sie im Bereich 1 bis 5 kHz mehr als 2 bis 3 dB betragen (Wagner et al. 2008). Auch für etwas höher liegende Reizpegel ist bestätigt worden, dass eine Änderung schon mehr als 2 bis 3 dB betragen muss, damit sie mit ausreichender Wahrscheinlichkeit als Zeichen einer physiologischen oder pathologischen Veränderung gedeutet werden darf (Keppler et al. 2010).

Besonders bedeutend, wenngleich nicht vorrangig im Kindesalter, ist die Kenntnis dieser Fakten bei der Frage nach der empfindlichen und frühzeitigen Detektion von Lärmschäden des Innenohres. Für impulshaltigen Schall in subriskanter Dosierung haben sich die DPOAE im Vergleich zu den TEOAE als weniger empfindlich erwiesen (Plinkert et al. 1995). Dem steht jedoch der Vorteil gegenüber, dass die DPOAE eher als die TEOAE eine Aussage über das Hörvermögen bei hohen Frequenzen ermöglichen (Probst et al. 1997a). Die Beantwortung der Frage, ob mithilfe der DPOAE die Identifizierung des vulnerablen Innenohres möglich ist (Ernst u. Lenarz 1997), bleibt bis heute spekulativ. Für den Einfluss ototoxischer Substanzen, die auch im Kindesalter zum Einsatz kommen, ist gezeigt worden, dass sie die Sensitivität der DPOAE reduzieren (McAlpine u. Johnstone 1990), d. h. der Anteil unauffälliger Ergebnisse bei normalem Hörvermögen ist geringer als in der Kontrollpopulation. Bei der Beurteilung von Veränderungen in Langzeitbeobachtungen ist stets die Parallele zum Einfluss der Alterung, die ebenfalls amplitudenmindernd wirkt, einzubeziehen (Hoth et al. 2010; Abdala u. Dhar 2012).

## Qualitätssicherung

Es ist das Ziel aller Maßnahmen zur Sicherung der Qualität, das Auftreten falsch-positiver und falsch-negativer Ergebnisse zu minimieren. Eine Schlüsselrolle spielt hierbei die bereits ausführlich erörterte Problematik der Reststörung (◘ Tab. 4.4): Ein großes Signal/Rausch-Verhältnis ist dazu geeignet, DPOAE anzuzeigen – für ein kleines Signal/Rausch-Verhältnis gilt jedoch nicht das Gegenteil. Fehler, deren Quelle abseits dieser Problematik liegt, können durch die regelmäßige Kontrolle der ordnungsgemäßen Sondenfunktion begrenzt werden. Technisch bedingte Signalverzerrungen sind mit den üblicherweise zur Verfügung stehenden Mitteln nicht von physiologischen DPOAE zu unterscheiden. Klarheit schafft allenfalls der Nachweis der physiologischen Frequenzabhängigkeit der Latenzzeit des DPOAE-Signals (Hoth u. Weber 2001):

Nimmt die Latenz mit zunehmender Reizfrequenz ab, so ist das Signal praktisch ohne Zweifel physiologischen Ursprungs.

### 4.2.4 Efferente Suppression der OAE

Wird das Gehör durch einen maskierenden Reiz stimuliert, führt dies aufgrund der efferenten Innervation der Cochlea zu einer Abnahme der OAE-Amplituden, die mit allen gängigen OAE-Systemen registrierbar ist. Diese Amplitudenreduktion basiert physiologisch auf der Wirkungsweise des medialen olivocochleären Bündels (MOCB), das sowohl bei ipsi- als auch kontralateraler akustischer Reizung die langsame Beweglichkeit der OHC steuert und so den Arbeitspunkt und die Dynamik des cochleären Verstärkers einstellt. Mit der Registrierung der OAE bei kontralateraler akustischer Stimulation (CAS) steht somit ein nicht invasives Verfahren zur Funktionsprüfung des efferenten Systems zur Verfügung (Collet et al. 1990).

Das olivocochleäre Bündel (OCB), dessen Fasern ihren Ursprung im lateralen sowie medialen Olivenkomplex (LOC; MOC) haben, bildet synaptische Verbindungen sowohl zu den afferenten Fasern des Hörnervs als auch zu den beweglichen OHC (◘ Abb. 4.20). An den Afferenzen der IHC beeinflussen sie inhibitorisch die Erzeugung und Weiterleitung von Aktionspotenzialen. An den OHC beeinflussen sie reflektorisch die Dynamik des cochleären Verstärkers durch Steuerung der langsamen Beweglichkeit (Guinan 2006). Dadurch wird die Bewegung der Basilarmembran bei höheren Schallpegeln gehemmt, was physiologisch eine bedeutsame Rolle bei der Verarbeitung und Wahrnehmung biologisch bedeutsamer Signale, wie z. B. Sprache, in geräuschvoller Umgebung spielt. So wurde nachgewiesen, dass bei Reduktion der cochleären Verstärkung die Antworten auf akustische Signale im Störschall erhöht waren (de Boer 2012). Diese Demaskierung scheint bei der Sprachwahrnehmung im Störschall eine wichtige Rolle zu spielen.

Die kontralaterale Suppression der TEOAE ist bereits bei Neugeborenen nachweisbar, sie weist jedoch bei Risikokindern eine signifikant geringere Effektstärke auf (Durante et al. 2008). Ob diese reduzierten Emissionsamplituden eine nega-

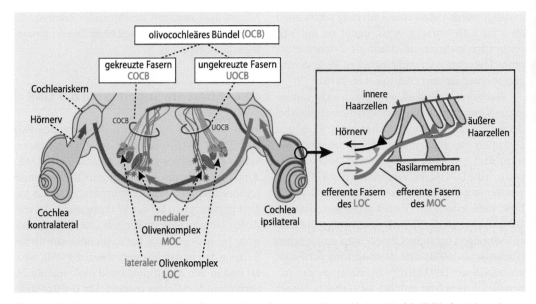

**◘ Abb. 4.20** Schematische Darstellung der efferenten Verbindungen des olivocochleären Bündels (OCB), das sich aus kreuzenden und ungekreuzten Fasern des medialen und lateralen Olivenkomplexes (MOC, LOC) zusammensetzt, die dem unteren Hirnstamm entspringen (links: Querschnitt, Katze); im Bereich des Corti'schen Organs inserieren die Efferenzen des lateralen Olivenkomplexes (LOC) an den Afferenzen der IHC, die Efferenzen des medialen Olivenkomplexes (MOC) an den OHC, wo sie die langsame Motilität des cochleären Verstärkers steuern (modifiziert nach Guinan 2006).

tive prognostische Bedeutung für die weitere Hör- und Sprachentwicklung der Kinder hat, ist unbekannt.

Die gängigste Methode zur objektiven Funktionsprüfung der efferenten Wirkungsweise des MOCB ist die Registrierung der OAE bei akustischer Reizung mit einem breitbandigen Maskierer (z. B. weißes Rauschen). Dadurch sinken die Gesamtpegel der Emissionen bei normalem Hörvermögen in Abhängigkeit vom Reiz- und Maskierungspegel um 0,5 bis 3 dB (de Boer 2012; Lonsbury-Martin 2007). Konzentriert man sich jedoch auf den mittelfrequenten Bereich um 2 kHz, so kann die efferente Suppression bis zu 7 dB betragen (Berlin 1993). Auch bei ipsilateraler Maskierung kann eine Suppression ausgelöst werden, dessen Beurteilung jedoch durch schnelle Adaptationsprozesse in der Cochlea erschwert wird (Liberman 1996).

Bei der Wahl des Maskierungspegels ist darauf zu achten, dass dieser unter der Reaktionsschwelle des Stapediusreflexes liegt, damit die Veränderungen der OAE-Amplituden nicht auf der dadurch ausgelösten Impedanzänderung des Mittelohres beruhen. Empfehlenswert ist die Verwendung eines Klick-Pegels von 60 dB SPL bei kontralateraler Maskierung mit dem gleichem Pegel. Bei Männern fällt die efferente Suppression bei einem Reizpegel von 70 dB SPL signifikant höher aus als bei Frauen (de Boer 2012).

Bei Kindern lässt sich das Verfahren unter ruhigen und konstanten Messbedingungen sehr leicht im Schlaf oder auch bei guter Kooperation im Wachzustand durchführen. Dabei ist streng darauf zu achten, dass während der gesamten Messzeit ein stabiler, unveränderter Sondensitz beibehalten wird. Das folgende klinische Beispiel zeigt die normal ausgeprägte efferente Suppression durch kontralaterale akustische Stimulation mit weißem Rauschen (60 dB SPL) bei einem 8-jährigen Kind mit peripherer Normakusis, einseitigem Tinnitus und diagnostizierter LRS bei Verdacht auf AVWS (◘ Abb. 4.21). Die Reduktion der TEOAE-Amplituden liegt insgesamt bei 1,9 dB und sinkt innerhalb der Frequenzbänder von 1,0 kHz (minus 5,3 dB) bis 4,0 kHz (minus 1,1 dB) ab. Somit kann keine Störung des efferenten Systems nachgewiesen werden.

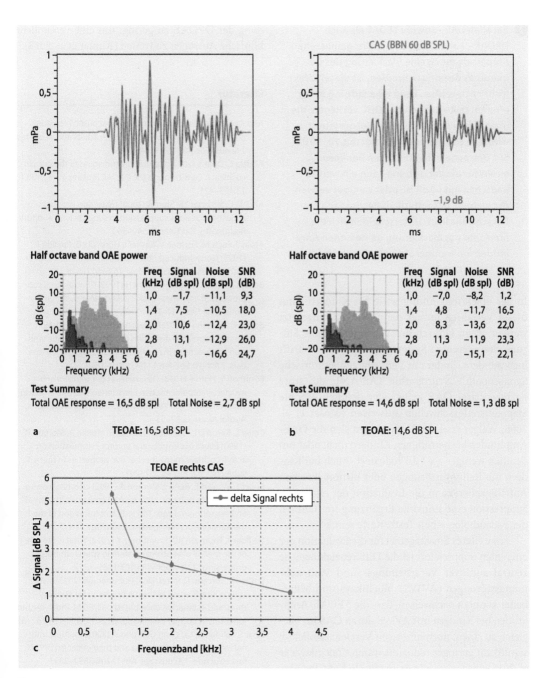

**Abb. 4.21** Registrierung der TEOAE bei einem 8-jährigen Kind mit LRS und Tinnitus bei Verdacht auf AVWS. **a)** TEOAE in Ruhe; der gesamte Emissionspegel liegt bei 16,5 dB SPL. **b)** TEOAE mit kontralateraler Beschallung mit weißem Rauschen (60 dB SPL); der Gesamtpegel der Emissionen reduziert sich um 1,9 dB auf 14,6 dB SPL. **c)** Differenz der Emissionspegel innerhalb der 5 Frequenzbänder von 1,0 bis 4,0 kHz; die Pegel der TEOAE reduzieren sich um 5,3 dB (1,0 kHz), 2,7 dB (1,4 kHz), 2,3 dB (2,0 kHz), 1,8 dB (2,8 kHz) und 1,1 dB (4,0 kHz); es besteht somit kein Hinweis auf eine Störung des efferenten Systems.

❯❯ Bei allen OAE – sowohl TEOAE als auch DPOAE – kann die an einem Ohr gemessene Amplitude durch eine Maskierung des Gegenohres beeinflusst werden. Ist dieser Effekt nicht nachweisbar, kann eine Störung in der efferenten Regulation der OHC vorliegen, die über das olivocochleäre Bündel gesteuert wird. Die OAE-Messung erfolgt mit 70–80 dB SPL Reizpegeln, bei TEOAE im *nonlinear mode;* für die Vertäubung kann ein weißes Rauschen mit 60 dB HL oder weniger verwendet werden, das unterhalb der Stapediusreflexschwelle liegt. Unterscheiden sich die ohne und mit Maskierung gemessenen Amplituden um weniger als 1 dB, so gilt der Effekt als abwesend.

In der objektiven Audiometrie bei Kindern kann dieses Verfahren immer dann sinnvoll eingesetzt werden, wenn klinisch der Verdacht auf eine Störung des efferenten Systems besteht. Dies betrifft insbesondere Kinder mit Verdacht auf auditorische Synaptopathie/Neuropathie (AS/AN), die trotz nachweisbarer OAE keine oder deutlich erhöhte Stapediusreflexschwellen aufweisen (Moser et al. 2006; Walger et al. 2011). So zeigen sich die OAE-Amplituden bei betroffenen Kindern nicht oder um deutlich weniger als 1 dB reduziert. Auch bei Kindern mit Reifungsstörungen oder hirnorganischen Auffälligkeiten kann die Evaluation der efferenten Suppression eine sinnvolle Ergänzung im Rahmen der pädaudiologischen Testbatterie sein.

Ein weiteres Einsatzgebiet für die Evaluation der efferenten Suppression ist die Differenzialdiagnose zentral auditiver Verarbeitungs- und Wahrnehmungsstörungen (AVWS). Yalcinkaya und Mitarbeiter konnten nachweisen, dass die TEOAE-Amplituden bei Kindern mit AVWS durch CAS im Vergleich zu einem normalhörigen Vergleichskollektiv signifikant geringer reduziert waren (Yalcinkaya et al. 2010). Insgesamt gibt es im Hinblick auf den Einsatz der kontralateralen Suppression in der klinischen Routine bei Kindern noch zu wenig verlässliche Daten, um pathologische Veränderungen in ausgewählten Patientenkollektiven sicher einzugrenzen und damit eine klare Empfehlung für ihre Verwendung zu geben. So ist die Test/Retest-Stabilität der kontralateralen Suppression bei Verwendung der DPOAE zu gering, um eine verlässliche klinische Aussagen zu treffen (Kumar et al. 2013).

## Literatur

Abdala C (2000) Distortion product otoacoustic emission (2f1-f2) amplitude growth in human adults and neonates. J Acoust Soc Am 107(1):446–456

Abdala C, Dhar S (2012) Maturation and aging of the human cochlea: A view through the DPOAE looking glass. JARO 13:403–421

Abdala C, Sininger YS, Starr A (2000) Distortion product otoacoustic emissions suppression in subjects with auditory neuropathy. Ear Hear 21:542–553

Attias J, Furst M, Furman V, Reshef I, Horowitz G, Bresloff I (1995) Noise-induced otoacoustic emission loss with or without hearing loss. Ear Hear 16(6):612–618

Berlin CI, Hood LJ, Hurley A, Wen H (1993) Contralateral suppression of non-linear click-evoked otoacoustic emissions. Hear Res 71:1–11

Boege P, Janssen T (2002) Pure-tone threshold estimation from extrapolated distortion product otoacoustic emission I/O-functions in normal and cochlear hearing loss ears. J Acoust Soc Am 111(4):1810–1818

Bönnhoff S, Hoth S (1993) Die Stabilität der transitorisch evozierten otoakustischen Emissionen und ihre Eignung zum Nachweis von Veränderungen des Hörvermögens. Audiol Akust 32:32–53

Collet L, Kemp DT, Veuillet E, Duclaux R, Moulin A, Morgon A (1990) Effect of contralateral auditory stimulation on active cochlear micro-mechanical properties in human subjects. Hear Res 43:251–261

Collet L, Veuillet E, Bene J, Morgon A (1992) Effects of contralateral white noise on click-evoked emissions in normal and sensorineural ears: Towards an exploration of the medial olivocochlear system. Audiology 31:1–7

De Boer J, Thornton RD, Krumbholz K (2012) What is the role of the medial olivocochlear system in speech-in-noise processing? J Neurophysiol 107:1301–1312

Dalhoff E, Turcanu D, Vetešník A, Gummer AW (2013) Two-source interference as the major reason for auditory-threshold estimation error based on DPOAE input-output functions in normal-hearing subjects. Hear Res 296:67–82

Dhar S, Talmadge CL, Long GR, Tubis A (2002) Multiple internal reflections in the cochlea and their effect on DPOAE fine structure. J Acoust Soc Am 112(6):2882–2897

Durante AS, Carvallo RM (2008) Contralateral suppression of linear and nonlinear transient evoked otoacoustic emissions in neonates at risk for hearing loss. J Commun Disord 41(1):70–83

Engdahl B, Tambs K, Hoffmann HJ (2013) Otoacoustic emissions, pure-tone audiometry, and self-reported hearing. Int J Audiol 52(2):74–82

Ernst A, Lenarz T (1997) Otoacoustic emissions in predicting noise induced hearing loss in vulnerable inner ears.

In:European commission concerted action – protection against noise. University college London, ILO April 16–19, abstract page 35

Gehr DD, Janssen T, Michaelis CE, Deingruber K, Lamm K (2004) Middle ear and cochlear disorders result in different DPOAE growth behavior: Implications for the differentiation of sound conductive and cochlear hearing loss. Hear Res 193:9–19

Gorga MP, Neely ST, Bergman BM, Beauchaine KL, Kaminski JR, Peters J, Schulte L, Jesteadt W (1993) A comparison of transient-evoked and distortion product otoacoustic emissions in normal-hearing and hearing impaired subjects. J Acoust Soc Am 94(5):2639–2648

Gorga MP, Neely ST, Dorn PA, Brenda MH (2003) Further efforts to predict pure-tone thresholds from the distortion product otoacoustic emission input/output functions. J Acoust Soc Am 113:3275–3284

Guinan JJ (2006) Olicocochlear efferents:Anatomy, physiology, function, and the measurement of efferent effecs in humans. Ear Hear 27:589–607

Heitmann J, Waldmann B, Schnitzler HU, Plinkert PK, Zenner HP (1998) Suppression of distortion product otoacoustic emissions (DPOAE) near 2f1-f2 removes DP-gram fine structure – Evidence for a secondary generator. J Acoust Soc Am 103:1527–1531

Hood LJ, Berlin CI, Bordelon J, Rose K (2003) Patients with auditory neuropathy/dys-synchrony lack efferent suppression of transient evoked otoacoustic emissions. J Am Acad Audiol 14(6):302–313

Hoth S (1991) Zeitlich differentielle Analyse des Korrelationskoeffizienten: Eine Bereicherung bei der Auswertung von akustisch evozierten Potentialen. Audiol Akust 30:214–220

Hoth S (1995) Zusammenhang zwischen EOAE-Parametern und Hörverlust (Relationship between parameters of evoked otoacoustic emissions and hearing loss). Audiol Akust 34:20–29

Hoth S (1996) Der Einfluß von Innenohrhörstörungen auf verzögerte otoakustische Emissionen (TEOAE) und Distorsionsprodukte (DPOAE). Laryngol Rhinol Otol 75:709–718

Hoth S (2002) Korrelation zwischen Tonaudiogramm und Frequenzabhängigkeit der otoakustischen Emissionen. DGA 5. Jahrestagung Zürich. Tagungs-CD

Hoth S (2003) Warum sind TEOAE und DPOAE gegenüber cochleären Funktionsdefiziten unterschiedlich empfindlich? Z Audiol 42(2):48–50

Hoth S (2005) On a possible prognostic value of otoacoustic emissions. A study on patients with sudden hearing loss. Eur Arch Otorhinolaryngol 262(3):217–224

Hoth S, Bönnhoff S (1993) Klinische Anwendung der transitorisch evozierten otoakustischen Emissionen zur therapiebegleitenden Verlaufskontrolle. HNO 41:135–145

Hoth S, Böttcher P (2008) Nomenklatur und Diagramme bei der Beschreibung und Interpretation von OAE-Messungen. Z Audiol 47(4):140–149

Hoth S, Lenarz T (1997) Otoakustische Emissionen – Grundlagen und Anwendung. 2. Aufl. Thieme, Stuttgart, ISBN 3-13-127602-9

Hoth S, Neumann K (2006) Das OAE-Handbuch. Otoakustische Emissionen in der Praxis. Thieme, Stuttgart, ISBN-10: 3-13-142561-X/ISBN-13: 978-3-13-3142561-4

Hoth S, Neumann K (2006) Die diagnostische Aussagekraft der otoakustischen Emissionen. Praktische Arbeitsmedizin 6:18–24

Hoth S, Polzer M (2006) Qualität in Zahlen. Signalnachweis in der objektiven Audiometrie. Z Audiol 45(3):100–110

Hoth S, Weber F (2001) The latency of evoked otoacoustic emissions:Its relation to hearing loss and auditory evoked potentials. Scand Audiol 30:173–183

Hoth S, Gudmundsdottir K, Plinkert P (2010) Age dependence of otoacoustic emissions: The loss of amplitude is primarily caused by age-related hearing loss and not by aging alone. Eur Arch Otorhinolaryngol 267(5):679–690

Janssen T (2009) Otoakustische Emissionen. In Lehnhardt E, Laszig R (Hrsg) Praxis der Audiometrie, 9. Aufl. Thieme, Stuttgart, ISBN 3-13-369009-6

Janssen T, Gehr DD, Klein A, Müller J (2005) Distortion product otoacoustic emissions for hearing threshold estimation and differentiation between middle-ear and cochlear disorders in neonates. J Acoust Soc Am 117(5):2969–2979

Kalluri R, Shera CA (2001) Distortion-product source unmising:A test of the two-mechanism model for DPOAE generation. J Acoust Soc Am 109(2):622–637

Kandzia F, Oswald J, Janssen T (2011) Binaural measurement of bone conduction click evoked otoacoustic emissions in adults and infants. J Acoust Soc Am 129:1464–1474

Kapadia S, Lutman ME (1999) Reduced 'audiogram ripple' in normally-hearing subjects with weak otoacoustic emissions. Audiol 38:257–261

Keppler H, Dhooge I, Maes L, D'haenens W, Bockstael A, Philips B, Swinnen F, Vinck B (2010) Transient-evoked and distortion product otoacoustic emissions: A short-term test-retest reliability study. Int J Audiol 49:99–109

Konrad-Martin D, Neely ST, Keefe DH, Dorn PA, Gorga MP (2001) Sources of distortion product otoacoustic emissions revealed by suppression experiments and inverse fast Fourier transforms in normal ears. J Acoust Soc Am 109:2862–2879

Kumar UA, Methi R, Avinash MC (2013) Test/retest repeatability of effect contralateral acoustic stimulation on the magnitudes of distortion product otoacoustic emissions. Laryngoscope 123(2):463–471

Kummer P, Janssen T, Arnold W (1998) The level and growth behavior of the 2f1-f2 distortion product otoacoustic emission and its relationship to auditory sensitivity in normal hearing and cochlear hearing loss. J Acoust Soc Am 103:3431–3444

Kummer P, Janssen T, Hulin P, Arnold W (2000) Optimal L1-L2 primary tone level separation remains independent of test frequency in humans. Hearing Research 146:47–56

Lapsley Miller JA, Marshall L, Heller LM (2004) A longitudinal study of changes in evoked otoacoustic emissions and pure-tone thresholds as measured in a hearing conservation program. Int J Audiol 43:307–322

Liberman MC, Puria S, Guinan JJ Jr (1996) The ipsilaterally evoked olivocochlear reflex causes rapid adaptation of the 2f1-f2 distortion product otoacoustic emission. J Acoust Soc Am 99:3572–3584

Long GR, Talmadge CL, Lee J (2008) Measuring distortion product otoacoustic emissions using continuously sweeping primaries. J Acoust Soc Am 124(3):1613–1626

Lonsbury-Martin BL, Martin GK (2007) Otoacoustic Emissions. In: Burkard RF, Don M, Eggermont JJ (eds) Auditory evoked potentials. Basic principles and clinical application. Lippincott Williams & Wilkins, Baltimore, pp 159–180

Lucertini M, Moleti A, Sisto R (2002) On the detection of early cochlear damage by otoacoustic emission analysis. J Acoust Soc Am 111(2):972–978

Margolis RH, Trine MB (1997) Influence of middle-ear disease on otoacoustic emissions. In: Robinette MS, Glattke TJ (eds) Otoacoustic emissions: Clinical applications. Thieme, New York, pp 130–150

Marshall L, Heller LM (1996) Reliability of transient-evoked otoacoustic emissions. Ear Hear 17(3):237–256

McAlpine D, Johnstone BM (1990) The ototoxic mechanism of cisplatin. Hear Res 47:191–203

Moleti A, Sisto R, Lucertini M (2002) Linear and nonlinear transient evoked otoacoustic emissions in humans exposed to noise. Hear Res 174(1–2):290–295

Moser T, Strenzke N, Meyer A, Lesinski-Schiedat A, Lenarz T, Beutner D, Foerst A, Lang-Roth R, von Wedel H, Walger M, Gross M, Keilmann A, Limberger A, Steffens T, Strutz J (2006) Diagnosis and therapy of auditory synaptopathy/neuropathy. HNO 54(11):833–841

Moulin A, Collet L, Duclaux R (1993) Contralateral auditory stimulation alters acoustic distortion products in humans. Hear Res 65:193–210

Müller P, Kompis M (2002) Evaluation of a noise reduction system for the assessment of click-evoked otoacoustic emissions. J Acoust Soc Am 112(1):164–171

Plinkert PK, Lenarz T (1992) Evozierte otoakustische Emissionen und ihre Beeinflussung durch kontralaterale akustische Stimulation. Laryngol Rhinol Otol 71:74–78

Plinkert PK, Kröber S (1991) Früherkennung einer Cisplatin-Ototoxizität durch evozierte otoakustische Emissionen. Laryngol Rhinol Otol 70:457–462

Plinkert PK, Hemmert W, Zenner HP (1995) Methodenvergleich zur Früherkennung einer Lärmvulnerabilität des Innenohres. HNO 43:89–97

Plinkert PK, Hemmert W, Wagner W, Just K, Zenner HP (1999) Monitoring noise susceptibility: Sensitivity of otoacoustic emissions and subjective audiometry. Br J Audiol 33: 367–382

Prieve BA, Gorga MP, Schmidt A, Neely S, Peters J, Schultes L, Jestaedt W (1993) Analysis of transient-evoked emissions in normal-hearing and hearing-impaired ears. J Acoust Soc Am 93:3308–3319

Probst R, Hauser R (1990) Distortion product otoacoustic emissions in normal and hearing-impaired ears. Am J Otolaryngol 11:236–243

Probst R, Lonsbury-Martin BL, Martin GK, Coats AC (1987) Otoacoustic emissions in ears with hearing loss. Am J Otolaryngol 8:73–81

Probst R, Harris FP (1997a) Otoacoustic emissions. In Alford BR, Jerger J, Jenkins HA (eds) Electrophysiologic evaluation in otolaryngology. Adv Otolaryng 53. Karger, Basel, pp 182–204

Probst R, Harris FP (1997b) Otoacoustic emissions and audiometric outcomes. In: Robinette MS, Glattke TJ (eds.) Otoacoustic emissions: Clinical applications. Thieme, New York, pp 151–180

Puel JL, Rebillard G (1990) Effect of contralateral sound stimulation on the distortion product 2F1-F2: Evidence that the medial efferent system is involved. J Acoust Soc Am 87:1630–1635

Rödel R, Breuer T (1994) Evozierte otoakustische Emissionen und Mittelohrfunktion. Laryngol Rhinol Otol 73:118–122

Ryan S, Kemp DT, Hinchcliffe R (1991) The influence of contralateral acoustic stimulation on click-evoked otoacoustic emissions in humans. British J Audiol 25:391–397

Shera CA, Guinan JJ jr (1999) Evoked otoacoustic emissions arise by two fundamentally different mechanisms: a taxonomy for mammalian OAEs. J Acoust Soc Am 105(2):782–798

Stavroulaki P, Apostolopoulos N, Segas J, Tsakanikos M, Adamopoulos G (2001) Evoked otoacoustic emissions – an approach for monitoring cisplatin induced ototoxicity in children. Int J Ped Otorhinolaryngol 59:47–57

Talmadge CL, Tubis A, Long GR, Piskorski P (1998) Modeling otoacoustic emission and hearing threshold fine structures. J Acoust Soc Am 104(3):1517–1543

Talmadge CL, Long GR, Tubis A, Dhar S (1999) Experimental confirmation of the two-source interference model for the fine structure of distortion product otoacoustic emissions. J Acoust Soc Am 105:275–292

Talmadge CL, Tubis A, Long GR, Tong C (2000) Modeling the combined effects of basilar membrane nonlinearity and roughness on stimulus frequency otoacoustic emission fine structure. J Acoust Soc Am 108(6):2911–2932

Wagner W, Plinkert PK (1999) The relationship between auditory threshold and evoked otoacoustic emissions. Eur Arch Otorhinolaryngol 256:177–188

Wagner W, Heppelmann G, Müller J, Janssen T, Zenner HP (2007) Olivocochlear reflex effect on human distortion product otoacoustic emissions is largest at frequencies with distinct fine structure dips. Hear Res 223:83–92

Wagner W, Heppelmann G, Vonthein R, Zenner HP (2008) Test-Retest repeatability of distortion product otoacoustic emissions. Ear Hear 29(3):378–391

Waldmann B, Heitmann J, Plinkert PK (1997) »Single generator«-Distorsionsprodukte (sgDPOAE): Entwicklung eines neuen Präzisionsmeßsystems. Audiol Akust 36:22–31

Walger M, Foerst A, Beutner D, Streicher B, Stürmer K, Lang-Roth R (2011) Auditorische Synaptopathie/Neuropathie. Klinik und Diagnostik. HNO 59:414–424

Whitehead ML, Lonsbury-Martin BL, Martin GK (1992) Evidence for two discrete sources of 2f1-f2 distortion-product otoacoustic emission in rabbit: I. Differential dependence on stimulus parameters. J Acoust Soc Am 91: 1587–1607

Whitehead ML, Lonsbury-Martin BL, Martin GK (1992) Evidence for two discrete sources of 2f1-f2 distortion-product otoacoustic emission in rabbit: II. Differential physiological vulnerability. J Acoust Soc Am 92:2662–2682

Yalçinkaya F, Yilmaz ST, Muluk NB (2010) Transient evoked otoacoustic emissions and contralateral suppression in children with auditory listening problems. Auris Nasus Larynx 37(1):47–54

Yang LP, Young ST, Kuo TS (2002) Effects of noise on transient-evoked oto-acoustic emission pass/fail criteria. Med Biol Eng Comp 40:278–281

Yilmaz S, Öktem F, Karaman E (2010) Detection of cisplatin-induced ototoxicity with transient evoked otoacoustic emission test before pure tone audiometer. Eur Arch Otorhinolaryngol 267:1041–1044

Zebian M, Kandzia F, Janssen T, Hensel J, Fedtke T (2013) Otoacoustic emissions stimulated by bone conduction – a review (Otoakustische Emissionen stimuliert über Knochenleitung – eine Übersicht). Z Audiol 52(3):96–106

Zhao F, Stephens D (1999) Test-retest variability of distortion-product otoacoustic emissions in human ears with normal hearing. Scand Audiol 28:171–178

# Akustisch evozierte Potenziale (AEP)

*M. Walger, R. Mühler, S. Hoth*

S. Hoth et al., *Objektive Audiometrie im Kindesalter,*
DOI 10.1007/978-3-642-44936-9_5, © Springer-Verlag Berlin Heidelberg 2014

Die Messung der akustisch evozierten Potenziale (AEP, steht auch für *auditory evoked potentials*) mithilfe der elektrischen Reaktionsaudiometrie (ERA, steht ursprünglich für *electric response audiometry*) eröffnet die Möglichkeit zur Beobachtung der neuralen Komponenten des auditorischen Systems während der Verarbeitung akustischer Reize. Die Bereiche des Hörsystems, deren Aktivität in Form elektrischer EEG-Signale aufgezeichnet werden kann, erstrecken sich von den Haarzellen und ihren Synapsen über den Hörnerv bis zu den Hörarealen der Großhirnrinde (auditorischer Kortex). Geschichtlich standen die späten, mit Latenzzeiten von 100 bis 300 ms auftretenden und zuerst von Hallowell Davis (Davis u. Yoshie 1963) beschriebenen kortikalen Reizantworten relativ großer Amplitude am Beginn der Entwicklung.

## 5.1 Überblick

■ Nomenklatur

Bei der systematischen Ordnung der zahlreichen elektrischen Reizantworten des Hörsystems wird zunächst zwischen poststimulatorischen »transienten« und perstimulatorischen »stationären« AEP unterschieden. Die Einteilung und Benennung der transienten AEP und der zu ihrer Messung angewendeten Methoden erfolgt anhand der zwischen Reizbeginn und Reizantwort verstrichenen Zeit (■ Abb. 5.1). Dieser Latenzzeit einer jeden Reizantwort ist dem Aufbau der von peripher nach zentral verlaufenden Hörbahn entsprechend der anatomische Ort des jeweiligen Potenzialgenerators zugeordnet. Demgemäß folgen auf die mit der Electrocochleografie (ECochG) gemessenen sehr frühen AEP (sFAEP) die mit der Hirnstammaudiometrie (BERA – *brainstem electric response audiometry*) gemessenen frühen AEP (FAEP) und auf diese, nach den AEP mittlerer Latenz (MAEP) und der *middle latency response audiometry* (MLRA), die mit der Hirnrindenaudiometrie (CERA – *cortical electric response audiometry*) gemessenen späten AEP (SAEP). Damit ist das poststimulatorische Zeitfenster bis etwa 200 ms abgebildet. Mit Latenzzeiten bis etwa 800 ms schließen sich die ereigniskorrelierten Potenziale (EKP oder ERP für *event related potentials*) an.

■ Spannungen und Elektroden

Primäre Messgröße bei allen AEP ist die Differenz der zwischen zwei Ableitpunkten herrschenden elektrischen Spannung (Potenzialdifferenz). Die transienten Reizantworten treten als Maxima und Minima in der Zeitabhängigkeit dieser Spannung in Erscheinung. Sie werden auch als Wellen, *peaks* oder einfach Potenziale bezeichnet. Konventionsgemäß (und manchmal zur Verwirrung der Anwender) werden in der BERA und bei den Potenzialen mittlerer Latenz Vertex-positive Spannungen nach oben, in der ECochG und der CERA nach unten aufgetragen. Bei den späten Potenzialen orientiert sich die Bezeichnung der einzelnen Komponenten der Reizantwort an der Polarität (N für negativ und P für positiv) und der Latenzzeit, die dem Buchstaben als Index angefügt wird (z. B. N1: negative Welle mit 100 ms Latenz). Bei den Potenzialen mittlerer Latenz (MAEP) wird das Vorzeichen der Spannung konsequent in die Nomenklatur übernommen. Die frühen Antworten (FAEP) mit Latenzzeiten zwischen 1 und 8 ms werden mit fortlaufenden römischen Ziffern I bis V, gelegentlich nach Jewett auch

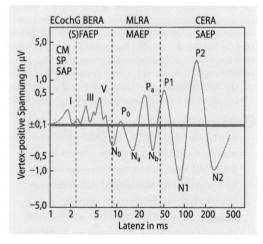

■ Abb. 5.1 Systematik der AEP und der zu ihrem Nachweis dienenden Methoden. Durch die Verwendung logarithmisch geteilter Achsen ist es möglich, Reizantworten kurzer und langer Latenz sowie kleiner und großer Amplitude in nur einem Diagramm wiederzugeben (aus: Hoth und Lenarz 1994, modifiziert nach Picton et al. 1974). Das mit der ECochG registrierte Vertex-positive Summenaktionspotenzial SAP (= *compond action potential* – CAP) ist mit der »Welle I« der BERA identisch. Es wird in der ECochG konventionsgemäß nach unten aufgetragen, ebenso wie die SAEP-Komponenten N1 und N2 in der CERA.

mit J1 bis J5 oder $J_I$ bis $J_V$, bezeichnet (Jewett et al. 1970).

Die Ableitung elektrischer Signale von der Kopfhaut des Menschen erfolgt über eine Kontaktstelle, die nicht ganz frei von Problemen ist. Für die Messung der biologischen elektrischen Spannungen müssen die vielen zum Teil elektrisch isolierenden Schichten, aus denen die Haut und ihre Oberfläche zusammengesetzt ist, überwunden werden. Die Brücke zwischen dem elektrisch leitenden Inneren des Kopfes und dem Eingang des Verstärkers wird von Elektroden gebildet, deren Aufbau von der jeweiligen Anwendung abhängt. In den allermeisten Fällen – die einzige Ausnahme bildet die Electrocochleografie – haftet oder klebt die Elektrode wie bei der Ableitung des EEGs (Elektroenzephalogramm) auf der (unverletzten) Haut der Schädeloberfläche. Für die Punkte, an denen die EEG-Elektroden befestigt werden, existiert ein standardisiertes Schema (10-20-System, s. Cooper et al. 1974 und ▶ Abschn. 5.5.2). Relevant sind für uns die postaurikulären Punkte (Mastoide) $A_1$ links und $A_2$ rechts, die Stirn $F_{pz}$ und der Vertex $C_z$.

Die Bezeichnung »10-20-System« ergibt sich aus der zunächst umständlich erscheinenden aber doch sehr einfach umzusetzenden Vorschrift zur Konstruktion der Ableiteorte: Wird die Strecke, die von den markanten Orten Nasion und Inion begrenzt ist, in 10 Abschnitte geteilt, so liegt $F_{pz}$ genau bei dem ersten Zehntel und $C_z$ genau in der Mitte (fünf Zehntel). Die Teilung dieser und anderer Strecken in zwanzig Abschnitte spielt nur bei mehrkanaligen Ableitungen eine Rolle.

❯ Optimal für die Gewinnung großer Amplituden ist für FAEP, MAEP und SAEP gleichermaßen die Messung zwischen Vertex (Plus-Elektrode bzw. nicht invertierender Verstärkereingang) und Mastoid (Minus-Elektrode bzw. invertierender Verstärkereingang). Die Anbringung der Plus-Elektrode auf der Stirn statt auf dem Vertex ist wesentlich einfacher und im Hinblick auf die Ergebnisse nahezu gleichwertig.

Neben den zwei Elektroden für die Messung der Potenzialdifferenz dient eine dritte Elektrode zur Festlegung eines Referenzpotenzials (Erdung). Auf diese und alle für die Erzielung guter Messbedingungen erforderlichen Maßnahmen – von der Behandlung der Haut bis zur Kontrolle der Elektrodenimpedanz – wird in ▶ Abschn. 2.3.2 eingegangen.

■ Reizpolarität

Auch die bei der AEP-Messung zum Einsatz kommenden akustischen Reize sind in ▶ Abschn. 2.3.2 ausführlich beschrieben. In der BERA und der ECochG spielt ein dort nicht zur Sprache gekommenes Detail eine Rolle, das bei den TEOAE und in der CERA weniger beachtet werden muss: die Polarität des Reizes bzw. seiner initialen Phase. Bei jedem akustischen Ereignis wird der Luftdruck (und damit auch die Dichte der Luft) in geringfügigem Maß sowohl erhöht als auch verringert. Die Phase eines erhöhten Druckes geht mit einer lokalen und vorübergehenden Verdichtung (*condensation*), die des verringerten Druckes mit einer Verdünnung (*rarefaction*) der Luft einher. Da sich die elektrophysiologischen Antworten auf Druck- und Sogreize geringfügig unterscheiden, muss der Untersucher über die Polarität des verwendeten Reizes entscheiden. Bei Stimulation mit alternierender Polarität werden Druck- und Sogreize abwechselnd dargeboten und die zugeordneten Antworten entweder gesondert registriert oder miteinander gemischt.

■ Reizantwortschwelle und Hörschwelle

Als Letztes sei an dieser übergeordneten Stelle (vor den auf die einzelnen Methoden spezialisierten Abschnitten) auf den Schwellenbegriff eingegangen. Grundsätzlich kann mithilfe objektiver Hörprüfungen die Hörschwelle niemals direkt bestimmt, sondern immer nur aus der Reizantwortschwelle geschätzt werden.

❯ Die Reizantwortschwelle ist definiert als der niedrigste Reizpegel, bei dem gerade noch eine Reizantwort erkennbar ist.

Seltener ist die Reizantwortschwelle auch als der höchste Reizpegel, bei dem gerade keine Reizantwort mehr auftritt, definiert; bei ausreichend kleiner Schrittweite des Reizpegels innerhalb der Messreihe sind diese Definitionen nur infinitesimal verschieden.

Die Hörschwelle liegt immer unterhalb der Reizantwortschwelle; die Differenz hängt wesentlich von der Messmethode und innerhalb einer Methode von anderen Parametern wie z. B. der Reizfrequenz ab. In der relativ überschaubaren Berechnungsvorschrift

Hörschwelle =
Reizantwortschwelle minus Korrektur
birgt der Korrekturterm ein nahezu unerschöpfliches (und von einigen Anwendern gerne in Anspruch genommenes) Willkür- und Fehlerpotenzial. Nach den »Empfehlungen der AGERA zum Einsatz objektiver Hörprüfmethoden im Rahmen der pädaudiologischen Konfirmationsdiagnostik (Follow-up) nach nicht bestandenem Neugeborenen-Hörscreening« (Hoth et al. 2012) muss »zu jedem Ergebnis … das Konfidenzintervall (Fehlergrenzen in dB)« angegeben werden. Jeder Untersucher tut gut daran, sich über die für seine Ausstattung geltende Relation zwischen Hörschwelle und Reizantwortschwelle zu informieren und sie nach Möglichkeit durch eigene Testmessungen zu überprüfen. Beide Schwellen werden in der Maßeinheit dB HL (*hearing level*) bemessen, nicht in dB eHL (*estimated hearing loss*); die Unterbringung der Schätznatur in der Maßeinheit ist ein in der Metrologie nicht vorgesehenes Konstrukt (ebenso wie eine nicht genau bekannte Entfernung durchaus mit »geschätzt 5 Kilometer«, nicht jedoch mit »5 Schätzkilometer« angegeben werden kann).

- **Optimierte Schwellensuche**

Die Bestimmung der Reaktions-, Erregungs- oder Reizantwortschwelle ist eine der wichtigsten und zugleich anspruchsvollsten Aufgaben des Untersuchers bei der Arbeit mit akustisch evozierten Potenzialen. Die Lage dieser Schwelle wird nicht erst nach abgeschlossener Datenakquisition bei der Auswertung, sondern bereits während des Ablaufs der Messreihe ermittelt. Sie ist nicht mehr und nicht weniger als das Ergebnis einer strategisch klug überlegten Eingrenzung.

Die erste dem Untersucher abverlangte Alternativentscheidung ist die bezüglich der Wahl des Reizpegels für die erste AEP-Ableitung. Wird dieser Pegel zu hoch gewählt, so wird das soeben vielleicht nur mühsam eingeschlafene Kind gleich wieder aufgeweckt, mit einem zu niedrig gewählten Reizpegel hingegen wird vielleicht wertvolle Messzeit vergeudet. Ohne ein wissenschaftlich begründetes Argument wird hier empfohlen, mit 40 oder 50 dB HL zu beginnen. Abhängig vom Ergebnis der ersten Messung ist die Wahl des Reizpegels für die zweite Messung wesentlich einfacher: Im Fall eines gelungenen

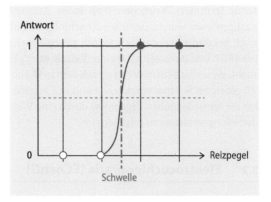

□ **Abb. 5.2** Wegen der endlichen Wahrscheinlichkeit für Fehler erster und zweiter Art kann eine Schwelle erst dann mit ausreichender Sicherheit angegeben werden, wenn in aufsteigender Reizpegelfolge zwei Messungen ohne und zwei mit nachweisbarer Reizantwort vorliegen. Man beachte, dass die als Schwelle eingezeichnete strichpunktierte Linie nicht mit der Definition »niedrigster Reizpegel mit nachweisbarer Antwort« übereinstimmt.

AEP-Nachweises wird der Reizpegel deutlich reduziert (beispielsweise auf 20 dB HL), andernfalls um beispielsweise 20 dB auf 60 bzw. 70 dB HL erhöht. Ähnlich wie beim Schachspiel ist es auch hier sehr schwierig, mehr als zwei Züge im Voraus zu denken; anders als beim Schachspiel muss aber bei der AEP-Schwellensuche bedacht werden, dass sich nicht nach jedem Zug sagen lässt, ob er richtig war: Da der AEP-Nachweis (im Gegensatz zu Schach) im Prinzip ein Glücksspiel ist, besteht sowohl bei jedem überschwelligen Reizpegel die Möglichkeit, dass eine in Wirklichkeit vorhandene Reizantwort sich dem Nachweis entzieht, als auch unterhalb der »wahren« Schwelle eine endliche Wahrscheinlichkeit dafür, dass eine Reizantwort vorgetäuscht wird (Hoth 2009b; Hoth 2013). Es bleibt dem Untersucher nichts anderes übrig, als die Messreihe fortzusetzen – so lange, bis die Schwelle durch eine Sequenz von vier Messungen, die in gekürzter Fassung mit »zwei mit, zwei ohne« charakterisiert werden kann, ausreichend abgesichert ist (□ Abb. 5.2).

Einige kommerzielle Geräte bieten Algorithmen an, die den Anspruch erheben, mithilfe einer automatischen Steuerung der Reizpegel eine schnelle und sichere Schwellenbestimmung zu ermöglichen. Das Problem dieser Programmoptionen besteht in der großen Wahrscheinlichkeit für gravierende Irrtümer: Wenn bei 50 dB keine Antwort nachgewiesen wurde, dann wird nachfolgend nur noch bei 60 dB und darüber, jedoch niemals mehr bei 40 dB und darunter nach einer Reizantwort gesucht. Wesentlich sicherer ist es, nach dem in ◨ Abb. 5.2 gezeigten Schema vorzugehen und in Einzelfällen die schwellennahen Ergebnisse durch eine Wiederholungsmessung zu erhärten.

## 5.2    Elektrocochleografie (ECochG)

Bei der Elektrocochleografie (ECochG) werden die während des Hörvorgangs entstehenden cochleären Potenziale einschließlich der neuronalen Aktivität des Hörnervs im Nahfeld registriert. Diese sehr frühen AEP (sFAEP) spiegeln die sensorineurale Aktivität der prä- und postsynaptischen Prozesse wider, die bei der Umwandlung akustischer Reize in die Erregungen der Haarzellen (OHC, IHC) und in die Nervenimpulse der afferenten Hörnervenfasern entstehen (Eggermont 1974). Durch die Nahfeldableitung der cochleären Potenziale hat sich die ECochG als ein sehr zuverlässiges Instrument zur objektiven Überprüfung der Innenohrfunktion etabliert.

### 5.2.1   ECochG – Hintergrund der Methode

Die mithilfe der ECochG registrierbaren sFAEP sind die cochleären Mikrofonpotenziale (CM), die Summationspotenziale (SP) sowie die Summenaktionspotenziale des Hörnervs (SAP, engl.: *compound action potential* – CAP). Aufgrund der Nähe der Ableitelektrode zu den Generatoren der sFAEP sind die Amplituden der Potenziale 10- bis 20fach größer als die im Fernfeld gemessenen FAEP und auch ASSR. Sie erlauben damit eine sehr genaue Erregungsschwellenbestimmung und Feinanalyse der einzelnen Komponenten (▶ Abschn. 5.2.2). Die Höhe der Amplituden sowie auch die hohen Übergangswiderstände von Nadelelektroden sind bei der Wahl der Messparameter zu berücksichtigen und erfordern zudem stabile Messverstärker für die störungsfreie Registrierung (s. auch ▶ Abschn. 5.2.2).

Während CM und SP die sensorische Aktivität der OHC und IHC widerspiegeln, resultiert das CAP aus der ersten neuralen Aktivität der afferenten Hörnervenfasern. Da sich die Potenzialkomponenten bei ihrer Registrierung zeitlich überlagern, kann durch die geeignete Wahl der Reizparameter sowie durch Addition und Subtraktion der Messergebnisse eine getrennte Darstellung und Auswertung erfolgen. Die akustische Reizung mit alternierender Sog- und Druckpolarität führt (zumindest theoretisch) zu einer Auslöschung der CM, die Subtraktion der getrennt gemittelten Druck- von der Sogantwort dagegen zu einer Auslöschung des SP und CAP und damit zu einer reinen Darstellung der CM (◨ Abb. 5.3). Die genaue Vorgehensweise wird in ▶ Abschn. 5.2.2 näher erläutert.

Die Erregungsschwellen Klick-evozierter CAP korrelieren sehr gut mit den tonaudiometrisch ermittelten Hörschwellen im Frequenzbereich zwischen 1 und 4 kHz. Auch die frequenzspezifisch mit Ton-Bursts evozierten CAPs lassen sich oberhalb von 500 Hz bis nah an die subjektive Hörschwelle verfolgen (Schoonhoven 2007). Bei tieferen Frequenzen steigen jedoch die Streubreite und damit der Abstand der objektiven Erregungsschwelle zur subjektiven Hörschwelle deutlich an, sodass hier der Einsatz frequenzspezifischer Verfahren, wie ASSR und Chirp-BERA mit Fernfeldableitungen im Vordergrund steht (▶ Abschn. 5.3 und ▶ Abschn. 5.7).

Neben der objektiven Ermittlung von Erregungsschwellen spielt die Identifizierung pathologischer Abweichungen der wesentlichen Potenzialparameter, wie z. B. der Latenzen und Amplituden von SP und CAP und deren überschwelliger Dynamik, eine wichtige Rolle bei der Differenzialdiagnose innenohrbedingter Schwerhörigkeiten. So lassen sich aus der Steigung der CAP-Amplitude ein Recruitment objektivieren oder aus dem Amplitudenverhältnis von SP und CAP, das häufig zur Objektivierung eines endolymphatischen Hydrops bei der Differenzialdiagnostik des M. Menière eingesetzt wird, wertvolle Hinweise auf prä-und postsynaptische Veränderungen gewinnen.

> ❯ Der Einsatz der ECochG bei Kindern kann in jedem Alter erfolgen und bedarf einer sorgfältigen Indikationsstellung, die besonders dann gegeben ist, wenn auf der Basis der

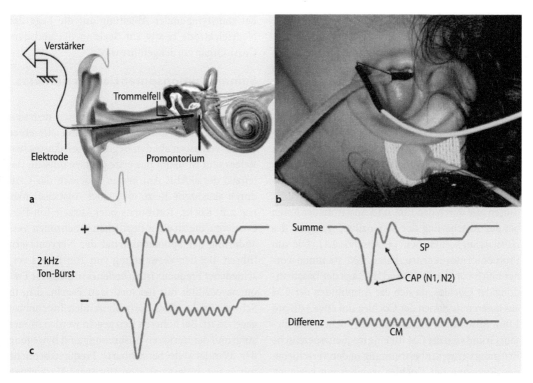

**Abb. 5.3** Transtympanale ECochG zur Registrierung der sFAEP am Promontorium über eine Nadelelektrode. **a)** Positionierung der Elektrode am Promontorium; **b)** akustische Reizung über Einsteckhörer (Ethymotic Research, ER3A), der Abstand des Wandlers zur Ableitelektrode verhindert die Einstreuung von Reizartefakten; der Schaumstoff-Stöpsel fixiert die Nadelelektrode an der hinteren Gehörgangswand; **c)** Prinzip der Gewinnung von Mikrofon-, Summations- und Summenaktionspotenzial durch Addition und Subtraktion der Antwortkurven für Druck- und Sogreize (modifiziert nach Picton 2011).

subjektiven Hörprüfungen der Hinweis auf eine ein- oder beidseitige an Taubheit grenzende Schwerhörigkeit besteht.

Hier bestätigen die zuvor im Fernfeld abgeleiteten AEP diesen Verdacht und der (Re-)Habilitationsverlauf mit Hörhilfen zeigt keine zufriedenstellenden Ergebnisse. Dies betrifft insbesondere die differenzialagnostische Abklärung der auditorischen Synaptopathie/Neuropathie (AS/AN) oder der hochgradigen Schallempfindungsschwerhörigkeiten (SES) im Rahmen von CI-Voruntersuchungen bei Säuglingen und Kleinkindern. Mithilfe der ECochG gelingt der seitengetrennte, frequenzspezifische Nachweis des Resthörvermögens sowie eine Überprüfung der Funktionstüchtigkeit des Hörnervs, um die präoperative Indikationsstellung einer CI-Versorgung auch im Hinblick auf die Seitenwahl bei Erstversorgung zu untermauern. Auch

können mögliche prognostische Faktoren im Hinblick auf den Versorgungserfolg gewonnen werden. Während für die Ableitung bei Erwachsenen eine Lokalanästhesie ausreichend ist und über die Nadel- oder Gehörgangselektrode auch die Durchführung eines subjektiven Promontoriumstests möglich ist, kann die ECochG bei Kindern und Jugendlichen nur in Vollnarkose durchgeführt werden.

> Die wesentlichen Vorzüge der ECochG bestehen darin, dass die sensorischen und neuralen Komponenten der Reizantworten des Innenohres im Nahfeld weitgehend frei von Störeinflüssen des EEG gemessen und getrennt bewertet werden können. Darüber hinaus kann jedes Ohr einzeln untersucht werden, ohne den Unwägbarkeiten des Überhörens und der Notwendigkeit einer Vertäubung unterworfen zu sein.

## Cochleäre Mikrofonpotenziale (CM)

Die erstmals von Wever und Bray (1930) nachgewiesenen cochleären Mikrofonpotenziale (CM) stellen die Summe der elektrischen Aktivität von OHC und IHC dar. Sie folgen ohne Latenzverzögerung während der gesamten Dauer des akustischen Reizes der Phase des Signals und damit den Oszillationen der Basilarmembran. Die CM sind bei normaler Funktion des Innenohres ab Reizpegeln von etwa 30 bis 40 dB HL nachweisbar ( Abb. 5.4).

Die CM sind auf die reizkorrelierten Wechselspannungsänderungen der Haarzellen zurückzuführen, die durch den Ein- und Ausstrom der Ionen bei der Abscherung der Stereozilien während des Hörvorgangs entstehen (▸ Abschn. 2.1). Die am Promontorium registrierbaren CM stammen vornehmlich von den OHC und IHC aus der Basalwindung der Cochlea, da sich die Amplituden der CM aus tieferen Regionen der Cochlea um etwa 3 dB pro 1 mm Abstand zur Elektrode abschwächen. Aus diesem Grund sind die CM für eine frequenzspezifische Erregungsschwellenbestimmung in den verschiedenen Regionen der Cochlea weniger gut geeignet. Jedoch können besonders bei hochgradigen basocochleären Schwerhörigkeiten oder toten Regionen (*dead regions*) die CM aus medialen und weiter apikalen Regionen der Cochlea als *remote* CM abgeleitet werden, sodass auch Aussagen über die Funktion der Cochlea im mittleren und niedrigen Frequenzbereich möglich sind (Lehnhardt u. Laszig 2009).

## Summationspotenzial (SP)

Das Summationspotenzial (SP) spiegelt ähnlich wie die CM die Aktivität der Sinneszellen während der akustischen Reizung wider. Es resultiert aus einer Gleichspannungsänderung während der akustischen Reizung, die auf die nichtlineare Signalverarbeitung der OHC und IHC zurückzuführen ist. In der Regel stellt das präsynaptisch generierte SP ein negatives Potenzial dar, das bei alternierender Klick-Reizung im überschwelligen Bereich als kleine »Schulter« auftritt, die dem deutlich größeren CAP vorausgeht ( Abb. 5.5). Es erreicht bei normaler Innenohrfunktion sowie rein sensorischen Schwerhörigkeiten (Haarzellschäden) bis zu 40% der Amplitude des CAP (Verhältnis SP/CAP < 0,4, s. unten). In seltenen Fällen kann das SP auch eine positive Gleichspannungsänderung darstellen, was

bei transtympanaler Ableitung auf die Lage der Nadelelektrode relativ zur Scala media und dem Corti-Organ zurückgeführt wird.

## Summenaktionspotenzial des Hörnervs (CAP)

Das CAP resultiert aus der synchronen neuralen Entladung einer größeren Population afferenter Hörnervenfasern auf den Beginn eines akustischen Reizes und ist damit das erste postsynaptische Potenzial der sFAEP. Am besten lässt sich das CAP durch akustische Reize mit steiler Anstiegsflanke, wie z. B. Klicks, Ton-Bursts oder kurzen Ton-Pips evozieren, die zu einer deutlichen synchronen Veränderung der Spontanaktivität der Nervenfasern führen. Bei der Verwendung von Ton-Bursts verschiedener Frequenz ist zu bedenken, dass eine Frequenzspezifität nur bei niedrigen Pegeln, d. h. in Schwellennähe eines normalhörenden Innenohres gegeben ist. Bei höheren Reizpegeln werden immer aufgrund der stärkeren Ausbreitung und Bewegung der Wanderwelle benachbarte Frequenzbereiche mit erregt, sodass ggf. eine Hochpass-Maskierung verwendet werden muss.

Die prominente negative Welle des CAP wird als N1 bezeichnet, der bei deutlich überschwelliger Reizung auch eine kleinere Welle N2 folgen kann, die auf eine zweite Sogphase des akustischen Signals zurückgeführt wird. Die Welle N1 ist identisch zu der im Fernfeld abgeleiteten Welle $J_I$ der FAEP, sie hat jedoch aus messtechnischen Gründen das umgekehrte Vorzeichen ( Abb. 5.5).

Da sich die im Nahfeld registrierten CM, SP und das CAP überlagern, ist eine getrennte Darstellung der Reizantworten auf Sog- und Druckreize sowie die Möglichkeit der Addition und Subtraktion der Reizantworten durch das verwendete Messsystem unbedingt notwendig, um eine getrennte Betrachtung und Analyse der Potenzialformen vornehmen zu können (s. unten). Bei Kindern jeden Alters ist die Welle N1 bei Klick-Reizung bis zur subjektiven Hörschwelle im Hochtonbereich um 3 kHz nachweisbar.  Abb. 5.6 zeigt ein Registrierbeispiel für ein Kind im Alter von acht Monaten bei Normakusis rechts und dem Hinweis auf einseitige hochgradige Schallempfindungsschwerhörigkeit (SESH) links. Auf der schwerhörigen Seite ist ein gut synchronisiertes CAP mit normaler Latenz und steilem

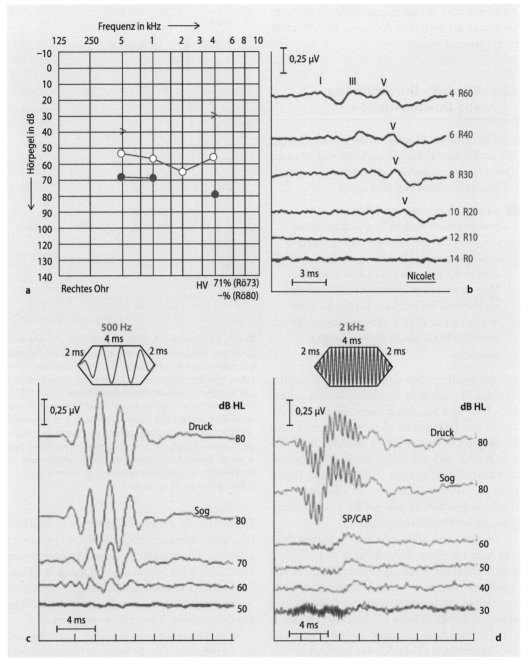

**Abb. 5.4** Schwellenbestimmung bei einem 8 Monate alten Kind mit normaler Innenohrfunktion rechts (bei Hinweis auf hochgradige Schwerhörigkeit links wurde die ECochG durchgeführt). **a)** Verhaltensaudiogramm mit unsicheren Reaktionen über Luftleitung (Freifeld und Kopfhörer) sowie Knochenleitung; **b)** BERA: Klick-evozierte FAEP rechts; die Welle $J_V$ ist ab 10 dB HL erkennbar; die I–V-Interpeaklatenz ist reifungsbedingt noch leicht verzögert, die Welle $J_V$ schwach ausgeprägt; **c)** und **d)** ECochG: die CM sind bei frequenzspezifischer Reizung mit 8-ms-Ton-Bursts (jeweils erste Ableitung oben: Druckreizung, danach nur Sogreizung) ab 50 dB HL (500 Hz) bzw. 40 dB HL (2 kHz) nachweisbar; die akustische Reizung mit nur einer Polarität verhindert die Auslöschung der CM durch die Mittelung beim *Averaging*-Prozess; bei akustischer Reizung mit 2-kHz-Ton-Bursts sind die CM durch das SP und CAP gut sichtbar überlagert.

Anstieg der N1-Erregungsamplitude nachweisbar. Dies kann als objektiver Nachweis eines Recruitments gewertet werden.

## 5.2.2 ECochG – Durchführung und Dokumentation

Die Potenziale der ECochG lassen sich unabhängig von der Vigilanz ab dem ersten Lebenstag entweder über transtympanale Nadelelektroden oder spezielle Gehörgangselektroden nachweisen.

> Da bei Verwendung von Gehörgangselektroden die Amplituden im Vergleich zur Ableitung am Promontorium deutlich kleiner und in höherem Maße von Störungen überlagert sind, ist die transtympanale Ableittechnik über bis zur Spitze isolierte Nadelelektroden die Methode der Wahl, um bei Signalamplituden von bis zu 20 μV die Erregungsschwellen sowie die Morphologie der Potenziale zu beurteilen.

Soll aus medizinischen Gründen auf eine Perforation des Trommelfells verzichtet werden, liefern auch Ball- oder Kugelelektroden, die mit Elektrodengel am Trommelfell platziert werden, stabile Messergebnisse (Picton 2011). Schmetterlingselektroden oder auch mit Goldfolie beschichtete Einsteckhörer liefern weniger reproduzierbare Ergebnisse und haben sich daher in der klinischen Routine nicht bewährt, auch wenn die generelle Morphologie der sFAEP erhalten bleibt.

Die sichersten Ableitergebnisse werden bei Verwendung spezieller Ballelektroden (»golf-club«) erzielt, die in der Nische des runden Fensters und damit sehr nah an den sensiblen Strukturen des Corti'schen Organs im Bereich der Basalwindung appliziert werden (Gibson u. Sanli 2000). Da jedoch eine Eröffnung des Trommelfells (Myringotomie) zur Platzierung der Elektrode durchgeführt werden muss, findet diese Methode nur in wenigen spezialisierten Zentren meist im Rahmen von CI-Voruntersuchungen Anwendung.

Aufgrund des hohen Übergangswiderstandes an der Nadelspitze von bis zu 50 kΩ müssen besonders bei der transtympanalen ECochG geeignete Vorverstärker verwendet werden, die die starken

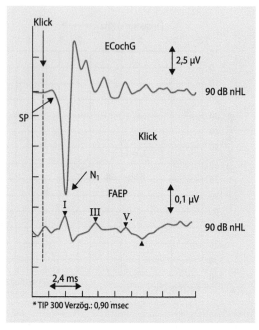

■ **Abb. 5.5** Simultane Registrierung der Nah- und Fernfeldpotenziale bei überschwelliger, alternierender Klick-Reizung bei einem Kind mit hochgradiger Schallempfindungsschwerhörigkeit (SES); oben: transtympanal abgeleiteter SP/CAP Komplex; unten: simultan registrierte ipsilaterale FAEP (unten); der Wellenkomplex N1 der ECochG ist identisch mit der Welle $J_I$ der FAEP; die Wellenkomplexe $J_{III}$ und $J_V$ der FAEP sind aufgrund einer Reifungsstörung auf Hirnstammebene sehr schwach ausgeprägt und deutlich latenzverzögert; beachte die starken Amplitudenunterschiede von Nah- und Fernfeldableitung: die Amplitude des CAP ist mehr als 50fach größer als die der Welle $J_I$.

Differenzen der Eingangswiderstände ausgleichen. Oftmals erfüllen konventionelle BERA-Systeme mit digitalen Vorverstärkern diese Anforderungen nicht, sodass es notwendig sein kann, auf ERA-Systeme zurückzugreifen, die für das intraoperative Monitoring konzipiert wurden und in der Regel über sehr robuste Vorverstärker verfügen.

Sinnvoll kann eine zweikanalige Ableitung sein, bei der neben der ECochG auch die ipsilaterale oder kontralaterale BERA durchgeführt wird (■ Abb. 5.5 unten). Neben der Zeitersparnis kann insbesondere bei der Differenzialdiagnose der AS/AN gleichzeitig die Signalverarbeitung im Innenohr sowie auf Hirnstammebene überprüft werden.

Zur akustischen Stimulation hat sich der Einsatz von Einsteckhörern (z. B. Ethymotic Research,

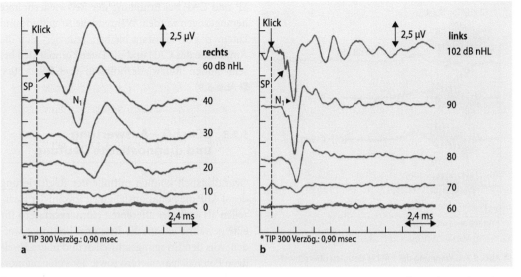

**◻ Abb. 5.6** Erregungsschwellenbestimmung mit alternierender Klick-Reizung. **a)** bei einem normalhörenden Kind im Alter von 8 Monaten ist der SP/CAP Komplex ab 10 dB HL rechts sicher detektierbar; bei 60 dB HL ist das SP in der absteigenden Flanke des CAP deutlich erkennbar (Pfeil); **b)** Erregungsschwellenbestimmung bei dem gleichen Kind auf der linken Seite mit dem Hinweis auf eine hochgradige Schallempfindungsschwerhörigkeit; das CAP ist ab 70 dB HL nachweisbar; die CAP-Amplitude zeigt ein schwellennahes Recruitment; das SP ist überschwellig als kleine »Schulter« erkennbar.

ER3A) bewährt (◻ Abb. 5.3). Durch den räumlichen Abstand zwischen Wandler und Ableitelektrode sowie wegen der zeitlichen Distanz zwischen dem Reizartefakt und dem Eintreffen des akustischen Signals am Trommelfell können artefaktfreie Ableitungen bis zu Pegeln von 90 bis 100 dB HL erwartet werden. Darüber hinaus kann die Nadelelektrode durch den Schaumstoff-Stöpsel an der Gehörgangswand fixiert werden (◻ Abb. 5.3). Ein großer räumlicher Abstand zwischen Wandler und Ableitelektroden ist insbesondere bei der Verwendung hoher Schalldruckpegel unverzichtbar, sodass die ohrnahe Positionierung der Kopfhörer (z. B. TDH 39 oder Beyer DT48) nicht sinnvoll ist. Gelegentlich werden noch lange Rohre aus Plexiglas verwendet, um Artefakte zu vermeiden.

Als akustische Reize können bei der ECochG sowohl breitbandige Klicks unterschiedlicher Polarität (alternierend, Sog- und Druck) als auch frequenzspezifische Reize (Ton-Pips, Ton-Bursts, Chirps) verwendet werden. Um eine getrennte Darstellung und Auswertung der verschiedenen Potenzialformen der sFAEP zu ermöglichen, ist die folgende Vorgehensweise empfehlenswert.

## Darstellung der CM

Es werden zwei Verfahren empfohlen, um die CM darzustellen:

a. Reizung mit Ton-Bursts mit nur einer Polarität (Sog- oder Druckreizung). Hier sind jedoch das SP und auch das CAP besonders bei höheren Reizpegeln ebenfalls sichtbar (◻ Abb. 5.7 B und C).

b. Separate Reizung mit Ton-Bursts unterschiedlicher Polarität mit anschließender Subtraktion der gemittelten Reizantworten auf Sog- und Druckreize und abschließender Division durch 2. Die CM addieren sich und das SP sowie das CAP löschen sich aus (◻ Abb. 5.7 D).

## Darstellung von SP und CAP

Grundsätzlich bieten sich zwei Verfahren zur Ableitung und Darstellung der Potenzialkomponenten des SP und CAP an (◻ Abb. 5.8):

a. die Reizung mit Klicks alternierender Polarität oder

b. die Addition der separat gemittelten Reizantworten auf Sog- und Druckreize.

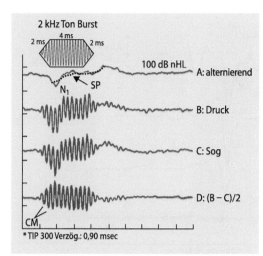

**Abb. 5.7** Gewinnung der CM bei deutlich überschwelliger Reizung mit einem 10-ms-Ton-Burst. **A)** bei alternierender Reizung sind nur das SP sowie CAP erkennbar, die CM löschen sich weitgehend aus; **B)** und **C)** bei Sog- oder Druckreizung sind die CM deutlich gegenphasig sichtbar, jedoch sind die Ableitungen von SP und CAP überlagert; **D)** durch Subtraktion der Druck- und Sog- Antwort können SP und CAP eliminiert werden und die reinen CM sind sichtbar.

Bei alternierender Reizung löschen sich die CM aufgrund des gegenphasigen Verlaufs zumindest theoretisch aus, sodass nur noch SP und CAP sichtbar sind. Der Nachteil dieser Methode besteht darin, dass die möglicherweise unterschiedliche Morphologie der Potenzialformen bei Sog- und Druckreizung nicht erkannt wird, wenn das verwendete Messsystem nicht über die Möglichkeit verfügt, die Teilmittelwerte zu speichern und auszuwerten. Auch können Feinheiten der Potenzialmorphologie bei alternierender Mittelung verschwinden, da sich auch die Latenzen des CAP leicht unterscheiden (bei Sogreizung etwas kürzer). Diese Nachteile bestehen bei separater Mittelung der Sog- und Druckreizantworten nicht, sodass diese Vorgehensweise bei mindestens einem deutlich überschwelligen Reizpegel angewendet werden sollte. Die Erregungsschwellenbestimmung kann i. d. R. mit alternierender Reizung durchgeführt werden, um die Messzeit möglichst kurz zu halten.

Um die oft schwierige Identifikation des SP als »Schulter« im absteigenden Verlauf des CAP zu erleichtern, kann das unterschiedliche Verhalten von SP und CAP bei Erhöhung der Reizwiederholrate herangezogen werden: Während die Amplitude und Latenz des SP konstant bleiben, reduziert sich die Amplitude des CAP, und die Latenz erhöht sich bei sehr hohen Reizwiederholraten (bei RR > 50/s; ☐ Abb. 5.9).

### 5.2.3 ECochG – Auswertung und diagnostische Deutung

Grundsätzlich können mithilfe der Registrierung der sFAEP die Funktionsfähigkeit sowohl der Haarzellen als auch der afferenten Hörnervenfasern für eine gewählte akustische Reizform bestimmt werden. Aus den Erregungsschwellen und überschwelligen Potenzialparametern sowie der Potenzialmorphologie können wertvolle Rückschlüsse auf pathologische Veränderungen der prä- und postsynaptischen Verarbeitung getroffen werden. Damit ist die derzeit sicherste seitengetrennte Funktionsprüfung des Innenohres möglich, auch wenn es bis heute noch nicht möglich ist, eine isolierte Funktionsprüfung der IHC durchzuführen.

Da die Durchführung der ECochG bei Kindern grundsätzlich in Vollnarkose und damit unter gut definierten Ableitbedingungen bei ruhigem EEG erfolgt, lassen sich die Potenzialformen mit geringen Mittelungszahlen (< 500) und geringer Reststörung gewinnen. Im Schwellenbereich sollten die Messungen stets reproduziert werden, um das Vorhandensein der Potenziale zweifelsfrei zu identifizieren und zu dokumentieren. Da die Messzeiten im OP limitiert sind, sollte der Fokus auf die überschwellige Identifizierung der Klick-evozierten Potenzialkomponenten SP und CAP sowie die Erregungsschwellenbestimmung mit Klicks sowie Ton-Bursts der Frequenzen 0,5, 1, 2 und 4 kHz gelegt werden. Als wesentliche Zielparameter der ECochG gelten für Klick-Reizung und frequenzspezifische Reizung mit Ton-Bursts:

1. Identifizierung der Potenzialkomponenten CM, SP und CAP (separate Mittelung für Sog- und Druckreizung)
2. Erregungsschwellenbestimmung (SP/CAP-Komplex) (alternierende Reizung)
3. Bestimmung der Latenzen und Amplituden von SP und CAP (Klick-Reizung)

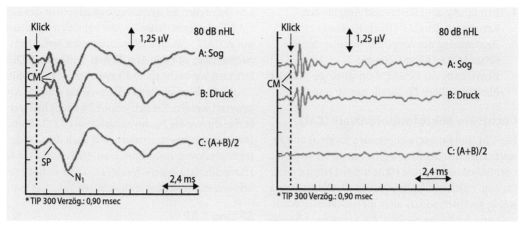

**Abb. 5.8** Links: Klick-evozierte sFAEP bei Sog-und Druckreizung (**A, B**) bei einem normalhörenden Kind; bei alternierender Reizung oder Addition von Sog-und Druckreizantwort (dabei Division durch 2) wird das CM ausgelöscht und SP sowie CAP werden deutlich sichtbar; rechts: Klick-evozierte sFAEP bei einem 8 Monate alten Kind mit Hinweis auf AS/AN (TEOAE nachweisbar); die CM sind bei separater Klick-Reizung deutlich erkennbar; nach Addition sind weder SP noch CAP erkennbar (**C**); damit ergibt sich der sichere Nachweis einer Funktionsstörung oberhalb der OHC.

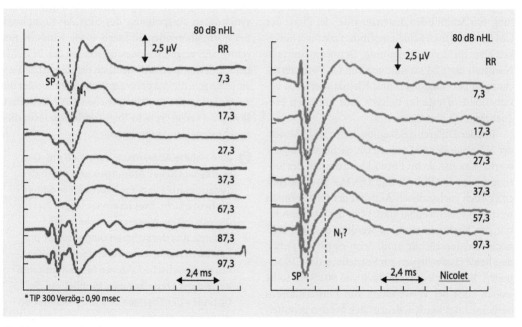

**Abb. 5.9** sFAEP bei alternierender Klick-Reizung mit ansteigender Reizwiederholrate (RR); links: SP/CAP Komplex bei einem normalhörenden Kind im Alter von 8 Monaten; während Amplitude und Latenz des SP konstant bleiben, verringert sich die Amplitude des CAP; bei sehr hoher RR (> 60/s) kommt es in diesem Fall auch zu einer Latenzerhöhung des CAP; rechts: SP-Komplex mit fraglichem, schwachem CAP bei einem Kind im Alter von 2,9 Jahren mit Hinweis auf AS/AN; bei Erhöhung der RR bis auf 97,3/s bleiben die Latenz und Amplitude des SP konstant; ein CAP ist nicht erkennbar.

4. Ermittlung der Latenz- und Amplituden-Kennlinien des CAP (Klick-Reizung)
5. Bestimmung des Amplitudenquotienten aus SP und CAP (Klick-Reizung)
6. Beurteilung der Potenzialmorphologie und der überschwelligen Dynamik von SP und CAP

### Cochleäre Mikrofonpotenziale (CM)

Die CM sind bei normalhörenden Kindern und Erwachsenen erst bei Reizpegeln von 30 bis 40 dB HL oder höher nachweisbar (◪ Abb. 5.4). Damit sind sie für eine objektive Erregungsschwellenbestimmung wenig geeignet, sodass eher ihr qualitativer Nachweis und der Bezug zur SP/CAP-Erregungsschwelle für die Beurteilung der cochleären Funktion herangezogen werden kann. Da zudem die am Promontorium, am runden Fenster oder in der Nähe des Trommelfells abgeleiteten CM insbesondere der Aktivität von OHC und IHC der Basalwindung zuzuordnen sind, ist die frequenzspezifische Erregungsschwellenbestimmung und auch die Auswertung von Amplituden, Latenzen oder der Phase der CM bei der reinen Schallempfindungsschwerhörigkeit eher nicht von Bedeutung. Dennoch kann ein Nachweis der CM im Rahmen von CI-Voruntersuchungen bei Säuglingen und Kleinkindern auf bestehende Hörreste im tieferen und mittleren Frequenzbereich hinweisen.

Bei der Differenzialdiagnostik der AS/AN stellt der Nachweis der CM jedoch ein wichtiges Diagnosekriterium dar, da im Entwicklungsverlauf des Störungsbildes die TEOAE und DPOAE als Ausdruck einer noch vorhandenen Aktivität der OHC oftmals nicht mehr nachweisbar sind. Über die CM kann somit der Nachweis erbracht werden, dass die IHC noch funktionstüchtig sind, denn es gilt als sicher, dass beide Haarzelltypen zur Entstehung der CM beitragen. Bei Reizpegeln oberhalb von 90 dB HL sollte jedoch auch bei Verwendung von Einsteckhörern berücksichtigt werden, dass es sich bei den gemittelten Reizantworten auch um Reizartefakte handeln könnte. Durch Wiederholungsmessungen und durch Messungen ohne akustischen Reiz (z. B. durch Unterbrechung der Schlauchverbindung bei Einsteckhörern) kann dies zuverlässig überprüft werden.

Ein weiteres Kriterium für die Abgrenzung der AS/AN von der reinen SES kann zumindest in der frühen Phase des Störungsbildes das Verhältnis der CM-Schwellen zu den Erregungsschwellen des SP/CAP-Komplexes darstellen, der bei vielen Patienten mit AS/AN – wenn auch pathologisch verändert – nachweisbar ist (z. B. Abb. ◪ Abb. 5.10 rechts). Differenzen von mehr als 20 dB zwischen CM- und SP/CAP-Schwellen können als Hinweis auf eine AS/AN gewertet werden. Da sich jedoch im Krankheitsverlauf nicht nur die Nachweisbarkeit der TEOAE und DPOAE verringert, sondern sich auch die CM-Erregungsschwellen als Hinweis auf eine nachlassende Haarzellfunktion verschlechtern, kann sich dieser Schwellenunterschied auch auflösen.

### SP und CAP

Über die Registrierung des SP/CAP-Komplexes lassen sich die Klick- sowie frequenzspezifisch evozierten sFAEP-Erregungsschwellen des peripheren Hörorgans bestimmen und die überschwellige Dynamik der verschiedenen Potenzialparameter bestimmen. Als Goldstandard gilt, wie auch bei der BERA, die Verwendung breitbandiger Klicks. Im Gegensatz zur synchronen Ausprägung des SP/CAP-Komplexes bei normalhörenden Kindern sowie Kindern mit reiner SES zeigen die Messergebnisse der ECochG bei Kindern mit AS/AN deutlich pathologische Veränderungen, die das präsynaptische SP und/oder die Ausprägung des postsynaptischen CAP betreffen. ◪ Abb. 5.11 zeigt typische Registrierbeispiele für diese sehr variablen Veränderungen.

> Eine sichere Abgrenzung zwischen prä- und postsynaptischen Störungen und damit der Synaptopathie von der Neuropathie gibt es bis heute nicht. Dies ist ein wichtiges Ziel für die zukünftige Weiterentwicklung der ECochG. Aus der sicheren Diagnose der prä- und postsynaptischen Veränderungen könnten prognostische Faktoren für den weiteren Verlauf der Erkrankung im Hinblick auf die Optionen der Therapie und (Re-)Habilitation gewonnen werden.

In einem Kollektiv von AS/AN-Patienten identifizierten McMahon et al. (2008) mithilfe der frequenzspezifischen ECochG bei Ableitung am runden Fenster einen prä- und postsynaptischen Typ der Erkrankung nach Stimulation mit hochfrequenten 8-kHz-Ton-Bursts. Bei dem präsynaptischen Typ fanden sie ein verzögertes SP, das in der Regel von einem kleinen CAP gefolgt wurde. Im Gegensatz dazu war der postsynaptische Typ durch ein normal konfiguriertes SP mit

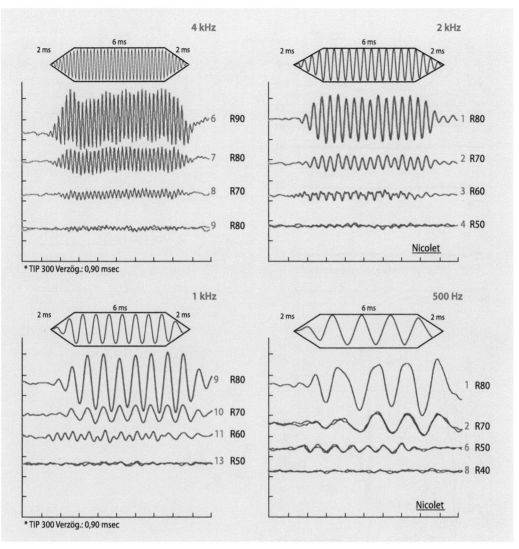

**◘ Abb. 5.10** Erregungsschwellenbestimmung mittels CM bei einem 14 Monate alten Kind mit Hinweis auf AS/AN durch frequenzspezifische Reizung mit 10-ms-Ton-Bursts bei 4, 2, 1 und 0,5 kHz (nur Sogreizung); die CM sind ab Reizpegeln von 60 dB HL (4 kHz) und jeweils etwa 50 dB HL (2, 1 und 0,5 kHz) nachweisbar; sie objektivieren die erhaltene Funktionsfähigkeit der Haarzellen und stützen die Diagnose der AS/AN bei einer FAEP Erregungsschwelle von 90 dB HL (pathologisch stark veränderte Potenzialmuster).

regelrechter Latenz gekennzeichnet, dem ein breites, negatives Potenzial folgt, das auf der Grundlage von Untersuchungen am Meerschweinchen nicht als CAP sondern als dendritisches Potenzial (DP) angesehen wird. Bei diesem postsynaptischen Typ kommt es demnach nicht oder aber nur sehr verzögert zur Ausbildung von Aktionspotenzialen afferenter Hörnervenfasern. Die von McMahon bei diesen Patienten durchgeführte E-BERA zeigte entweder keine oder deutlich pathologisch veränderte frühe elektrisch evozierte Potenzia-

le (FEEP). Aus der Sicht der Autoren sind die in ◘ Abb. 5.11 dargestellten Fälle aufgrund der normalen Latenzen des SP und dem schwachen oder nicht nachweisbaren CAP als postsynaptische und damit neurale Störungen einzustufen.

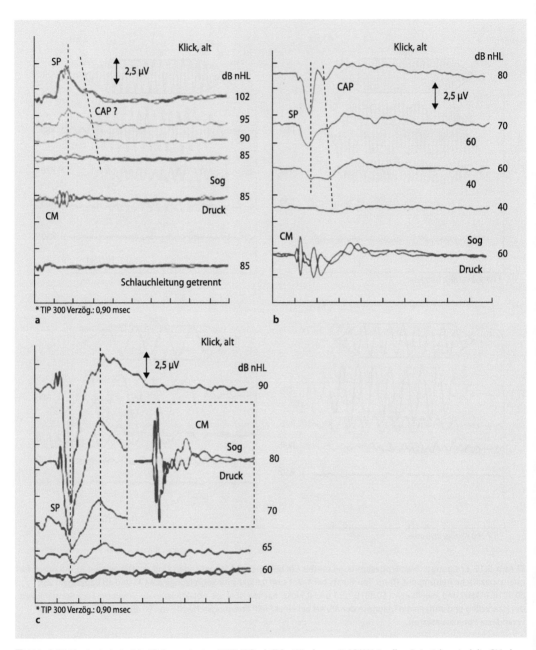

**Abb. 5.11**  Registrierbeispiele Klick-evozierter sFAEP (ECochG) bei Kindern mit AS/AN; in allen Beispielen sind die CM als Nachweis einer noch bestehenden Haarzellfunktion bei akustischer Reizung mit getrennten Reizpolaritäten als wesentlichem Diagnosekriterium der AS/AN deutlich nachweisbar; das SP zeigt im Gegensatz zum CAP keine pegelabhängige Latenzveränderung. **A)** positives SP, dem ein schwaches, fragliches CAP folgt; **B)** deutlich ausgeprägtes, negatives SP, dem ein schwaches CAP folgt; **C)** starkes, negatives SP mit steilem Anstieg der Amplitude oberhalb der Erregungsschwelle von 60 dB HL; stark ausgeprägte CM (Einschaltgrafik).

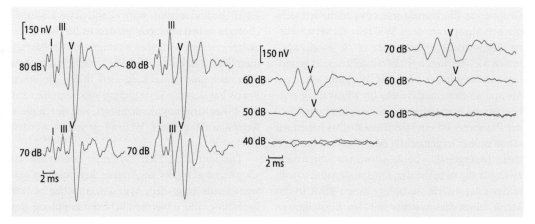

**◻ Abb. 5.12** FAEP-Registrierungen an zwei Kindern mit unterschiedlichen diagnostischen Fragestellungen bei gleichem Abbildungsmaßstab. Das linke Bild zeigt FAEP eines sechsjährigen Kindes für zwei Reizpegel weit über der individuellen Hörschwelle mit deutlich ausgeprägten Wellenmustern. Das rechte Bild zeigt die FAEP eines neun Monate alten Kindes für Reizpegel in der Umgebung der individuellen Hörschwelle.

## 5.3 Frühe akustisch evozierte Potenziale (FAEP) und BERA

Von den an der Kopfhaut messbaren elektrischen Signalen, die die Verarbeitung akustischer Reize in Hörnerv und Hörbahn widerspiegeln, spielen die mit der BERA (*brainstem electric response audiometry*) gemessenen frühen akustisch evozierten Potenziale (FAEP) in der audiologischen Diagnostik und insbesondere in der Pädaudiologie die bedeutendste Rolle. Die FAEP werden auch mit ABR (*auditory brainstem responses*) bezeichnet; im Zusammenhang mit dem Neugeborenen-Hörscreening tritt auch die Bezeichnung AABR (*automated recording of ABR*) auf.

### 5.3.1 BERA – Hintergrund der Methode

Frühe akustisch evozierte Potenziale (FAEP) werden in der Pädaudiologie benutzt, um einen Hörverlust zu entdecken und zu quantifizieren oder um neurologische Probleme entlang der Hörbahn bis zum Hirnstamm zu analysieren. Diese beiden prinzipiell verschiedenen Fragestellungen erfordern sowohl bei der Messung der FAEP selbst als auch bei ihrer Auswertung ein auf die spezifische Fragestellung abgestimmtes Vorgehen. Während bei neurologischen Fragestellungen die Beurteilung der Potenzialmorphologie und die möglichst genaue Vermessung der Latenzen der einzelnen Wellengipfel im Vordergrund stehen, sind diese Kriterien bei der Bestimmung der Hörschwelle nur von nachrangiger Bedeutung. Hier richtet sich der Fokus der Messung auf die möglichst sichere Bestimmung desjenigen Reizpegels, bei dem gerade noch eine Antwort des Hörsystems zu erkennen ist. ◻ Abb. 5.12 verdeutlicht den methodischen Unterschied der beiden Fragestellungen: Während das Ziel der neurologischen Diagnostik die Darstellung möglichst großer und deutlich voneinander abgegrenzter Wellengipfel ist, suchen wir bei der Messung der Hörschwelle die sprichwörtliche »Nadel im Heuhaufen«. Der Unterschied zwischen diesen beiden Sichtweisen auf das gleiche evozierte Potenzial ist für den klinischen Alltag so wichtig, dass bereits an dieser Stelle festgestellt werden muss, dass es das »eine« FAEP-Programm nicht geben kann. Vielmehr werden wir im Laufe dieses Kapitels sehen, dass man den beiden verschiedenen Fragestellungen nur mit verschiedenen, der Aufgabe angepassten Messparametern adäquat begegnen kann.

Wir haben in den einleitenden Kapiteln bereits gesehen, dass evozierte Potenziale bei Kindern von zahlreichen biologischen Faktoren wie zum Beispiel dem Reifungszustand der Hörbahn oder dem Hörverlust bestimmt werden. An dieser Stelle werden wir uns jedoch zunächst einer zweiten wichtigen

Gruppe von Einflussfaktoren zuwenden, den technischen Messparametern. Will man für verschiedene diagnostische Fragestellungen die jeweils optimalen Messbedingungen bereitstellen, sind grundlegende Kenntnisse über die Wirkung einzelner Messparameter unerlässlich. Im Klinikalltag erleben wir als Rechtfertigung für die konkrete Wahl der Parameter oft ein lakonisches: »Das haben wir schon immer so gemacht!« oder »Das hat der Hersteller so eingestellt.« Beide Antworten führen nicht zwangsläufig zu optimalen Ergebnissen und so sollte der interessierte Audiologe einen Blick in das Menü seines Messsystems mit den Einstellungen der Messparameter werfen. In dem auf den ersten Blick recht komplexen Setup-Menü ist es aber leicht möglich, die zunächst verwirrende Zahl von Messparametern drei wichtigen Gruppen zuzuordnen: Den Reizparametern, den Qualitätsparametern und den Parametern, die das Aussehen der Potenzialkurven beeinflussen.

## Reizparameter

Frühe akustisch evozierte Potenziale können durch eine Vielzahl verschiedener sehr kurzer Reize ausgelöst werden. Dabei hat der für FAEP mit einer neurologischen Fragestellung ausschließlich verwendete 0,1 ms lange Rechteckimpuls (Klick) die weiteste Verbreitung gefunden. Dieser extrem kurze Reiz erfüllt zwei wichtige Voraussetzungen für die Generierung der markanten und sehr gut untersuchten Potenzialmuster der FAEP: Er garantiert eine hohe Synchronität der neuronalen Erregung und sein Spektrum besitzt eine große Bandbreite. Die Beschränkung differenzialdiagnostischer Fragestellungen auf diesen einen Reiz ermöglicht die Etablierung von Normwerten sowie eine gute Vergleichbarkeit von Befunden zwischen einzelnen audiologischen Einrichtungen. Die beiden verbleibenden Reizparameter, die Reizpolarität und die Reizrate, sind nicht standardisiert und können das Aussehen der FAEP stark beeinflussen.

Die Reizpolarität beschreibt, ob der an dem Kopfhörer angelegte elektrische Rechteckimpuls im Gehörgang zuerst einen Unterdruck oder einen Überdruck erzeugt, das Trommelfell also zuerst nach außen oder zuerst nach innen ausgelenkt wird. Man könnte meinen, dass dieser subjektiv nur sehr schwer wahrzunehmende Unterschied für das FAEP bedeutungslos wäre. Zahlreiche Untersuchungen haben aber gezeigt, dass es für die Potenzialgenerierung nicht gleichgültig ist, ob die Basilarmembran durch den Klick-Reiz zuerst nach oben oder nach unten ausgelenkt wird. In der klinischen Praxis hat sich die Verwendung von Sogreizen zur FAEP-Registrierung durchgesetzt, weil durch diese Reizpolarität größere Wellen I generiert werden (Picton 2011c).

Die von allen FAEP-Systemen zusätzlich zu »Sog« und »Druck« angebotene Reizpolarität »alternierend« trägt dem Wunsch mancher Nutzer Rechnung, die unvermeidliche Einkopplung des elektromagnetischen Wandlers im Hörer in das EEG-Signal »unsichtbar« zu machen. Man versucht das, indem man abwechselnd Sog- und Druckreize präsentiert. Der sogenannte Reizartefakt wird damit weitgehend beseitigt, man zahlt dafür jedoch einen hohen Preis: Wenn eine Hälfte der Messung mit Sogreizen und die andere Hälfte mit Druckreizen gemessen wird, so führt das zu einer Überlagerung deutlich unterschiedlicher Kurven und somit zum Verlust wichtiger Informationen. Die Nutzung einer alternierenden Reizpolarität ist heute noch aus einem anderen Grund wenig sinnvoll: Mit der überwiegenden Nutzung von Einsteckhörern wird der akustische Reiz über einen Schlauch zum Ohr geführt. Dazu muss der elektrische Impuls genau um die akustische Laufzeit im Schlauch (ca. 1 ms) früher am Wandler anliegen und wird damit im Zeitfenster der Messung gar nicht erfasst.

Neben der Reizpolarität ist auch die Rate, mit der einzelne Reize aufeinander folgen, ein wichtiger Parameter. Obwohl FAEP für einen sehr weiten Bereich von Reizraten registriert werden können, werden klinisch sinnvolle obere und untere Grenzen durch praktische Erwägungen festgelegt. Wir haben in den vorangegangenen Kapiteln gesehen, dass den FAEP von der Terminologie alle diejenigen Wellen zugeordnet werden, deren Latenz kleiner als 15 ms ist. Will man eine Überlagerung dieser Wellen mit dem neuen Reiz vermeiden, so lässt sich das nur für Reizraten unterhalb von 60 Hz (entsprechend einem Reizabstand von 16,7 ms) realisieren. Auch die untere Grenze der Reizrate folgt praktischen Erwägungen. Da aufgrund der geringen Amplitude der FAEP etwa 2.000 Mittelungen pro Einzelkurve notwendig sind, sollte eine Reizrate von 10 Reizen pro

Sekunde mit einer Messzeit von fast 4 Minuten pro Kurve die untere Grenze des klinisch Realisierbaren markieren. In diesem klinisch relevanten Bereich der FAEP-Reizrate zwischen 10 und 60 Hz gibt es einen wichtigen Effekt, dessen Kenntnis es erlaubt, die Reizrate der konkreten Fragestellung optimal anzupassen. Die morphologische Differenzierung und damit die Ausprägung einzelner Wellen nimmt mit wachsender Reizrate ab. Damit kann es zur sicheren Identifizierung besonders der Welle I manchmal sinnvoll sein, eine Rate in der Nähe von 10/s zu nutzen. Bei der Hörschwellenbestimmung spielt die Ausprägung einzelner Wellen eine untergeordnete Rolle, so dass hier durch die Erhöhung der Reizrate bis 40/s Messzeit eingespart werden kann.

Schließlich erlaubt das Menü zur Einstellung der Messparameter die Auswahl des Hörertyps. Eine korrekte Auswahl ist sehr wichtig, weil vom Hersteller des ERA-Systems für jeden Hörer (Kopfhörer, Einsteckhörer oder Knochenleitungshörer) im System spezifische Kalibriereinstellungen hinterlegt wurden. Außerdem muss bei Einsteckhörern die Laufzeit des akustischen Signals im Schlauch so korrigiert werden, dass der Nullpunkt der Zeitachse den Reizeinsatz am Trommelfell korrekt abbildet.

Genau wie bei der Reintonaudiometrie muss auch bei der Bestimmung der Hörschwelle mit evozierten Potenzialen das Phänomen des Überhörens beachtet werden. Je nach verwendetem Hörertyp erreicht der Schall das nicht stimulierte Gegenohr mit einem abgeschwächten Pegel und löst dort ebenfalls ein evoziertes Potenzial aus. Der Überhörverlust beträgt für Kopfhörer etwa 55 bis 70 dB. Für Einsteckhörer ist er wegen der Ankopplung über Schläuche geringer und beträgt etwa 75 bis 80 dB (Lightfoot et al. 2010). Zur Vermeidung von systematischen Messfehlern wird bei der Schwellenbestimmung mit FAEP die gleiche Gegenmaßnahme gegen das Überhören benutzt wie in der Reintonaudiometrie: Der Reiz wird auf dem Gegenohr durch die Darbietung eines Rauschsignals verdeckt (Vertäubung). Der Pegel dieses Vertäubungsrauschens wird wie bei der Reintonaudiometrie nach festen, in ▶ Abschn. 2.3.2 näher erklärten Regeln dem individuellen Hörverlust angepasst.

## Reize für frequenzspezifische BERA

Eine zentrale Frage der objektiven Audiometrie im Kindesalter ist die frequenzspezifische Bestimmung des Hörverlustes. Unter Frequenzspezifität verstehen wir hier die Unabhängigkeit des Messergebnisses für eine bestimmte Reizfrequenz von Einflüssen benachbarter Frequenzbereiche. Eine solche Frequenzspezifität kann von einem Klick-Reiz mit seinem sehr breiten Spektrum nicht erwartet werden. Zwar liefern die mit Klick-Reizen ausgelösten FAEP wichtige Informationen über das Hörvermögen im Frequenzbereich zwischen 2 und 4 kHz, für die genaue Messung objektiver Schwellen zwischen 500 Hz und 4.000 Hz müssen jedoch andere Reize benutzt werden. Diese Reize müssen zwei diametral verschiedene Anforderungen erfüllen: Um FAEP mit großen Amplituden auszulösen, müssen sie eine große Nervenpopulation synchron anregen und sollten dafür möglichst kurz sein, andererseits sollen sie eine geringe spektrale Bandbreite aufweisen und so nur einen schmalen Bereich der Basilarmembran anregen. Spektren tonaler Reize sind aber umso schmaler, je länger die Reize sind. Nach einer über mehrere Jahrzehnte betriebenen Optimierung dieser Reize werden heute für die Auslösung von FAEP Tonpulse von fünf Perioden Länge als brauchbarer Kompromiss zwischen kurzer Reizdauer und kleiner Bandbreite empfohlen (Stapells 2011; Picton 2011).

◼ Abb. 5.13 zeigt nun, dass es nicht ausreicht, aus einem sinusförmigen Dauerton fünf Perioden herauszuschneiden. Weil das Spektrum eines solchen kurzen Tonpulses maßgeblich von seiner Einhüllenden bestimmt wird, liefert eine rechteckförmige Hüllkurve ein wenig frequenzspezifisches Spektrum. Erst wenn man den Reiz allmählich an- und abschwellen lässt, bildet sich im Spektrum die gewünschte »Keule« bei der Tonfrequenz. Eine einheitliche Terminologie unterteilt die fünf Perioden des Reizes in eine ansteigende und eine abfallende Flanke sowie ein Plateau, so dass der für FAEP-Messungen häufig benutzte »2-1-2-Reiz« immer zwei Perioden lange Flanken und ein Plateau von einer Periode hat. Wählt man jetzt, wie ebenfalls in ◼ Abb. 5.13 gezeigt, für die Flanken keine lineare Funktion, sondern eine der aus der Signaltheorie bekannten sogenannten Fensterfunktionen nach Blackman, kann man die Form des Reizspektrums weiter optimieren.

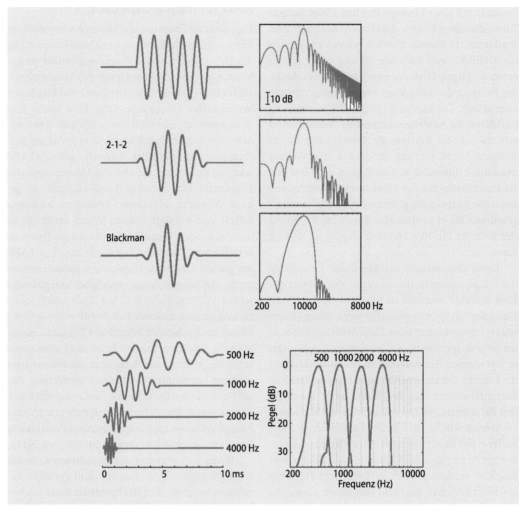

◾ **Abb. 5.13** Zeitfunktionen und Spektren von Kurztonreizen zur Auslösung frequenzspezifischer FAEP. Oben: Zeitverlauf und Spektren von fünf Perioden eines 1-kHz-Sinustones mit jeweils 2 Perioden langen linearen Flanken und mit einer Hüllkurve nach Blackman; unten: Zeitfunktionen und Spektren für Reizfrequenzen von 500, 1.000, 2.000 und 4.000 Hz (elektrische Signale, gemessen am Hörerausgang eines kommerziellen ERA-Systems).

Wie ◾ Abb. 5.13 ebenfalls zeigt, führt die Festlegung der Reizdauer über eine feste Anzahl von Perioden dazu, dass ein 500-Hz-Reiz eine Länge von 10 ms hat, ein 4-kHz-Reiz aber nur 1,25 ms lang ist. Hintergrund dieser auf den ersten Blick ungewöhnlichen Festlegung ist die Tatsache, dass alle diese unterschiedlich langen Tonpulse in einem Spektrum mit logarithmischer Frequenzachse die gleiche Bandbreite haben.

Die durch diese Kurztonreize ausgelösten FAEP unterscheiden sich in zwei wesentlichen Eigenschaf-

ten von den Klick-FAEP. Durch die im Vergleich zum Klick viel geringere Bandbreite der Tonpulse wird jeweils nur ein begrenzter Bereich der Cochlea angeregt. Daraus resultiert eine geringere Amplitude der FAEP, was zu Problemen beim Nachweis dieser Potenziale in der Nähe der Hörschwelle führt. Deshalb ist die Differenz zwischen der elektrophysiologischen Schwelle und der subjektiven Schwelle für diese Reize größer als für einen Klick-Reiz.

Eine weitere Eigenschaft der Tonpuls-FAEP spiegelt die Laufzeit der durch den Tonpuls auf der

Basilarmembran ausgelösten Wanderwelle wider. Da die Geschwindigkeit der Wanderwelle von der Schneckenbasis zur Schneckenspitze hin exponentiell abnimmt, ist die Synchronität der neuronalen Erregung an der Spitze der Cochlea wesentlich geringer als an der Basis. Dieser komplexe Prozess führt dazu, dass durch 500-Hz-Tonpulse ausgelöste FAEP eine im Vergleich zu Klick-FAEP deutlich abgeflachte Wellenform haben. Außerdem wird die Latenz der Welle durch die Laufzeit auf der Basilarmembran verlängert. Diese im Vergleich zum Klick-Potenzial um mehrere Millisekunden verlängerte Latenz kann bei der Auswertung der Kurven sehr hilfreich sein, trennt sie doch Antworten aus den basalen und apikalen Bereichen der Hörschnecke recht deutlich.

Die in ☐ Abb. 5.13 gezeigten Spektren der Tonpulse lassen auf den ersten Blick eine gute Frequenzspezifität der mit ihnen gemessenen FAEP erwarten. Schaut man sich jedoch die Skalierung der Pegelachse genauer an, so bemerkt man, dass der abgebildete Dynamikbereich mit 30 dB im Vergleich zum Dynamikbereich eines Audiogrammformulars mit über 100 dB recht gering ist. Stellt man, wie in ☐ Abb. 5.14, die Spektren der Tonpulse aber in einer audiogrammgerechten Achsenskalierung dar, so sieht man, dass der Reiz in den sogenannten Seitenbändern der Spektren auch ober- und unterhalb der gewünschten Reizfrequenz eine nicht zu vernachlässigende Signalenergie transportiert.

Für die Beurteilung der Frequenzspezifität unseres Messverfahrens ist es wichtig, ob diese (aus signaltheoretischen Gründen) nicht zu vermeidenden Seitenbänder zu Fehlinterpretationen der Tonpuls-FAEP führen. Eine einfache Simulation wie in ☐ Abb. 5.14 zeigt, dass wir bei bestimmten Audiogrammkonfigurationen tatsächlich mit systematischen Fehlern rechnen müssen. In dieser Abbildung ist ein Audiogramm mit einem steilen Hochtonverlust (auf dem Kopf stehend) zusammen mit dem Spektrum eines 4.000-Hz-Tonpulses dargestellt. Wenn wir jetzt, wie oben im Bild gezeigt, bei 4.000 Hz einen Reizpegel unterhalb der Hörschwelle wählen, so sollten wir mit diesem Reiz kein Potenzial auslösen können. Dass wir trotzdem ein Potenzial messen, liegt an dem tieffrequenten Seitenband des Reizes, das unterhalb von 2.000 Hz deutlich über der Hörschwelle liegt. Was ist passiert? Wir haben mit einem 4.000-Hz-Reiz ein Potenzial ausgelöst, dessen Ursprung in dem tieffrequenten Restgehör des Patienten zu suchen ist.

Man kann diesen systematischen Fehler vermeiden, indem man die Frequenzbereiche ober- und unterhalb der spezifischen Reizfrequenz ausblendet. Dazu präsentiert man simultan mit dem eigentlichen Reiz ein Rauschsignal, dass diese Frequenzbereiche maskiert. Ein solches Rauschsignal ist zum Beispiel ein Kerbrauschen (engl. *notched noise*) mit einem flachen Spektrum und einer Kerbe genau bei der Reizfrequenz. Der untere Teil von ☐ Abb. 5.14 zeigt das Prinzip, nach dem solch ein Kerbrauschen

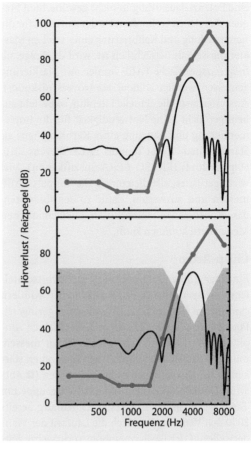

☐ **Abb. 5.14** Prinzip der Maskierung mit Kerbrauschen: Bei einem Patienten mit Hochtonhörverlust (Audiogramm auf dem Kopf stehend!) würde eine FAEP-Messung mit einem 4-kHz-Tonpuls Potenziale liefern, die durch die Seitenbänder im Spektrum ausgelöst werden. Abhilfe würde hier eine Maskierung mit Kerbrauschen bringen (modifiziert nach Picton 2011).

eine Potenzialauslösung in nicht gewünschten Frequenzbereichen verhindert. Da der Aufwand für die Bereitstellung und Kalibrierung eines solchen Maskierungssignals beträchtlich ist, wird die Frage, ob frequenzspezifische FAEP immer mit Maskierung gemessen werden sollten, kontrovers diskutiert. Analysiert man die aktuelle Literatur, so besteht aus heutiger Sicht keine Notwendigkeit für die Implementierung und Nutzung eines Kerbrauschens als Standardmethode für Tonpuls-FAEP (Stevens 2010; Stapells 2011; IERASG-BERA-Spezifikation). Viel wichtiger ist es, alle diejenigen, die Tonpuls-FAEP messen und auswerten, dafür zu sensibilisieren, dass es bei steilen Hörverlusten zu sytematischen Messfehlern kommen kann.

## Chirp-Reize

Eines der größten Probleme bei Reizantwortschwellenmessungen mittels FAEP bei kleinen Kindern sind die im Vergleich zu Erwachsenen geringeren Potenzialamplituden. Um trotz dieser kleinen Amplituden verlässliche Schwellenwerte zu messen, muss die Reststörung durch lange Messzeiten stärker als bei Erwachsenen reduziert werden (◘ Abb. 5.18). Deshalb unternahm eine Arbeitsgruppe um Torsten Dau an der Universität Oldenburg bereits 2000 den Versuch, die durch die Laufzeit der Wanderwelle auf der Basilarmembran verursachte zeitliche Aufspaltung der durch einen Klick-Reiz ausgelösten neuronalen Erregung mit einem Trick zu umgehen. Da das Geschwindigkeitsprofil der Wanderwelle entlang der Basilarmembran sehr gut vermessen war, konnte man einen Reiz konstruieren, der den Laufzeiteffekt dadurch kompensiert, dass hochfrequente gegenüber den tieffrequenten Bestandteilen des Reizes verzögert werden (Dau et al. 2000). Kurze akustische Reize, bei denen sich die Frequenz mit der Zeit ändert, nennt man »Chirp« in Anlehnung an das englische Wort für Zwitschern oder Zirpen. Mit einem Chirp-Reiz erreichen im Idealfall alle Frequenzkomponenten des Reizes die für sie empfindlichsten Orte der Hörschecke zur gleichen Zeit. Die dadurch gewonnene größere Synchronität der neuronalen Erregung führt zur Auslösung von FAEP mit größeren Amplituden. Praktische Bedeutung für die klinische Audiologie erlangten Chirp-Reize erst zehn Jahre nach der Arbeit von Dau mit der Beschreibung des »CE-Chirps«

durch eine von Elberling geführte Arbeitsgruppe (Elberling u. Don 2010; Cebulla u. Elberling 2010).

Klinische Daten, die bei Reizantwortschwellenmessungen mit FAEP an Säuglingen und Kleinkindern erhoben wurden, konnten die Erwartungen an den neuen Reiz bestätigen. Im Vergleich zu FAEP-Registrierungen mit Klicks zeigen die Chirpevozierten FAEP deutlich größere Amplituden (◘ Abb. 5.15). An dieser Stelle muss aber darauf hingewiesen werden, dass Chirp-Reize speziell für Schwellenmessungen optimiert wurden; neurologische Fragestellungen werden auch zukünftig mit den klassischen Klick-evozierten FAEP untersucht.

Das Konstruktionsprinzip des CE-Chirps ermöglicht über die Kompensation der Wanderwellenlaufzeit hinaus die Lösung eines weiteren wichtigen Problems der frequenzspezifischen Schwellenbestimmung. Wie wir im vorangegangenen Abschnitt gesehen haben, sind dem klassischen Prinzip der Generierung von Tonpulsen für FAEP-Messungen aus einem sinusförmigen Dauerton und einer Hüllkurve enge Grenzen gesetzt. Eine Addition von cos-Schwingungen wie beim CE-Chirp eröffnet die Möglichkeit der Synthese von schmalbandigen Reizen mit definierten Spektren. ◘ Abb. 5.15 zeigt solche Schmalband-Chirps (NB-CE-Chirps = *narrow band* CE-Chirps), deren Spektren genau den Anforderungen der internationalen Norm für Oktavband-Filter folgen. Auch für diese neuen Reize konnten in klinischen Studien FAEP-Amplituden gemessen werden, die deutlich größer als die der Tonpuls-FAEP waren (Ferm et al. 2013).

## Mittelungszahl oder Stoppkriterium?

Nachdem wir die Parameter der akustischen Reize ausführlich behandelt haben, wenden wir uns nun einer Gruppe von Messparametern zu, mit denen wir den für die Registrierung der FAEP unverzichtbaren Mittelungsprozess steuern können. Dabei gilt es, mit einer seit dem Beginn der klinischen Nutzung der FAEP fortbestehenden Tradition zu brechen. Wurde bisher für jede FAEP-Registrierung unabhängig von der diagnostischen Fragestellung und unabhängig vom Vigilanzstatus des Kindes in der Regel eine feste Mittelungszahl zur Reduktion der Störung verwendet, stehen uns in modernen FAEP-Systemen erstmals zuverlässige Verfahren

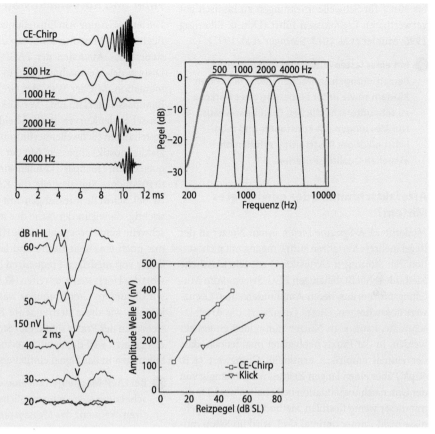

**◨ Abb. 5.15** Chirp-Reize zur Auslösung breitbandiger und frequenzspezifischer FAEP. Oben: Zeitsignale und Spektren eines CE-Chirps sowie von vier Oktavband-Chirps (NB-CE-Chirp) mit Mittenfrequenzen von 500, 1.000, 2.000 und 4.000 Hz; unten: Beispiel einer Reizantwortschwellenmessung mit CE-Chirp-evozierten FAEP sowie ein Vergleich der Reizpegel-Amplituden-Funktionen der Welle V von Klick- und CE-Chirp-FAEP, gemessen an Säuglingen und Kleinkindern dargestellt (modifiziert nach Mühler et al. 2013).

zur Bewertung der Qualität der Messung zur Verfügung.

Die zentrale Messgröße zur Bewertung der Qualität einer FAEP-Messung ist die Reststörung, also derjenige Rest der EEG-Aktivität, der trotz mehrerer hundert oder tausend Mittelungen immer noch dem evozierten Potenzial überlagert ist. Wie wir ▶ Abschn. 2.3.2 gesehen haben, wird die Reststörung mit der Wurzel aus der Mittelungszahl reduziert. Ihr tatsächlicher Wert hängt aber weniger von der Mittelungszahl als vielmehr von der konkreten Amplitude der EEG-Aktivität des Patienten ab. Praktische Erfahrungen zeigen, dass die EEG-Amplitude eines wachen und unruhigen Kindes bis zu zehnmal größer sein kann als die eines Kindes in

Narkose. Es ist also wenig sinnvoll, für die FAEP-Registrierung bei beiden Kindern die gleiche Mittelungszahl, z. B. 2.000, zu nutzen.

Will man trotz stark variierender EEG-Amplituden FAEP-Messungen mit stets gleicher Qualität erhalten, so ist das mit festen Mittelungszahlen unmöglich. Abhilfe schafft hier die Vereinbarung eines Grenzwertes der Reststörung bis zu der die Messung fortgesetzt wird. Dazu kann die online berechnete Reststörung beobachtet werden, oder man überlässt diese Aufgabe dem FAEP-System durch die Aktivierung eines automatischen Stoppkriteriums. Zahlreiche Studien haben gezeigt, dass eine Reststörung von 30 bis 40 nV für Messungen mit differenzialdiagnostischer Fragestellung und von 20 bis 30 nV für Schwellenmessungen zu klinisch gut verwertbaren Ergebnissen führt (Don u. Elberling 1996; Mühler et al. 2013; Sininger et al. 1997).

> ❯ Mit einer festen Mittelungszahl führen FAEP-Registrierungen an wachen und schlafenden Kindern sowie unter Sedierung oder Narkose zu sehr unterschiedlichen Qualitätsniveaus. Nur Messungen mit konstanter und möglichst niedriger Reststörung erfüllen die aktuellen Qualitätskriterien.

## Artefaktschranke oder gewichtetes Mitteln?

Moderne ERA-Systeme bieten ihrem Nutzer in der Regel mehrere Verfahren zum Umgang mit nicht stationären Störungen (Artefakten) an. Die klassische Methode schließt diejenigen EEG-Sweeps vom Mittelungsprozess aus, deren Amplituden einen Grenzwert überschreiten. Dieser Grenzwert, die Artefaktschranke, kann vom Nutzer individuell eingestellt werden. In der Praxis beobachtet man jedoch, dass der einmal empirisch ermittelte Grenzwert (z. B. 40 μV) über einen langen Zeitraum unabhängig von der Untersuchungssituation beibehalten wird. Da die mit dieser wenig flexiblen Methode erzielten Ergebnisse nicht immer optimal sind, wird im Setup moderner FAEP-Systeme als Alternative zu einer festen Artefaktschranke die Methode der gewichteten Mittelung (*weighted averaging*) angeboten. Dabei wird jeder *sweep* mit einem Wichtungsfaktor multipliziert, der umso größer ist, je weniger Störungen dieser *sweep* enthält (die konventionelle Artefaktunterdrückung ist übrigens ein Spezialfall der gewichteten Mittelung mit den Wichtungsfaktoren 1 und 0). »Gute« *sweeps* werden somit belohnt, »schlechte« bestraft. Obwohl dieses Verfahren auf den ersten Blick sehr elegant erscheint, birgt es doch eine Reihe von Risiken; so kann es unter bestimmten Umständen zu einer Reduktion der Potenzialamplituden führen. Der Hauptgrund für die bis heute geringe Akzeptanz des gewichteten Mittelns im klinischen Alltag liegt aber in dem Umstand begründet, dass der Nutzer die Kontrolle eines wichtigen Messparameters an den Computer abgeben muss ohne den Erfolg des Verfahrens kontrollieren zu können. Somit ist eine »intelligente« manuelle Wahl der Artefaktschranke zum gegenwärtigen Zeitpunkt immer noch die Methode der Wahl.

## Filter und Kurvenmaßstab

Die letzte Gruppe von Einstellungen, die wir uns vor Beginn der Messung im Setup anschauen sollten, steuert das Aussehen der FAEP-Kurven auf dem Display des Messrechners und in der Befunddokumentation. Mit der Wahl der Grenzfrequenzen des Bandpass-Filters im EEG-Verstärker können wir das Aussehen der Kurven unseren beiden wichtigen Fragestellungen (Schwellenbestimmung oder Differenzialdiagnostik) anpassen. Mit der unteren Grenzfrequenz, dem Hochpass, können wir steuern, wie viele tieffrequente Signalanteile die Kurve enthält. Das ist bei Schwellenmessungen mit FAEP besonders wichtig, da wir in der Nähe der individuellen Hörschwelle keine prägnante Welle III oder V, sondern nur noch eine sehr flache und langgezogene (und daher von niedrigen Frequenzen beherrschte) Antwort des Hörsystems antreffen (◻ Abb. 5.12). Je tiefer wir die untere Grenzfrequenz wählen, desto besser können wir diese tieffrequente Komponente darstellen. In der Praxis sind dieser Strategie aber Grenzen gesetzt, weil damit auch vermehrt tieffrequente Störungen in das Signal einfließen.

> ❯ Bei FAEP-Messungen zur Hörschwellenschätzung sollte eine möglichst tiefe untere Grenzfrequenz des Messsystems gewählt werden (optimal 30 Hz).

Da bei differenzialdiagnostischen Fragestellungen diese tieffrequente schwellennahe FAEP-Komponente keine Rolle spielt, kann hier die Hochpass-Grenzfrequenz bis auf 150 Hz angehoben werden. Für die sichere Identifikation der Wellengipfel ist die richtige Wahl der oberen Grenzfrequenz des Tiefpasses von besonderem Interesse. Wählt man diese zu niedrig, werden die Kurven zu stark geglättet und wichtige Elemente der Kurvenmorphologie gehen verloren. Wählt man sie zu hoch, erscheinen die Kurven verrauscht. Sie enthalten jetzt zu viele hochfrequente, für die FAEP-Morphologie irrelevante Signalanteile.

Moderne FAEP-Systeme bieten die Möglichkeit, zusätzlich zu den Filtereinstellungen des EEG-Verstärkers Grenzfrequenzen für digitale Hoch- und Tiefpassfilter auszuwählen. Während die analogen EEG-Filter im Signalfluss vor dem Mittelungsprozess angeordnet sind, werden digitale Filter als Rechenoperation auf das Mittelungsergebnis angewandt und haben somit den Vorteil, dass man sie beliebig ein- und ausschalten und damit ihre Wirkung testen kann ohne Informationen unwiederbringlich zu verlieren.

Neben den Latenzen der Wellen ist deren Amplitude ein wichtiges diagnostisches Kriterium. Wollen wir dieses Kriterium effektiv nutzen, müssen wir eine Voraussetzung erfüllen: Wir müssen alle FAEP-Kurven, die in unserer Einrichtung gewonnen werden, in einem einheitlichen Vergrößerungsmaßstab, das heißt in einem festen Verhältnis von Zeit- und Amplitudenachse darstellen. Diese Forderung erscheint auf den ersten Blick trivial; vergleicht man jedoch FAEP-Registrierungen aus verschiedenen Kliniken, so weisen diese in der Regel sehr verschiedene Achsenverhältnisse auf. Obwohl jedes FAEP-System die Möglichkeit bietet, die Skalierung der Zeitachse und der Potenzialamplitude zu ändern, sollte man von dieser Möglichkeit nur in begründeten Ausnahmefällen Gebrauch machen. Um verlässliche Aussagen über Potenzialamplituden machen zu können, ist es vielmehr zwingend erforderlich, ein einmal gewähltes Achsenverhältnis über einen langen Zeitraum beizubehalten.

> ❯ Das Achsenverhältnis bei der Darstellung von FAEP-Registrierungen sollte sowohl auf dem Display als auch im gedruckten Befund etwa 100 nV/1 ms betragen (Stevens et al. 2010).

### 5.3.2 FAEP – Durchführung und Dokumentation

Eine FAEP-Messung bei einem Kind beginnt in der Regel mit einem Elterngespräch, ist doch bei zahlreichen Messungen eine aktive Mitarbeit der Eltern von beträchtlichem Nutzen. Ziel dieses Gespräches ist es, die Eltern über das Prinzip der Messung zu informieren und eventuell bestehende Ängste abzubauen. Der wichtigste Schlüssel für erfolgreiche FAEP-Messungen an Kleinkindern liegt in einer optimalen Ruhigstellung des Kindes. Langjährige klinische Erfahrungen haben gezeigt, dass die hohen Anforderungen, die heute an die Qualität von FAEP-Messungen gestellt werden, an wachen und unruhigen Kindern niemals zu realisieren sind. Deshalb ist bei Säuglingen und kleinen Kindern eine Messung im Schlaf anzustreben. Wie der

Schlafzustand letzten Endes herbeigeführt wird, hängt vom Alter des Kindes und auch von der Kooperationsbereitschaft der Eltern ab. Während ein wenige Wochen altes Baby nach dem Füttern oder Stillen oft problemlos einschläft, ist bei älteren Säuglingen und Kleinkindern oft eine Sedierung erforderlich (Francois et al. 2012).

Die Entscheidung, ob und mit welchen Mitteln ein Kind für eine FAEP-Messung sediert wird, liegt in der Hand des Arztes. In jedem Falle ist eine strikte Risikoabwägung erforderlich und alle Beteiligten – Audiologe, MTA und Eltern – sind über potenzielle Risiken und das Verhalten bei Zwischenfällen aktenkundig zu belehren.

Für die Registrierung der FAEP müssen am Kopf des Kindes EEG-Elektroden befestigt werden. Gemäß allgemein akzeptierter Standards werden FAEP zwischen einer aktiven Elektrode (+) am Vertex und einer Referenzelektrode (-) am Mastoid des stimulierten Ohres abgeleitet. Ist bei Babys eine Platzierung der Plus-Elektrode am Vertex nicht möglich, liefert eine Position weit oben in der Mitte der Stirn ebenfalls gute Ergebnisse. Moderne FAEP-Systeme sind in der Regel zweikanalig ausgelegt, verfügen also über zwei unabhängige Messkanäle. Diese zweikanalige Auslegung verfolgt im Wesentlichen zwei Ziele: Zum einen kann zwischen Messungen des linken und des rechten Ohres umgeschaltet werden, ohne Elektroden neu zu befestigen oder Kabel umzustecken. Zum anderen liefert die von der nicht stimulierten (kontralateralen) Seite gemessene FAEP-Kurve wichtige Zusatzinformationen zur Potenzialmorphologie (◻ Abb. 5.20). Die grundlegenden Fragen im Zusammenhang mit der Anbringung der Elektroden (Reinigung der Haut, Impedanzmessung) wurden bereits in der Einführung zu diesem Kapitel behandelt, so dass an dieser Stelle nur noch einige Besonderheiten der Patientenvorbereitung für eine FAEP-Registrierung an Kindern diskutiert werden müssen.

Da alle Maßnahmen zur Ruhigstellung des Kindes höchste Priorität genießen, müssen sich die anderen Manipulationen am Kind diesen unterordnen. So ist es sinnvoll, die Reinigung der Hautpartien für die spätere Elektrodenplatzierung vor dem Einschlafen durchzuführen. Schläft das Kind, können die Elektroden angebracht werden ohne das Kind aufzuwecken. Die korrekte Anbringung der Hörer für die akustische Stimulation kann dann zu Problemen führen, wenn das Kind auf einer Seite liegend eingeschlafen ist. Hier kann es (bis auf die Anforderungen einer korrekten kontralateralen Vertäubung) zweckmäßig sein, zunächst einen Hörer zu platzieren und erst nach Beendigung der Messung auf dieser Seite das Kind vorsichtig zu drehen und die Hörerplatzierung und die Messung auf der zweiten Seite vorzunehmen. Ganz wesentlich für den Erfolg der Messungen ist die Bereitstellung einer ruhigen Umgebung, die auch bequeme Sitzgelegenheiten für die Mutter in der Messkabine, die Möglichkeiten zur stufenlosen Verdunkelung sowie eine gute Beobachtungsmöglichkeit des Kindes durch den Audiologen (z. B. durch eine Infrarotkamera in der Kabine) einschließt. Auch die Bereitstellung eines Videospiels (Gameboy) oder eines stummen ruhigen Films (»Video-Sedierung«) zur Ruhigstellung älterer Kinder zählen zu den Maßnahmen, die zum Erfolg der Messung beitragen können.

Ist eine Sedierung des Kindes nicht möglich oder führt sie nicht zum gewünschten Erfolg, kann im Einzelfall eine Messung in Narkose notwendig werden. Eine Registrierung von evozierten Potenzialen außerhalb der abgeschirmten Messkabine im Operationssaal stellt alle Beteiligten vor völlig neue, häufig extreme Herausforderungen. Deshalb ist eine gute Kommunikation zwischen Audiologen und OP-Personal eine Grundvoraussetzung für den Erfolg der Messung. Diese Kommunikation beginnt mit der Auswahl eines geeigneten Standortes für den in der Regel auf einem Wagen aufgebauten FAEP-Messplatz. Dieser soll einerseits den normalen OP-Betrieb möglichst wenig stören, soll aber auch einen möglichst großen Abstand von elektrischen Störquellen haben. Da besonders moderne OP-Mikroskope mit ihrer komplexen Videotechnik als hartnäckige Störer in Erscheinung treten, erweist sich oft ein Platz am Fußende des OP-Tisches als vorteilhaft. Ist nach zahlreichen (oft frustrierenden) Versuchen ein geeigneter Platz gefunden, so sollte dieser möglichst immer beibehalten werden. Hier kann zum Beispiel in kollegialer Absprache mit dem für den OP-Plan zuständigen Oberarzt erreicht werden, dass für FAEP-Messungen immer der gleiche Saal vorgesehen wird.

Ist der Patient für die Messung vorbereitet und das geeignete Setup ausgewählt, beginnt mit der Registrierung der ersten Kurve für den Audiologen eine Phase hoher Konzentration, denn in den nächsten 30 bis 120 Minuten werden von ihm eine Reihe wichtiger Entscheidungen verlangt. Der geneigte Leser wird sich jetzt wundern, hat ihm doch der Techniker bei der Ersteinweisung für das neue BERA-System versprochen, dass er nur das automatische Messprogramm wählen müsse und den Rest

die Maschine erledigen würde. Wer diesen Rat befolgt, sollte sich nicht wundern, wenn die Ergebnisse der Messung unbefriedigend sind. Schließlich liefern im rauen Alltag der Klinik die wenigsten Kinder solche idealen Kurven, wie sie dieses Kapitel exemplarisch zeigt. Bei differenzialdiagnostischen Fragestellungen ist manchmal die Welle I nicht klar zu erkennen, oder die Wellen IV und V bilden einen Wellenkomplex, der eine sichere Identifikation der Welle V unmöglich macht. Bei Hörschwellenmessungen sind wir oft unsicher, ob sich die kleinen Amplituden der schwellennahen kindlichen FAEP nicht doch unter einer zu großen Reststörung verstecken. Das Problem, vor dem wir bei jeder Messung stehen, lässt sich so formulieren: Wenn die Messung beendet ist, die Elektroden entfernt sind und das Kind wach ist, können wir nichts mehr korrigieren. Die eine Kurve, die vielleicht endgültige Klarheit gebracht hätte, kann nicht nachgeholt werden. Oder anders formuliert: Viele Entscheidungen, die auf den ersten Blick der ruhigen Befundung nach der Messung zugeordnet werden, müssen bereits während der Messung getroffen werden – oft mit einem ungeduldigen Anästhesisten im Rücken oder einem Kind, das gerade wach zu werden droht. Die folgenden Abschnitte werden zeigen, mit welchen Methoden diese oft unterschätzten Herausforderungen einer »Entscheidung in Echtzeit« in hoher Qualität bewältigt werden können

## Schwelle

Die meisten FAEP-Registrierungen an Kleinkindern werden mit dem Ziel durchgeführt, die Reizantwortschwelle für einen spezifischen akustischen Reiz (breitbandig oder frequenzspezifisch) zu ermitteln, also den niedrigsten Reizpegel, für den noch ein evoziertes Potenzial erkennbar ist. Da die Methodik der Schwellenbestimmung für alle Reizformen im Wesentlichen identisch ist, beschränken sich die folgenden Ausführungen auf Klick-FAEP, können aber problemlos auf Tonpuls-FAEP oder Chirp-FAEP übertragen werden.

Bei der Ermittlung des Schwellenpegels, der oft auch als »elektrophysiologische Schwelle« bezeichnet wird, geht man ganz ähnlich vor wie bei der subjektiven Audiometrie: Ausgehend von einem Startpegel erhöht oder erniedrigt man den Reizpegel und beobachtet dabei die »Antwort« des Patienten – der

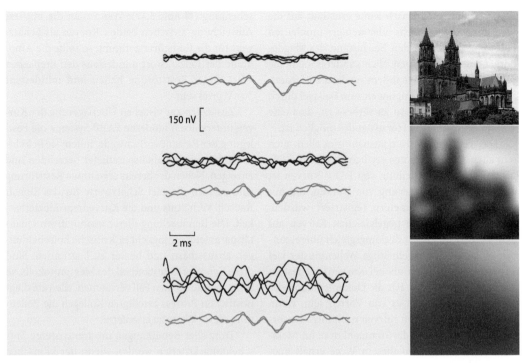

**□ Abb. 5.16** Einfluss der Reststörung auf die Qualität der objektiven Schwellenbestimmung: Jeweils vier Mittelungskurven ohne Potenzial mit geringer, großer und sehr großer Reststörung(von oben nach unten) wurden überlagert. Darunter findet sich jeweils ein typisches FAEP für einen schwellennahen Reizpegel. Die Fotos in der rechten Spalte simulieren die Möglichkeit, das Potenzial auch unter schlechten Messbedingungen noch sicher zu erkennen.

einzige Unterschied liegt in der Tatsache, dass das Baby in der Messkabine schläft und wir anhand von Kurven und Qualitätsparametern entscheiden müssen, ob das Hörsystem des Babys geantwortet hat. Damit unser Verfahren das Attribut »objektiv« verdient, reicht es nicht aus, mit einem mehr oder weniger beeindruckenden technischen Apparat das EEG zu registrieren (obwohl allein das bei zahlreichen Eltern einen tiefen Eindruck hinterlässt...). Vielmehr ist es notwendig, klare Entscheidungskriterien für die Anwesenheit oder die Abwesenheit der Reizantwort zu definieren. Diese Kriterien müssen zwar gewisse Mindeststandards erfüllen, sie müssen jedoch nicht notwendigerweise für alle Kliniken und für die verschiedenen kommerziellen FAEP-Systeme identisch sein. Wichtig ist, dass diese Kriterien in jeder Einrichtung nachvollziehbar dokumentiert sind und über einen längeren Zeitraum unverändert praktiziert werden. Die aus Sicht der Autoren modernste und detaillierteste Beschreibung solcher Kriterien findet man in den FAEP-

Richtlinien des Britischen Neugeborenen-Hörscreeningprogramms (Stevens et al. 2010): Dort werden für jeden Reizpegel drei mögliche Urteile zugelassen, die der Untersucher aufgrund klar definierter Kriterien zu fällen hat:

> Jede zum Zwecke der Hörschwellenbestimmung registrierte FAEP-Kurve sollte einer der folgenden drei Klassen zugeordnet werden:
> a. Potenzial sicher erkannt,
> b. Kein Potenzial zu erkennen (gute Messbedingungen),
> c. Die Messbedingungen sind so schlecht, dass weder Aussage a) noch b) möglich ist.

Den bereits mit einigen Erfahrungen bei BERA-Messungen ausgestatteten Leser wird es vielleicht erstaunen, dass die Unmöglichkeit einer Aussage als eine gleichberechtigte Urteilsalternative zugelassen wird. □ Abb. 5.16 verdeutlicht, warum wir uns auch bei einem objektiven Messverfahren nicht über elementare Qualitätsprinzipien hinwegsetzen können:

Kein vernünftiger Mensch käme ernsthaft auf die Idee, anhand eines mehr oder weniger unscharfen Fotos ein Urteil über den Bauzustand des Magdeburger Domes abzugeben. Nichts anderes meint die dritte Urteilsalternative indem sie dazu auffordert, zunächst die Messbedingungen zum Beispiel durch Sedierung des Kindes so zu verbessern, dass eine scharfe Aufnahme des Hörzustandes möglich ist.

Das wichtigste und auf ausnahmslos allen, auch sehr alten, FAEP-Systemen verfügbare »Bordmittel« für die visuelle Beurteilung von FAEP-Kurven ist die grafische Überlagerung von Kurven, die mit identischen Reizparametern registriert wurden. Verschiebt man diese pegelgleichen Kurven auf dem Display möglichst deckungsgleich übereinander, so lassen sich regelmäßige Wellenmuster viel sicherer identifizieren als bei Kurven mit festem Abstand (◘ Abb. 5.17). Für die Dokumentation des Messergebnisses kann es von Vorteil sein, wenn man die reproduzierten Kurven nach ihrer Bewertung addiert und nur die Summenkurve im Messprotokoll darstellt. Auf diesem Wege erhält man Kurven, die eine geringere Reststörung als die Einzelkurven aufweisen.

> ❯ Zur sicheren Bestimmung der FAEP-Schwelle müssen die Kurven an der Schwelle sowie 5 oder 10 dB ober- und unterhalb des Schwellenpegels reproduziert werden.

Die Überlagerung von zwei pegelgleichen Kurven eignet sich hervorragend für die Definition von quantitativen Kriterien für die Entscheidung »Potenzial erkennbar« oder »nicht erkennbar«. An dieser Stelle soll noch einmal darauf hingewiesen werden, dass es hier nicht darum geht, die exakte Latenz einer Welle III oder V festzulegen. Die noch unreifen FAEP kleiner Kinder präsentieren oft Wellenmuster, die nur schwer in das Schema derjenigen Kurven passen, die mit Pegeln weit über der Hörschwelle für differenzialdiagnostische Zwecke registriert wurden. Die Reizantwort, die wir hier suchen, ist eine wie auch immer geformte Abweichung von der Nulllinie, die in zwei Kurven in einem bestimmten Zeitfenster mit großer Übereinstimmung auftritt. Die Autoren der FAEP-Richtlinien des Britischen Neugeborenen-Hörscreeningprogramms (Stevens et al. 2010) formulieren quantitative Kriterien für diesen schwierige Entscheidung (◘ Abb. 5.17): Wenn man die mittlere Abweichung zwischen beiden Kurven als Schätzwert für die Reststörung nimmt, so sollte die Amplitude der Reizantwort mindestens den dreifachen Wert dieser Reststörung haben und mindestens 50 nV groß sein.

Zusätzlich zur visuellen Überlagerung der Kurven unterstützen moderne FAEP-Systeme die Festlegung der Reizantwortschwelle, indem sie in Echtzeit zahlreiche Qualitätsparameter berechnen und anzeigen. Neben der bereits erwähnten Reststörung sind es zum Beispiel Schätzwerte für das Signal/Rausch-Verhältnis und die Kurvenreproduzierbarkeit. Die Bereitstellung dieser quantitativen Qualitätsparameter ermöglicht es, kritische Entscheidungen abzusichern und besser zu begründen. Sind diese Kennwerte Bestandteil des Messprotokolls, so sollte man auf keinen Fall versäumen, allen am diagnostischen Prozess beteiligten Kollegen die Bedeutung dieser Werte zu erläutern.

Trotz aller Bemühungen um transparente Entscheidungskriterien werden wir in der klinischen Praxis mit einem weiteren Problem konfrontiert: Aufgrund der noch nicht abgeschlossenen Reifung der Hörbahn sind die Amplituden der FAEP bei vielen Säuglingen noch so klein, dass selbst bei geringer Reststörung eine sichere Unterscheidung zwischen den Alternativen »Potenzial sicher erkannt« und »trotz guter Messbedingungen kein Potenzial zu erkennen« sehr schwierig ist. ◘ Abb. 5.18 zeigt, wie es hier unter Nutzung der vom FAEP-System angebotenen Ressourcen trotzdem möglich ist, die Reizantwortschwelle sicher zu bestimmen.

Das letzte Beispiel zeigt, dass der Nachweisbarkeit beliebig kleiner Reizantworten Grenzen gesetzt sind. Im klinischen Routinebetrieb kann die Messzeit nicht unbeschränkt erhöht und damit die Reststörung nicht beliebig reduziert werden. Deshalb ist es von großer Bedeutung, dass mit den in ▸ Abschn. 5.3.1 beschriebenen Chirp-Reizen diesem Problem dadurch wirksam begegnet werden kann, dass die durch den CE-Chirp ausgelösten signifikant größeren Potenzialamplituden den Nachweis in Schwellennähe enorm erleichtern. ◘ Abb. 5.18 zeigt, dass durch die steileren Reizpegel-Amplituden-Kennlinien (◘ Abb. 5.15) der Übergang von »Potenzial erkennbar« zu »Potenzial nicht erkennbar« innerhalb einer Pegelstufe von 10 dB sehr viel deutlicher ausfällt.

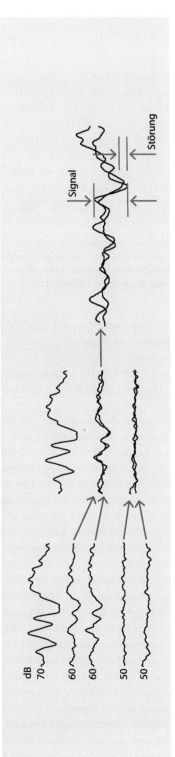

**Abb. 5.17** Einfachste Form der Qualitätskontrolle der FAEP während der Messung durch Überlagerung pegelgleicher Kurve. Das rechte Kurvenpaar zeigt exemplarisch die visuelle Schätzung der Signalamplitude und der Reststörung (modifiziert nach Stevens et al. 2010).

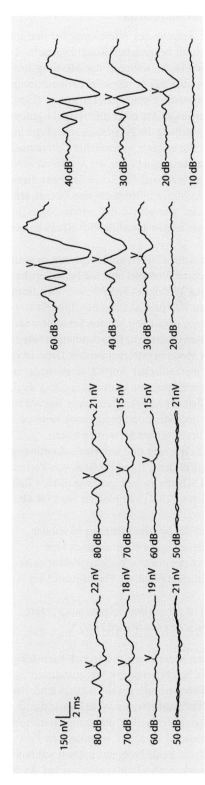

**Abb. 5.18** Links: Reizantwortschwellenbestimmung mit Klick-FAEP bei einem 7 Monate alten Jungen nach Sedierung mit Chloralhydrat (p.o.). Rechts neben den Kurven ist jeweils die Reststörung in nV angegeben. Aufgrund der geringen Reststörungen um oder unter 20 nV sind auch sehr kleine FAEP-Amplituden noch sicher erkennbar. Rechts: Reizantwortschwellenbestimmung mittels CE-Chirp-FAEP bei einem 22 Monate alten Mädchen in Narkose. Alle Kurven weisen eine Reststörung von weniger als 40 nV auf und wurden durch Addition zweier pegelgleicher Kurven erzeugt.

## Differenzialdiagnostik

Bestand die Aufgabe des Audiologen bei den im letzten Abschnitt behandelten Reizantwortschwellenmessungen darin, während der Messung Entscheidungen über das prinzipielle Vorhandensein oder die Abwesenheit einer Reizantwort zu fällen, steht bei Messungen mit einer differenzialdiagnostischen Fragestellung die Potenzialmorphologie im Mittelpunkt. Ein weiterer wesentlicher Unterschied zu Schwellenmessungen liegt in der Art des verwendeten Reizes: Während für Schwellenmessungen sowohl Klicks als auch Tonpulse und Chirps verwendet werden, werden für differenzialdiagnostischen Fragestellungen ausschließlich Klicks eingesetzt.

Für eine sichere Differenzialdiagnostik müssen möglichst genaue Aussagen über die Form der charakteristischen Wellen des FAEP sowie über deren Latenzen und Interpeaklatenzen bereitgestellt werden. Auch hier, genau wie bei den Schwellenmessungen, müssen wesentliche Entscheidungen bereits während der Messung getroffen werden. Dabei ist es ein großer methodischer Vorteil, dass moderne Computerbetriebssysteme multitaskingfähig sind, so dass die Zeit der Mittelung einzelner Kurven zu einer ersten Inspektion und Indizierung bereits registrierter Kurven verwendet werden kann.

Für die Erkennung und korrekten Zuordnung der wichtigen Wellen I, III und V ist es von Vorteil, ein robustes Schema zu befolgen, wie es zum Beispiel von Picton (2011c) empfohlen wird (▶ Abb. 5.19):

- Welle I ist der positive Wellengipfel vor der ersten Kreuzung der Nulllinie nach 1 ms
- Welle V ist der positive Wellengipfel vor einer sehr deutlichen negativen Flanke nach 5 bis 10 ms
- Welle III ist der am deutlichsten ausgeprägte Gipfel zwischen den Wellen I und V

Einige Kurven widersetzen sich jedoch hartnäckig diesem einfachen Schema der Wellenindizierung, wobei zwei Fälle besonders problematisch sind: Die schlechte Erkennbarkeit einer Welle I sowie die unklare Ausprägung der Welle V, die häufig zusammen mit einer Welle IV in einem sogenannten IV-V-Komplex auftritt. Beide Probleme müssen während der Messung erkannt und auch gelöst werden. Auch

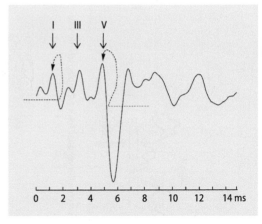

**◪ Abb. 5.19** Robuste Kriterien zur Identifikation der Wellen I, III und V in überschwelligen FAEP-Registrierungen (modifiziert nach Picton 2011). Die unterbrochenen Linien zeigen den Weg unserer Augen durch das Wellengebirge.

hier bewährt sich eine Checkliste von erprobten Maßnahmen, die auch unter Stressbedingungen abgearbeitet werden kann. Bei den Autoren hat sich das ebenfalls von Picton (2011c) vorgeschlagene Maßnahmenpaket bewährt, das in ◪ Tab. 5.1 zusammengestellt ist.

Zwei Beispiele sollen demonstrieren, wie die von Picton vorgeschlagenen Maßnahmen zum Erfolg führen können. Bei der in ◪ Abb. 5.20 gezeigten FAEP-Registrierung an einem achtjährigen Jungen wird bei einem Pegel von 80 dB die Welle V von einer größeren Welle IV überlagert. Da die Amplitude der Welle IV mit sinkendem Pegel schneller abnimmt als die Amplitude der Welle V, kann hier mit zwei weiteren Messungen mit geringeren Pegeln die Welle V sicher dargestellt werden. Auch die mit der kontralateralen Referenzelektrode registrierte Kurve kann nützliche Informationen zur Abgrenzung der Wellen IV und V liefern. ◪ Abb. 5.20 demonstriert, wie die deutlichere Separation der beiden Wellen in der kontralateralen Kurve die durch eine Pegelabsenkung gewonnene Information unterstützt.

Am Ende dieses Kapitels können wir zusammenfassend feststellen, dass die häufig noch praktizierte Trennung des gesamten Komplexes FAEP in eine stark schematisierte, im schlimmsten Fall automatisierte Messung und eine anschließende Befundung unter modernen Qualitätsgesichtspunkten nicht mehr aufrecht erhalten werden kann. Viel-

**◻ Tab. 5.1** Maßnahmen zur verbesserten Darstellung der Wellen I und V bei differenzialdiagnostischen Fragestellungen (modifiziert nach Picton 2011c)

|  | Welle I | Welle V |
|---|---|---|
| Elektrodenposition | (1) Referenzelektrode im äußeren Gehörgang | (1) Referenzelektrode in Nacken |
|  | (2) Ableitung zwischen ipsi- und kontralateralem Mastoid | (2) Bessere Trennung von Welle IV und V in der kontralateralen Kurve |
| Reizpegel | Nutzung möglichst hoher Pegel; Welle I wird bei höheren Pegeln immer besser dargestellt | Nutzung niedriger Pegel; die Amplitude der Welle V verringert sich mit sinkendem Pegel nicht so schnell wie die der Welle IV. |
| Reizrate | Nutzung möglichst niedriger Reizraten (11/s oder kleiner) | Nutzung höherer Reizraten; die Amplitude der Welle V verringert sich mit wachsender Reizrate nicht so schnell wie die der übrigen Wellen. |
| Reizpolarität | Nutzung von Sogreizen | Nutzung verschiedener Polaritäten; Welle V kann bei Sog- oder Druckreiz größer sein. |

mehr versetzen uns FAEP-Systeme der neuesten Generation in die Lage, Qualitätsparameter, von deren Existenz wir bis heute nur aus der Literatur der 1990er Jahre wussten, in der Praxis einzusetzen. Damit verbunden ist eine deutliche Verschiebung der komplexen Entscheidungsprozesse – weg von der Befundung fertiger Kurven hin zu einem dynamischen Messprozess, der optimal an die konkreten Gegebenheiten am Patienten angepasst werden kann.

### 5.3.3 FAEP – Auswertung und diagnostische Deutung

#### Schwelle

Im vorigen Kapitel haben wir mit gewissem Erstaunen zur Kenntnis nehmen müssen, dass bei der Schwellenbestimmung mittels FAEP der größte Teil der Arbeit mit der Registrierung der letzten Kurve bereits getan ist. Wenn Elektroden und Hörer entfernt sind und das Kind wieder in die Obhut der Eltern oder des Anästhesisten übergeben wurde, bleiben für den Audiologen nur noch einige Schönheitskorrekturen an den Kurven. Ohne zeitlichen Druck werden jetzt noch einmal die Messparameter und Qualitätskennwerte überprüft. Für einen übersichtlichen Befundbogen ist es wichtig, die Kurven

möglichst so anzuordnen, dass sich dem Betrachter das Messergebnis intuitiv erschließt. Dazu kann man zum Beispiel wie in ◻ Abb. 5.21 auf der rechten und linken Seite Kurven gleichen Pegels auf einer Linie anordnen, um damit eine unsymmetrische Hörschwelle sofort sichtbar zu machen.

Im schriftlich niedergelegten Untersuchungsbericht müssen alle wichtigen Details der FAEP-Messung protokolliert werden. Dabei sind qualitative und quantitative Angaben zur Qualität der Messung unverzichtbar. So muss beschrieben werden, ob die Messung an einem wachen oder schlafenden Kind, nach Sedierung oder in Narkose stattgefunden hat. Verfügt das FAEP-System über die Möglichkeit einer quantitativen Angabe der Reststörung, so sollte diese, zusammen mit dem Zielwert angegeben werden.

Will man die FAEP-Schwelle zur Abschätzung der subjektiven Hörschwelle des Kindes benutzen, ist man auf möglichst exakte Messungen der Differenz zwischen elektrophysiologischer und subjektiver Schwelle angewiesen. Solche Differenzen sind in den vergangenen Jahrzehnten zwar in großer Zahl publiziert worden (Canale et al. 2012; Baldwin u. Watkin 2013), wirklich brauchbare und vor allem einheitliche Werte sind aber bis heute wegen dreier wesentlicher Probleme nicht verfügbar: Erstens sind die Messbedingungen, unter denen diese Dif-

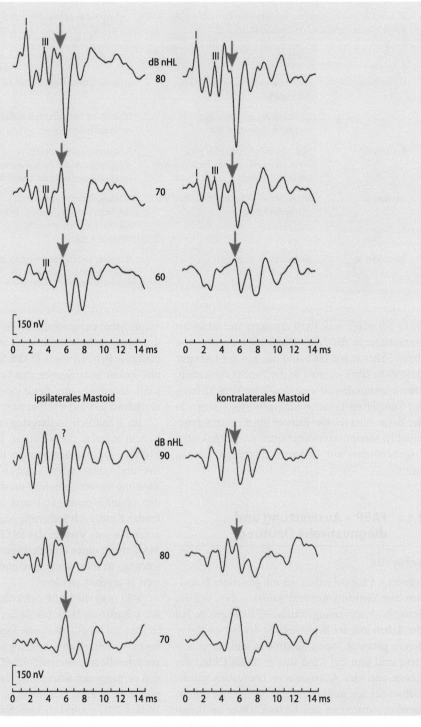

**◻ Abb. 5.20** Oben: Beispiel für die bessere Trennung von Welle IV und V bei niedrigeren Reizpegeln im FAEP eines 8 Jahre alten Jungen; unten: Nutzung der Informationen aus FAEP-Kurven mit kontralateraler Referenz zur sicheren Abgrenzung der Wellen IV und V.

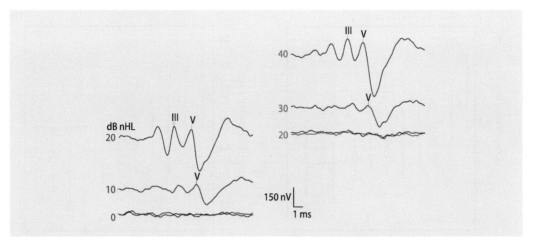

**◘ Abb. 5.21** Reizantwortschwellenmessung mit CE-Chirp an einem 3-jährigen Mädchen in Narkose. Die Schwelle liegt für das rechte Ohr bei 10 dB und für das linke Ohr bei 30 dB nHL. Die Reststörung beträgt für alle Kurven weniger als 40 nV.

**◘ Tab. 5.2** Differenz zwischen elektrophysiologischer Schwelle und subjektiver Schwelle für Tonpuls-FAEP in dB (modifiziert nach Picton 2011c)

|  | Frequenz [Hz] | | | |
|---|---|---|---|---|
|  | 500 | 1.000 | 2.000 | 4.000 |
| Normal hörende Erwachsene | 20±13 | 16±10 | 13±7 | 12±8 |
| Schwerhörige Erwachsene | 13±10 | 10±6 | 8±7 | 5±10 |
| Normal hörende Kinder | 20±11 | 17±12 | 13±10 | 15±13 |
| Schwerhörige Kinder | 6±15 | 5±14 | 1±12 | -8±12 |

ferenzen bestimmt wurden, aufgrund der Vielfalt möglicher Reizparadigmen (Reizform, Reizrate, Maskierung) sehr unterschiedlich. Zweitens können für den besonders interessanten Altersbereich unterhalb von drei Jahren keine wirklich belastbaren subjektiven Hörschwellen gemessen werden. Drittens sind die für Erwachsenenohren kalibrierten Reizpegel, mit denen die FAEP gemessen wurden, wegen des geringeren Gehörgangsvolumens kleiner Kinder mit einem nicht unbeträchtlichen systematischen Fehler behaftet (Näheres dazu in ▶ Abschn. 2.3.2). Orientierende Werte der Differenz zwischen elektrophysiologischer und subjektiver Schwelle finden sich in ◘ Tab. 5.2, die die Ergebnisse mehrerer Metaanalysen zusammenfasst.

❯ Obwohl die Reizantwortschwellenmessung mit Klick-FAEP nicht als frequenzspezifische Messmethode angelegt ist, liefert sie doch brauchbare Informationen über das Hörvermögen im Frequenzbereich zwischen 2 und 4 kHz. In Abhängigkeit von der Schärfe des Schwellenkriteriums liegt die Klick-FAEP-Schwelle zwischen 10 und 20 dB über der subjektiven Hörschwelle.

### Differenzialdiagnostik

Die Qualität von FAEP-Registrierungen mit differenzialdiagnostischer Fragestellung hängt wesentlich davon ab, ob es während der Messung gelungen ist, auf alle Besonderheiten der individuellen Kurvenmorphologie zu reagieren und bei Bedarf die

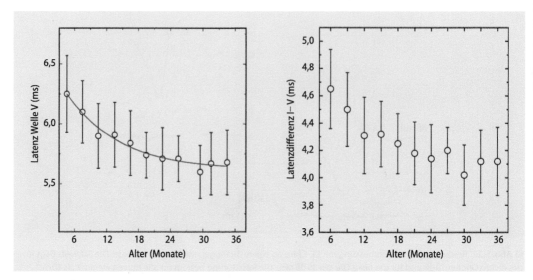

◨ **Abb. 5.22** Änderung der Latenz der Welle V (links) und der Latenzdifferenz der Wellen I und V (rechts) in den ersten drei Lebensjahren bei einem Klick-Reizpegel von 80 dB HL (Mittelwerte und Standardabweichungen aus Gorga et al. 1989).

Reizparameter geeignet zu anzupassen. Nur wenn alle wichtigen Wellen deutlich voneinander abgegrenzt sind, sind ihre Markierung und die Vermessung ihrer Latenzen möglich. Während wir bei den im vorigen Abschnitt besprochenen Hörschwellenmessungen als Ergebnis der Messung pro Ohr nur maximal vier Pegelwerte als Schwellen erhalten, bekommen wir jetzt für jede Kurve bis zu drei Latenzwerte einschließlich ihrer Differenzen. Diese werden vom Messsystem in Tabellen und Diagrammen zur Verfügung gestellt. Bei dieser im Vergleich zur Schwellenmessung deutlich größeren Datenmenge stellt sich die Frage, welche dieser Werte für die Diagnostik besonders wichtig sind und wie wir diese für eine standardisierte Diagnostik geeignet aufbereiten können.

Weil eine Darstellung in Tabellen für die Befunddokumentation zwar wichtig aber wenig intuitiv ist, ist es seit langer Zeit üblich, die Latenzen der Wellen I, III und V als Funktion des Reizpegels in sogenannten Pegel-Latenz-Kennlinien darzustellen. Überlagert man diese Diagramme mit Normbereichen der Latenz, erhält man ein sehr gutes Werkzeug zur Identifizierung von Pathologien des Hörsystems. Normwerte werden in Tabellen im Setup jedes FAEP-Systems abgelegt. Da die Absolutwerte der Latenzen der drei wichtigen Wellen nicht unabhängig von der konkreten Konstruktion des Gerätes

sind (sie hängen z. B. empfindlich von der Art der verwendeten Filter im EEG-Verstärker ab), kann eine Datenübernahme aus der Literatur oder von Geräten anderer Hersteller nicht empfohlen werden. Werden vom Hersteller keine zuverlässigen Normwerte der Latenzen geliefert, kommt man nicht umhin, sich selbst einen eigenen Datenpool mit Messwerten junger hörgesunder Probanden anzulegen (Hoth u. Lenarz 1994)

Das bis hier zu Latenzen und Latenzdiagrammen Gesagte bezog sich zunächst auf die FAEP von Erwachsenen. Wenn wir die Latenzen kindlicher FAEP analysieren, dürfen wir einen ganz fundamentalen Aspekt nicht vergessen: Die Reifung des kindlichen Hörsystems, die in ▶ Abschn. 2.1.9 ausführlich beschrieben ist. Die einzige umfangreiche Analyse von FAEP-Latenzen für Säuglinge und Kleinkinder stammt aus dem Jahr 1989, ist also bereits über 20 Jahre alt (Gorga et al. 1989). Wegen ihres großen Umfangs sind die in dieser Arbeit tabellierten Latenzwerte auch noch heute die beste Quelle für Normwerte im Alter unter drei Jahren. In ◨ Abb. 5.22 sind die reifungsbedingten Änderungen der Latenz der Welle V und der Latenzdifferenz der Wellen I und V dargestellt. Beide Diagramme zeigen, dass die Verkürzung der Latenzen zwischen dem 18. und 24. Monat zum Stillstand kommt, wir also für über zweijährige Kinder für unsere

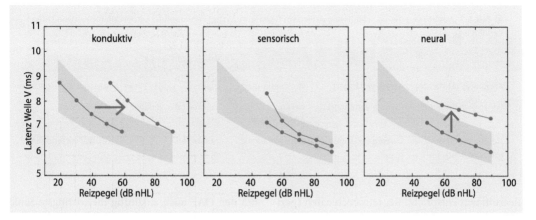

**◧ Abb. 5.23** Charakteristische Latenzkennlinien der Welle V für eine konduktive, sensorische und neurale Hörstörung.

Analyse die Normwerte Erwachsener zugrunde legen können.

Vergleicht man die Latenznormwerte von Säuglingen und von Erwachsenen, so erkennt man, dass es zwischen beiden gravierende Unterschiede gibt. Daraus folgt die Notwendigkeit, die Latenznormwerte für Säuglinge und Kleinkinder getrennt von denen der Erwachsenen in eigenen Tabellen geordnet nach Altersgruppe abzulegen. Berechnet das FAEP-System das Alter des Kindes zum Zeitpunkt der Messung aus dem Geburtsdatum, kann es altersgerechte Normbereiche in das Pegel-Latenz-Diagramm eintragen.

Im Hinblick auf die Identifizierung der Hörstörung führt die differenzierte Betrachtung der Latenzen und ihrer Abhängigkeit vom Reizpegel (Latenzkennlinie) zu weiteren aufschlussreichen Erkenntnissen (Hoth 1987; Hoth u. Lenarz 1994). Hierbei spielen nur die Latenz $t_V$ der Welle V und die Latenz $t_I$ der Welle I eine Rolle. Sie werden von konduktiven, sensorischen und neuralen Funktionsstörungen in unterschiedlicher Weise beeinflusst. Zum Verständnis der folgenden, in ◧ Abb. 5.23 wiedergegebenen Betrachtungen sei daran erinnert, dass die Welle I mit dem Austritt des Hörnervs aus der Cochlea und die Welle V mit der Verarbeitung der aufsteigenden Information im oberen Olivenkomplex in Verbindung gebracht wird (nach Scherg 1989, 1991; ältere Quellen assoziieren Welle V mit der Aktivität des Colliculus inferior). Die zugeordneten Latenzzeiten $t_I$ und $t_V$ kennzeichnen die von Beginn des Reizes bis zum Auftreten des respektiven Potenzialgipfels verstrichene Zeit, die Latenz-

differenz $t_V–t_I$ (Interpeaklatenz oder Hirnstammlaufzeit) entspricht der zwischen diesen Stationen verstrichenen cochleomesenzephalen Leitzeit.

Verlängerungen der Latenzzeiten treten auf, wenn die Leitgeschwindigkeit der Nervenfasern reduziert oder die Verarbeitung in den Kerngebieten verlangsamt ist. Es gibt jedoch noch einen zweiten Mechanismus der Latenzverlängerung: Da die Latenzzeiten allgemein mit steigendem Reizpegel abnehmen, führt eine Dämpfung des Reizes unmittelbar zu einer Verzögerung aller Potenziale. Es bedarf keiner weiteren Erklärung um zu verstehen, dass dadurch im Fall einer konduktiven Hörstörung (mittelohrbedingter Hörverlust) alle Latenzen verlängert und die Latenzkennlinie horizontal nach rechts verschoben ist: Alle Reizpegel sind einfach um das Ausmaß der Schallleitungskomponente niedriger. Der in den Latenzdifferenzen zum Ausdruck kommende Abstand zwischen den Wellen bleibt in diesem Fall unverändert. Bei sensorischen Hörstörungen (innenohrbedingter Hörverlust) spielt der zweite Effekt (pegelunabhängige Dämpfung des Reizes) keine Rolle, und es gibt auch kein Motiv für eine verlangsamte neuronale Verarbeitung; daher sind die Latenzzeiten gar nicht oder nur in geringerem Ausmaß verlängert (die Latenz $t_V$ kann sogar, da bei einem Tieftonhörverlust die langsamen Komponenten fehlen, verkürzt sein). Die Latenzdifferenz $t_V–t_I$ ist dann normal oder verkürzt, die Latenzkennlinie verläuft häufig (aber nicht immer) einmündend, d. h. es findet bei hohen Reizpegeln ein Ausgleich statt, der dem subjektiven

**☐ Tab. 5.3** Auswirkung der verschiedenen Arten von Hörstörungen auf Latenzzeiten, Latenzdifferenzen und Latenz-kennlinie $t_V$

| Hörstörung | Latenz $t_I$ | Latenz $t_V$ | Latenzdifferenz $t_{V\_}t_I$ | Latenzkennlinie $t_V$ |
|---|---|---|---|---|
| Konduktiv (Mittelohr) | stark verlängert | stark verlängert | normal | horizontal verschoben |
| Sensorisch (Innenohr) | wenig verlängert | wenig verlängert oder verkürzt | normal oder verkürzt | einmündend |
| Neural (peripher retrocochleär) | wenig verlängert | stark verlängert | verlängert | vertikal verschoben |

Recruitment entspricht. Bei retrocochleären (peripher-neuralen) Hörstörungen, die durchaus auch ohne eine angehobene Hörschwelle auftreten können, ist $t_I$ normal oder wenig verlängert, $t_V$ jedoch erheblich verlängert. Die Latenzdifferenz $t_V$–$t_I$ ist dadurch ebenfalls verlängert und die Latenzkennlinie vertikal nach oben verschoben, d. h. die neurale Verarbeitung und Weiterleitung benötigt unabhängig von der Reizintensität etwas mehr Zeit.

Diese Merkmale sind in ☐ Tab. 5.3 zusammengefasst. Es ist zu erkennen, dass keine zwei Tabellenzeilen miteinander übereinstimmen, d. h. die Kombination der einzelnen Merkmale erlaubt eine eindeutige Zuordnung. Hierbei muss aber unbedingt beachtet werden, dass die noch nicht ausgereiften FAEP auch ohne Hörstörung in den ersten Lebensmonaten dieselben Merkmale aufweisen wie eine peripher-neurale Hörstörung (unterste Tabellenzeile).

Über das in diesen Betrachtungen zum Ausdruck kommende diagnoserelevante Potenzial der Latenzen und ihrer Pegelabhängigkeit erweist sich für den BERA-Anwender eine weitere auf der Latenzzeit beruhende sehr einfache Regel oftmals als nützlich: »Die Hörschwelle liegt ungefähr bei dem Reizpegel, bei dem die Latenz etwa 10 ms beträgt«. In die Anwendung dieser Regel müssen natürlich mögliche neurale Störungen und die bekannten Reifungseffekte mit der größten Sorgfalt einbezogen werden. Auch die bei Reizung über Knochenleitung (KL) gemessenen Latenzzeiten bilden einen Sonderfall: Hier wird häufig eine erheblich verzögerte Welle $J_V$ beobachtet – durchaus ohne das Korrelat einer Hörminderung und als Filtereffekt bei der KL-Übertragung gedeutet (Beattie 1998).

Auf dieses Kapitel zurückblickend wird deutlich, dass die Registrierung der FAEP zusammen mit den OAE auch zukünftig die wichtigste Säule der frühkindlichen objektiven Hörprüfung bilden wird. Dabei sind beim Einsatz der Klick-FAEP in der Differenzialdiagnostik in der nahen Zukunft keine bahnbrechenden Neuerungen zu erwarten. Ganz anders ist die Situation bei der frequenzspezifischen Erregungsschwellenbestimmung mit FAEP. Hier haben wir bereits jetzt die Situation, dass mit identischen Reizmustern, dem Schmalband-CE-Chirp, sowohl FAEP als auch ASSR ausgelöst werden. Es ist also zu erwarten, dass es bei der objektiven frequenzspezifischen Schwellenbestimmung zukünftig zu einer Verschmelzung von transienten und stationären Potenzialen kommen wird und dass zukünftige Messsysteme »das Beste aus beiden Welten« für eine noch schnellere und genauere Schwellenbestimmung nutzen werden.

## 5.4    Mittlere akustisch evozierte Potenziale (MAEP)

In einem Zeitfenster zwischen 10 und etwa 50 ms lassen sich im Fernfeld die AEP mittlerer Latenz (MAEP; engl. MLR, *middle latency response*) ableiten, die deutlich vor der Entdeckung und dem klinischen Einsatz der FAEP beschrieben wurden (Geisler et al. 1958). Die Technik der Registrierung der MAEP wird als MLRA (*middle latency response audiometry*) bezeichnet.

> Bei Kindern können die MAEP sowohl im entspannten Schlaf oder auch Wachzustand bereits im Säuglingsalter sicher nachgewiesen werden. Damit sind die Beurteilung des Funktionszustandes der zentralen Hörbahn

oberhalb der Hirnstammebene und die objektive Erregungsschwellenbestimmung in verschiedenen Frequenzbereichen möglich. Bereits Ende der 1970er Jahre wurde bei Neugeborenen nachgewiesen, dass die MAEP bis in den Bereich der subjektiven Hörschwelle detektierbar sind (Wolf u. Goldstein 1978).

Der Einsatz der MAEP kann immer dann von klinischer Bedeutung sein, wenn über die Verfahren der BERA und/oder ASSR keine, unzureichende oder nur widersprüchliche Aussagen gewonnen werden oder sich Hinweise auf Verarbeitungsstörungen oder Läsionen oberhalb der Hirnstammebene ergeben. Sinnvoll ist die Registrierung der MAEP bei Kindern mit Hinweisen auf AS/AN, im Rahmen der frequenzspezifischen Schwellenbestimmung bei CI-Voruntersuchungen oder bei Verdacht auf Störungen im thalamokortikalen Bereich der zentralen Hörbahn. Auch Prozesse der binauralen Interaktion können durch den Vergleich der monaural und binaural evozierten MAEP evaluiert werden (McPherson 1989).

### 5.4.1 MAEP – Hintergrund der Methode

Die MAEP spiegeln die reizkorrelierte neurale Aktivität der thalamokortikalen Projektionsbahnen und des auditorischen Kortex wider (Pratt 2007; Picton 2011). Die positiven und negativen Komponenten der MAEP werden in ihrer Abfolge als $N_a$, $P_a$, $N_b$ und $P_b$ bezeichnet, wobei die prominenteste Welle der positive Potenzialkomplex $P_a$ darstellt, der in einem Latenzbereich von etwa 28 ms zu finden ist und seinen Ursprung im primären auditorischen Kortex des Temporallappens hat (Scherg 1990). Oftmals ist vor der Welle $N_a$ ein früher Potenzialkomplex $N_0$, $P_0$ in einem Latenzbereich von 10 bis 15 ms nachweisbar. Die frühe Komponente $N_0$ stimmt mit der Latenz der langsamen, negativen Welle im 10 ms-Bereich überein, die bei der Registrierung der FAEP auf die Welle $J_V$ folgt und als $SN_{10}$ bezeichnet wird ($SN_{10}$ = *slow negative wave* 10). Der Ursprung der Komponenten $N_0$ und $P_0$ ist nicht sicher geklärt, sie dürften jedoch dem Colliculus inferior, dem medialen Kniehöcker (Corpus geniculatum mediale) oder den tha-

lamokortikalen Projektionsbahnen entstammen (Hall et al. 2011; Picton 2011).

Da die Potenzialamplituden der MAEP im Vergleich zu den FAEP deutlich größer sind – die Amplitude von $N_a/P_a$ ist etwa doppelt so groß wie die der Welle $J_V$ – und die Ausbildung der Potenziale weniger stark von der Synchronisation der beteiligten Nervenfasern abhängt, eignen sich die MAEP grundsätzlich auch für eine objektive frequenzspezifische Bestimmung der Erregungsschwellen im tiefen Frequenzbereich bei 500 Hz oder 1 kHz. Ein Registrierbeispiel einer Erregungsschwellenbestimmung mit den typischen Potenzialkomponenten der MAEP für Reizung mit Klick- und 1-kHz-Ton-Burst bei einem sechs Monate alten Kind im Spontanschlaf zeigt ◨ Abb. 5.24. Besonders bei Reizung mit 1-kHz-Ton-Bursts sind die Komponenten $N_0$, $P_0$, sowie $N_a$ und $P_a$ deutlich ausgeprägt. Die späteren Potenziale $N_b$ und $P_b$ sind dagegen schwach ausgeprägt und nicht sicher identifizierbar. Die Klick-Schwelle der FAEP lag bei 10 dB HL.

Die Ausbildung der MAEP unterliegt einem postnatalen Reifungsprozess, der im Vergleich zu den Veränderungen der FAEP deutlich stärker ausgeprägt ist und wesentlich länger verläuft. Der $N_a/P_a$-Komplex ist bereits in der 33. Schwangerschaftswoche nachweisbar und die Latenz der Welle $N_a$ verkürzt sich von 28 ms auf etwa 20 ms bei Geburt (Hall et al. 2011). In dieser Phase sind die Amplituden der MAEP noch schwächer ausgeprägt, haben eine längere Latenz und unterscheiden sich auch in ihrer Morphologie vom Erwachsenenalter, da sich die Ausdifferenzierung der beteiligten kortikalen Areale bis weit in die Pubertät hineinzieht (Ponton u. Eggermont 2007). Während die Latenz von $P_a$ bereits nach 3 Lebensmonaten adulte Werte aufweist, zieht sich die Reifung der kortikalen Welle $P_b$ bis zum Ende der ersten Lebensdekade (Hall et al. 2011). Neben den Reifungsprozessen beeinflussen auch Schlaftiefe, Sedierung oder Narkosetiefe die Latenzen, die Amplituden sowie die Potenzialmorphologie und die generelle Nachweisbarkeit der MAEP (Deiber et al. 1989; Kraus u. McGee 1992; McGee u. Kraus 1996). So nehmen die Amplituden der kortikalen Anteile $P_a$ und $N_a$ in den Schlafstadien II–IV deutlich ab, im REM-Schlaf jedoch wieder zu.

Im Wachzustand sind die Komponenten der MAEP von der generellen Wachheit und Aufmerk-

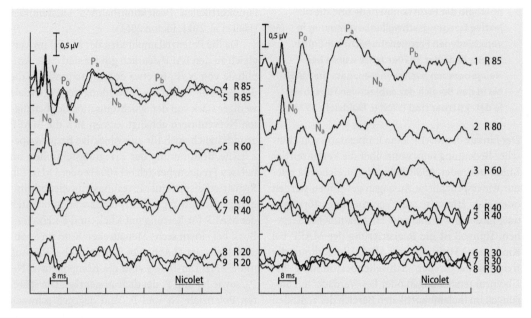

■ **Abb. 5.24** MAEP-Erregungsschwellenbestimmung für (links) Klick- und (rechts) 1-kHz-Ton-Burst Reizung (Ton-Bursts: 10 ms Dauer; Reizwiederholrate: 11,3/s; Filtergrenzen: 30–1500 Hz) bei einem 6 Monate alten Säugling im Spontanschlaf; die typischen Potenzialkomponenten $N_0$, $P_0$, $N_a$, und $P_a$ sind bei hohen Reizpegeln deutlich, die späteren Komponenten $N_b$ und $P_b$ dagegen nur schwach ausgeprägt.

samkeit beeinflusst. So kann die gezielte Aufmerksamkeit auf einen akustischen Reiz eine selektive Bahnung auslösen (*selective gating*), die in erhöhten Amplituden der positiven Peaks $P_a$ und $P_b$ resultiert (Picton 2011). Besonders der späte Potenzialkomplex $P_b$, der aufgrund seiner Latenzzeit auch als $P_{50}$ bezeichnet wird und identisch mit dem Potenzial $P_1$ der späten AEP (SAEP, ▶ Abschn. 6.4) ist, wurde in diesem Zusammenhang intensiver untersucht. Seine Potenzialparameter zeigen die größten Veränderungen bei Schwankungen der Aufmerksamkeit.

Da bei akustischer Reizung mit hohen Reizpegeln und bei Verspannungen der postaurikulären Muskulatur oder auch der Muskulatur im Nacken- und Schläfenbereich muskuläre Potenziale im Latenzbereich zwischen 10 und 25 ms entstehen können, werden die frühen Komponenten der MAEP ($N_0/P_0$ und $N_a$) oftmals von myogenen Komponenten überlagert, wodurch die Nachweisbarkeit und die Interpretation der MAEP erschwert werden. Gerade diese Schwierigkeiten haben dazu geführt, dass die MAEP in Klinik und Praxis seltener registriert werden. Bei ausreichender Entspannung oder

auch im Schlaf des Patienten lassen sich jedoch die MAEP intrakraniellen Ursprungs unter gut kontrollierten Ableitbedingungen bei Reizpegeln unterhalb von 80 oder 90 dB HL bis an die subjektive Hörschwelle verfolgen.

### 5.4.2 MAEP – Klinischer Einsatz

Besonders bei Kindern, aber auch bei Erwachsenen mit hochgradiger, an Taubheit grenzender Schwerhörigkeit können die MAEP zur seitengetrennten Erregungsschwellenbestimmung unterhalb von 1 kHz eingesetzt werden, um das Resthörvermögen zu beurteilen und so die Indikationsstellung für eine mögliche CI-Versorgung zu untermauern. Sie liefern damit eine wichtige Entscheidungshilfe, welche Seite für die Erstimplantation ausgewählt und welche Seite für eine weitere Hörgeräteversorgung genutzt werden kann. Auch zur Evaluation des Versorgungserfolges und Rehabilitationsverlaufs nach CI-Versorgung können die über das CI elektrisch ausgelösten MAEP (Technik: EMLR) zusammen mit den SAEP (▶ Abschn. 6.4) sinnvoll eingesetzt werden, da sie die Aktivität und die plastischen Veränderungen der zentralen Hörbahn im thalamokortikalen Bereich widerspiegeln. So konnte an einem größeren Kollektiv prä- und perilingual ertaubter Kinder nachgewiesen werden, dass die EMLR von 35 % Nachweisbarkeit bei der Erstanpassung des Sprachprozessors auf 100 % nach einem Jahr anstieg (Gordon et al. 2005).

Im Rahmen der objektiven Diagnose zentral auditiver Verarbeitungs- und Wahrnehmungsstörungen (AVWS) gibt es nur wenige Studien, die Auffälligkeiten der MAEP nachweisen konnten. So zeigten sich an einem kleinen Kollektiv von Kindern mit Lernstörungen verlängerte Latenzen der Welle $N_a$ und etwas schwächere Amplituden der Welle $N_b$ (Purdy et al. 2002). An einem ähnlichen Kollektiv wurde eine linkshemisphärisch schwache Ausprägung der MAEP nachgewiesen (Mason u. Mellor 1984). In einer größeren Studie an 217 Kindern und Jugendlichen mit normal ausgeprägten FAEP im Alter von sechs Tagen bis 20 Jahren konnte jedoch gezeigt werden, dass die MAEP den typischen Reifungsverlauf zeigen und sich keine Unterschiede der Potenzialparameter zwischen normalhörenden Kindern und Kindern mit Sprachentwicklungsstörungen, Lernstörungen, Entwicklungsverzögerungen, nach Meningitis oder multiplen Handicaps zeigten (Kraus et al. 1985). Die Autoren unterstreichen, dass der Nachweis der MAEP einen guten Hinweis auf die Hörfähigkeit liefert, die Abwesenheit jedoch nicht zwingend einen Hörverlust oder eine Verarbeitungsstörung nachweist. Hier gelingt eher der Nachweis durch den Einsatz der späten kortikalen und auch ereigniskorrelierten Potenzialen (SAEP, ERP, ▶ Abschn. 6.4 und ▶ Abschn. 6.5).

Sinnvoll ist der Einsatz der MLRA bei Kindern mit der Verdachtsdiagnose einer AS/AN, wenn im Bereich des Hörnervs und auf Hirnstammebene keine oder nur pathologisch veränderte FAEP ableitbar sind. Hier wird die Funktionsdiagnostik durch die MAEP deutlich erweitert und es lässt sich oftmals bei Kindern nachweisen, dass Synchronisationsstörungen bereits oberhalb des Hirnstammes auf thalamokortikaler Ebene zumindest partiell kompensiert werden. Seltenere Fragestellungen betreffen den Einsatz der MAEP zusammen mit den späten kortikalen Potenzialen (SAEP) bei Kindern

mit Verdacht auf psychogene Hörstörungen oder zentralen Läsionen (▶ Abschn. 6.4).

❯ Die Potenziale mittlerer Latenz (MAEP) können auch bei Kindern zur Funktionsdiagnostik des Hörsystems oberhalb des Hirnstammes gemessen werden, um den Reifungszustand zu objektivieren und Läsionen oder Verarbeitungsstörungen bis in den kortikalen Bereich nachzuweisen. Darüber hinaus können sie zur objektiven frequenzspezifischen Erregungsschwellenbestimmung besonders im niedrigen Frequenzbereich von 500 Hz eingesetzt werden.

### 5.4.3 MAEP – Durchführung und Dokumentation

Bei Kindern lassen sich die MAEP im entspannten Wachzustand oder auch im Schlaf gut registrieren. Unbedingt ist auf eine entspannte Lage des Kopfes zu achten, um muskuläre Verspannungen zu vermeiden und damit die Überlagerung der MAEP durch myogene Komponenten zu verhindern. Als Position der aktiven Ableitelektrode können Vertex, die hohe Stirn oder auch der Nacken, als Position für die Referenzelektrode das tiefe Mastoid oder das muskelfreie Ohrläppchen gewählt werden, um myogene Einstreuungen so gering wie möglich zu halten. Da der größte Anteil der afferenten Projektionsbahnen bereits im unteren Hirnstamm auf die Gegenseite kreuzt, sind die Amplituden der MAEP auf der kontralateralen Seite stärker ausgeprägt. Eine seitengetrennte Funktionsprüfung der beiden Hemisphären ist daher mit einkanaliger Ableitung nicht möglich, da auch bei zentral-auditiven Läsionen einer Seite die Potenzialmuster der MAEP durch Volumenleitung normal abgeleitet werden können. Eine nähere Eingrenzung kann nur durch Mehrkanalableitungen erfolgen, die eine genauere Quellenanalyse ermöglichen.

Bei der Registrierung der MAEP sollten möglichst breite Filtereinstellungen gewählt werden (z. B. 1 bis 1.000 Hz), um eine Verfälschung von Latenzen und Amplituden zu vermeiden. Dies eröffnet grundsätzlich auch die Möglichkeit, die MAEP und FAEP gleichzeitig abzuleiten und zu beurteilen. Im Anschluss an die Registrierung kann offline eine digitale Filterung mit schmalem Bandpass (z. B. 10 bis 500 Hz) und hoher Flankensteilheit erfolgen, um die Potenziale optimal darzustellen und einer Beurteilung zu unterziehen. Auf die Verwendung von Kerb-Filtern (Notch-Filter) zur Vermeidung von Netz-Einstreuungen (50 Hz in Deutschland, 60 Hz in den USA) sollte verzichtet werden, da wichtige Potenzialkomponenten der MAEP in genau diesem Frequenzbereich liegen und somit ihre Registrierung negativ beeinflusst wird.

Als Reizwiederholraten sollten etwa 10 Stimuli pro Sekunde gewählt werden, wobei darauf zu achten ist, dass die Reizrate nicht mit einer Grundaktivität des EEGs oder mit elektromagnetischen Störeinflüssen korreliert. Die prominente Welle $P_a$ kann bei normaler Hörfunktion bis zu Reizwiederholraten von 80/s bis 90/s stabil nachgewiesen werden, wobei die Amplitude mit zunehmender Reizwiederholrate abfällt. Keinesfalls sollten Reizwiederholraten im Bereich von 30 Hz verwendet werden, da die Gefahr besteht, dass sich bei der Ableitung positive und negative Wellenkomplexe aufeinander folgender Signalabschnitte überlagern und somit abgeschwächt oder sogar ausgelöscht werden. Da die MAEP bei Säuglingen und Kleinkindern aufgrund der noch nicht abgeschlossenen Reifungsprozesse einer erhöhten Empfindlichkeit gegenüber hohen Reizwiederholraten unterliegen, sollte diese möglichst deutlich unter 10/s liegen. Zur sicheren Identifizierung der MAEP sind Mittelungszahlen von 300 bis 500 als ausreichend anzusehen.

### 5.4.4  MAEP – Ableitung bei 40-Hz-Reizwiederholrate: Ursprung der ASSR

Eine Besonderheit der MAEP-Registrierung stellt die Wahl einer Reizwiederholrate von 40 Hz dar, deren Anwendung als Geburtsstunde der stationären Potenziale des auditorischen Systems (ASSR) angesehen werden kann (Galambos et al. 1981) und die in ▶ Abschn. 6.5 näher erläutert wird. Da die positiven und negativen Potenziale der MAEP jeweils einen Abstand von etwa 25 ms aufweisen und somit einem periodischen Wellenzug von etwa 40 Hz entsprechen, kommt es bei der Wahl dieser Reizwie-

derholrate durch den Mittelungsprozess durch Überlagerung zu einer Amplitudenverstärkung. Die ASSR stellen somit die 40-Hz-Variante der MAEP dar, die durch die Wahl der geeigneten Reizwiederholrate kurzer, transienter Reize (Klicks, Ton-Bursts) oder der 40-Hz-Modulation lang anhaltender, stationärer Reize (Sinustöne, Chirps) entstehen und im Gegensatz zu den transienten AEP nicht im Zeit-, sondern im Frequenzbereich und der Phasenlage ausgewertet werden. Damit stellen MAEP und ASSR einen fließenden Übergang zwischen transienten und staionären AEP dar, die Methoden unterscheiden sich nur in der Wahl des Analyseverfahrens (Mühler 2012). Während sich bei wachen erwachsenen Patienten eine Reizwiederholrate von 40 Hz zur Amplitudenverstärkung als optimal erwiesen hat, werden bei Kindern aufgrund der schwächeren kortikalen Anteile der MAEP, deren Komponenten ihrem Ursprung nach als Hirnstamm-ASSR bezeichnet werden, und wegen der stabileren Nachweisbarkeit im Schlaf und in Narkose, Reizwiederholraten von etwa 90/s verwendet (Literatur ▶ Abschn. 6.6). Dennoch sind bei Kindern die ASSR auch bei Modulationsraten von 40 Hz im Schlaf nachweisbar.

### 5.4.5  MAEP – Auswertung und diagnostische Deutung

Grundsätzlich können mithilfe der Registrierung der MAEP der funktionelle Status des Hörsystems oberhalb des Hirnstammes auf thalamokortikaler Ebene beurteilt sowie die Erregungsschwelle für den gewählten Stimulus bestimmt werden. Die besondere Bedeutung der MAEP liegt damit in einer sinnvollen Ergänzung der objektiven Hörbahndiagnostik oberhalb der Hirnstammebene sowie in der Möglichkeit zur frequenzspezifischen Erregungsschwellenbestimmung im Frequenzbereich unterhalb von 1.000 Hz, die sich erst in jüngster Zeit durch die Weiterentwicklung der ASSR-Technik sowie der Chirp-BERA verbessert hat.

Bei Klick- oder frequenzspezifischer Reizung mit Ton-Pulsen vorzugsweise mit zwei Zyklen Anstiegs- und Abfallzeit sowie einem Zyklus Plateauzeit (2-1-2-Reiz nach Picton 2011) lassen sich die Komponenten der MAEP, insbesondere der Kom-

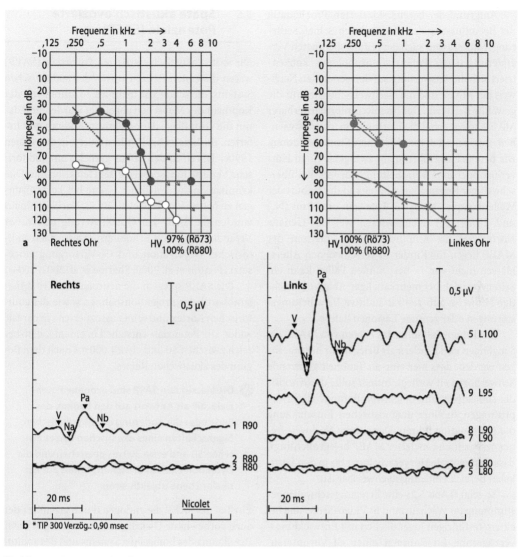

**Abb. 5.25** Erregungsschwellenbestimmung bei einem 14-jährigen Jungen im Wachzustand mittels frequenzspezifisch evozierter MAEP im 500-Hz-Bereich (10 ms Ton-Bursts, 2 ms Anstiegs- und Abfallzeit, 6 ms Plateaudauer; Reizwiederholrate 7,3/s); der Wellenkomplex $N_a/P_a$ ist rechts bei 90 dB HL und links bei 95 dB HL deutlich ausgeprägt; die starken Erregungs-amplituden auf der linken Seite deuten auf eine starke kortikale Repräsentation des tieffrequenten Restgehörs hin. Mithilfe der Klick-BERA konnten beidseits keine reproduzierbaren FAEP bis 102 dB HL (maximaler Reizpegel) evoziert werden.

plex $N_a/P_a$, bis nahe an die subjektive Hörschwelle des Patienten nachweisen, wobei die Latenz mit abnehmendem Reizpegel sowie abnehmender Frequenz ansteigt. Um eine sichere Identifizierung zu erleichtern, sollten die Messungen im Schwellenbereich immer doppelt durchgeführt werden. Während der Messung kann es sehr hilfreich sein, mit der akustischen Stimulation im deutlich über-schwelligen Bereich zu beginnen, um eine Bahnung auszulösen, die zu einer deutlicheren Ausprägung und damit einer besseren Identifizierbarkeit der Potenzialkomponenten führen kann. Möglicherweise sind die bereits angesprochenen Prozesse des *selective gatings* für diese Verstärkung und Veränderung der Potenzialmuster verantwortlich (Picton 2011).

Aufgrund der bereits skizzierten Problematik der Beeinflussung der MAEP durch Schlaf, Sedierung, Narkose und auch der reifungsbedingten Veränderungen der Potenzialmorphologie, konzentriert sich die Auswertung auf den generellen Nachweis der MAEP und die Nachweisschwellen für die gewählte Reizform. Der Nachweis reproduzierbarer MAEP belegt dabei die Hörfunktion, die Abwesenheit aufgrund der verschiedenen Einflussfaktoren, wie bereits ausgeführt, nicht zwingend einen Hörverlust oder eine Verarbeitungsstörung. Bei überschwelliger Reizung kann bereits ab der Geburt der Wellenkomplex $N_a/P_a$ mit Latenzen um 20 ms ($N_a$) und 28 ms ($P_a$) nachgewiesen werden. Genaue Normwerte für Amplituden und Latenzen der MAEP liegen für Kinder in verschiedenen Altersklassen nicht vor. In bestimmten Fällen kann ein Seitenvergleich bei mehrkanaliger Ableitung wichtige Hinweise auf zentral-auditive Verarbeitungsstörungen oder zentrale Läsionen liefern.

Auf keinen Fall sollte das Fehlen von MAEP bei Säuglingen und Kindern als Beleg dafür herangezogen werden, dass hier eine an Taubheit grenzende Schwerhörigkeit vorliegt. Immer sollte die Synopsis der subjektiven und objektiven Befunde aller Hörprüfungen zu einer diagnostischen Einschätzung der Hörfunktion führen. Der sichere Nachweis frequenzspezifisch evozierter MAEP belegt allerdings, dass eine zentrale Hörverarbeitung bis in den kortikalen Bereich eindeutig nachweisbar ist.

So zeigt ◼ Abb. 5.25 eine Erregungsschwellenbestimmung im Wachzustand in Video-Sedierung bei einem resthörigen Jugendlichen mit Entwicklungsverzögerung im Rahmen einer CI-Voruntersuchung mit sehr stark ausgeprägten MAEP bei akustischer Reizung mit 500-Hz-Ton-Bursts. Der Wellenkomplex $N_a/P_a$ ist rechts ab 90 dB HL und links ab 95 dB HL sehr deutlich nachweisbar und zeigt ein schwellennahes Recruitment. Die überaus hohen Erregungsamplituden, die in dieser Form bei Normalhörenden nicht zu finden sind, deuten auf eine ungewöhnlich starke kortikale Repräsentation tieffrequenter Anteile hin, die auf die Plastizität der zentralen Hörbahn zurückgeführt werden kann. Die Welle $P_b$ ist nur sehr schwach ausgeprägt und damit schwer identifizierbar.

## 5.5    Späte akustisch evozierte Potenziale (SAEP)

Die späten akustisch evozierten Potenziale (SAEP) waren die ersten Reizantworten des auditorischen Systems, die schon vor mehr als 70 Jahren von der Kopfhaut des Menschen abgeleitet wurden und damit die Grundlage der objektiven Audiometrie lieferten. Ihr Einsatz bei Kindern ist erst in den späten 1990er Jahren in den Fokus gerückt, um auditorische Verarbeitungsprozesse der Detektion und Diskrimination auf kortikaler Ebene bei Lernstörungen zu beurteilen (Hall et al. 2011). Darüber hinaus wurden die SAEP zur Objektivierung plastischer Veränderungen und Erholungsprozesse nach auditorischer Deprivation und CI-Versorgung eingesetzt (Ponton et al. 2000; Sharma et al. 2002, 2004).

Die SAEP spiegeln die neuronale Aktivität thalamokortikaler Projektionsbahnen sowie des auditorischen Kortex und seiner assoziierten Hirnareale wider. Die Potenziale entstehen in einem Latenzbereich zwischen 50 und etwa 1.000 ms nach dem Beginn des akustischen Reizes.

❯ Die klassischen SAEP sind exogene Potenziale, die als Antwort auf den Beginn, das Ende oder die Änderung der physikalischen Eigenschaften eines akustischen Reizes zwischen 50 und etwa 300 ms entstehen und die Detektion eines akustischen Signals auf kortikaler Ebene objektivieren.

Ein Teil der SAEP, die endogen durch gelenkte oder auch vorbewusste Diskriminationsleistungen unter Beteiligung des limbischen Systems und des auditorischen Kortex entstehen, wie z. B. die *mismatch negativity* (MMN) oder die Potenziale P300 und N400, werden als ereigniskorrelierte Potenziale (*event related potentials* – ERP) bezeichnet. Sie spiegeln eine Diskriminationsleistung auf kortikaler Ebene wider und werden getrennt in ▶ Abschn. 6.5 näher betrachtet. Die Trennung zwischen SAEP und ERP ist jedoch weder klar noch einheitlich definiert, sodass oftmals auch alle SAEP als ERP bezeichnet werden, da jede akustische Veränderung der Umwelt als ein Ereignis angesehen werden kann, die ein SAEP auslöst (Martin et al. 2007).

Die wesentlichen Generatoren der SAEP sind im Bereich der Großhirnrinde zu finden, sodass sie oftmals auch einfach als kortikale Potenziale (CAEP) und ihre Ableittechnik als CERA (*cortical electric response audiometry*) bezeichnet wird. Sie wird im Bereich der Audiologie meist im Rahmen von Begutachtungen zur objektiven frequenzspezifischen Erregungsschwellenbestimmung oder dem objektiven Nachweis psychogener und zentraler Hörstörungen eingesetzt.

Heute betrifft der Einsatz der SAEP bei Kindern und Erwachsenen insbesondere die folgenden klinisch relevanten Fragestellungen:

- Frequenzspezifische objektive Erregungsschwellenbestimmung, z. B. im Rahmen der Indikationsstellung von Hörgeräten und Cochlea-Implantaten
- Evaluation von Reifungszustand und plastischen Veränderungen der zentralen Hörbahn auf kortikaler Ebene
- Auditorische Synaptopathie/Neuropathie (AS/AN)
- Zentral auditive Verarbeitungs- und Wahrnehmungsstörungen (AVWS)
- Lern- und Aufmerksamkeitsstörungen
- Psychogene Hörstörungen, Autismus
- Aggravation und Simulation
- Läsionen der zentralen Hörbahn oberhalb der Hirnstammebene
- Evaluation von Anpassung und Therapieverlauf bei Hörgeräte- und CI-Versorgung

Da die Welle $P_1$ der SAEP als wichtiger Indikator für den Reifungsverlauf des auditorischen Kortex angesehen wird, erfolgt in jüngster Zeit der Einsatz der CERA zunehmend auch bei Kindern bereits im ersten Lebensjahr im Wachzustand zur Evaluation der Hörgeräte- oder CI-Versorgung, wobei im letzteren Fall die elektrisch evozierte Welle P1 zur Beurteilung herangezogen wird (Sharma et al. 2002).

### 5.5.1 SAEP – Hintergrund der Methode

Die Entdeckung der SAEP geht auf Arbeiten von Pauline und Hallowell Davis in den späten 1930er Jahren zurück, die nach akustischer Reizung mit hoher Intensität Veränderungen des EEGs an verschiedenen Elektrodenpositionen der Kopfoberfläche beobachteten (Davis 1939).

❯ Die SAEP werden insbesondere durch den Beginn oder das Ende eines akustischen Signals als neuronale On- oder Off-Antwort ausgelöst. Sie erbringen den Nachweis, dass die durch akustische Reizung ausgelösten Nervenimpulse die kortikale Ebene erreichen, das Signal detektiert und der weiteren Evaluation auf kortikaler Ebene zugeführt wird.

Auch die Veränderung der physikalischen Eigenschaften eines dauerhaften Reizes führt zur Ausbildung von SAEP, die als *acoustic change complex* (ACC) bezeichnet werden (Picton 2011). Der Nachweis von SAEP ist nicht von der normalen Ausbildung der AEP mit kürzerer Latenz abhängig. Sie lassen sich auch bei pathologisch veränderten oder nicht nachweisbaren FAEP registrieren (Starr et al. 1977).

Heute hat die Registrierung der SAEP in der objektiven Audiometrie bei Erwachsenen einen festen Stellenwert, da die Potenziale bei kooperativen Patienten bis zur subjektiven Hörschwelle verfolgt werden können und somit für eine objektive frequenzspezifische Erregungsschwellenbestimmung sehr gut geeignet sind (Davis et al. 1967). Bei Kindern stand und steht die CERA jedoch auf Grund der Beeinflussung ihrer Potenzialkomponenten durch Reifungsprozesse, Narkose, Schlaf und Vigilanz im Hintergrund, da sich seit den späten 1970er Jahren mit den Verfahren der BERA und später der Registrierung der ASSR effektive, klinisch einsetzbare Methoden zur objektiven Erregungsschwellenbestimmung zumindest bis zur Ebene des unteren Hirnstammes entwickelten.

❯ Erst in den letzten Jahren hat die CERA bei Kindern durch erweiterte Fragestellungen und den zunehmenden Einsatz von Sprachsignalen im Bereich der Diagnose von Sprachentwicklungsstörungen, der AVWS, der AS/AN und auch der Evaluation der Anpassung und des Versorgungserfolgs einer Hörgeräte- oder CI-Versorgung wieder an Bedeutung gewonnen und das Spektrum der objektiven Diagnostik erweitert.

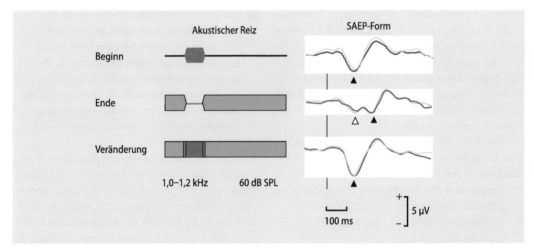

**Abb. 5.26** Erzeugung der SAEP durch den Beginn und das Ende eines akustischen Signals (hier Ton-Bursts); unten: auch die Veränderung eines dauerhaften Reizes kann ein SAEP auslösen, das als *acoustic change complex* (ACC) bezeichnet wird (modifiziert nach Picton 2011).

## P1-N1-P2-Komplex

Die prominenten Potenziale der SAEP in den ersten 300 ms nach Reizeinsatz werden entsprechend ihrer Polarität in Bezug zum Vertex mit P1, N1 und P2 oder aber entsprechend ihrer Latenz in Bezug zum Reizbeginn als P50, N100, und P200 gekennzeichnet (Martin et al. 2007, 2008; Picton 2011). Sie lassen sich einfach durch Präsentation von Klicks oder Tonpulsen (Ton-Bursts) bei wachen, kooperativen Patienten registrieren, wobei die Amplituden für überschwellige Reizpegel zwischen 2 und etwa 10 µV liegen (Abb. 5.26). Die $P_{50}$ ist dabei identisch mit der Welle $P_b$, die auch im Rahmen der MLRA aufgezeichnet werden kann (▶ Abschn. 6.3). Die Generatoren der Wellen P1, N1 und P2 liegen im primären auditorischen Kortex des Temporallappens (Picton 2011). Der Nachweis dieser Potenziale objektiviert die bewusste Detektion der akustischen Signale auf kortikaler Ebene. Die erfolgreiche Diskrimination lässt sich dagegen nur mithilfe der kognitiven ERPs nachweisen (▶ Abschn. 6.5).

Zur Ermittlung einer objektiven Erregungsschwelle lassen sich die SAEP bei Abschwächung des Reizpegels bei wachen, kooperativen Patienten bis an die subjektive Hörschwelle verfolgen. Verschiedene Studien an normalhörenden und schwerhörigen Erwachsenen zeigen weniger als 10 dB Differenz zwischen den objektiv ermittelten Erregungsschwellen der SAEP und den Ergebnissen im Reintonaudiogramm (Picton 2011). Die Wachstumsfunktion der P1/N1-Amplitude zeigt bei steigender Intensität nur eine mäßige Korrelation zum Anstieg der subjektiven Lautheitsempfindung (Picton 2011). Im Einzelfall kann sie jedoch eine wertvolle qualitative Hilfestellung bei der Einstellung von Hörhilfen liefern, wenn subjektive Daten nicht verfügbar sind.

Auch durch Sprachreize, wie z. B. stimmhafte oder stimmlose Phoneme (»ba« – »da« – »ga«) können bereits bei Säuglingen gut reproduzierbare SAEP evoziert werden, die zur Beurteilung der kortikalen Verarbeitungsprozesse herangezogen werden können (Rugg 1984; Kraus u. McGee 1992; Kurtzberg et al. 1988; Wunderlich et al. 2006). Die dabei entstehende prominente Welle P1 wird in jüngster Zeit zunehmend zur Objektivierung der Detektion von Sprachreizen auf kortikaler Ebene sowie zur Qualitätssicherung der Hörgeräteanpassung bei Säuglingen und Kleinkindern eingesetzt (Carter et al. 2010; Chang et al. 2012; Purdy et al. 2013).

### Reifung

Die SAEP können bereits ab der 24. Schwangerschaftswoche bei Frühgeborenen nachgewiesen werden, sodass sie eine der ersten physiologischen

Reizantworten des auditorischen Systems darstellen (Wunderlich et al. 2006; Wunderlich u. Cone-Wesson 2006). Eine zusammenfassende Darstellung der Reifungsprozesse aller elektrophysiologisch messbaren AEP findet sich bei Ponton und Eggermont (2008). Nach der Geburt unterliegt die Ausbildung der SAEP einem postnatalen Reifungsprozess, der erst zum Ende der Pubertät weitgehend abgeschlossen ist (Ponton et al. 1999, 2000; Ponton u. Eggermont 2008). Diese Reifungsprozesse äußern sich in Veränderungen der generellen Morphologie der Potenziale sowie in Amplituden und Latenzveränderungen der prominenten Peaks (▶ Abschn. 2.1). Bei Säuglingen und Kleinkindern ist der typische P1-N1-P2-Komplex, der bei Erwachsenen zu finden ist, noch nicht nachweisbar. Er ist erst im Alter von 12 bis 14 Jahren ausgereift (Ponton et al. 2000). In den ersten zwei Lebensjahren zeigt sich eher ein biphasischer P1/N2-Komplex, der besonders in dieser frühen Lebensphase starken reifungsbezogenen Veränderungen unterliegt (Ponton et al. 2000; Sharma et al. 1997). Die N1-Komponente bildet sich zwischen sieben und neun Jahren aus, sie ist jedoch bei niedriger Reizwiederholrate schon bei jüngeren Kindern nachweisbar (Ponton et al. 2000, 2002; Ponton u. Eggermont 2008; Wunderlich u. Cone-Wesson 2006).

Im Säuglings- und frühen Kindesalter wird insbesondere die Welle P1 der SAEP als funktioneller Indikator für den Reifungszustand des auditorischen Kortex angesehen (Sharma et al. 2002). Sie kann analog zur akustischen Reizung auch bei elektrischer Stimulation über ein Cochlea-Implantat (CI) bei ertaubten Kindern ausgelöst werden, sodass ihr Reifungsverlauf den Erfolg der Rehabilitation objektivieren und zur Eingrenzung sensibler Phasen der Hörentwicklung herangezogen werden kann. So gleicht die Morphologie der SAEP bei früh – innerhalb der ersten drei Lebensjahre – mit einem CI-versorgten Kindern bereits nach achtmonatiger Versorgung den Potenzialmustern von Normalhörenden gleichen Alters und die absoluten Latenzwerte werden in einem schnellen Reifungsverlauf erreicht.

## 5.5.2 SAEP – Durchführung und Dokumentation

Die Registrierung der SAEP bei Kindern sollte im entspannten Wachzustand durchgeführt werden, um den Einfluss von Schlaf, Sedierung oder Narkose auf die Ausbildung der Potenziale zu vermeiden. Sie setzt umfangreiche Erfahrungen im Bereich der objektiven Audiometrie bei Kindern, insbesondere der Registrierung der FAEP voraus. Stets ist auf eine entspannte Lage des Kopfes und eine angenehme Sitzposition zu achten, um ein unruhiges EEG und die Einstreuung myogener Artefakte bei Verspannungen der Nackenmuskulatur zu vermeiden. Bei der Registrierung der SAEP ist eine »Video-Sedierung« sinnvoll, wenn keine gelenkte Aufmerksamkeit gefordert ist (◻ Abb. 5.27).

Während der Messungen sollte der Untersucher die ruhige und entspannte Sitzposition des Kindes z. B. über einen Monitor beobachten, die Qualität des laufenden EEGs kontrollieren und die Artefaktgrenzen des Messsystems möglichst niedrig einstellen. Bei aufkommender Unruhe sollte die Messung sofort unterbrochen werden, um das Kind möglichst einfühlsam wieder in eine entspannte Position zu bringen. Oftmals ist es sinnvoll und auch notwendig, dass die Mutter oder nahe Angehörige neben dem Kind sitzen oder im Falle von Säuglingen und Kleinkindern auf dem Schoß halten. Unbedingt ist auf eine möglichst kindgerechte Einrichtung des Messraumes zu achten.

Die akustische Reizung kann im Freifeld, bei seitengetrennter Ableitung auch über Kopfhörer erfolgen. Als akustische Reize dienen Klicks oder Tonbursts unterschiedlicher Frequenzen, die eine Dauer von mehr als 50 ms mit einer Anstiegs- und Abfallzeit von jeweils 10 bis 20 ms haben sollten. Auch kurze Sprachsignale, wie z. B. »ba-da-ga« oder Vokal-Konsonant-Verbindungen (ada, ama, ata etc.) können verwendet werden, wobei auf eine genaue Kalibrierung der Sprachschallpegel zu achten ist.

Für die eindeutige Benennung der Elektrodenposition an der Kopfoberfläche wird das internationale 10-20-System benutzt (◻ Abb. 5.27). Bei der ein- oder zweikanaligen Registrierung der SAEP und akustischen Reizung über Kopfhörer sollte bevorzugt von der kontralateralen Seite (aktive Elektrode: Cz, Fz, C3 oder C4 mit der Referenzelektrode

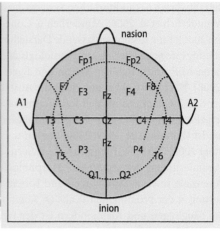

🔲 **Abb. 5.27** Mehrkanalige Registrierung der SAEP bei einem Kind in entspannter Sitzhaltung im Wachzustand beim Ansehen eines lautlosen Videos (Video-Sedierung); die Platzierung der Elektroden erfolgt nach dem internationalen 10-20-System.

am ipsilateralen Mastoid M1/M2 oder Ohrläppchen A1/A2) abgeleitet werden. Bei der Freifeldstimulation und damit der binauralen Reizung sollte möglichst zweikanalig über den Hemisphären (aktive Elektrode: C3 und C4; Referenzelektrode: kontralaterales Mastoid oder Ohrläppchen) oder in der Mittellinie (aktive Elektrode: Cz und Fz; Referenzelektrode: kontralaterales Mastoid M1/M2 oder Ohrläppchen A1/A2) gemessen werden. Die Reizwiederholrate sollte nicht höher als 0,5 bis 1,0/s liegen, um eine Adaptation und damit eine Veränderung der Potenzialmuster und Amplitudenreduktion zu vermeiden. Als Einstellung der Bandpassfilter kann 1 bis 30 Hz gewählt werden. In der Regel sind etwa 50 bis 200 Mittelungen ausreichend, um bei ausreichend geringer Reststörung die Potenziale zu erkennen. Wird eine objektive Erregungsschwellenbestimmung durchgeführt, sollten die Messungen im Schwellenbereich doppelt durchgeführt werden, um die Reproduzierbarkeit zu dokumentieren. Die empfohlenen Reiz- und Messbedingungen sind in 🔲 Tab. 5.4 zusammenfasst.

Die meisten klinisch einsetzbaren Messsysteme erlauben die ein- bis zweikanalige Registrierung der SAEP mit Klicks oder einfachen tonalen Stimuli. Damit lassen sich die Fragestellungen der generellen Nachweisbarkeit der SAEP bei Variation der Reizparameter (Reizpegel, Frequenz, Reizwiederholrate, Signal-Rausch-Abstand) und eine objektive

Schwellenbestimmung für die gewählte Reizform beantworten.

Die akustische Reizung mit Sprachsignalen oder frei definierbaren Reizformen beider Seiten, wie sie z. B. für die Registrierung des ACC benötigt werden, ist nicht mit jeder Ausstattung möglich. Dies kann nur durch spezielle Messsysteme für klinisch-wissenschaftliche Fragestellungen erfolgen, die über frei programmierbare Reizgeneratoren verfügen. Bei speziellen klinischen Fragestellungen sind Mehrkanalableitungen in 32 bis 64 Kanälen, bei wissenschaftlich experimentellen Fragestellungen sogar in bis zu 128 Kanälen sinnvoll. Damit kann die seitengetrennte Analyse der Potenzialausprägung und -Verteilung über den Hemisphären (*brain mapping*) und eine genaue Dipolquellenanalyse erfolgen, wie dies besonders für neurologische Fragestellungen wünschenswert ist, in denen eine möglichst genaue Eingrenzung von Störungen im Bereich des Zentralnervensystems angestrebt wird (Hall et al. 2011).

### 5.5.3 SAEP – Auswertung und diagnostische Deutung

Die Auswertung und diagnostische Deutung der SAEP bei Kindern setzt umfangreiche Erfahrungen mit der objektiven Audiometrie voraus, um die Potenzialmuster der SAEP, deren Ausprägung wie be-

**◻ Tab. 5.4** Registrierung der SAEP im klinischen und wissenschaftlichen Einsatz

| | | Kommentar |
|---|---|---|
| Hauptkomponenten der SAEP | P1 – N1 – P2 | Antwort auf Beginn, Änderung oder Ende des akustischen Signals |
| Zeitbereich | 50 bis etwa 600 ms | 50–100 ms prä-Stimulus-Intervall sinnvoll (zur Berechnung von Reststörung und Baseline für Amplitudenmessung) |
| Stimuli | Serien von Klicks, Ton-Bursts, Sprachsignalen; Änderung von Dauersignalen (Richtungswechsel, Kohärenzsprünge etc.) | Dauer der Ton-Bursts > 50 ms; 10–20 ms Anstiegs- und Abfallzeit; Sprachsignale: kurze Logatome wie »ba«, »da«, »ga« |
| Reizwiederholrate | < 1/s | Stimulus-Onset-Asynchronie (SOA) sinnvoll |
| Wandler | Einsteckhörer, supraaurale Kopfhörer | Komfortabel bei längerer Messung; keine Vertäubung bis 70 dB HL nötig |
| | Freifeld | Evaluation von Hörhilfen (HG, CI) |
| Anzahl der Kanäle | 1–2 für klinische Fragestellungen | z. B. Schwellenbestimmung, Potenzialmorphologie |
| | 32–128 für wissenschaftliche Fragestellungen | Quellenanalyse, *brain mapping* |
| Elektrodenposition | Fz oder Cz/A1–A2, Ohrläppchen, Nacken | Bei einkanaliger Ableitung |
| | C3 oder C4/A1–A2, Ohrläppchen, Nacken | Bei zweikanaliger Ableitung und Vergleich beider Hemisphären |
| Messbedingungen | Wach, entspannt, Augen geöffnet, aufmerksames/unaufmerksames Zuhören möglich | Video zur Entspannung möglich |

schrieben von zahlreichen Faktoren wie Vigilanz, Schlaf oder dem Reifungszustand beeinflusst werden, zweifelsfrei zu erkennen und von nicht physiologischen Effekten oder nicht auditorischen Prozessen zu trennen. Ihr Nachweis objektiviert die bewusste Detektion eines akustischen Signals auf kortikaler Ebene, sodass die CERA eine wichtige Ergänzung zu den bisher vorgestellten objektiven Verfahren im Kindesalter darstellt und damit die Beurteilung über die Art und den Grad einer Hör- und Wahrnehmungsstörung vervollständigt. Die Ausprägung der SAEP ist nicht vom Vorhandensein der AEP auf Hirnstammebene (FAEP) oder subkortikaler Ebene (MAEP) abhängig, sodass sie besonders bei der AS/AN, bei Reifungsstörungen auf Hirnstammebene oder Läsionen in diesen Bereichen abgeleitet werden sollten.

In Abhängigkeit von der klinischen Fragestellung konzentriert sich die Auswertung auf den si-

cheren, reproduzierbaren Nachweis der SAEP bei Klick- oder frequenzspezifischer Ton-Burst-Reizung mit überschwelligen Reizpegeln im Bereich von 70 bis 80 dB HL, um die Detektionsleistung des Kindes zu objektivieren. Die Identifizierung und Beurteilung der Potenzialmuster kann sich an den von Ponton u. Eggermont (2007) sowie auch von Sharma et al. (2002) dargestellten Reifungsverläufen orientieren. Ein Vergleich der Latenzen der verschiedenen Potenzialkomponenten P1, N1, P2 und N2 kann anhand der Übersichtsarbeit von Wunderlich u. Cone-Wesson (2006) erfolgen, die den Reifungsverlauf der SAEP aus allen bis 2006 verfügbaren Studien für Reizung mit Klicks-, Ton-Bursts oder synthetischen Sprachlauten zusammengestellt haben.

◻ Tab. 5.5 sowie ◻ Abb. 5.28 zeigen die Normwerte der SAEP-Komponenten N1, P2, N2, die für tonale Stimulation bei einem Reizpegel von 60 dB über

**■ Tab. 5.5** Latenzen und Amplituden der SAEP-Komponenten von 63 Kindern in 4 verschiedenen Altersgruppen zwischen 6 und 13 Jahren an parietaler Elektrodenposition (Pz), Augen geschlossen; bei überschwelliger akustischer Reizung von 60 dB SL über Kopfhörer mit Ton-Bursts einer Reizwiederholrate von 0,7/s (Tsai et al. 2012)

| SAEP-Komponente | | 6–7 Jahre | 8–9 Jahre | 10–11 Jahre | 12–13 Jahre |
|---|---|---|---|---|---|
| N2 | ms | 263±46 | 233±25 | 232±23 | 223±12 |
|    | µV | 11±4 | 11±4 | 13±5 | 12±5 |
| P2 | ms | 197±48 | 182±27 | 170±24 | 172±12 |
|    | µV | 9±3 | 11±4 | 19±4 | 21±5 |
| N1 | ms | 124±28 | 123±23 | 100±18 | 109±19 |
|    | µV | 10±4 | 11±5 | 11±4 | 13±5 |

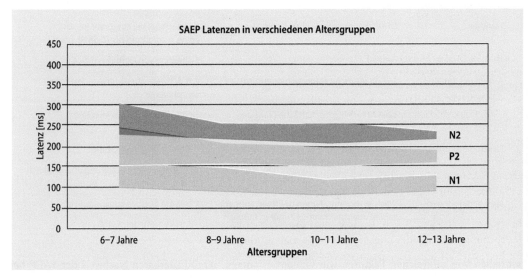

**■ Abb. 5.28** Latenzen der SAEP von 63 Kindern in 4 verschiedenen Altersgruppen zwischen 6 und 13 Jahren bei 60 dB überschwelliger tonaler Stimulation (Ableitmethoden: s. Legende zu ■ Tab. 5.5) (Normwerte nach Tsai et al. 2012).

der individuellen Hörschwelle an einem Kollektiv von 63 normalhörenden und kognitiv normal entwickelten Kindern im Alter von 6 bis 13 Jahren ermittelt wurden und somit für eine klinische Deutung herangezogen werden können (Tsai et al. 2012).

Die Parameter der SAEP-Komponenten wurden bei akustischer Reizung mit einem *Oddball*-Paradigma (► Abschn. 6.5) aus den Reizantworten auf den Standardreiz ermittelt, sodass ein möglicher Einfluss der Aufmerksamkeit auf die Latenzen und Amplituden zu vernachlässigen ist.

Bei Säuglingen und Kleinkindern konzentriert sich die Beurteilung auf die Welle P1, deren Latenzen sich von etwa 250 ms bei Geburt auf 120 ms bis zum Ende des 6. Lebensjahres verkürzen (Sharma et al. 2002; Wunderlich et al. 2006). Bei älteren Kindern ist ab dem Einschulungsalter zunehmend der typische Wellenkomplex P1-N1-P2 nachweisbar. Treten starke Seitendifferenzen bei den absoluten Latenzen oder der Ausprägung der Potenzialmuster auf, kann der Verdacht auf eine Verarbeitungs- oder Reifungsstörung auf kortikaler Ebene geäußert werden.

Soll bei unsicheren Angaben im Bereich der subjektiven Ton- und Sprachaudiometrie die Wahrnehmungsschwelle objektiviert werden, lässt sich der Potenzialkomplex P1-N1-P2 bis nah an die subjektive Hörschwelle verfolgen, wobei es wie bei allen AEP-Ableitungen wichtig ist, die Messungen im

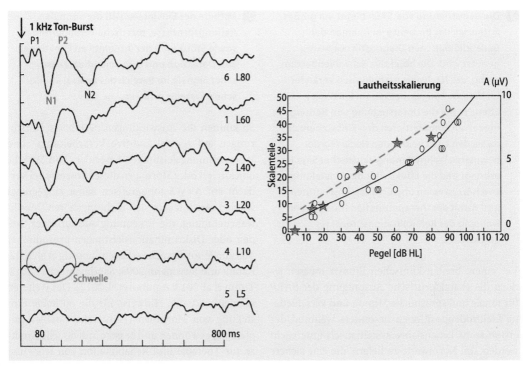

**◘ Abb. 5.29** SAEP Erregungsschwellenbestimmung (links) bei einem 12-jährigen normalhörigen Kind im Wachzustand bei Reizung mit 1-kHz-Ton-Bursts (Elektroden: FPZ/A1; A2; RR = 0,7/s; je 50 Mittelungen; Filter: 0,3 bis 100 Hz); rechts: Vergleich der Amplituden-Wachstumsfunktion mit den subjektiven Angaben zur Lautheitsempfindung bei 1 kHz.

Schwellenbereich doppelt vorzunehmen, um die Reproduzierbarkeit festzustellen und damit die eindeutige Identifizierung abzusichern. Für eine sichere Beurteilung der Kurven sowie für die Bewertung der Potenzial- und Störungsamplitude ist es zweckmäßig, SAEP-Kurven immer mit einem konstanten Achsenverhältnis darzustellen.

◘ Abb. 5.29 zeigt das Registrierbeispiel einer Erregungsschwellenbestimmung mit 1-kHz-Ton-Bursts bei einem 12-jährigen normalhörenden Kind im Wachzustand. Das Potenzial N1 lässt sich sicher bis hinab zu 10 dB HL verfolgen, wobei sich die Latenz bei abnehmendem Reizpegel nur leicht vergrößert. Damit kann für den Frequenzbereich von 1 kHz ein objektiver Nachweis der bewussten Wahrnehmung erbracht und ein peripherer Hörverlust ausgeschlossen werden. Diese Fragestellung ist besonders bei Kindern mit Verdacht auf psychogene Hörstörungen, Autismus, Aggravation oder Simulation von Bedeutung (► Abschn. 6.5). Die Amplituden-Wachstumsfunktion der SAEP zeigt in

diesem individuellen Fall eine gute Korrelation mit den subjektiven Angaben der Lautheitsskalierung bei 1 kHz. Normwerte für die Latenz- und Amplituden-Intensitätsfunktion tonal evozierter SAEP (N1/P2-Komplex) finden sich bei Picton (2011).

Bisher durchgeführte Studien zur Korrelation zwischen subjektiven Hörschwellen in verschiedenen Frequenzbereichen und den frequenzspezifisch evozierten SAEP zeigen bei normalhörenden und schwerhörigen Erwachsenen im Durchschnitt Abweichungen von weniger als 10 dB (Zusammenstellung bei Picton 2011).

Im Rahmen der objektiven pädaudiologischen Diagnostik bei Kindern mit zentral auditiven Verarbeitungs- und Wahrnehmungsstörungen (AVWS), Lern- und Aufmerksamkeitsstörungen oder psychomotorischen Entwicklungsstörungen konzentriert sich die Auswertung und Dokumentation auf den überschwelligen Nachweis der typischen Potenzialkomponenten und deren Musterveränderungen insbesondere auch im Seitenvergleich.

❯ Die Registrierung von SAEP bietet ein großes Potenzial, das bis heute im Rahmen der pädaudiologischen Diagnostik nur wenig genutzt wird. Die objektive Schwellenbestimmung, der Nachweis pathologisch veränderter Verarbeitungsprozesse auf kortikaler Ebene sowie die Untersuchung von Reifungsprozessen komplettieren den Einsatzbereich, da sie den entscheidenden Nachweis der bewussten Wahrnehmung akustischer Signale erbringt und die Effektivität der Einstellung von Hörsystemen und Cochlea-Implantaten und damit der therapeutischen Intervention während des Rehabilitationsprozesses objektiviert.

Vor einem breiten klinischen Einsatz müssen jedoch die charakteristische Ausprägung der SAEP für tonale und sprachliche Stimuli und verschiedene Elektrodenpositionen besonders während der ersten sechs Lebensjahre systematisch untersucht werden, um Normwerte zu liefern, die eine sichere Identifizierung pathophysiologischer Abweichungen zentral auditiver Verarbeitungsprozesse auf kortikaler Ebene erlauben.

## 5.6    Ereigniskorrelierte Potenziale (ERP)

Ereigniskorrelierte Potenziale (*event related potentials* – ERP) sind späte Potenziale, die im Vergleich zu den bereits in ▶ Abschn. 5.5 dargestellten Potenzialkomponenten P1-N1-P2 endogen durch zentral auditive Verarbeitungsprozesse akustischer Reize, einschließlich der für uns biologisch so bedeutsamen Sprachsignale erzeugt werden. Die am häufigsten untersuchten Potenzialkomponenten der ERP sind die *mismatch negativity* (MMN) und die P300, seltener die im Rahmen von Sprachverarbeitungsprozessen nachweisbare semantische Komponente N400. Zur Entstehung der ERP tragen bewusste und vorbewusste Diskriminationsleistungen, Leistungen des Kurzzeitgedächtnisses und die gezielte Aufmerksamkeit bei (Kraus u. McGee 1992; Hall et al. 2011; Picton 2011).

❯ Mithilfe der ERP lassen sich die normalen Reifungsprozesse, plastische Veränderungen sowie Störungen der integrativen Funktionen von Detektion und Diskrimination akustischer Signale im Bereich des zentral auditorischen Systems erfassen.

So können die Auswirkungen peripherer Hörstörungen auf zentral auditive Verarbeitungs- und Wahrnehmungsleistungen besonders von Sprache objektiviert oder Störungen dieser Prozesse bei Verdacht auf AVWS topografisch näher eingegrenzt werden. Auch lassen sich Richtungshören, Musikwahrnehmung, die Erkennung auditorischer Szenen oder Diskriminationsleistungen prosodischer Merkmale von Sprache erfassen (Ludwig et al. 2012; Rahne und Sussmann 2009; Sandmann et al. 2012; Timm et al. 2013; Agrawal et al. 2012). Des Weiteren können wertvolle Hinweise für die optimale Einstellung von Hörhilfen (Hörgeräte, Cochlea-Implantate) gewonnen und bessere individuelle Ansätze zur Therapie und Rehabilitation von Hör- und Sprachentwicklungsstörungen entwickelt werden (Hall et al. 2011).

Da die ERP bei guten Messbedingungen oftmals eine gute Korrelation zu psychophysisch ermittelten Leistungen der Detektion und Diskrimination aufweisen, stellt ihr Einsatz eine vielversprechende Ergänzung pädaudiologischer Testbatterien dar. Zunehmend werden die ERP bei Kindern mit Hörgeräten oder auch CIs eingesetzt, um die Entwicklung auditorischer Funktionen bereits vor dem Einsatz psychoakustischer Tests zu untersuchen (Johnson 2009).

Im deutschsprachigen Raum wird die Registrierung der ERP bei Kindern bisher nur in wenigen spezialisierten pädaudiologischen Zentren, meist im Rahmen klinisch-wissenschaftlicher Fragestellungen, eingesetzt. Hier steht besonders die Registrierung der von der Aufmerksamkeit und Vigilanz unabhängigen MMN im Vordergrund, da sie nur ein geringes Maß an Kooperation voraussetzt und auch im Schlaf möglich ist. Einschränkend für den Einsatz der ERP, besonders der MMN, ist jedoch festzuhalten, dass aufgrund der inter-individuellen Variabilität ihrer Ausprägung oftmals eine Diskrepanz zwischen der individuellen Nachweisbarkeit und den gemittelten Gruppenergebnissen (*grand*

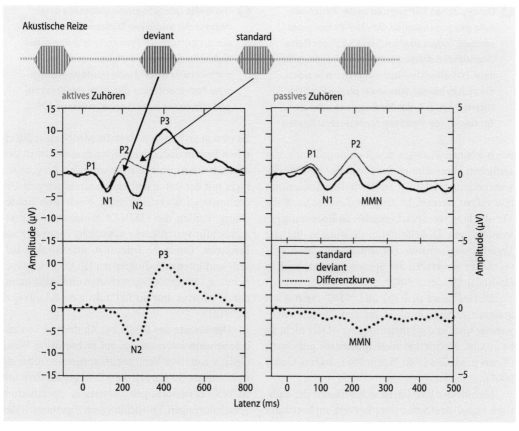

**Abb. 5.30** Ereigniskorrelierte Potenziale (ERP), die durch akustische Reizung mit einem *Oddball*-Paradigma beim aktiven (links) und passiven Zuhören (rechts) entstehen; gemittelte Reizantworten auf Standard Reize (dünne Linie) und deviante Reize (dicke Linie); gestrichelt: Differenzkurve; sowohl bei den Standard- als auch bei den devianten Reizen ist der P1-N1-P2-Komplex in beiden Konditionen klar erkennbar; in der aktiven Kondition sind zwei zusätzliche Komponenten erkennbar: N2 und P3; in der passiven Kondition zeigt sich für deviante Reize eine zunehmende Negativität: MMN; in den Differenzkurven kommen die Komponenten der MMN, N2 und P3 stärker zum Ausdruck (modifiziert nach Martin et al. 2008).

*average*) besteht, die den Einsatz im Rahmen der klinischen Diagnostik einschränken. So werden oftmals signifikante Gruppenergebnisse gefunden, die im Einzelfall jedoch nicht nachweisbar sind (Campanella et al. 1999).

## 5.6.1 ERP – Hintergrund der Methode

Im Gegensatz zur Entstehung der FAEP und MAEP hat bereits die gezielte Aufmerksamkeit einen signifikanten Einfluss auf die Ausprägung der SAEP (Kraus u. McGee 1992; Picton 2011). Allein das bewusste Zuhören verändert die Morphologie der Po-

tenziale oder lässt neue Komponenten entstehen (■ Abb. 5.30). So vergrößert sich die Amplitude des N1/P2-Komplexes signifikant, wenn der Proband oder Patient einer Serie gleichartiger akustischer Stimuli aufmerksam zuhört (Picton u. Hillyard 1974). Auch verbreitert und vergrößert sich die MMN durch das aufmerksame Zuhören, ohne dass eine konkrete Diskriminationsaufgabe gestellt wird (Näätänen 1975).

Die Paradigmen zur Erzeugung von ERP haben sich aus den Methoden der kognitiven Psychologie entwickelt. Ihre Anwendung hat in jüngster Zeit eine zunehmende Bedeutung im Bereich der objektiven Audiometrie erlangt (Martin et al. 2008).

> ❯ Die typischen ERP werden in der Regel mithilfe des sogenannten *Oddball*-Paradigmas erzeugt, indem in einer Serie häufiger Reize (Standard) zufallsverteilt abweichende, seltenere Zielreize (Deviant) eingestreut werden, die sich in mindestens einer physikalischen Eigenschaft, z. B. der Tonfrequenz oder der Tondauer, von den Standards unterscheiden.

> ❯ Die MMN spiegeln einen automatisierten Prozess der auditiven Diskrimination wider, der als Bottom-up-Prozess unabhängig von Aufmerksamkeit und Vigilanz auch im Schlaf nachweisbar ist und eine neurophysiologische Repräsentation des passiven Kurzzeitgedächtnisses zu sein scheint (Kraus 1992).

Auch können Prozesse des Richtungshörens, der zeitlichen Verarbeitung, der Prosodie- und Musikwahrnehmung oder der auditorischen Szenenanalyse erfasst werden. In jüngster Zeit hat auch die Verwendung von Sprachsignalen an Bedeutung gewonnen, um Diskriminationsleistungen bei der Verarbeitung semantischer Inhalte oder auch syntaktischer Strukturen der Sprache zu untersuchen (Hahne u. Friederici 2002).

Im Gegensatz zu P300 und N400, die nur bei gezielter Aufmerksamkeit auf den Zielreiz nachweisbar sind, ist die Entstehung der MMN nicht an bewusste Aufmerksamkeitsprozesse gebunden (Kraus u. McGee 1992; Picton 2011; Starr u. Golob 2007).

Mithilfe der ERP lassen sich Prozesse der auditiven Signal- und Sprachverarbeitung auf kortikaler Ebene untersuchen und Diskriminations- sowie Gedächtnisleistungen objektivieren. Da die Sprachwahrnehmung und Sprachentwicklung von der neuronalen Verarbeitung der sich schnell verändernden Amplituden, Frequenzen und zeitlichen Struktur von Sprachsignalen abhängig sind, können sprachevozierte ERPs wertvolle Hinweise auf Störungen dieser zentralen Verarbeitungsprozesse in verschiedenen Ebenen liefern, um die individuelle Rehabilitation zu begleiten (Martin et al. 2008).

## MMN

Die Entdeckung der MMN geht auf Arbeiten von Näätänen zurück, der eine Negativierung der SAEP im Bereich zwischen 100 und 250 ms nachweisen konnte, wenn in einer Folge von akustischen Standardreizen seltene, physikalisch abweichende Reize (Devianten) zufallsverteilt eingestreut wurden (*Oddball*-Paradigma), ohne dass die Aufmerksamkeit des Probanden darauf gelenkt wurde (Näätänen 1978).

Es wird angenommen, dass die MMN im auditorischen System dadurch entsteht, dass die durch den devianten Reiz erzeugten neuronalen Erregungen nicht mit der durch den Standardreiz gelegten Gedächtnisspur übereinstimmen. Nach ihrer Entdeckung wurden die MMN in zahlreichen Experimenten für verschiedene akustische Parameter wie Frequenz, Tondauer, Intensität, interaurale Laufzeit- und Intensitätsdifferenzen (IID, ITD), Raumrichtung, temporale Eigenschaften und spektrotemporale Struktur untersucht (Ludwig 2009, Ludwig et al. 2012).

Der Einsatz der MMN bei Kindern ist von zunehmendem Interesse, um auf nichtinvasive Weise Defizite auditiver Verarbeitungsprozesse frühzeitig zu erkennen. So wurden die MMN bei Kindern mit AVWS, Lernstörungen, Dyslexie, spezifischen Sprachstörungen, Entwicklungsverzögerungen oder multiplen Behinderungen registriert, um Störungen kognitiver oder präkognitiver Prozesse zu objektivieren, anatomisch-funktionell einzugrenzen und wichtige Hinweise für die Therapie zu gewinnen.

Bei Kindern mit spezifischen Sprachentwicklungsstörungen konnten MMN mit verzögerten Latenzen in Untersuchungen zur zeitlichen Verarbeitung nachgewiesen werden (Uwer et al. 2002). Ludwig und Kollegen konnten bei 6- bis 7-jährigen Kindern in einer Diskriminationsaufgabe zur Tondauerunterscheidung bereits MMN nachweisen, obwohl diese Kinder in den entsprechenden Verhaltensexperimenten die Unterschiede nicht bewusst wahrnehmen konnten (Ludwig et al. 2012). Bei älteren 12- bis 13-jährigen Jugendlichen und auch Erwachsenen korrelierten die MMN-Amplituden jedoch mit den psychophysischen Leistungen.

Die Quellen der MMN liegen in den primären und sekundären Feldern des rechten und linken auditorischen Kortex (Scherg et al. 1989) sowie im frontalen Kortex (Näätänen u. Michie 1979). In tierexperimentellen Untersuchungen konnten auch

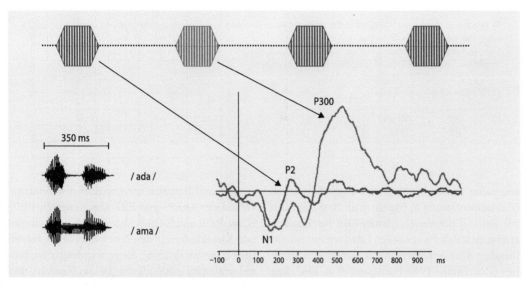

**□ Abb. 5.31** Reizparadigmen zur Erzeugung der ereigniskorrelierten Potenziale (ERP) der P300 bei akustischer Reizung mit den Logatomen »ada« als Standard-Reiz und »ama« als deviantem Reiz, der mit einer Wahrscheinlichkeit von 20 % präsentiert wurde; im Falle der gelenkten Aufmerksamkeit ist die P300 (oben) deutlich erkennbar, wenn der Zielreiz bewusst wahrgenommen wird.

subkortikale Quellen, wie z. B. im nicht-primär auditiven Thalamus identifiziert werden (Kraus u. McGee 1992). Je nach abweichenden physikalischen Parametern scheint es verschiedene Quellen im Bereich der Großhirnrinde zu geben, wobei die Aktivierung auf der rechten Seite am größten zu sein scheint (Giard et al. 1995). Der MMN folgt in der Regel eine positive Welle P3a, die ebenfalls unabhängig von der Aufmerksamkeit generiert wird und sensitiv gegenüber Veränderungen des akustischen Reizes ist (Kraus u. MacGee 1992).

### P300

Das ereigniskorrelierte Potenzial P300 folgt als breite positive Welle dem P1-N1-P2-Komplex und wird wie auch die MMN durch ein *Oddball*-Paradigma evoziert. Ihre Entstehung, die erstmals durch Sutton (1965) beschrieben wurde, ist von der Aufmerksamkeit und Diskriminationsfähigkeit abhängig (Kraus u. McGee 1992) (□ Abb. 5.31). Zur Evozierung einer P300 wird dem Probanden typischerweise die Aufgabe gestellt, die zu diskriminierenden Zielreize zu zählen oder eine Taste zu drücken, wobei neben tonalen Reizen auch Sprachsignale eingesetzt werden können. Jedoch lässt sich auch ohne gezielte Aufmerksamkeit eine Subkomponente der P300, die soge-

nannten P3a evozieren, wohingegen die Komponente P3b mit längerer Latenz im Vergleich zur P3a nur beim aufmerksamen Zuhören entsteht (Squires et al. 1975). Die bei Verwendung von Sprachsignalen entstehende Komponente der SAEP wurde auch als *cortical discrimination response* (CDR) bezeichnet (Kurtzberg et al. 1984). Zahlreiche Reizparadigmen wurden untersucht, um die an der Erzeugung der P300 beteiligten Prozesse der Aufmerksamkeit, Diskriminationsfähigkeit, Gedächtnisleistungen und semantische Erwartungen zu untersuchen.

> ❯ Die P300 stellt ein neurales Korrelat sequenzieller Informationsverarbeitung, Diskriminationsleistung und Kurzzeitspeicherung dar (Kraus u. McGee 1992; Picton 2011).

An der Entstehung der P300 sind neben den kortikalen Regionen (auditorischer Kortex, frontaler und zentroparietaler Kortex) auch subkortikale Regionen, wie der Thalamus und das limbische System beteiligt, die die selektive Aufmerksamkeit steuern (Kraus u. McGee 1992; Picton 2011).

### Reifung

Wie alle späten Potenziale unterliegen auch die ERP einem Reifungsprozess, der erst im jungen Erwach-

■ **Tab. 5.6** Latenzen und Amplituden der P300 von 63 Kindern in 4 verschiedenen Altersgruppen zwischen 6 und 13 Jahren an parietaler Elektrodenposition (Pz), Augen geschlossen; akustische Reizung über Kopfhörer mit Ton-Bursts einer Reizwiederholrate von 0,7/s (Standard: 2 kHz; Deviant: 3 kHz); Aufgabe: Knopfdruck bei Wahrnehmung des Devianten; zweimalige Testwiederholung (aus Tsai et al. 2012)

| ERP-Komponente | | 6–7 Jahre | 8–9 Jahre | 10–11 Jahre | 12–13 Jahre |
|---|---|---|---|---|---|
| P3 | ms | 360±62 | 319±24 | 324±25 | 333±42 |
|  | µV | 13±4 | 15±4 | 16±5 | 20±6 |

senenalter von 16 bis 17 Jahren abgeschlossen ist (Zusammenfassung in Martin et al. 2008). Studien zur Reifung der verschiedenen ERP bei Kindern zeigen, dass sich die absoluten Latenzen mit zunehmendem Alter verkürzen und die Amplituden erhöhen (Courchesne 1990; Fuchigami et al. 1993; Jing u. Benasich 2006; Tsai et al. 2012).

❯ Die Gewinnung von Normdaten der ERP und Kenntnisse der Reifungsvorgänge sind von klinischer Bedeutung, um den normalen Entwicklungsverlauf von Detektion und Diskrimination akustischer Stimuli und mögliche Störungen zentral auditiver Verarbeitungsprozesse in der Entwicklung von Kindern in verschiedenen Ebenen der zentralen Hörbahn zu identifizieren.

Die MMN zeigen einen postnatalen Reifungsprozess, der die Potenzialmorphologie, Amplituden und Latenzen sowie auch die topografische Verteilung betrifft und bis in das Erwachsenenalter reicht (Ponton et al. 2000; Martin et al. 2003). Sie sind bereits bei normalhörenden Neugeborenen in einem Latenzbereich von 150 bis 375 ms gelegentlich auch mit positiver Amplitude nachweisbar (Leppänen et al. 2004). Im weiteren Entwicklungsverlauf zeigen die MMN bei Kleinkindern und älteren Kindern zunehmend Potenzialmuster mit ansteigender Negativität, die sich den MMN von Erwachsenen annähern (Kurtzberg et al. 1995).

Normwerte für den Reifungsverlauf der P300 bei 63 normalhörenden und kognitiv normal entwickelten Kindern für tonale Diskriminationsaufgaben (Standard: 2 kHz, Deviant: 3 kHz) finden sich in ■ Tab. 5.6 (Daten nach Tsai et al. 2012). Sie können als Orientierungshilfe für die Gewinnung eigener Normwerte herangezogen werden.

Jing und Benasich untersuchten den Reifungsverlauf der SAEP- und ERP-Komponenten P150, N250, P350 und N450 bei hörgesunden Säuglingen und Kleinkindern in den ersten zwei Lebensjahren (Jing u. Benasich 2006). Sie verwendeten dazu tieffrequente tonale Stimuli von 100 Hz (Standard) und 300 Hz (Deviant), während die Kinder im entspannten Wachzustand einem lautlosen Video folgten. Während des Reifungsverlaufs zeigten alle Potenzialkomponenten einen langsamen Latenzabfall über den gesamten zweijährigen Untersuchungszeitraum. Die Amplituden wiesen demgegenüber einen deutlichen Anstieg bis zum neunten Lebensmonat auf, um anschließend wieder kontinuierlich abzufallen. Diese Dynamik und auch die starke Veränderung der räumlichen Verteilung und Orientierung der Potenziale korreliert mit der überschießenden neuronalen Entwicklung des auditorischen Kortex bis in die zweite Hälfte des ersten Lebensjahres, dem ein langsamer Abbau überflüssiger synaptischer Verbindungen sowie eine Stabilisierung der neuronalen Netze folgt (▶ Abschn. 2.1). Während bereits in der frühen Entwicklungsphase und auch zu jedem Messzeitpunkt eine robuste Positivität nachweisbar war, konnte die MMN erst ab einem Alter von vier bis fünf Monaten in frontalen Bereichen der Hemisphären und ab dem sechsten Monat dann stabil nachgewiesen werden (Jing u. Benasich 2006). Diese frühen Reifungsdaten belegen eindrucksvoll, welch großen Entwicklungsschritte die zentrale Hörbahn besonders in den ersten zwei Lebensjahren unterworfen ist.

## N400

Der erste Nachweis einer negativen Komponente der SAEP wurde durch den Vergleich beim Lesen von inkongruenten Wörtern im Vergleich zum korrekten Satz erbracht (Kutas u. Hillyard 1980). Diese negative Komponente stellt ein endogenes Potenzial dar, das bei der semantischen Verarbeitung von Sprache entsteht und als N400 bezeichnet wird (Kutas u. van Petten 1994). Das Potenzial wird in der Regel durch die gezielte Aufmerksamkeit auf eine sprachliche Inkongruenz oder grammatikalische Verletzung evoziert, wie z. B.: »Ich trinke Kaffe mit Milch und **Hund**« (McCallum et al. 1984; Kraus u. McGee 1992; Hahne u. Friederici 2002). Neben der akustischen Stimulation lässt es sich auch durch visuelle Sprachstimuli oder auch Zeichensprache evozieren.

Die N400 stellt eine sprachspezifische Komponente dar, da Kontrolluntersuchungen mit nicht sprachlichen Stimuli wie z. B. geometrischen Formen oder Melodien bei Verletzungen oder Abweichungen der Reizsequenz keine N400 auslösen (Besson u. Macar 1987). Das Potenzial erreichte ein negatives Maximum im Bereich von 400 ms über der zentroparietalen Region des Kopfes nach Einsatz des inkongruenten Wortes. Auch die veränderte Stellung eines korrekten Wortes kann eine N400 auslösen, sodass angenommen wird, dass die N400 mit der semantischen Integration des Wortes im Zusammenhang steht (van Petten u. Kutas 1991). Bei syntaktischen Verletzungen wird oftmals auch ein nachfolgendes positives Potenzial über der zentroparietalen Region gefunden, das entsprechend seiner Latenz als P600 bezeichnet wird (Osterhout u. Holcomb 1992).

> Die N400 wird als neuronales Korrelat der zentralen Verarbeitungsprozesse angesehen, die spezifische semantische Unterschiede oder Verletzungen detektieren. Die N400 ist bei Kindern bisher nicht erforscht, sie eröffnet jedoch für die Zukunft ein interessantes Feld zur objektiven Erfassung von normalen und gestörten Prozessen der Sprachverarbeitung und Sprachentwicklung, das bisher noch keinen Eingang in pädaudiologische Testbatterien gefunden hat.

## 5.6.2 ERP – Durchführung und Dokumentation

Die Registrierung der ERP sollte mit Ausnahme der Erfassung der MMN im entspannten Wachzustand erfolgen (▶ Abschn. 5.5). Dazu ist das Kind vorher einfühlsam über den Versuchsablauf aufzuklären und in eine bequeme Sitzposition zu bringen, in der es mit entspannter Kopfhaltung ohne gezielte Aufmerksamkeit auf die akustischen Reize entweder die Augen schließen oder sich einen lautlosen Videofilm ansehen kann (MMN). Im Falle gezielter Aufmerksamkeit auf einen akustischen Zielreiz (P300, N400) muss das Kind z. B. den visuellen Anweisungen auf einem in Sichthöhe angebrachten Monitor folgen und per Tastendruck oder Mausklick auf den Zielreiz antworten. Jegliche Anspannung oder Zeitdruck sollten auch beim Untersucher vermieden werden, damit das Kind kooperativ mit gleichbleibend hoher Motivation an der Untersuchung teilnimmt. Ist eine aktive Beteiligung gefordert, sollte das Kind vorher ausführlich über die Aufgabenstellung aufgeklärt und in psychophysischen Testdurchläufen auf die Messungen vorbereitet werden. Soll neben der Registrierung der ERP im Rahmen von Untersuchungen zur bewussten Detektion und Diskrimination auch die Erfassung der richtigen und falschen Antworten, sowie die Reaktionszeit über Knopfdruck oder Mausklick erfasst werden, ist darauf zu achten, dass die Eingabe in entspannter Arm- und Handhaltung erfolgen kann. Die Verfügbarkeit von psychophysisch oder verhaltensphysiologisch ermittelten Diskriminationsleistungen kann im Einzelfall wichtige Informationen zur Festlegung der Testbedingungen liefern. Eine Zusammenfassung der wesentlichen Aspekte der Messbedingungen, Ableitmethoden und Fragestellungen zeigt die ◻ Tab. 5.7.

Bei der Entstehung der ERP hat die Aufgabenstellung an den Probanden eine große Bedeutung auf die Ausprägung der Potenziale (Picton 2011). Je gezielter die Aufmerksamkeit auf den Zielreiz gelenkt und gehalten wird, desto größer sind die Potenzialamplituden der ERP und je schwieriger die Aufgabe, desto größer die Latenz der charakteristischen Wellen. Werden die Probanden bei der Registrierung der P300 oder N400 aufgefordert, die Zielreize bewusst zu identifizieren, zu zählen oder

**◘ Tab. 5.7** Registrierung der ERP und ihr klinisch-wissenschaftlicher Einsatz

| | | Kommentar |
|---|---|---|
| Hauptkomponenten der ERP | MMN, P300, N400 | Vorbewusste (MMN) oder bewusste Diskrimination (P300) der Stimuli; bewusste Verarbeitung semantischer Abweichungen oder Inkongruenzen (N400) |
| Zeitbereich | 100 bis etwa 600 ms | 50–100 ms Prä-Stimulus-Intervall sinnvoll (zur Berechnung von Reststörung und Baseline für Amplitudenmessung) |
| Stimuli | Präsentation: *Oddball*-Paradigma; Häufigkeit der Devianten: 20 %; Stimuli: Ton-Bursts, Sprachsignale; Änderung von Dauersignalen (Richtungswechsel, Kohärenzsprünge etc.) | Dauer der Ton-Bursts > 50 ms; 10–20 ms Anstiegs- und Abfallzeit; Sprachsignale: kurze Logatome wie »ba«, »da«, »ga« |
| Reizwiederholrate | < 1/s | Stimulus-Onset-Asynchronie (SOA) sinnvoll |
| Wandler | Einsteckhörer, supraaurale Kopfhörer | Komfortabel bei längerer Messung; keine Vertäubung bis 70 dB HL nötig |
| | Freifeld | Evaluation von Diskriminationsleistungen bei Versorgung mit Hörhilfen (HG, CI) |
| Anzahl der Kanäle | 1–2 (klinische Fragestellungen) | Überschwelliger Potenzialnachweis; Veränderung der Potenzialmorphologie |
| | 32–128 (wissenschaftliche Fragestellungen) | Quellenanalyse, *brain mapping* |
| Elektrodenposition | Fz oder Cz/A1–A2, Ohrläppchen, Nacken | Bei einkanaliger Ableitung |
| | C3 oder C4/A1–A2, Ohrläppchen, Nacken | Bei zweikanaliger Ableitung und Vergleich beider Hemisphären |
| Messbedingungen | **MMN:** kein aufmerksames Zuhören; Ableitung im Wachzustand oder Schlaf | Video zur Entspannung möglich |
| | **P300, N400:** aufmerksames Zuhören im wachen, entspannten Zustand, Augen geöffnet, Konzentration auf Deviant (P3) oder semantische Inkongruenz (N400) | Video zur Entspannung möglich; einheitliche, klare Instruktion; Antwort auf Devianten durch Taster/Maus-Klick |

bei ihrer Identifikation einen Knopf zu drücken, lassen sich auch subjektive Diskriminationsleistungen parallel zu den elektrophysiologischen Untersuchungen erfassen und die Reaktionszeiten messen. Diese können später mit den objektiven Messgrößen wie Latenzen, Amplituden, Potenzialveränderungen oder auch weiteren subjektiven Messgrößen, wie z. B. der Höranstrengung korreliert werden (Igelmund et al. 2009).

Die Anzahl der Kanäle und damit die Anzahl der Elektroden hängen von der klinischen Fragestellung ab. Im einfachsten Falle reicht die einkanalige Messung mit drei Elektroden (Cz oder Fz; ipsi- oder kontralaterales Mastoid A1, A2; Erde), um eine MMN oder P300 zu identifizieren. Sind jedoch topografische Fragestellungen, wie z. B. die seitendifferente Ausprägung der Potenziale über den Hemisphären oder die genaue Skalpverteilung und Quellenanalyse von Interesse, sollten eher 16 bis 32 Kanäle verwendet werden. Die Elektroden können dabei reproduzierbar über spezielle Elektrodenhauben fixiert werden, die auch für Kinder zur Verfügung stehen.

Die akustische Reizung kann ein- oder beidseitig über Kopfhörer und hier bevorzugt über Einsteckhörer erfolgen, die bei langen Messzeiten einen deutlich höheren Tragekomfort bieten. Ist die seitengetrennte Stimulation nicht von Bedeutung, ist die akustische Reizung über Freifeld möglich. Einige klinisch einsetzbare Messsysteme erlauben neben der Registrierung von FAEP, MAEP und SAEP auch die der ERP (MMN und P300) für tonale Stimuli. Der Einsatz von Sprachsignalen kann nur über spezielle Softwareprogramme erfolgen, die eine Ausgabe und Kalibrierung von importierten Sprachsignalen in mindestens zwei unabhängigen Kanälen erlauben und über Triggersignale mit dem elektrophysiologischen Messsystem so in Verbindung stehen, dass der Reizbeginn sowie die Reizantworten auf die häufigen und seltenen Reize einwandfrei identifiziert und separat analysiert werden können. Die verwendeten mehrkanaligen Messsysteme, die eher im Rahmen klinisch-wissenschaftlicher Fragestellungen oder der Grundlagenforschung eingesetzt werden, erlauben die Offline-Analyse, Mittelung und Filterung sowie die Identifizierung und Entfernung von Artefakten in einzelnen Kanälen z. B. über die *independent component analysis* (ICA). Letztere ist besonders bei der Untersuchung von CI-Trägern notwendig, um die durch das CI erzeugten Artefakte zu beseitigen (Gilley et al. 2006).

### 5.6.3 ERP – Auswertung und diagnostische Deutung

Die Ausbildung der MMN und P300 zeigt hinsichtlich der Amplituden und Latenzen eine große interindividuelle Variabilität und wird auch stark von der Methodik der Ableitung und Aufgabenstellung beeinflusst (Martin et al. 2008; Picton 2011). Derzeit gibt es nur wenige Normdaten für Amplituden und Latenzen der ERP bei Kindern in den verschiedenen Entwicklungsstufen für tonale Reizung. Als Orientierung können die Daten aus den Reifungsstudien für tonale Stimuli von Jing und Benasich (2006) sowie Tsai et al. (2012) Verwendung finden. Für die Stimulation mit Sprachreizen liegen keine Normwerte vor, auf die man bei der Auswertung zurückgreifen könnte (Martin et al. 2008). Aus diesem Grunde sollte bei jeder Anwendung der ERP im Rahmen klinischer und wissenschaftlicher Anwen-

dung ein entsprechendes Kollektiv normalhörender und normal entwickelter Kinder der entsprechenden Altersstufe zur Verfügung stehen.

◘ Abb. 5.32 zeigt ein Registrierbeispiel für eine 32-kanalige Ableitung bei einem normalhörenden 10-jährigen Kind bei Stimulation mit den Sprachreizen »ada« (Standard) und »ama« (Deviant) über ein *Oddball*-Paradigma bei binauraler Freifeldstimulation. Die Registrierung erlaubt eine genaue Analyse der Ausbildung der Potenzialkomponenten über den beiden Hemisphären. Für eine seitengetrennte Beurteilung müsste eine akustische Reizung über Kopfhörer erfolgen.

Die Auswertung der ERP konzentriert sich in der Regel auf die generelle Nachweisbarkeit der Potenzialkomponenten sowie Veränderungen von Amplituden, Latenzen und Morphologie der Komponenten auch im Seitenvergleich für das jeweils gewählte Reizparadigma in einem Latenzbereich, der sich für tonale Reizung an den in ◘ Tab. 5.6 angegebenen Werten orientiert. Bei Säuglingen und Kleinkindern steht eher der Nachweis der sprachevozierten Komponenten P1/N2 oder die MMN im Vordergrund, die bei Neugeborenen ab etwa 150 ms nachweisbar ist (Leppänen et al. 2004). Die Interpretation der ERP wird durch die geringe Verfügbarkeit von Normwerten und die individuelle Variabilität der Potenzialmuster erschwert.

Ein peripherer Hörverlust hat einen Einfluss auf die Ausbildung der ERP, wenn sich dadurch der Signal-Rausch-Abstand verschlechtert und die Diskrimination tonaler oder sprachlicher Stimuli erschwert wird (Martin et al. 2008). Vor jeder Registrierung sollten daher die aktuellen Befunde der subjektiven Audiometrie (Tonaudiometrie und je nach Alter und Entwicklungsstand Sprachaudiometrie in Ruhe, wenn möglich im Störschall) vorliegen, um sicherzustellen, dass der Patient die präsentierten Stimuli in allen Frequenzbereichen auch hört. Führt ein peripherer Hörverlust oder eine Verschlechterung des Signal-Rausch-Abstandes zu einer Verschlechterung der Diskrimination der Zielreize, steigen die Latenzen von MMN, N2 und P300 und die Amplituden vermindern sich (Martin et al. 2008). Bei einer Kompensation eines peripheren Hörverlustes durch Hörgeräte ist ein Anstieg der Amplituden sowie eine Latenzverkürzung der ERP-Komponenten zu erwarten (Korczak et al. 2005).

☐ **Abb. 5.32** ERP (MMN und P300) bei einem 10-jährigen normalhörenden Jungen bei akustischer Reizung mit den Logatomen »ada« (Standard) und »ama« (Deviant); oben: 32 Kanal Ableitung; unten: Kanal Pz; die MMN ist in der Differenzkurve deutlich erkennbar.

Bei CI-Trägern konnte mithilfe der ERP eine gestörte Verarbeitung von zeitlichen Strukturen und Prosodie sowie eine gestörte Musikwahrnehmung nachgewiesen werden (Sandmann et al. 2012; Agrawal et al. 2012; Timm et al. 2013).

> Die Registrierung der ERP, insbesondere auch unter Verwendung von Sprachsignalen, erfolgte bisher besonders bei Kindern mit Risiko auf Sprachentwicklungsstörungen, da sie die zentral-auditiven Verarbeitungsprozesse widerspiegeln, die für die Sprachentwicklung von Bedeutung sind.

Fehlende MMN oder P300 haben eine prognostische Bedeutung für die Sprachentwicklung (Kurtzberg et al. 1984, 1988). So konnte in einer Untersuchung bei Risikokindern festgestellt werden, dass bei keinem Kind mit auffällig konfigurierten SAEP eine kortikale Diskriminationsantwort (CDR) nachgewiesen werden konnte. Niedrige P300-Amplituden werden mit einer Vielzahl von Symptomen, wie z. B. Hyperaktivität, Schizophrenie, Autismus, AVWS, Lese-Rechtschreib-Schwäche, Down-Syndrom, funktionellen und organisch bedingten kognitiven Störungen in Verbindung gebracht (Kraus u. McGee 1992). Die Ausbildung der P300 scheint somit weniger mit einer spezifischen Diagnose als mit globalen kognitiven Funktionen zusammenzuhängen, da die Amplitude bei einer Vielzahl kognitiver Störungen reduziert ist.

Da die Abnahme der P300-Latenz mit einer gesteigerten kognitiven Leistungsfähigkeit in Verbindung steht, könnte sie bei der Verlaufskontrolle des Therapieerfolgs von großer Bedeutung sein, da sie in der stabilsten Kondition, der intra-individuellen Registrierung verwendet wird (Goodin et al. 1983). Ton-Burst-evozierte P300 sind am ehesten geeignet, den Einfluss eines auditorischen Trainings bei Kindern mit diagnostizierter AVWS zu objektivieren, während sprachevozierte ERP eher geeignet sind, phonologische Prozesse bei Kindern ohne spezifische AVWS-Diagnose zu objektivieren (Wilson et al. 2013).

Die Ableitung der ERP wird in den nächsten Jahren im Rahmen pädaudiologischer Testbatterien von zunehmender Bedeutung sein, um zentral auditive Verarbeitungs- und Wahrnehmungsprozesse, insbesondere der Sprache, auch in ihrer Entwick-

lung objektiv zu erfassen und dies auch zu einem Zeitpunkt, in dem psychophysische Testverfahren noch nicht eingesetzt werden können oder noch keine verlässlichen Ergebnisse liefern. Sie können in Ergänzung zu den altersentsprechend einsetzbaren subjektiven Hörprüfungen wertvolle Informationen für die optimale Einstellung von Hörhilfen bereits im frühen Lebensalter sowie die individuelle Planung therapeutischer Konzepte der Frühförderung liefern.

## 5.7 Stationäre Potenziale des auditorischen Systems (ASSR)

### 5.7.1 ASSR – Hintergrund der Methode

**Vom transienten zum stationären Potenzial**

Alle in den vorangegangenen Kapiteln behandelten evozierten Potenziale werden der Klasse der transienten Potenziale zugeordnet. Bei dieser Potenzialklasse geht man davon aus, dass jeder einzelne Reiz genau ein Potenzial evoziert, welches bis zum Eintreffen des nächsten Reizes abgeklungen ist. Transiente evozierte Potenziale werden durch eine Abfolge charakteristischer Wellen beschrieben, welche wiederum in Form und Amplitude, besonders aber hinsichtlich ihrer Latenz durch die Physiologie der Hörbahn determiniert sind. So werden die relativ zum Reizeinsatz gemessenen Latenzen der Wellen der frühen Hirnstammpotenziale (I–V) oder der späten kortikalen Potenziale (N1, P2) durch die Laufzeit der Information vom Trommelfell zu den jeweiligen Potenzialgeneratoren bestimmt. Diesen physiologischen Gegebenheiten ordnen sich die jeweiligen Messparameter unter, indem zum Beispiel das Zeitfenster der Messung so gewählt wird, dass alle der jeweiligen Potenzialklasse zugeordneten Wellen auch bei einer pathologischen oder reifungsbedingten Verzögerung sicher erfasst werden können.

Verlässt man jedoch dieses Prinzip der Registrierung transienter Potenziale und verlängert das Zeitfenster der Registrierung weit über den in der klinischen Diagnostik üblichen Wert hinaus und erhöht gleichzeitig die Stimulationsrate, so zeigt ◻ Abb. 5.33 einen interessanten Befund: Jeder neue Reiz löst ein neues Hirnstammpotenzial aus. Mit

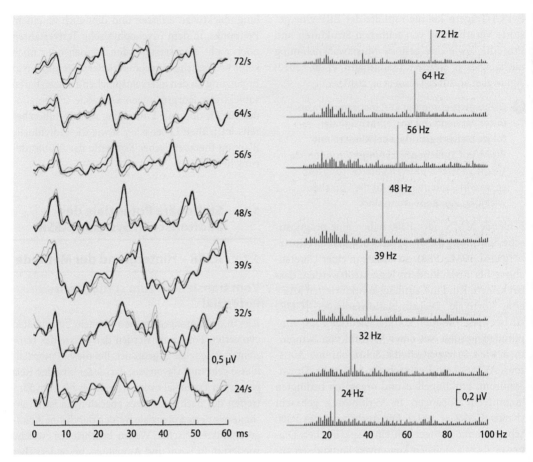

**⬛ Abb. 5.33** Periodische Potenzialmuster transienter Potenziale im Zeit- und Frequenzbereich: Registrierungen überschwelliger Hirnstammpotenziale (links) für Reizraten zwischen 24/s und 72/s zeigen in einem 60 ms langen Zeitfenster eine deutliche Periodizität. In den Amplitudenspektren (rechts) tritt eine Spektrallinie bei der Reizrate deutlich hervor (modifiziert nach Mühler 2012).

steigender Reizrate verringert sich der Abstand zwischen diesen Potenzialkomplexen und bei höheren Reizraten verschmelzen sie zu einem Potenzialmuster mit deutlich erkennbarer Periodizität.

Schaut man sich die Wellenmuster in ⬛ Abb. 5.33 genauer an, so fällt auf, dass diese bei Reizraten um 40 Hz besonders große Amplituden haben. Diese Eigenschaft wurde bereits 1981 von Robert Galambos beschrieben. Galambos und sein Doktorand Talmachoff entdeckten an einem neuen Labormessplatz für Hirnstammpotenziale ungewöhnlich große sinusförmige Potenziale, welche sie zunächst für einen Messfehler hielten. Eine genaue Analyse zeigt aber, dass Talmachoff die Grenzfrequenz des Hochpassfilters im EEG-Verstärker versehentlich viel tiefer als damals bei klinischen Messplätzen üblich eingestellt hatte und dadurch die charakteristische Periodizität bei 40 Hz sichtbar wurde. Die besonders große

Amplitude dieser 40-Hz-Potenziale weckte schnell Hoffnungen, diese Potenziale zur objektiven Hörschwellenbestimmung einsetzen zu können. Von wenigen Ausnahmen abgesehen (Rickards u. Clark 1984) analysierte man die 40-Hz-Potenziale allerdings weiterhin als transiente Potenziale im Zeitbereich und verwendete zur Schwellenbestimmung die gleichen subjektiven Verfahren, die sich bereits bei kortikalen Potenzialen und Hirnstammpotenzialen bewährt hatten. Da man mit dieser Sichtweise der Klinik kein wirklich grundlegend neues Verfahren zur Verfügung stellen konnte, erlosch das Interesse an den 40-Hz-Potenzialen relativ schnell.

Verlässt man jedoch die transiente Sichtweise auf diese Potenziale und richtet den Fokus nicht auf die Morphologie von Wellenmustern und die Latenzen von Wellengipfeln, sondern konzentriert sich auf

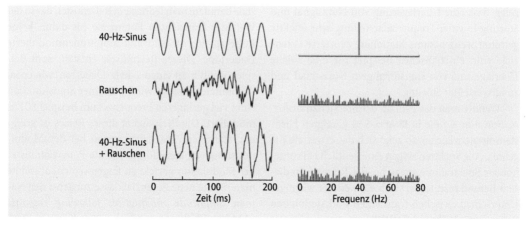

**Abb. 5.34** Prinzip der Darstellung periodischer Signale im Frequenzbereich. Die linke Spalte zeigt (von oben nach unten) 200 ms lange Abschnitte einer 40-Hz-Sinusfunktion, eines Rauschsignals und der Addition von Sinus- und Rauschsignal. Die rechte Spalte zeigt die Amplitudenspektren dieser Signale mit einer Frequenzauflösung von jeweils 1 Hz.

die in langen Zeitfenstern deutlich erkennbare Periodizität, so muss man sich zwangsläufig auch eines anderen Methodeninventars zum Potenzialnachweis bedienen: Periodische Vorgänge werden in Naturwissenschaft und Technik in der Regel nicht durch eine Analyse der Kurvenform im Zeitbereich, sondern mittels einer Frequenzanalyse untersucht. Dazu transformiert man das Zeitsignal mit einem speziellen Algorithmus, der Fourier-Transformation, in den Frequenzbereich.

Will man das Methodeninventar der Frequenzanalyse auch auf periodische evozierte Potenziale anwenden, muss man zunächst einige neue Messgrößen einführen. **◻** Abb. 5.34 unternimmt daher einen kurzen Abstecher in die Welt der Signaltheorie und erklärt die Größen, die zur Beschreibung eines periodischen EEG-Signals im Frequenzbereich notwendig und damit für das Verständnis eines Messprinzips jenseits der transienten Sichtweise unverzichtbar sind: Die Fourier-Transformation liefert Informationen über die Amplituden der einzelnen Frequenzkomponenten (Amplitudenspektrum) und die Phasenlage dieser Frequenzkomponenten (Phasenspektrum). Wir beschränken uns hier zunächst auf das Amplitudenspektrum, das die Frequenzanteile des Signals als Spektrallinien darstellt. Zwischen der Länge dieser Spektrallinie und der Amplitude der durch sie repräsentierten Sinusfunktion besteht ein direkter Zusammenhang. Der Abstand dieser Spektrallinien untereinander, die

Frequenzauflösung $\Delta f$ des Spektrums (gemessen in Hertz), hängt nur von der Länge des Zeitfensters ab, für die das Spektrum berechnet wurde. Sie ist gleich dem reziproken Wert der Länge dieses Zeitfensters. Würde man die Spektren der Zeitsignale in **◻** Abb. 5.34 für die 200 ms langen Zeitfenster berechnen, hätten die Spektrallinien einen Abstand von 5 Hz. Für die Frequenzauflösung $\Delta f = 1$ Hz in den rechten Spektren wurde deshalb ein Zeitfenster von 1 Sekunde gewählt.

Wenn das Amplitudenspektrum die Frequenzanteile eines Signals als Spektrallinien darstellt, so wird die 40-Hz-Sinusfunktion in **◻** Abb. 5.34 im Spektrum durch eine einzige Spektrallinie bei ihrer Frequenz von 40 Hz dargestellt. Diese simple Tatsache ist für unsere weitere Betrachtung der periodischen evozierten Potenziale von entscheidender Bedeutung. Wenn wir versuchen, technische oder biologische Signale zu messen, so kommen rein sinusförmige Signale jedoch eher selten vor. Vielmehr treffen wir in der realen Welt häufig auf eine Mischung von verschiedenen Signalen, zum Beispiel als Überlagerung eines sinusförmigen Signals, dem »Nutzsignal«, und eines Rauschsignals, der »Störung«. Ein Rauschsignal entsteht zum Beispiel, wenn die Werte des Zeitsignals durch einen Zufallsgenerator erzeugt werden. In einem solchen Rauschsignal sind sehr viele Frequenzen zu etwa gleichen Anteilen enthalten, was in seinem Spektrum deutlich wird. Das dritte Beispiel in **◻** Abb. 5.34

zeigt, dass eine Überlagerung von Nutzsignal und Störung in einer Frequenzdarstellung sehr effektiv getrennt werden kann. Stationäre evozierte Potenziale sind ein typisches Beispiel für eine solche Überlagerung von sinusförmigem Nutzsignal und zufallsverteilter Störung.

Wendet man das Prinzip der Frequenztransformation nun auf die in ◘ Abb. 5.33 gezeigten Hirnstammpotenziale an, so zeigt sich das erwartete Ergebnis: Alle Spektren zeigen eine deutlich hervorgehobene Spektrallinie genau bei der Reizrate. In diesem Befund manifestiert sich ein weiterer wichtiger Unterschied zwischen transienten und stationären Potenzialen: Während die Wellenmuster transienter Potenziale durch die Physiologie der Hörbahn determiniert sind, kann man die Frequenz der stationären Antwort durch die Wahl der Reizrate in weiten Grenzen frei wählen. Diese Wahlfreiheit hat für alle Algorithmen zum objektiven Signalnachweis weit reichende Konsequenzen. Im Gegensatz zur großen intra-individuellen Variabilität der Wellenmuster bei Hirnstammpotenzialen und kortikalen Potenzialen ist bei den stationären Potenzialen die Frequenz der Antwort exakt bekannt. Das Spektrum einer ASSR-Messung kann somit sehr einfach durch die Amplitude der ASSR-Antwort und die mittlere Amplitude des Rauschuntergrundes beschrieben werden, womit das Messverfahren eine große Ähnlichkeit zur Registrierung der DPOAE aufweist. Der objektive Nachweis des stationären Potenzials reduziert sich auf einen statistischen Test, der die Frage beantwortet, ob die Amplitude einer Spektrallinie bei einer bekannten (!) Frequenz im Rahmen eines vorher definierten Signifikanzniveaus vom Rauschuntergrund verschieden ist.

## Stimuli für stationäre Potenziale

An dieser Stelle schauen wir uns zunächst an, mit welchen akustischen Reizmustern stationäre Potenziale im Rahmen einer objektiven frequenzspezifischen Erregungsschwellenbestimmung ausgelöst werden können. Während Robert Galambos 1981 zur Registrierung der 40-Hz-Potenziale sechs Millisekunden lange Tonpulse mit Frequenzen zwischen 250 Hz und 5.000 Hz benutzte, haben wir im vorigen Abschnitt gesehen, dass es auch mit Klick-Reizen möglich ist, stationäre Potenziale auszulösen. Am Beginn der Geschichte der stationären Potenziale benutzte man jedoch ein Reizmuster, das in der Welt der transienten Potenziale bis dahin keine Rolle spielte: sinusförmig amplitudenmodulierte Dauertöne. Dieses Reizmuster entsteht zum Beispiel, wenn man einen 1-kHz-Dauerton, wie er im Audiometer erzeugt wird, mit einer Sinusfunktion einer viel geringeren Frequenz, zum Beispiel 80 Hz, moduliert. Die Periodizität dieses Reizes ist geeignet, stationäre Potenziale genau bei der Modultionsfrequenz auszulösen. Da die Potenzialmuster der Modulation perfekt zu folgen schienen, wählte man für die neue Potenzialklasse zunächst den Namen *amplitude modulation following response* (AMFR) (Rickards u. Clark 1984; Kuwada et al. 1986).

Sinusförmig amplitudenmodulierte Töne haben ein charakteristisches Spektrum, das aus genau drei Spektrallinien besteht: einer Linie bei der Trägerfrequenz und jeweils einer Linie im Abstand der Modulationsfrequenz ober- und unterhalb der Trägerfrequenz. Die Erkenntnis, mit Signalen derart geringer Bandbreite evozierte Potenziale auslösen zu können, führte in den späten 1980er und frühen 1990er Jahren zu einem starken Interesse an dieser (vermeintlich) neuen Potenzialart. Hatte man doch die durchaus berechtigte Hoffnung, mit den AMFR die für frequenzspezifische FAEP-Registrierungen nur bedingt geeigneten Tonpulse ablösen zu können. Die ersten klinischen Studien mit diesen neuen Potenzialen offenbarten aber einen empfindlichen Nachteil: Besonders die bei Modulationsfrequenzen um 80 Hz ausgelösten AMFR hatten (in der Nähe der Hörschwelle) so kleine Amplituden, dass zu ihrem sicheren Nachweis sehr lange Messzeiten notwendig waren. Verschiedene Arbeitsgruppen versuchten dieses Problem zu lösen, indem sie zwar das Prinzip der Modulation einer Trägerfrequenz beibehielten, die Hüllkurven aber so modifizierten, dass die Spektren der Reize eine größere Bandbreite bekamen und damit einen größeren Bereich der Basilarmembran aktivierten. Das geschah zum Beispiel durch eine Kombination von Amplituden- und Frequenzmodulation (Dimitrijevic et al. 2001).

Aber erst in den Jahren zwischen 2006 und 2012 gelang einer Arbeitsgruppe um Stürzebecher und Elberling der entscheidende Durchbruch bei der Entwicklung effizienter Stimuli für stationäre Potenziale. Sie verließen das Modulationsprinzip der

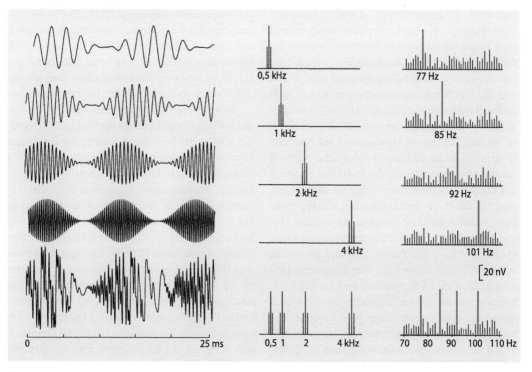

🔲 **Abb. 5.35** Prinzip der multifrequenten Auslösung stationärer Potenziale (MASTER-Prinzip): Zeitverläufe (links) und Spektren (Mitte) amplitudenmodulierter akustischer Reize sowie Spektren der damit ausgelösten stationären Potenziale (rechts). Die oberen vier Zeilen zeigen jeweils Messungen bei einer einzelnen Reiz- und Modulationsfrequenz, die untere Zeile zeigt Reiz und Potenzial für eine simultane multifrequente Stimulation.

AMFR und synthetisierten unter Zuhilfenahme moderner Basilarmembranmodelle völlig neuartige periodische Reize (Stürzebecher et al. 2006). Die wichtigste Eigenschaft dieser neuen Reizgeneration ist die Kompensation der Laufzeit der mechanischen Erregung auf der Basilarmembran, wie sie in ▶ Abschn. 5.3.1 für Chirp-Reize beschrieben wurde. Diese periodischen Chirp-Reize sind in der Lage, signifikant größere Potenzialamplituden zu erzeugen und damit die Messzeit deutlich zu reduzieren (Elberling et al. 2007, Mühler et al. 2012; Mühler et al. 2014).

Der entscheidende Durchbruch für einen effektiven klinischen Einsatz der stationären Potenziale datiert auf das Jahr 1995: In diesem Jahr zeigten Lins und Picton, dass es möglich ist, stationäre Potenziale für verschiedene Modulationsfrequenzen simultan auszulösen (Lins u. Picton 1995). Lins und Picton erkannten die großen Möglichkeiten dieses Verfahrens und seine bahnbrechenden Vorteile ge-

genüber allen bis dahin bekannten EEG-basierten objektiven Hörprüfmethoden: Bei geeigneter Wahl der Träger- und Modulationsfrequenzen konnte man in einer Messung stationäre Potenziale für bis zu vier verschiedene Trägerfrequenzen für jedes Ohr registrieren, wobei eine geeignete Wahl der Modulationsfrequenzen eine Trennung der einzelnen Antworten im EEG-Spektrum problemlos möglich machte (John et al. 1998). Picton und John konnten zeigen, dass man bis zu vier Trägerfrequenzen mit einem Abstand von jeweils einer Oktave gleichzeitig für jedes Ohr präsentieren kann, und gaben dem innovativen Stimulationsprinzip auch eine eingängige Abkürzung: MASTER (*multiple auditory steady-state response*).

Wegen seiner großen praktischen Bedeutung zeigt 🔲 Abb. 5.35 das Prinzip der simultanen multifrequenten Auslösung von ASSR noch einmal im Detail: Vier einzelne amplitudenmodulierte Sinustöne, zum Beispiel mit den für die Audiometrie wichtigen Frequenzen 500, 1.000, 2.000 und 4.000 Hz, regen die Basilarmembran entsprechend ihrer Tonotopie an vier verschiedenen Orten an. Jeder der vier Reize löst ein stationäres Potenzial genau bei seiner Modulationsfrequenz aus. Wählt man die vier Modulationsfrequenzen so aus, dass die zugehörigen Antworten im EEG-Spektrum ausreichend weit voneinander entfernt sind (hier 77, 85, 92 und 101 Hz), so repräsentiert jede der vier Spektrallinien die elektrophysiologische Antwort des Hörsystems auf die mit der jeweiligen Modulationsfrequenz verbundene Trägerfrequenz. Lässt man jetzt das Hörsystem das machen, was es perfekt kann, nämlich mehrere simultan präsentierte Frequenzen zu trennen, ist der Schritt zum innovativen MASTER-Prinzip von Picton, Lins und John nicht mehr weit: Man addiert die vier Einzelreize und präsentiert dieses Reizmuster simultan. Im EEG-Spektrum sehen wir vier Antwortlinien und wissen durch die Kopplung von Träger- und Modulationsfrequenz, welche Audiogrammfrequenz jeder einzelnen Linie zuzuordnen ist. Wählt man bei dichotischer Reizpräsentation für rechtes und linkes Ohr ebenfalls verschiedene Modulationsfrequenzen, so lassen sich im EEG-Spektrum acht Antwortlinien trennen. Obwohl mit diesem Verfahren acht Punkte im Audiogramm gleichzeitig gemessen werden können, wird die Gesamtmesszeit jedoch nicht auf ein Achtel reduziert. Durch eine Interaktion der Reizkomponenten kommt es zu einer Reduktion der Potenzialamplituden. Wie wir später sehen werden, ist die Messzeit für den Nachweis des Nichtvorhandenseins eines Potenzials viel größer als zum Nachweis des Vorhandenseins eines überschwelligen Potenzials, so dass in der Praxis mit dem MASTER-Verfahren eine Verkürzung der Messzeit um einen Faktor 2 bis 3 erreicht werden kann.

### Reststörung, Messzeit und EEG-Variabilität

Die wichtigste Eigenschaft der stationären Potenziale, die Reduktion der Antwort auf eine einzige Spektrallinie, macht eine Darstellung und Beurteilung im Frequenzbereich notwendig. Als Ergebnis einer ASSR-Messung erhält man ein Spektrum, aus dem man zwei wichtige Kenngrößen ableiten kann: die Amplitude des stationären Potenzials und die der Reststörung. Letztere lässt sich als Mittelwert der Amplituden derjenigen Spektrallinien berechnen, die nicht einer Modulationsfrequenz zuzuordnen sind. Welchen Frequenzbereich man für die Berechnung der Reststörung heranzieht, hängt von den Erfordernissen des statistischen Tests ab, der zum objektiven Signalnachweis benutzt wird.

Beim Übergang von der transienten in die stationäre Welt verlieren einige der klassischen Begriffe der ERA ihre Bedeutung. So wird der Begriff der Mittelungszahl durch den der Messzeit ersetzt. Wir haben in unserem Exkurs zu den neuen Messgrößen im Frequenzbereich gesehen, dass die Frequenzauflösung $\Delta f$ des Spektrums durch die Länge des Zeitfensters bestimmt wird, für das man dieses Spektrum berechnet. Hat man zum Beispiel eine Gesamtmesszeit von 300 s zur Verfügung, so muss man diese für eine Frequenzauflösung $\Delta f$ von 1 Hz in 300 Abschnitte von 1 s Länge unterteilen, diese Abschnitte wie bei einer BERA-Messung mitteln und das Mittelungsergebnis in den Frequenzbereich transformieren. Für eine zehnmal feinere Frequenzauflösung von 0,1 Hz unterteilt man die Gesamtmesszeit in 30 Abschnitte von je 10 s Länge, mittelt diese im Zeitbereich und berechnet das Spektrum des Mittelungsergebnisses. In beiden Fällen, sowohl mit 300 Mittelungen als auch mit 30 Mittelungen erhält man die gleichen Werte für Signalamplitude und Reststörung.

Trotz der freien Wahl der Länge des Zeitfensters und der Transformation in den Frequenzbereich gilt für die Reduktion der Reststörung bei ASSR-Messungen das gleiche Wurzel-Gesetz wie bei den transienten Potenzialen – nur sinkt hier die Reststörung nicht mit dem Kehrwert aus der Wurzel aus der Mittelungszahl sondern mit der Wurzel aus der Messzeit. Wie in ◘ Abb. 5.36 zu erkennen ist, führt auch bei stationären Potenzialen eine vierfache Messzeit jeweils zu einer Halbierung der Reststörung, so dass in diesem klinischen Beispiel die vier Spektrallinien des stationären Potenzials erst nach einer Messzeit von 400 s deutlich aus dem Rauschuntergrund hervortreten.

Während das Wurzel-Gesetz der Störungsreduktion bei vielen Anwendern evozierter Potenziale bekannt ist, wird eine andere, nicht minder wichtige Tatsache weitgehend ignoriert.

Das Wurzel-Gesetz beschreibt nämlich nur den prinzipiellen Zeitverlauf der Reduktion, nicht aber

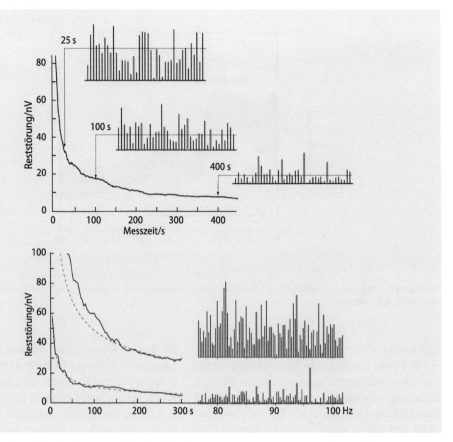

**Abb. 5.36** Oben: Reduktion der Reststörung bei einer klinischen ASSR-Messung: Nach dem auch für stationäre Potenziale gültigen Wurzel-Gesetz führt eine vierfache Messzeit jeweils zu einer Halbierung der Reststörung. Unten: Abhängigkeit der Reststörung von der mittleren EEG-Amplitude: In zwei klinischen ASSR-Registrierungen werden nach jeweils 5 Minuten Messzeit deutlich unterschiedliche Reststörungen erreicht. Bei einem unruhigen Patienten (oben) ist kein Potenzialnachweis möglich. Die unterbrochene Linie markiert jeweils den theoretischen Verlauf der Reststörung nach dem Wurzel-Gesetz.

den absoluten Wert der Reststörung nach einer definierten Zeit. Ähnlich wie bei einem fest verzinsten Sparguthaben hängt das Guthaben am Ende der Laufzeit weniger vom Zinssatz als viel mehr von der Höhe des Startguthabens ab. Auf unser Messprinzip übertragen heißt das, dass die mittlere EEG-Amplitude an der Kopfhaut des Patienten in der Laufzeit nach einem festen Gesetz reduziert wird. ☐ Abb. 5.36 veranschaulicht diesen wichtigen Sachverhalt anhand zweier klinischer Messbeispiele: Bei einem sedierten Kind ist die mittlere EEG-Amplitude so klein, dass eine Messzeit von 5 Minuten ausreicht, um die Störung auf das zum Signalnachweis notwendige Maß zu reduzieren. Bei einem unruhigen Kind wäre die Reststörung nach der gleichen Mess-

zeit jedoch noch viel zu groß und würde einen Potenzialnachweis unmöglich machen (Mühler 2009). Hier kann das Wurzel-Gesetz eine wertvolle Hilfe bei der Abschätzung der notwendigen Messzeit sein, sagt es uns doch, dass wir bei einer Verdoppelung der EEG-Amplitude von vornherein die vierfache Messzeit einplanen müssen, bei einer Verdreifachung die neunfache Messzeit. Solche Abschätzungen sind für eine effiziente Planung des klinischen Messablaufs, wie er in ▶ Abschn. 5.7.2 diskutiert wird, von großer Bedeutung.

## Potenzialamplitude

Die Amplitude des stationären Potenzials hängt genau wie bei transienten Potenzialen von einer Viel-

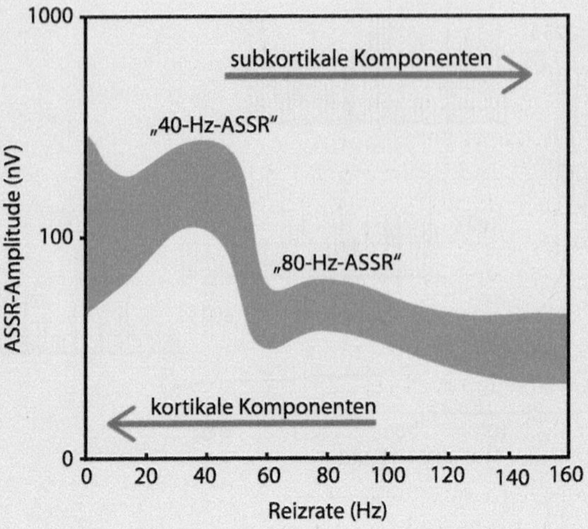

**Abb. 5.37** Schematische Darstellung des Zusammenhangs zwischen ASSR-Amplitude und Reizrate (modifiziert nach Dimitrijevic u. Ross 2008).

zahl methodischer und biologischer Einflussfaktoren ab. Ein für eine klinische Anwendung der ASSR besonders wichtiger Parameter ist die Reizrate. Zahlreiche Arbeiten haben gezeigt, dass stationäre Potenziale des Hörsystems mit Reizraten zwischen 10 Hz und 100 Hz ausgelöst werden können (Tlumak et al. 2012). Die in ☐ Abb. 5.37 als Funktion der Reizrate schematisch aufgetragene ASSR-Amplitude zeigt in der Umgebung von 40 Hz und 80 Hz jeweils lokale Maxima.

Zahlreiche Experimente belegen, dass die Generatoren der 40-Hz-ASSR vorwiegend im Kortex zu finden sind, wogegen die 80-Hz-ASSR überwiegend in subkortikalen Strukturen generiert werden (für eine Zusammenfassung siehe Dimitrijevic u. Ross 2008). Einerseits lässt die deutlich größere Amplitude der 40-Hz-ASSR diese Reizrate für Erregungsschwellenbestimmung besonders geeignet erscheinen. Andererseits tragen biologische Einflussfaktoren zu einer großen Variabilität der bei 40 Hz ausgelösten ASSR bei. So konnten zahlreiche Studien zeigen, dass Schlaf, Sedierung und Narkose die Amplitude der 40-Hz-Potenziale signifikant reduzieren (Pethe 2001; Picton et al. 2003). Für eine abschließende Aussage zur Eignung der 40-Hz-ASSR für die Erregungsschwellenbestimmung bei Kindern liegen derzeit noch nicht genügend Daten vor.

Da aber 40 Hz als optimale Reizrate für die Bestimmung von FAEP-Schwellen bei Kleinkindern auch in Sedierung und Narkose empfohlen wird (Stapells 2011), besteht kein Grund zu der Annahme, dass sich die bei den FAEP beobachteten großen Amplituden nicht auch im Frequenzbereich als ASSR nachweisen und für die Schwellenbestimmung nutzen lassen. Diese Hypothese konnte in einer aktuellen Studie bestätigt werden: Mühler et al. (2014) konnten multifrequente 40-Hz-ASSR bei Kindern in Sedierung und unter Narkose registrieren.

> Da bei Potenzialen, die mit Raten oberhalb von 70 Hz ausgelöst werden, Einflüsse von Vigilanz und Reifung nicht beobachtet werden, hat sich bereits zu einem sehr frühen Zeitpunkt der klinischen Anwendungsgeschichte der ASSR die Lehrmeinung durchgesetzt, dass für eine zuverlässige objektive Schwellenbestimmung bei kleinen Kindern nur 80-Hz-ASSR benutzt werden können. Aktuelle Studien zeigen jedoch, dass sich auch 40-Hz-ASSR sehr gut zur objektiven Schwellenbestimmung bei kleinen Kindern eignen.

Neben dem systematischen und deshalb gut vorhersagbaren Einfluss dieser methodischen und biologischen Faktoren beobachtet man bei stationären

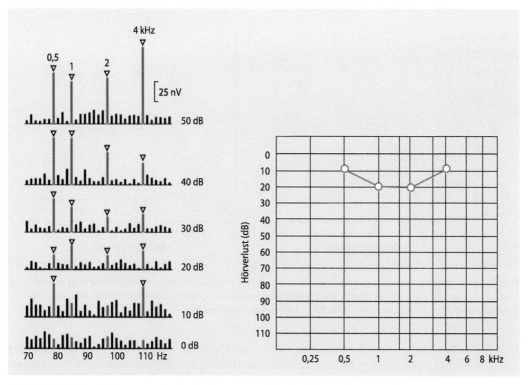

**◘ Abb. 5.38** Prinzip der Erregungsschwellenbestimmung mit ASSR. Die linke Grafik zeigt Spektren stationärer Potenziale nach simultaner Stimulation mit vier Trägerfrequenzen (0,5, 1, 2 und 4 kHz) für Reizpegel zwischen 50 und 0 dB nHL. Antwortlinien, für die ein F-Test ein stationäres Potenzial erkannt hat, sind markiert. Die jeweils niedrigsten Pegel mit einer detektierten Antwort wurden rechts in einem Audiogramm als elektrophysiologische Schwelle eingetragen.

Potenzialen eine beträchtliche interindividuelle Variabilität der Amplitude. Diese Variabilität der Potenzialamplitude ist von den Hirnstammpotenzialen und kortikalen Potenzialen bekannt, wird aber dort von der Komplexität der Wellenmuster überlagert. Bei stationären Potenzialen reduziert sich die Messgröße »Amplitude« auf einen einzigen Zahlenwert, was eine Bewertung der interindividuellen Variabilität deutlich leichter macht.

### Bestimmung der ASSR-Schwelle

ASSR-Messungen werden durch zwei grundlegende Messgrößen im Frequenzbereich charakterisiert: die Amplitude und die Reststörung. Beide hängen von einer Vielzahl von biologischen und methodischen Faktoren ab, deren Kenntnis für die Anwendung der ASSR unverzichtbar ist. In diesem Abschnitt werden wir sehen, wie aus dem Zusammenspiel von Reizpegel, Amplitude und Reststö-

rung die Hörschwelle bestimmt bzw. geschätzt werden kann.

Das prinzipielle Vorgehen bei der Schwellenbestimmung mit stationären Potenzialen unterscheidet sich nicht von dem Vorgehen bei transienten Potenzialen: Wie in ◘ Abb. 5.38 gezeigt, wird durch eine systematische Variation des Reizpegels (meist in 10-dB-Stufen) derjenige Pegel bestimmt, bei dem gerade noch ein Potenzial nachweisbar ist. Dieser Pegel wird elektrophysiologische Schwelle oder in diesem Fall ASSR-Schwelle genannt. Der wesentliche Unterschied zu transienten Potenzialen liegt bei der Art und Weise, wie die Entscheidung über das Vorhandensein eines Potenzials zustande kommt. Geschieht dies bei Hirnstammpotenzialen oder kortikalen Potenzialen in der Regel mittels visueller Inspektion der Kurven durch einen Experten, wird das stationäre Potenzial ausschließlich mittels eines statistischen Tests nachgewiesen. Im Laufe der his-

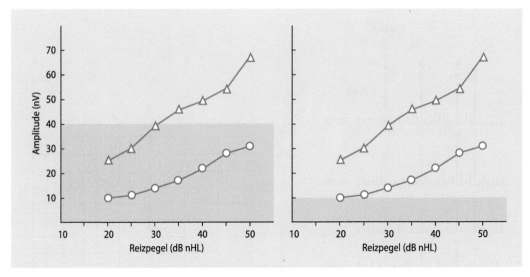

**Abb. 5.39** Einfluss der Reststörung auf die Erkennbarkeit von stationären Potenzialen. Die linke Grafik zeigt, dass der Nachweis kleiner Signalamplituden (Kreise) bei zu großer Reststörung (40 nV) nicht möglich ist. Erst eine Absenkung der Reststörung auf 10 nV erlaubt den Potenzialnachweis bis hinab zur Hörschwelle.

torischen Entwicklung der ASSR wurde eine Vielzahl statistischer Tests auf ihre Eignung für den ASSR-Nachweis hin untersucht (Picton et al. 2003; Cebulla et al. 2006). Nutzer kommerzieller ASSR-Systeme haben in der Regel keinen Einfluss auf den in ihrem Gerät implementierten statistischen Test, sie sollten sich jedoch über Stärken und Schwächen dieses Tests informieren.

Bei aller Verschiedenheit ist allen diesen Tests gemeinsam, dass sie im Frequenzbereich arbeiten, also auf Amplituden- oder Phaseninformationen des EEG-Signals zurückgreifen. So benutzen die Entwickler des MASTER-Systems den F-Test, um aus einem Vergleich der Varianzen der Spektrallinien von Signal und Störung auf einem vorher festgelegten Signifikanzniveau über das Vorhandensein eines Potenzials zu entscheiden (John u. Picton 2000).

Die für die Bestimmung der ASSR-Schwelle kritische Entscheidung ist nicht der Nachweis des Vorhandenseins eines Potenzials, sondern der sichere Nachweis seines Nicht-Vorhandenseins. In dem in ◼ Abb. 5.38 gezeigten Beispiel einer Messung an einem normalhörenden Erwachsenen können die durch Reizpegel weit oberhalb der Hörschwelle ausgelösten und deshalb deutlich aus der Reststörung heraustretenden Spektrallinien oft bereits nach kurzer Messzeit sicher detektiert werden. Für die Aus-

sage »Potenzial vorhanden« ist nur die Bedingung zu erfüllen, dass die Amplitude der Antwort hinreichend größer als die Reststörung ist. Die Größe der Reststörung ist in diesem Falle nur von untergeordneter Bedeutung.

Grundlegend anders ist die Situation für die Gewinnung der Aussage »kein Potenzial vorhanden«. Hier darf auch ein Potenzial mit kleiner Amplitude, wie wir es bei Kindern häufig antreffen, nicht übersehen werden. Deshalb ist es zwingend erforderlich, die Reststörung bis in die Größenordnung dieser kleinen Potenzialamplituden abzusenken. ◼ Abb. 5.39 verdeutlicht diese Problematik an einem konkreten Beispiel: Die an einem normalhörenden Erwachsenen gewonnenen Pegel-Amplituden-Kennlinien für zwei Trägerfrequenzen weisen beträchtliche Unterschiede auf. Würde, wie im linken Bild gezeigt, die Messung bei einer Reststörung von 40 nV abgebrochen werden, so würde für eine Frequenz die Reizschwelle bei etwa 30 dB nHL angegeben werden, für die zweite Frequenz auch bei 50 dB nHL überhaupt kein Potenzial erkannt werden. Erst eine Absenkung der Reststörung auf 10 nV ermöglicht eine sichere Detektion der Potenziale auch für schwellennahe Reizpegel.

Neben der Reststörung ist die Amplitude des stationären Potenzials die zweite wichtige Messgrö-

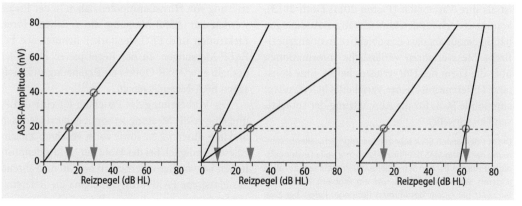

■ **Abb. 5.40** Einfluss von Reststörung und Potenzialamplitude auf die Genauigkeit der Schwellenbestimmung. Die linke Grafik zeigt, wie sich die elektrophysiologische Schwelle in Abhängigkeit vom Niveau der Reststörung (gestrichelte Linie) verschiebt. Die mittlere Grafik zeigt die Schwellenverschiebung für zwei verschiedene Reizpegel-Amplituden-Kennlinien bei normalem Gehör. Die rechte Grafik zeigt den Einfluss einer Innenohrschwerhörigkeit mit Recruitment von 60 dB auf den Abstand zwischen ASSR-Schwelle und subjektiver Schwelle.

ße bei der Schwellenbestimmung. Sie hängt nicht nur vom Reizpegel, sondern von zahlreichen anderen Parametern ab, von denen die Reizrate und die Form des Reizes die wichtigsten sind. So sind die ASSR-Amplituden bei Erwachsenen für Reizraten von 40 Hz etwa viermal so groß wie für 80 Hz (Herdman 2002). Moderne Chirp-Reize generieren signifikant größere ASSR-Amplituden als sinusförmig amplitudenmodulierte Dauertöne (Elberling 2007). Schließlich führt die Interaktion zwischen den einzelnen Komponenten von multifrequenten Reizen zu einer Reduktion der ASSR-Amplitude, die bei einseitiger Stimulation mit vier Reizen zwischen 70 % und 97 %, und bei dichotischer Stimulation mit acht Reizen zwischen 67 % und 70 % liegt (Hatton u. Stapells 2011).

Trotz dieser großen Komplexität lassen sich zahlreiche Effekte bei der Schwellenmessung mit ASSR mit einem einfachen Modell für Reizpegel-Amplituden-Funktion und Reststörung erklären (Picton 2011). Wenn man in grober Näherung annimmt, dass ein statistischer Test die Potenzialschwelle immer dort findet, wo Potenzial und Störung etwa die gleiche Amplitude haben (d.h. die Summe aus Potenzial und Störung liegt 6 dB über dem Störniveau), so zeigt ■ Abb. 5.40 im linken Schema, dass für eine individuelle Reizpegel-Amplitudenfunktion eine Variation der Reststörung immer zu einer Verschiebung der elektrophysiologi-

schen Schwelle und damit zu einer Änderung der Differenz zwischen ASSR-Schwelle und subjektiver Schwelle führt. Eine Verlängerung der Messzeit führt wegen der damit verbundenen Reduktion der Reststörung somit immer zu niedrigeren ASSR-Schwellen. Das mittlere Schema zeigt, dass bei konstanter Reststörung eine Änderung der Steigung der Reizpegel-Amplituden-Funktion ebenfalls zu einer deutlichen Verschiebung der elektrophysiologischen Schwelle führt. Deshalb bewirkt eine Vergrößerung der ASSR-Amplitude zum Beispiel durch optimierte Reizmuster immer eine Verringerung des Abstandes zwischen ASSR-Schwelle und subjektiver Schwelle. Das rechte Schema demonstriert, dass auch steilere Reizpegel-Amplituden-Funktionen, wie sie bei einer Innenohrschwerhörigkeit mit Recruitment beobachtet werden, bei sonst gleichen Messbedingungen zu einem geringeren Abstand zwischen ASSR-Schwelle und subjektiver Schwelle führen (Picton et al. 2005).

Der letzte Abschnitt hat gezeigt, dass die Differenz zwischen ASSR-Schwelle und subjektiver Schwelle von einer Vielzahl von Einflussfaktoren bestimmt wird. Verständlicherweise sind die Anstrengungen aller Entwickler und Hersteller von ASSR-Messsystemen auf eine Verringerung dieser Differenz gerichtet. Es soll an dieser Stelle aber angemerkt werden, dass der absolute Wert dieser Differenz im klinischen Alltag weitaus weniger wichtig ist als ihre Variabilität (Picton 2011; Hoth 2013), kommt es doch für den klinisch tätigen Audiologen häufig darauf an, dass das objektive frequenzspezifische Messverfahren verlässliche Informationen über die Form des Hörverlustes liefert. Eine konstante Differenz mit kleiner Variabilität liefert zudem eine solide Basis für die Abschätzung der subjektiven Hörschwelle.

Die auf den ersten Blick sehr zeitsparende Schwellenbestimmung nach dem MASTER-Prinzip kann ihre volle Leistungsfähigkeit nur bei flachen Schwellenprofilen entfalten. Bei allen anderen Schwellenverläufen tritt ein Problem zutage: Die Messung bei einem bestimmten Reizpegel liefert bei zwei oder drei Frequenzen recht schnell das Ergebnis »Potenzial erkannt«. Bei den übrigen Frequenzen mit größerem Hörverlust dauert die Messung länger und falls bei diesem Reizpegel gar kein Potenzial ausgelöst wird, muss die Messung so lange fortgesetzt werden, bis die Reststörung diese Aussage sicher erlaubt. Der Messalgorithmus muss also immer auf die Frequenz mit der größten Hörminderung warten – ein äußerst unbefriedigender Zustand, der viel von den Vorteilen des MASTER-Prinzips zunichte macht. Hier hilft ein einfacher messtechnischer Trick: Wenn man die Messung bei jeder der bis zu acht Messfrequenzen (vier rechts und vier links) unabhängig betrachtet, kann man diese auch unabhängig von den anderen Frequenzen steuern. Man kann bei den Frequenzen, bei denen ein Potenzial erkannt wurde, die Mittelung anhalten, während bei den anderen Frequenzen noch weiter gemessen wird. Schließlich kann man bei dieser Frequenz den Reizpegel um eine Stufe absenken und die Messung erneut starten. Damit passt sich das Pegelprofil des Reizes schrittweise dem individuellen Schwellenprofil an. Wegen der Maskierungseffekte, die zwischen benachbarten Reizen mit unterschiedlichen Pegeln beobachtet werden, darf die Pegeldifferenz innerhalb des multifrequenten Reizmusters nicht beliebig groß werden. Sie wird deshalb durch das Messsystem auf Werte zwischen 20 und 30 dB begrenzt. Implementierungen dieser adaptiven Pegelsteuerung in modernen ASSR-Systemen haben gezeigt, dass man mit diesem »Trick« viel Messzeit sparen und somit die Vorteile des MASTER-Prinzips wieder besser nutzen kann (Mühler 2010; Mühler et al. 2012).

### 5.7.2 ASSR – Durchführung und Dokumentation

In ◧ Abb. 5.33 im vorangegangenen Abschnitt haben wir gesehen, dass der wesentliche Unterschied zwischen transienten und stationären Potenzialen nicht bei der Gewinnung der Messwerte am Patienten sondern bei der Verarbeitung und Darstellung der Messdaten zu suchen ist. Deshalb unterscheiden sich die technischen Hilfsmittel zur Registrierung der ASSR nur unwesentlich von denen zur Regis-

trierung von Hirnstammpotenzialen. In der Praxis werden zur ASSR-Messung die gleichen Hörer, Elektroden und EEG-Verstärker benutzt wie bei FAEP-Messungen. In der Regel bieten Hersteller deshalb eine ASSR-Option als Ergänzung zu klassischen ERA-Messplätzen an.

Die Vorbereitung des Patienten für eine FAEP- und eine ASSR-Messung ist somit nahezu identisch und in ▸ Abschn. 2.3.2 sowie vor ▸ Abschn. 5.2 nachzulesen. Lediglich bei der Wahl der Elektrodenpositionen ist eine Besonderheit zu beachten: Während das klassische FAEP-Messparadigma die Referenzelektrode dem stimulierten Ohr zuordnet und am Mastoid oder Ohrläppchen platziert, ist das bei Anwendung einer dichotischen Reizpräsentation nach dem MASTER-Prinzip nicht mehr möglich. Werden beide Ohren simultan stimuliert, hat sich eine symmetrische Position der Referenzelektrode am Nacken unterhalb des Haaransatzes bewährt (Picton et al. 2005). Einige Hersteller erzeugen diese symmetrische Position der Referenzelektrode durch eine elektronische Schaltung aus den beiden Elektrodenpositionen am rechten und linken Mastoid. Das hat den großen Vorteil, dass man die Registrierung der ASSR unmittelbar an eine FAEP-Registrierung anschließen kann, ohne Manipulationen an dem oft schlafenden Kind vornehmen zu müssen.

Die frequenzspezifische Erregungsschwellenbestimmung mittels stationärer Potenziale ist eine, vor allem bei Nutzung multifrequenter Reizmuster, komplexe und anspruchsvolle Messaufgabe. Deshalb muss die Planung dieser Messung besonders sorgfältig erfolgen. Die prinzipielle Möglichkeit, für die vier wichtigsten Audiogrammfrequenzen und für beide Ohren simultan in einer überschaubaren Zeit ein objektives Audiogramm zu erstellen, weckt allzu oft das Bedürfnis, das auch in vollem Umfang zu tun. Diese Versuchung kollidiert im klinischen Alltag fast immer mit handfesten Beschränkungen. In der Regel steht die frequenzspezifische objektive Schwellenbestimmung am Ende einer langen Kette von Untersuchungen. Die für die ASSR-Messung zur Verfügung stehende Zeit ist deshalb realistisch einzuschätzen und, wenn eine Sedierung oder gar eine Narkose notwendig ist, mit den Anästhesisten rechtzeitig zu verhandeln (Anästhesisten sind in der Regel für eine präzise Schätzung der noch benötigten Narkosezeit dankbar).

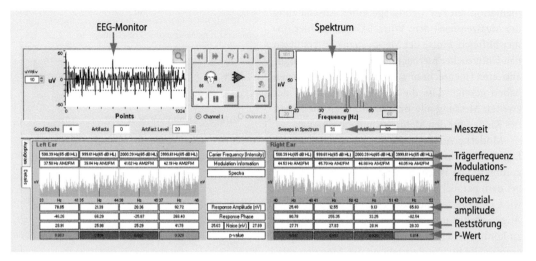

◻ **Abb. 5.41** Darstellung der Messparameter und der primären Messwerte bei einem modernen multifrequenten ASSR-System. Zur globalen Beurteilung der Messung werden in der oberen Hälfte das EEG-Signal und das Amplitudenspektrum angezeigt. In der unteren Bildhälfte werden Potenzialamplitude und Reststörung sowie der p-Wert des statistischen Tests für rechtes und linkes Ohr bei jeweils vier Testfrequenzen angezeigt.

Grundlage der Planung einer ASSR-Messung müssen alle bis dahin erhobenen Messdaten (Verhaltensaudiometrie, TEOAE, DPOAE, FAEP) sein. So ist es von großem Vorteil, wenn der Startpegel einer ASSR-Messung aus der zuvor bestimmten FAEP-Schwelle abgeleitet werden kann. Hier kann es unter Umständen hilfreich sein, die bekannten Schwellenwerte in einem Audiogrammformular grob zu skizzieren. Obwohl alle modernen ASSR-Systeme die Möglichkeit einer multifrequenten Messung erlauben, ist genau abzuwägen, ob eine Beschränkung auf wenige Messfrequenzen im konkreten Fall möglicherweise sinnvoller ist. Da es durch die Interaktion benachbarter Reizfrequenzen eines MASTER-Reizes immer zu einer Amplitudenreduktion kommt, kann die Schwelle durch eine ASSR-Messung mit nur einer Frequenzkomponente schneller und verlässlicher bestimmt werden. Auch kann in diesem Planungsstadium noch entschieden werden, ob die benötigte Information mit einer ASSR-Messung oder besser mittels einer frequenzspezifischen FAEP-Registrierung gewonnen werden soll.

Ist die Entscheidung für eine ASSR-Messung gefallen und stehen die Startparameter fest, müssen die Messbedingungen am Patienten noch einmal sorgfältig kontrolliert werden. Da sich die ASSR-Messung in der Regel unmittelbar an eine FAEP-Registrierung anschließt, sind Elektroden und Hörer bereits platziert und es müssen keine Manipulationen am Kind vorgenommen werden. Trotzdem ist es für die Sicherung einer optimalen Messqualität sinnvoll, wenn der ordentliche Sitz der Elektroden und des Hörers noch einmal kontrolliert wird, auch mit einer erneuten Messung der Elektrodenimpedanz.

Aufgrund der besonderen Bedeutung der Reststörung für die Gewinnung verwertbarer ASSR-Schwellen ist es zu Beginn der Messung wichtig, den EEG-Status des Kindes zu beurteilen. Ein erfahrener Audiologe sollte in der Lage sein, bereits nach wenigen Minuten einer laufenden Messung abzuschätzen, ob die für ein sicheres *No-response*-Kriterium notwendige Reststörung in einer vertretbaren Messzeit erreicht werden kann. Bei tief schlafenden Kindern oder in Narkose sollte das problemlos möglich sein. Außerordentlich kritisch sind Messungen an wachen Kindern. Hier ist bereits zu Beginn der Messung verantwortungsvoll zu entscheiden, ob eine quälend lange Messdauer mit unsicherem Ausgang riskiert werden soll, oder ob es sinnvoller ist, die Messung abzubrechen und das Kind zu einem weiteren Termin einzubestellen, um dann die Messung unter Sedierung oder in Narkose zu wiederholen (Francois et al. 2012). Eine klare Argumentation auf der Grundlage einer Abschätzung der Messzeit nach dem Wurzel-Gesetz ist hier immer hilfreich. Einige der Messsysteme unterstützen den Untersucher hierbei mit einer periodisch aktualisierten Hochrechnung. Langjährige Erfahrungen haben gezeigt, dass die meist hohe Qualität der zweiten Messung alle Beteiligten, auch die Eltern des Kindes, für den Mehraufwand entschädigt.

Moderne ASSR-Geräte sind prinzipiell in der Lage, acht Schwellenmessungen simultan durchzuführen. Das ist ein äußerst komplexer Vorgang, bei dem parallel eine große Datenmenge generiert wird. Diese Daten muss der Untersucher ständig im Auge behalten um daraus Entscheidungen ableiten zu können. Hier ist es wichtig, dass das Messprogramm alle für die Beurteilung der Messung relevanten Messdaten in Echtzeit auf dem Monitor darstellt. ◻ Abb. 5.41 zeigt die Benutzeroberfläche eines nach dem MASTER-Prinzip arbeitenden kommerziellen ASSR-Systems. Neben dem EEG-Signal, dem Spektrum des gemittelten EEG-Signals und der Messzeit werden hier, getrennt nach Seite und Trägerfrequenz, die Potenzialamplitude, die Reststörung und die statistische Testgröße (hier der p-Wert) numerisch angezeigt. Die für die Entscheidung »Potenzial erkannt« wichtige Information wird nach dem Ampelprinzip farbig hinterlegt und erlaubt so eine schnelle Übersicht über den Fortschritt der Messung.

Während das Vorhandensein eines Potenzials von allen Messsystemen auf der Basis eines robusten statistischen Tests automatisch angezeigt wird, erfordert die Entscheidung, dass für einen bestimmten Reizpegel kein Potenzial vorhanden ist, die aktive Mitarbeit des Untersuchers. Wichtigste Voraussetzung für eine sichere No-response-Entscheidung ist die Einhaltung eines Reststörungsgrenzwertes. Aufgrund der zahlreichen Parameter, von denen die Amplitude der ASSR abhängt, kann ein solcher Grenzwert nicht einheitlich für alle ASSR-Messgeräte und Messmodalitäten angegeben werden. Vielmehr hängt er von der Potenzialamplitude ab, die mit einer konkreten Kombination aus Reizform (Amplitudenmodulation oder Chirp) und Reizrate (40 oder 80 Hz) bei Normalhörenden 10 oder 20 dB oberhalb der individuellen Hörschwelle gemessen wird. In ◻ Abb. 5.40 haben wir gesehen, dass man diesen Grenzwert der Reststörung ganz anschaulich aus der

**◻ Tab. 5.8** Empfohlene Grenzwerte der Reststörung für sichere *No-response*-Entscheidungen

| Reiz-rate | Studie | Reststörungs-grenzwert |
|---|---|---|
| 80 Hz | Herdman u. Stapells 2003 | 10 nV |
| 80 Hz | Dimitrijevic et al. 2002 | 10 nV |
| 80 Hz | Van Maanen u. Stapells 2005 | 20 nV |
| 40 Hz | Van Maanen u. Stapells 2005 | 60 nV |
| 40 Hz | Mühler et al. 2012 (Erwachsene) | 40 nV |
| 40 Hz | Mühler et al. 2014 (Kinder) | 40 nV |

Reizpegel-Amplituden-Funktion ableiten kann. John und Purcell (2008) schlagen zum Beispiel vor, für den kritischen Reststörungswert das 1,75-fache der mittleren ASSR-Amplitude für einen 20-dB-Reiz zu wählen. Diese Methode hat zur Folge, dass der Reststörungs-Grenzwert für 80-Hz-ASSR wegen der kleineren Potenzialamplituden viel niedriger anzusetzen ist als bei 40-Hz-ASSR. Wichtig ist, dass der für die *No-response*-Entscheidung einmal festgelegte Wert im Messprotokoll dokumentiert und über einen längeren Zeitraum für die gleiche Messmodalität beibehalten wird. Da der Wert durch den Untersucher im Setup zahlreicher Messsysteme selbst eingestellt werden kann, gibt ◻ Tab. 5.8 eine Übersicht über die von verschiedenen Autoren benutzten Reststörungsgrenzwerte.

Neben dem Grenzwert der Reststörung ist die maximale Messzeit bis zum Abbruch der Messung der zweite wichtige Parameter bei der Bestimmung der ASSR-Schwelle. Obwohl die Messzeit eine recht einfach zu beschreibende Messgröße ist, wird sie von einigen Herstellern kommerzieller Geräte nicht so einfach angegeben. Einige Geräte benutzen noch Bezeichnungen aus der Welt der transienten Potenziale und zeigen anstelle der abgelaufenen Messzeit in Minuten oder Sekunden die Zahl der gemessenen »Epochen«, »sweeps« oder »frames« an. Der Untersucher muss dann unter Kenntnis der Länge dieser Einheiten die Messzeit selbst berechnen!

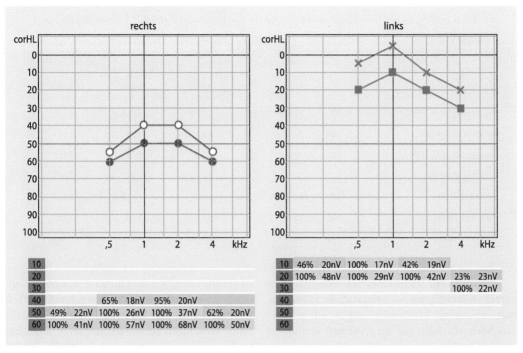

**rechts**

| corHL | | | | | |
|---|---|---|---|---|---|
| | ,5 | 1 | 2 | 4 | kHz |

| 10 | | | | | | | | |
|---|---|---|---|---|---|---|---|---|
| 20 | | | | | | | | |
| 30 | | | | | | | | |
| 40 | | | 65% | 18nV | 95% | 20nV | | |
| 50 | 49% | 22nV | 100% | 26nV | 100% | 37nV | 62% | 20nV |
| 60 | 100% | 41nV | 100% | 57nV | 100% | 68nV | 100% | 50nV |

**links**

| corHL | | | | | |
|---|---|---|---|---|---|
| | ,5 | 1 | 2 | 4 | kHz |

| 10 | 46% | 20nV | 100% | 17nV | 42% | 19nV | | |
|---|---|---|---|---|---|---|---|---|
| 20 | 100% | 48nV | 100% | 29nV | 100% | 42nV | 23% | 23nV |
| 30 | | | | | | | 100% | 22nV |
| 40 | | | | | | | | |
| 50 | | | | | | | | |
| 60 | | | | | | | | |

◨ **Abb. 5.42** Dokumentation der Messergebnisse durch ein kommerzielles ASSR-System. In audiogrammähnlicher Darstellung werden jeweils die (elektrophysiologischen) ASSR-Schwellen und die daraus geschätzten Hörschwellen eingezeichnet. Zur Beurteilung der Qualität der Messung wird die Reststörung in einer Tabelle ausgewiesen.

Kommerzielle ASSR-Systeme bieten mehr oder weniger empirisch bestimmte Standardwerte der Maximalmesszeit an, oft mit der Option, die Messung bei Nichterreichen des Reststörungsgrenzwertes zu verlängern. In der täglichen Praxis ist eine Situation besonders problematisch: Die Messzeit wurde mehrfach verlängert und trotzdem ist die Reststörung für eine belastbare *No-response*-Entscheidung noch viel zu hoch. Wenn es keine Möglichkeit einer Wiederholung der Messung unter Sedierung oder Narkose gibt, sollte man zumindest die dadurch bedingte größere Messunsicherheit der Schwellenbestimmung im Messprotokoll vermerken.

Unabhängig davon, ob die Messung der ASSR-Schwelle nacheinander bei verschiedenen Frequenzen oder simultan mit einem multifrequenten Reizmuster erfolgte, verfügt der Untersucher am Ende der Messreihe über eine mehr oder weniger vollständige Datenmatrix, die ihm zeigt, bei welchen Pegel-Frequenz-Kombinationen stationäre Potenziale nachgewiesen werden konnten und bei welchen nicht. Wegen der großen Ähnlichkeit zum Ton-

schwellenaudiogramm werden die ASSR-Schwellen von den Messprogrammen aller Hersteller automatisch in ein audiogrammähnliches Formular übertragen. ◨ Abb. 5.42 zeigt ein solches ASSR-Messprotokoll für die Messung an einem 18 Monate alten Jungen mit den ASSR-Schwellen als gefüllte Symbole. Zur Dokumentation der Qualität der Messwerte sind unter den Diagrammen die statistischen Testgrößen (1-p) sowie die Reststörungen für alle Messpunkte tabellarisch aufgelistet. Man erkennt, dass bei den grün hinterlegten Messpunkten Potenziale bereits bei recht großen Werten der Reststörung, also nach einer kurzen Messzeit, nachgewiesen wurden. Bei den rot hinterlegten Wertekombinationen wurde der Grenzwert der statistischen Testgröße nicht erreicht, obwohl die Reststörung auf etwa 20 nV abgesenkt wurde. Die ASSR-Schwelle markiert jeweils den niedrigsten Pegel, bei dem noch ein Potenzial nachgewiesen wurde. Die offenen Kreise und Kreuze kennzeichnen einen korrigierten Schwellenverlauf, auf dessen Bedeutung im nächsten Kapitel ausführlich eingegangen wird.

**□ Tab. 5.9** Differenzen zwischen ASSR-Schwelle und subjektiver Hörschwelle für 80-Hz-ASSR (Mittelwerte und Standardabweichungen) bei Kindern

| | | Frequenz (Hz) | | | |
|---|---|---|---|---|---|
| | N | 500 | 1.000 | 2.000 | 4.000 |
| Perez-Abalo et al. 2001 | 43 | 13±15 | 7±15 | 5±14 | 5±16 |
| Rance u. Briggs 2002 | 184 | 6±9 | 6±7 | 4±8 | 3±11 |
| Swanepoel et al. 2004 | 10 | 10±6 | 6±6 | 9±6 | 13±6 |
| Rance et al. 2005 | 575 | 30±7 | 31±6 | 22±7 | 28±8 |
| Luts et al. 2006 | 53 | 8±13 | 6±5 | 7±13 | 9±12 |
| Han et al. 2006 | 40 | 15±9 | 9±8 | 8±8 | 11±9 |
| Chou et al. 2012 | 216 | 20±14 | 17±10 | 16±11 | 14±10 |

Trotz robuster statistischer Testverfahren ist es zurzeit weder möglich noch sinnvoll, die Schwellenbestimmung mit ASSR vollständig zu automatisieren. Vielmehr sollte die im Übermaß verfügbare Rechen- und Speicherkapazität moderner Computer dazu verwendet werden, den Audiologen mit Diagrammen und Trendrechnungen zu versorgen und ihn damit in seinem schwierigen Entscheidungsprozess zu unterstützen.

### 5.7.3 ASSR – Auswertung und diagnostische Deutung

Wer zum ersten Mal ein ASSR-System benutzt, ist sicher etwas enttäuscht, dass die Ergebnisse nicht so spektakulär daherkommen wie die Kurvenscharen der BERA- und CERA-Messungen. Das Resultat einer oft länger als eine Stunde dauernden Messung sind vier oder acht schlichte Punkte in einem Audiogrammformular. Wenn wir die Hinweise des letzten Kapitels zu den strengen Kriterien einer *No-response*-Entscheidung ernst genommen haben, können wir diesen wenigen Punkten aber genauso vertrauen wie den FAEP-Kurven, liefern diese nach ihrer subjektiven Auswertung doch auch nur einen Schwellenpegel.

Die Frage, die sich unmittelbar an die Bestimmung der elektrophysiologischen Schwelle anschließt, ist bei den stationären Potenzialen die gleiche wie bei den transienten Potenzialen: Wie groß

ist die Differenz zwischen dieser elektrophysiologischen Schwelle und der wirklichen subjektiven Hörschwelle des Kindes? Während frequenzspezifische FAEP-Messungen bereits seit mehreren Jahrzehnten klinische Routine sind und deshalb bei der Beantwortung dieser Frage auf eine reiche Erfahrung zurückgegriffen werden kann, besteht für die jungen ASSR immer noch eine beträchtliche Unsicherheit. Eine Ursache für diese Unsicherheit ist die Tatsache, dass verlässliche Differenzen zwischen ASSR-Schwelle und subjektiver Schwelle nur für Erwachsene und ältere Kinder sicher zu ermitteln sind. Subjektive Schwellen der eigentlich interessanten Zielgruppe der Säuglinge und Kleinkinder sind nur mit den Mitteln der Reflex- oder Verhaltensaudiometrie und somit nicht hinreichend genau bestimmbar. Ein Vergleich von ASSR-Schwellen mit den FAEP-Schwellen für Tonpulse für 500, 1.000, 2.000 und 4.000 Hz für Säuglinge und Kleinkinder zeigt jedoch eine sehr gute Übereinstimmung (van Maanen u. Stapells 2010).

□ Tab. 5.9 gibt einen Überblick über Differenzen zwischen ASSR-Schwelle und subjektiver Schwelle an Kindern. In ihrer Gesamtheit offenbaren diese Daten eine beträchtliche Spannweite der Schwellendifferenzen. Die Hauptursache dafür liegt in der im Vergleich zu frequenzspezifischen FAEP-Messungen großen Vielfalt möglicher Messparameter von denen Reizrate, Reizform und *No-response*-Kriterium die drei wichtigsten sind. So führt eine längere Messzeit über die dadurch niedrigere Reststörung

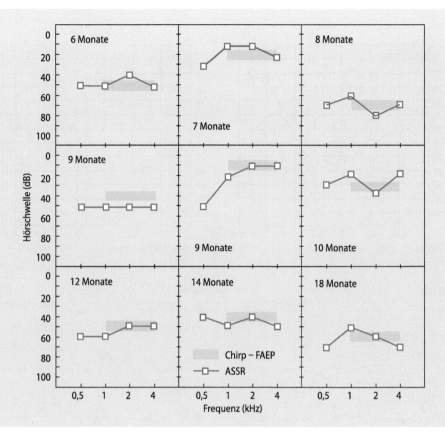

■ **Abb. 5.43** ASSR-Schwellen und Chirp-FAEP-Schwellen für 9 sechs bis achtzehn Monate alte Kleinkinder. Die ASSR-Schwellen wurden mit einem multifrequenten Reizmuster aus vier schmalbandigen Chirp-Reizen mit Reizraten um 40 Hz gemessen (modifiziert nach Mühler et al. 2014).

systematisch zu einer geringeren Differenz zwischen ASSR-Schwelle und subjektiver Schwelle. Die ausgewählten Studien belegen auch den Trend zu kleineren Differenzen bei schwerhörigen Patienten.

■ Abb. 5.43 zeigt multifrequent registrierte ASSR-Schwellen von Kleinkindern im Alter zwischen 9 und 18 Monaten zusammen mit den jeweiligen Chirp-FAEP-Schwellen. Hier ist eine gute Übereinstimmung für den durch den Chirp-Reiz angeregten Frequenzbereich zu erkennen. Die ASSR-Messung liefert hier wertvolle Informationen über das individuelle Schwellenprofil.

Für die Schätzung der subjektiven Hörschwelle aus ASSR-Messungen werden in der Literatur zwei prinzipiell verschiedene Wege beschrieben: Die Bestimmung der ASSR-Schwelle durch ein Eingabelungsverfahren mit nachfolgender Subtraktion ei-

nes Korrekturwertes oder die lineare Extrapolation von Reizpegel-Amplituden-Funktionen für überschwellige Pegel. Obwohl eine Studie beiden Verfahren eine vergleichbare Genauigkeit bescheinigt (Vander Werff et al. 2008), hat sich bei kommerziellen Geräten die Subtraktionsmethode durchgesetzt.

Die praktische Realisierung der Subtraktionsmethode stellt sich dem unbedarften Nutzer sehr einfach dar: Der Hersteller des Gerätes hat im Messprogramm eine Tabelle hinterlegt, die Korrekturwerte für die vier Messfrequenzen 500 Hz, 1.000 Hz, 2.000 Hz und 4.000 Hz enthält. Diese werden nach dem Abschluss der Messung automatisch von der ASSR-Schwelle subtrahiert und die so ermittelte »wahre« Schwelle wird entweder als ASSR-Audiogramm oder wie in ■ Abb. 5.42 zusammen mit der elektrophysiologischen Schwelle dargestellt. Wer

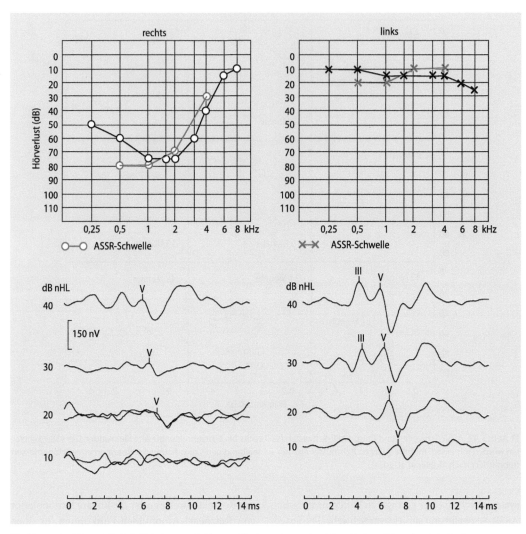

☐ **Abb. 5.44** ASSR und Klick-FAEP bei einem 5-jährigen Kind mit einem einseitigen Tiefton-Hörverlust. Die Audiogramme in der oberen Hälfte zeigen jeweils die subjektive Hörschwelle und die nicht korrigierte ASSR-Schwelle. Die ASSR-Schwellen wurden mit einem multifrequenten Chirp-Reiz für jeweils vier Frequenzen für jedes Ohr gemessen. Die FAEP-Schwellen in der unteren Bildhälfte wurden mit Klick-Reizen bei einer Reststörung unter 40 nV gemessen.

dieses Kapitel über stationäre Potenziale bis hierher aufmerksam gelesen hat, wird diesem einfachen automatischen Korrekturverfahren mit einiger Skepsis begegnen. Schon die große Spannweite der in ☐ Tab. 5.9 dargestellten potenziellen Korrekturwerte wirft die Frage auf, auf welche Studie sich der Hersteller bezieht. Da wir in ☐ Abb. 5.40 gesehen haben, dass die Differenzen zwischen ASSR-Schwelle und subjektiver Schwelle maßgeblich von der Reststörung bei der *No-response*-Entscheidung bestimmt wer-

den, sollten Korrekturtabellen nur für eine bestimmte Reststörung Gültigkeit haben. Es ist weiterhin zu beachten, dass die simple Korrektur durch Subtraktion prinzipiell nicht berücksichtigen kann (dies aber tun sollte), ob die individuelle Amplitudenkennlinie flach oder steil verläuft (☐ Abb. 5.40).

Welche wichtigen Informationen eine frequenzspezifische Hörschwellenmessung mit ASSR liefern kann, zeigt exemplarisch ☐ Abb. 5.44. Hier wurde zunächst versucht, das ungewöhnliche Schwellenprofil eines fünfjährigen Mädchens mittels einer FAEP-Messung zu überprüfen. Die Messung bestätigt die Normakusis auf dem linken Ohr und zeigt für das rechte Ohr eine FAEP-Schwelle bei 20 dB. Erst eine multifrequente ASSR-Messung mit einer Messzeit von 26 Minuten kann den Tiefton-Hörverlust bestätigen (wenngleich, wie bei niedrigen Frequenzen nicht selten, nicht besonders präzise).

Ebenso wie Hirnstammpotenziale können ASSR auch mit Knochenleitungshörern ausgelöst werden. Dabei werden im Prinzip die gleichen multifrequenten Reizmuster verwendet, die sich bei der Stimulation über Kopfhörer oder Einsteckhörer bewährt haben. Genau wie bei Schwellenmessungen mittels FAEP ist auch hier die Vertäubung des Gegenohres sorgfältig durchzuführen (nach den in ▶ Abschn. 2.3.2 angegebenen Regeln). Derzeit werden Knochenleitungs-ASSR nur von wenigen Kliniken systematisch untersucht (Small u. Stapells 2006), so dass Normwerte für einen breiten klinischen Einsatz noch nicht in ausreichendem Maße zur Verfügung stehen.

Obwohl seit der bahnbrechenden Entdeckung der 40-Hz-Potenziale durch Robert Galambos bereits 30 Jahre vergangen sind, steckt unser Verständnis der neuronalen Mechanismen der ASSR immer noch in den Kinderschuhen. Trotzdem haben die Beispiele in diesem Kapitel gezeigt, dass der Siegeszug der ASSR als robustes und zuverlässiges Instrument zur objektiven frequenzspezifischen Erregungsschwellenbestimmung bei Kindern nicht mehr aufzuhalten ist.

## Transiente und stationäre Potenziale für komplexe Reizmuster

Aus dem bisher Gesagten könnte der Eindruck entstehen, dass stationäre Potenziale in der Klinik ausschließlich zur Bestimmung der Hörschwelle benutzt werden können. Gerade in den letzten Jahren haben jedoch einige Arbeitsgruppen gezeigt, dass man mit komplexen Reizmustern, zum Beispiel mit Sprachreizen, für Reizpegel weit oberhalb der individuellen Hörschwelle gut reproduzierbare AEP auslösen kann (Für eine Übersicht: Skoe u. Kraus 2010). Gemeinsames Ziel dieser Arbeiten war es, bereits auf subkortikaler Ebene Korrelate einer normalen und gestörten Sprachverarbeitung zu finden. Präsentiert man zum Beispiel die Silbe »da« bei einem Pegel von 80 dB SPL und einer Reizrate von 16/s so kann man nach einer ausreichend langen Mittelungszeit ein charakteristisches Potenzialmuster registrieren (Anderson et al. 2010). Dieses Potenzial entzieht sich jedoch aufgrund der Komplexität des Reizes einer eindeutigen Zuordnung zu einer der klassischen Potenzialgruppen (FAEP, MAEP, ASSR). Vielmehr besteht es aus zwei Komponenten: einer Onset-Antwort 8–11 ms nach Reizeinsatz, die etwa der Welle V des FAEP entspricht und einer stationären Antwort, die die Grundfrequenz des gesprochenen Vokals widerspiegelt. Diese stationäre Antwortkomponente wird von allen Autoren übereinstimmend der Klasse der Frequenz-Folge-Potenziale (*frequency following responses* – FFR) zugeordnet. Die FFR folgen über die gesamte Reizdauer dem Zeitmuster des akustischen Reizes (Krishnan 2007) und sind damit in besonderem Maße geeignet, neuronale Korrelate der Verarbeitung menschlicher Stimmen auf der Ebene des Hirnstamms abzubilden (Aiken u. Picton 2008).

## Literatur

### Überblick

Davis H, Yoshie N (1963) Human cortical response to auditory stimuli. Physiologist 6(3):164

Hoth S (2009b) Die Schwelle in der Begriffswelt des Audiologen. Z Audiol 48(1):46–49

Hoth S (2013) Die Steigung der Diskriminationsfunktion als universelles Maß zur Beurteilung der Güte von Methoden der objektiven Schwellenbestimmung. Z Audiol 52(2): 61–69

Hoth S, Lenarz T (1994) Elektrische Reaktions-Audiometrie. Springer, Heidelberg, ISBN 3-540-57667-3

Hoth S, Janssen T, Mühler R, Walger M, Wiesner T (2012) Empfehlungen der AGERA zum Einsatz objektiver Hörprüfmethoden im Rahmen der pädaudiologischen Konfirmationsdiagnostik (Follow-up) nach nicht bestandenem Neugeborenen-Hörscreening. HNO 60:1100–1102

Picton TW, Hillyard SA, Krausz HI, Galambos R (1974) Human auditory evoked potentials. I: Evaluation of components. Electroencephal Clin Neurophysiol 36:179-190

### Elektrocochleografie (ECochG)

Eggermont JJ, Odenthal DW, Schmidt PH, Spoor A (1974) Electrocochleography: Basic principles and clinical application. Acta Otolaryngol Suppl. 310:1–84

Gibson WPR, Sanli H (2000) The role of round window electrophysiological techniques in the selection of children for cochlear implants. Adv Otorhinolaryngol 57:148–151

Lehnhardt E, Laszig R (2009) Praxis der Audiometrie. 9. Aufl. Thieme, Suttgart

McMahon CM, Patuzzi RB, Gibson WPR, Sanli H (2008) Frequency-specific electrocochleography indicates that presynaptic and postsynaptic mechanisms of auditory neuropathy exist. Ear Hear 29(3):314–325

Picton TW (2011) Electrocochleography: From song to synapse. In: Picton TW (ed) Human auditory evoked potentials. Plural Publishing, San Diego

Schoonhoven R (2007) Responses from the cochlea: cochlear microphonic, summating potential and compound action potential. In: RF Burkard, M Don and JJ Eggermont (eds) Auditory Evoked Potentials: basic principles and clinical application. Wolters Kluwer, Lippincott, Williams & Wilkins, Baltimore, Philadelphia, pp 180–198

Wever EG, Bray CW (1930) Action currents in the auditory nerve in response to acoustic stimulation. Proc Natl Acad Sci 16:344–350

**Frühe akustisch evozierte Potenziale (FAEP) und BERA**

Baldwin M, Watkin, P (2013) Predicting the degree of hearing loss using Klick auditory brainstem response in babies referred from newborn hearing screening. Ear Hear 34:361–369

Beattie RC (1998) Normative wave V latency-intensity functions using the EARTONE 3A insert earphone and the Radioear B-71 bone vibrator. Scand Audiol 27:120–126

Canale A, Dagna F, Lacilla M, Piumetto E, Albera R (2012) Relationship between pure tone audiometry and tone burst auditory brainstem response at low frequencies gated with Blackman window. Eur Arch Otorhinolaryngol 269:781–785

Cebulla M, Elberling C (2010) Auditory brain stem responses evoked by different chirps based on different delay models. J Am Acad Audiol 21:452–460

Don M, Elberling C (1996) Use of quantitative measures of auditory brain-stem response peak amplitude and residual background noise in the decision to stop averaging. J Acoust Soc Am 99:491–500

Elberling C, Don M (2010) A direct approach for the design of chirp stimuli used for the recording of auditory brainstem responses. J Acoust Soc Am 128:2955–2964

Ferm I, Lightfoot G, Stevens J (2013) Comparison of ABR response amplitude, test time, and estimation of hearing threshold using frequency specific chirp and tone pip stimuli in newborns. Int J Audiol 52:419–423

Francois M, Teissier N, Barthod G, Nasra Y. (2012) Sedation for children 2 to 5 years of age undergoing auditory brainstem response and auditory steady state responses recordings. Int J Audiol 51:282–286

Gorga MP, Kaminski JR, Beauchaine KL, Jesteadt W, Neely ST (1989) Auditory brainstem responses from children three months of three years of age:Normal patterns of response II. J Speech Lang Hear Res 32:281–288

Hoth S (1987) Die Kategorisierung von Hörstörungen anhand der Latenzabweichung in der BERA. Laryng Rhinol Otol 66:655–660

Hoth S (1991) Veränderungen der frühen akustisch evozierten Potenziale bei Akustikusneurinom. HNO 39:343–355

Hoth S, Lenarz T (1994) Elektrische Reaktions-Audiometrie. Springer, Heidelberg, ISBN 3-540-57667-3

Lightfoot G, Cairns A, Stevens J (2010) Noise levels required to mask stimuli used in auditory brainstem response testing. Int J Audiol 49:794–798

Mühler R, Rahne T, Verhey JL (2013) Auditory brainstem responses to broad-band chirps:Amplitude growth functions in sedated and anaesthetised infants. Int J Pediatr Otorhinolaryngol 77:49–53

Picton TW (2011) Acoustic Stimuli:Sounds to charm the brain. In: Picton TW (ed) Human auditory evoked potentials. Plural Publishing, San Diego, pp 123–153

Picton TW. (2011) Auditory brainstem responses:Peaks along the way. In: Picton TW (ed) Human auditory evoked potentials. Plural Publishing, San Diego, pp 213–245

Picton TW (2011) Infant hearing assessment. In: Picton TW (ed) Human auditory evoked potentials. Plural Publishing, San Diego, pp 449–492

Scherg M (1989) Fundamentals of dipole source potenzial analysis. In: Hoke M, Grandori F, Romani FL (eds) Auditory evoked magnetic fields and potentials. Adv Audiol 6, Karger, Basel

Scherg M (1991) Akustisch evozierte Potenziale. Grundlagen – Entstehungsmechanismen – Quellenmodell. Kohlhammer, Stuttgart

Sininger YS, Abdala C, Cone-Wesson B (1997) Auditory threshold sensitivity of the human neonate as measured by the auditory brainstem response. Hear Res 104:27–38

Stapells DR, Picton TW, Durieux-Smith A (1994) Electrophysiologic measures of frequency-specific auditoty function. In Jacobson JT, editor. Principles and applications in auditory evoked potentials. Allyn & Bacon, Boston, pp 251–283

Stapells DR (2011) Frequency-specific threshold assessment in young infants using the transient ABR and the brainstem ASSR. In: Seewald R, Tharpe AM (eds) Comprehensive handbook of pediatric audiology. Plural Publishing, San Diego, pp 409–448

Stevens JC, Lightfoot G (2010) Guidance for Auditory Brainstem Response testing in babies (NHSP Guideline Version 1.1) http://hearing.screening.nhs.uk/audiologyprotocols. Gesehen 25 Apr 2014

**Mittlere akustisch evozierte Potenziale (MAEP)**

Deiber MP, Ibanez V, Bastuji H et al (1989) Changes of middle latency auditory evoked potentials during natural sleep in humans. Neurology 39:806–813

Galambos R, Makeig S, Talmachoff PJ (1981) A 40 Hz auditory potential recorded from the human scalp. Proc Natl Acad Sci USA 78:2643–2647

Geisler CD, Frishkopf LS, Rosenblith WA (1958) Extracranial responses to acoustic Klicks in man. Science 128:1210–1211

Gordon KA, Papsin BC, Harrison RV (2005) Effects of cochlear implant use on the electrically evoked middle latency response in children. Hear Res 204:78–89

Hall JW, Bantwal AR, Ramkumar V, Chhabria N (2011) Electro-physiological assessment of hearing with auditory middle latency and auditory late responses. In: Seewald R and Tharpe AM Comprehensive Handbook of Pediatric Audiology. Plural Publishing, San Diego, pp 449–482

Kraus N, Smith DI, Reed NL, Stein LK, Cartee C (1985) Auditory middle latency responses in children:effects of age and diagnostic category. Electroenceph Clin Neurophysiol 62(5):343–351

Kraus N, McGee T (1992) Electrophysiology of the Human Auditory System. In: Popper AN, Fay RR (eds) The Mammalian Auditory Pathway: Neurophysiology. Springer Handbook of Auditory Research Vol. 2, Springer Verlag, New York, pp 335–403

Mason SM, Mellor DH (1984) Brain-stem, middle latency and late cortical evoked potentials in children with speech and language disorders. Electroenceph Clin Neurophysiol 59(4):297–309

McGee T and Kraus N (1996) Auditory development reflected by middle latency response. Ear Hear 29(3):419–429

McPherson DL, Tures C, Starr A (1989) Binaural interaction of the auditory brainstem potentials and middle latency auditory evoked potentials in infants and adults. Electro-encephalogr Clin Neurophysiol 74:124–130

Mühler R (2012) Zur Terminologie der stationären Potenziale des auditorischen Systems:Was unterscheidet stationäre und transiente Potenziale? HNO 60:421–426

Picton TW (2011) Finding Sources: Forward and backward. In: Picton TW (ed) Human auditory evoked potentials. Plural Publishing, San Diego, pp 87–122

Picton TW (2011) Middle_Latency Responses: The Brain and the Brawn. In: Picton TW (ed) Human auditory evoked potentials. Plural Publishing, San Diego, pp 247–284

Ponton CW, Eggermont JJ (2007) Electrophysiological measures of human auditory system maturation. Relationship with neuroanatomy and behaviour. In: Burkard RF, Don M, Eggermont JJ (eds) Auditory Evoked Potentials:basic principles and clinical application. Lippincott Williams & Wilkins, pp 385–402

Purdy SC, Kelly AS, Davies MG (2002) Auditory brainstem response, middle latency response, and late cortical evoked potentials in children with learning disabilities. J Am Acad Audiol 13(7):367–382

Pratt H (2007) Middle Latency Responses. In: Burkard RF, Don M, Eggermont JJ (eds) Auditory Evoked Potenzials:basic principles and clinical application. Lippincott Williams & Wilkins, pp 463–481

Scherg M, von Cramon D. Dipole source potentials of the auditory cortex in normal subjects and in patients with temporal lobe lesions. In: Grandori F, Hoke M, Romani GL (eds) Auditory magnetic fields and electric potentials. Advances in Audiology Vol.6. Karger, Basel, Schweiz, pp 165–193

Wolf KE, Goldstein R (1978) Middle component averaged electroencephalic responses to tonal stimuli from normal neonates. Arch Otolaryngol 104(9):185–201

**Späte akustisch evozierte Potentiale (SAEP)**

Carter L, Goldung M, Dillon H, Seymour J (2010) The detection of infant cortical auditory evoked potentials (CAEPs) using statistical and visual detection techniques. J Am Acad Audiol. 21(5):347–356

Chang H-W, Dillon H, Carter L, Van Dun B, Young S-T (2012) The relationship between cortical auditory evoked potential (CAEP) detection and estimated audibility in infants with sensorineural hearing loss. International Journal of Audiology 51:663–670

Chermak GD, Musiek FE (1997) Central Auditory Processing Disorders. Singular Publishing Group, San Diego, London

Davis PA (1939) Effects of acoustic stimuli on the waking human brain. Neurophysiology 2:494–499

Davis H, Hirsch SK, Shelnutt H, Bowers C (1967) Further validation of evoked response audiometry (ERA). J Speech Hear Res 10:717–732

Eggermont J, Ponton C (2003) Auditory-evoked potential studies of cortical maturation in normal heating and implanted children:Correlations with changes in structure and speech perception: Acta Otolaryngologica 123(2):249–252

Eggermont J, Ponton C, Don M, Waring M, Kwong B (1997) Maturational delays in cortical evoked potentials in cochlear implant users. Acta Otolarynfologica 117(2):161–163

Hall JW, Bantwal AR, Ramkumar V, Chhabria N (2011) Electro-physiological assessment of hearing with auditory middle latency and auditory late responses. In: Seewald R and Tharpe AM (eds) Comprehensive Handbook of Pediatric Audiology. Plural Publishing, San Diego, pp 449–482

Kral A, Sharma A (2012) Developmental neuroplasticity after cochlear implantation Trends Neurosci 35(2):111–22

Kraus N, McGee T (1992) Electrophysiology of the human auditory system. In: Popper AN, Fay RR (eds) The Mammalian Auditory pathway: Neurophysiology, Springer Verlag, New York, pp 335–403

Kurtzberg D, Stapells DR, Wallace IF (1988) Event-related potential assessment of auditory system integrity: Implications for language development. In: Vietze P, Vaughan Jr HG (eds) Early identification of infants with developmental disabilities. Philadelphia:Grune and Stratton, pp 160–180

Martin BA, Tremblay KL, Stapells D (2007) Principles and Applications of Cortical Auditory Evoked Potentials. In: Burkard RF, Don M, Eggermont JJ (eds) Auditory Evoked Potentials: basic principles and clinical application. Lippincott Williams&Wilkins, pp 482–-507

Martin BA, Tremblay KL, Korczak P (2008) Speech evoked potentials: from the laboratory to the clinic. Ear Hear 29 (3):285–313

Picton TW (2011) Finding Sources:Forward and Backward. In: Picton TW (ed) Human auditory evoked potentials. Plural Publishing, San Diego, pp 87–122

Ponton CW, Eggermont JJ (2007) Electrophysiological measures of human auditory system maturation. Relationship

5

with neuroanatomy and behaviour. In: Burkard RF, Don M, Eggermont JJ (eds) Auditory Evoked Potentials:basic principles and clinical application. Lippincott Williams & Wilkins, pp 385–402

Ponton CW, Moore JK, Eggermont J (1999) Prolonged deafness limits auditory system developmental plasticity:evidence from an evoked potentials study in children with cochlear implants. Scand Audiol 28 Suppl 51:13–22

Ponton C, Eggermont JJ, Kwong B, Don M (2000) Maturation of human central auditory system activity: evidence from multi-channel evoked potentials. Clin Neurophysiol (111):220–236

Ponton CW, Eggermont JJ, Khosal D, Kwong B, Don M (2002) Maturation of human central auditory system activity:Separating auditory evoked potentials by dipole source modelling. Clin Neurophysiol (113):407–420

Purdy SC, Sharma M, Munro KJ, Morgan CLA (2013) Stimulus level effects on speech-evoked obligatory cortical auditory evoked potentials in infants with normal hearing. Clin Neurophysiol 124:474–480

Sharma A, Kraus N, McGee T, Nicol TG (1997) Developmental changes in P1 and N1 central auditory responses elicited by consonant-vowel syllables. Electroen Clin Neuro 104:540–545

Sharma A, Dorman MF, Spahr AJ (2002) Rapid development of cortical auditory evoked potentials after early cochlear implantation. Neuroreport 13:1365–1368

Sharma A, Tobey E, Dorman M, Bharadwaj S, Martin K, Gilley P, Kunkel F (2004) Central auditory maturation and babbling development in infants with cochlear implants. Arch Otolaryngol Head Neck Surg 130:511–516

Rugg MD (1984) Event-related potentials and the phonological processing of words and non-words. Neuropsychologia 22:438–443

Starr A, Amlie RN, Martin WH, Sanders S (1977) Development of auditory function in newborn infants revealed by auditory brainstem potentials. Pediatrics 60:831–839

Tsai ML, Hung KL, Tung WTH, Chiang TR (2012) Age-changed normative auditory event-related potential value in children in Taiwan. Journal of the Formosan Medical Association 111(5):245–252

Wunderlich JL, Cone-Wesson BK (2006) Maturation of CAEP in infants and children:a review. Hear Res 212(1–2): 212–223

Wunderlich JL, Cone-Wesson BK, Shepherd R (2006) Maturation of cortical auditory evoked potential in infants and young children. Hear Res 212(1–2):185–202

Ereigniskorrelierte Potenziale (ERP)

Agrawal D, Thorne JD, Viola FC, Timm L, Debener S, Büchner A, Dengler R, Wittfoth M (2012) Electrophysiological responses to emotional prosody perception in cochlear implant users. Neuroimage (Amst) 2:229–238

Besson M, Macar F (1987) An event-related potential analysis of incongruity in music and other non-linguistic contexts. Psychophysiology 24(1):14–25

Campanella S, Gomez C, Rossion B, Liard L, Debatisse D, Dubois S, Delinte A, Bruyer R, Crommelinck M, Guérit JM (1999) A comparison between group-average and individual evoked potential analysis. Neurophysiol Clin 29(4):325–38

Courchesne E (1990) Chronology of postnatal human brain development: event-related potential, positron emission tomography, myelinogenesis, and synaptogenesis studies. In: Rohrbaugh JW, Parasuraman R, Johnson JrR (eds) Event-related brain potentials: basic issues and applications. University Park Press, New York Oxford, pp 210–241

Fuchigami T, Okubo O, Jujita Y et al (1993) Auditory related potentials and reaction time in children: evaluation of cognitive development. Dev Med Child Neurol 35:230–237

Giard MH, Lavikainen J, Reinikainen K, Perrin F, Bertrand O, Pernier J, Näätänen R (1995) Separate representation of stimulus frequency, intensity, and duration in auditory sensory memory: An event-related potential and dipole model analysis. Journal of Cognitive Neuroscience 7(2):133–143

Gilley PM et al (2006) Minimization of cochlear implant stimulus artefact in cortical auditory evoked potentials. Clin Neurophysiol 117:1772–1782

Goodin DS, Squires KC, Starr A (1983) Variations in early and late event-related components of the auditory evoked potential with task difficulty. Electroencephalogr Clin Neurophysiol 55(6):680–686

Hahne A, Friederici AD (2002) Differential task effects on semantic and syntactic processes as revealed by ERPs. Cognitive Brain Research 13:339–356

Hahne A, Eckstein K, Friederici A (2004) Brain signatures of syntactic and semantic processes during children's language developement. Journal of Cognitive Neuroscience 16:1302–1318

Hall JW, Bantwal AR, Ramkumar V, Chhabria N (2011) Electrophysiological assessment of hearing with auditory middle latency and auditory late responses. In: Seewald R, Tharpe AM (eds) Comprehensive Handbook of Pediatric Audiology. Plural Publishing, San Diego, pp 449–482

Igelmund P, Meister H, Brockhaus-Dumke A, Fürstenberg D, von Wedel H, Walger M (2009) P300 und Reaktionszeit als Maß für die Höranstrengung von CI-Trägern bei der Lautdiskrimination im Störschall. 13. Jahrestagung der DGA

Jing H, Benasich AA (2006) Brain responses to tonal changes in the first two years of life. Brain and Development 28:247–256

Johnson JM (2009) Late auditory event-related potentials in children with cochlear implants: a review. Developmental Neuropsychology 34(6):701–720

Kutas M, Hillyard SA (1980) Reading senseless sentences: brain potentials reflect semantic incongruity. Science 207:203–205

Kutas M, Van Petten C (1994) Psycholinguistics electrified. Event-related brain potenzial investigations. In: Gernsbacher MA (eds) Handbook of Psycholinguistics, Academic Press, San Diego, pp 83–143

Korczak PA, Kurtzberg D, Stapells DR (2005) Effects of sensori-neural hearing loss and personal hearing aids on cortical event-related potentials and behavioural measures of speech-sound processing. Ear and Hearing 26:165–185

Kraus N, McGee T (1992) Electrophysiology of the human auditory system. In: Popper AN, Fay RR (eds) The Mammalian Auditory pathway: Neurophysiology, Springer Verlag, New York, pp 335–403

Kurtzberg D, Hilpert PL, Kreuzer JA, et al (1984) Differenzial maturation of cortical auditory evoked potentials to speech sounds in normal fullterm and very low-birth weight infants. Dev Med Child Neurol 26:466–475

Kurtzberg D, Stapells DR, Wallace IF (1988) Event-related potential assessment of auditory system integrity: implications for language development. In: Vietze P, Vaughan HG (eds) Early identification of infants with developmental disabilities. Grune and Stratton, Philadelphia, pp 160–180

Kurtzberg D, Vaughan HG, Kreuzer JA, et al (1995) Developmental studies and clinical application of mismatch negativity: problems and prospects. Ear Hear 16:104–116

Leppänen PH, Guttorm TK, Pihko E, et al (2004) Maturational effects on newborn ERPs measured in the mismatch negativity paradigm. Exp Neurol 190(Suppl 1):99–101

Ludwig A (2009) Psychoakustische und elektrophysiologische Untersuchungen zu zentral-auditiven Verarbeitungsstörungen während der Kindesentwicklung. Leipziger Universitätsverlag GmbH

Ludwig AA, Rübsamen R, Dörrscheidt GJ, Kotz SA (2012) Age-related dissociation of sensory and decision-based auditory motion processing. Front Hum Neurosci 6(64):1–12

Martin BA, Shafer VL, Morr ML, et al (2003) Maturation of mismatch negativity: a scalp current density analysis. Ear Hear 24:463–471

Martin BA, Tremblay KL, Stapells D (2007) Principles and Applications of Cortical Auditory Evoked Potenzials. In: Burkard RF, Don M, Eggermont JJ (eds) Auditory Evoked Potenzials: basic principles and clinical application. Lippincott Williams&Wilkins, pp 482–-507

Martin BA, Tremblay KL, Korczak P (2008) Speech evoked potentials: from the laboratory to the clinic. Ear Hear 29 (3):285–313

McCallum WC, Farmer SF, Pocock PV (1984) The effects of physical and semantic incongruities on auditory event-related potentials. Electroencephalogr Clin Neurophysiol 59(6):477–488

Näätänen R (1975) Selective attention and evoked potentials in humans--a critical review. Biol Psychol 2(4):237–307

Näätänen R, Michie PT (1979) Early selective-attention effect on evoked potenzial: a crtical review and reinterpretation. Biol Psychol 8(2):81–136

Näätänen R, Gaillard AW, Mantysalo S (1978) Early selective-attention effect on evoked potential reinterpreted. Acta Psychol (Amst) 42(4):313–329

Osterhout L, Holcomb P (1992) Event-related brain potentials elicited by syntactic anomaly. Journal of Memory and Language 31:1–22

Osterhout L, Holcomb P (1993) P600 Event-related potentials and syntactic anomaly: evidence of anomaly detection during the perception of continuous speech. Lang. Cogn. Processes 8:413–437

Picton TW (2011) Endogenous auditory evoked potentials: attention must be paid. In: Picton TW (ed) Human auditory evoked potentials. Plural Publishing, San Diego, pp 399–447

Picton TW, Hillyard SA (1974) Human auditory evoked potentials. II. Effects of attention. Electroencephalogr Clin Neurophysiol 36(2):191–199

Ponton CW, Eggermont JJ, Don M et al (2000) Maturation of the mismatch negativity: effects of profound deafness and cochlear implant use. Audiol Neurootol 5:167–185

Rahne T, Sussman E (2009) Neural representations of auditory input accommodate to the context in a dynamically changing acoustic environment. Eur J Neurosci. 29(1):205–211

Sandmann P, Kegel A, Eichele T, Dillier N, Lai W, Bendixen A, Debener S, Jancke L, Meyer M (2012) Neurophysiological evidence of impaired musical sound perception in cochlear-implant users. Clin Neurophysiol 121(12):2070–2082

Scherg M, Vajsar J, Picton TW (1989) A source analysis of the late human auditory evoked potentials. Journal of Cognitive Neuroscience 1(4):336–355

Squires NK, Squires KC, Hillyard SA (1975) Two varietes of long-latency positive waves evoked by unpredictable auditory stimuli. Electroencephalography and Clinical Neurophysiology 38:387–401

Starr A, Golob EJ (2007) Cognitive factors modulating auditory cortical potentials. In: Burkard RF, Don M, Eggermont JJ (eds) Auditory Evoked Potenzials: basic principles and clinical application. Lippincott Williams&Wilkins, pp 508–524

Sutton S, Braren M, Zubin J (1965) Evoked potenzial correlates of stimulus uncertainty. Science 150:1187–1188

Timm L, Agrawal D, C Viola F, Sandmann P, Debener S, Büchner A, Dengler R, Wittfoth M (2013) Temporal feature perception in cochlear implant users. PLoS One. 2012, 7(9)

Tsai ML, Hung KL, Tung WTH, Chiang TR (2012) Age-changed normative auditory event-related potential value in children in Taiwan. Journal of the Formosan Medical Association 111 (5):245–252

Uwer R, von Suchodoletz W (2000) Stability of mismatch negativities in children. Clin Neurophysiol 111(1): 45–52

Uwer R, Albrecht R, von Suchodoletz W (2002) Automatic processing of tones and speech stimuli in children with specific language impairment. Dev Med Child Neurol 44(8):527–532

Van Petten C, Kutas M (1991) Influences of semantic and syntactic context on open and closed class words. Mem Cong 19:95–112

Wilson WJ, Arnott W, Henning C (2013) A systematic review of electrophysiological outcomes following auditory training in school-age children with auditory processing deficits. Int J Audiol 52(11):721–730

**Stationäre Potenziale des auditorischen Systems (ASSR)**

Aiken SJ, Picton TW (2008) Envelope and spectral frequency-following responses to vowel sounds. Hearing Research

Anderson S, Skoe E, Chandrasekaran B, Kraus N (2010) Brainstem correlates of speech-in-noise perception in children. Hearing Research

Chou YF, Chen PR, Yu SH, Wen YH, Wu HP (2012) Using multistimulus auditory steady state response to predict hearing thresholds in high-risk infants. Eur Arch Otorhinolaryngol

Cebulla M, Stürzebecher E, Elberling C (2006) Objective detection of auditory steady-state responses: comparison of one-sample and q-sample tests. J Am Acad Audiol 17:93–103

Dimitrijevic A, Ross B (2008) Neural generators of the auditory steady-state response. In: Rance G (ed) Auditory steady-state responses. Plural Publishing, San Diego, pp 83–107

Dimitrijevic A, John MS, van Roon P, Picton TW (2001) Human auditory steady-state responses to tones independently modulated in both frequency and amplitude. Ear Hear 22:100–111

Dimitrijevic A, John MS, van Roon P, Purcell D, Adamonis J, Ostroff J, Nedzelski JM, Picton TW (2002) Estimating the audiogram using multiple auditory steady-state responses. J Am Acad Audiol 13:205–224

Elberling C, Don M, Cebulla M, Stürzebecher E (2007) Auditory steady-state responses to chirp stimuli based on cochlear traveling wave delay. J Acoust Soc Am 122:2772–2785

Francois M, Teissier N, Barthod G, Nasra Y (2012) Sedation for children 2 to 5 years of age undergoing auditory brainstem response and auditory steady state responses recordings. Int J Audiol 51:282–286

Galambos R, Makeig S, Talmachoff PJ (1981) A 40-Hz auditory potential recorded from the human scalp. Proc Nat Acad Sci 78:2643–2647

Han D, Mo L, Liu H, Chen J, Huang L (2006) Threshold estimation in children using auditory steady-state responses to multiple simultaneous stimuli. ORL J Otorhinolaryngol Relat Spec 68:64–68

Hatton J, Stapells DR (2011) The efficiency of the single-versus multiple-stimulus auditory steady state responses in infants. Ear Hear; 32:349–357

Herdman AT, Stapells DR (2003) Auditory steady-state response thresholds of adults with sensorineural hearing impairments. Int J Audiol 42:237–248

Herdman AT, Lins O, van Roon P, Stapells DR, Scherg M, Picton TW (2002) Intracerebral sources of human auditory steady-state responses. Brain Topogr 15:69–86

Hoth S (2013) Die Steigung der Diskriminationsfunktion als universelles maß zur Beurteilung der Güte von Methoden der objektiven Schwellenbestimmung. Z Audiol 52(2):61–69

John MS, Picton TW (2000) MASTER: A Windows program for recording multiple auditory steady-state responses. Comput Methods Programs Biomed 61:125–150

John MS, Purcell DW (2008) Introduction to technical principles of auditory steady-state response testing. In: Rance G (ed) Auditory steady-state responses. Plural Publishing, San Diego, pp 11–53

John MS, Lins OG, Boucher BL, Picton TW (1998) Multiple Auditory Steady-state Responses (MASTER): Stimulus and recording parameters. Audiology 37:59–82

John MS, Purcell D, Dimitrijevic A, Picton TW (2002) Advantages and caveats when recording steady-state responses to multiple simultaneous stimuli. J Am Acad Audiol 13:246–259

Krishnan A (2007) The Frequency-following response. In: Burkard RF, Eggermont JJ, Don M (eds) Auditory Evoked Potentials – Basic principles and Clinical Application. Lippincott Williams & Wilkins, Baltimore, pp 229–253

Kuwada S, Batra R, Maher VL (1986) Scalp potentials of normal and hearing-impaired subjects in response to sinusoidally amplitude-modulated tones. Hear Res 21:179–192

Lins OG, Picton TW (1995) Auditory steady-state responses to multiple simultaneous stimuli. Electroencephalogr. Clin.Neurophysiol 96:420–432

Luts H, Wouters J, Desloovere C (2006) Clinical application of dichotic multiple-stimulus auditory steady-state responses in high-risk newborns and young children. Audiology and Neurotology 11:24–37

Mühler R (2010) Stationäre evozierte Potenziale des auditorischen Systems. Mensch und Buch, Berlin

Mühler R (2012) Zur Terminologie der stationären Potenziale des auditorischen Systems: Was unterscheidet stationäre und transiente Potenziale? (On the terminology of auditory steady-state responses. What differenziates steady-stateand transient potentials?) HNO 60:421–426

Mühler R, Rahne T (2009) Audiometric thresholds estimated by auditory steady-state responses – influence of EEG amplitude and test duration on accuracy. HN= 57:44–50

Mühler R, Mentzel K, Verhey J (2012) Fast hearing-threshold estimation using multiple auditory steady-state responses with narrow-band chirps and adaptive stimulus patterns. The Scientific World Journal 2012, Article ID 192178, doi:10.1100/2012/192178

Mühler R, Rahne T, Mentzel K, Verhey JL (2014) 40-Hz multiple auditory steady-state responses to narrow-band chirps in sedated and anaesthetized infants. Int J Pediatr Otorhi 78:762–768

Perez-Abalo MC, Savio G, Torres A, Martin V, Rodriguez D, Galan L (2001) Steady-state responses to multiple amplitude modulated tones: An optimized method to test frequency-specific thresholds in hearing-impaired children and normal hearing subjects. Ear Hear 22:200–211

Pethe J, Mühler R, Specht H (2001) Dependency of amplitude modulation following responses (AMFR) on the state of vigilance. HNO 49:188–193

Picton TW (2007) Audiometry using auditory steady-state responses. In: Burkard RF, Eggermont JJ, Don M (eds) Auditory evoked potentials: Basic principles and clinical applications. Lippicott Williams & Wilkins, Baltimore, pp 441–462

Picton TW (2011) Auditory steady-state and following responses. In: Picton TW (ed) Human auditory evoked potentials. Plural Publishing, San Diego, pp 285–333

Picton TW (2011) Infant hearing assessment. In: Picton TW (ed) Human auditory evoked potentials. Plural Publishing, San Diego, pp 449–492

Picton TW, John MS, Dimitrijevic A, Purcell D (2003) Human auditory steady-state responses. Int J Audiol 42:177–219

Picton TW, Dimitrijevic A, Perez-Abalo MC, van Roon P (2005) Estimating audiometric thresholds using auditory steady-state responses. J Am Acad Audiol 16:140–156

Rance G, Briggs RJ (2002) Assessment of hearing in infants with moderate to profound impairment: the Melbourne experience with auditory steady-state evoked potential testing. Ann Otol Rhinol Laryngol Suppl 189:22–28

Rance G, Roper R, Symons L, Moody LJ, Poulis C, Dourlay·M, Kelly T (2005) Hearing threshold estimation in infants using auditory steady-state responses. J Am Acad Audiol 16:291–300

Ribeiro FM, Carvallo RM, Marcoux AM (2010) Auditory Steady-State Evoked Responses for Preterm and Term Neonates. Audiol Neurootol 15:97–110

Rickards FW, Clark GM (1984) Steady-state evoked potentials to amplitude-modulated tones. In: Nodar RH, Barber C (eds) Evoked potentials. Butterworth, Boston MA, pp 163–168

Scherf F, Brokx J, Wuyts F, Van De Heyning P (2006) The ASSR: Clinical application in normal-hearing and hearing-impaired infants and adults, comparison with the Klick-evoked ABR and pure-tone audiometry. Int J Audiol 45:281–286

Skoe E, Kraus N (2010) Auditory brain stem response to complex sounds: A tutorial. Hearing Research

Small SA, Stapells DR (2006) Multiple auditory steady-state response thresholds to bone-conduction stimuli in young infants with normal hearing. Ear Hear 27:219–228

Stapells DR (2008) The 80-Hz auditory steady-state response compared with other auditory evoked potentials. In: Rance G (ed). Auditory steady-state responses. Plural Publishing, San Diego, pp 149–160

Stapells DR (2011) Frequency-specific threshold assessment in young infants using the transient ABR and the brainstem ASSR. In: Seewald R, Tharpe AM (eds) Comprehensive handbook of pediatric audiology. Plural Publishing, San Diego, pp 409–448

Stürzebecher E, Cebulla M, Elberling C, Berger T (2006) New efficient stimuli for evoked frequency specific auditory steady-state responses. J Am Acad Audiol 17:448–461

Swanepoel D, Schmulian D, Hugo R (2004) Establishing normal hearing with the dichotic multiple-frequency auditory steady-state response compared to an auditory brainstem response protocol. Acta Otolaryngol 124:62–68

Tlumak AI, Durrant JD, Delgado RE, Boston JR (2012) Steady-state analysis of auditory evoked potentials over a wide range of stimulus repetition rates: Profile in children vs. adults. Int J Audiol 51:480–490

Vander Werff K, Johnson T, Brown C (2008) Behvioural threshold estimation for auditory steady-state response. In Rance G, editor. Auditory steady-state responses. Plural Publishing, San Diego, pp 125–147

Van Maanen A, Stapells DR (2005) Comparison of multiple auditory steady-state responses (80 versus 40 Hz) and slow cortical potentials for threshold estimation in hearing-impaired adults. Int J Audiol 44:613–624

Van Maanen A, Stapells DR (2010) Multiple-ASSR thresholds in infants and young children with hearing loss. J Am Acad Audiol 21:535–54

# Klinik der kindlichen Hörstörungen

*K. Neumann, M. Walger*

S. Hoth et al., *Objektive Audiometrie im Kindesalter*,
DOI 10.1007/978-3-642-44936-9_6, © Springer-Verlag Berlin Heidelberg 2014

## 6.1 Übersicht

Kindliche Hörstörungen müssen so früh wie möglich identifiziert, durch objektive und subjektive Methoden diagnostiziert und wirkungsvoll behandelt werden, da anderenfalls gravierende Störungen der Hör-, Sprach- und Allgemeinentwicklung zu erwarten sind. Das Therapiespektrum umfasst hörverbessernde Operationen, medikamentöse Therapien, die Anpassung von Hörgeräten sowie die Versorgung mit Cochlea-, Mittelohr- und weiteren Hörimplantaten. Für einen optimalen Versorgungserfolg bedarf es einer kontinuierlichen Rehabilitation, Überprüfung und Förderung der Hör- und Sprachentwicklung des betroffenen Kindes.

### 6.1.1 Epidemiologie

Entsprechend einer Erhebung des Deutschen Schwerhörigenbundes (DSB) aus dem Jahr 1999 auf Basis einer Befragung von 2.000 Personen und weiterer Berechnungen bis 2005 sind 19 bis 20 % der deutschen Bevölkerung über 14 Jahren hörbeeinträchtigt, im damaligen Zeitraum waren es 13 Millionen (Sohn 2001). Davon waren

- geringgradig schwerhörig: 56,5 %
- mittelgradig schwerhörig: 35,2 %
- hochgradig schwerhörig: 7,2 %
- an Taubheit grenzend schwerhörig: 1,6 %.

Mit zunehmendem Alter nimmt der Prozentsatz der Hörgeschädigten wie folgt zu:

- 14 bis 19 Jahre: 1 %
- 20 bis 29 Jahre: 2 %
- 30 bis 39 Jahre: 5 %
- 40 bis 49 Jahre: 6 %
- 50 bis 59 Jahre: 25 %
- 60 bis 69 Jahre: 37 %
- 70 Jahre und älter: 54 %.

Etwa 2,7 Millionen Menschen in Deutschland leiden an einem behandlungsbedürftigen Ohrgeräusch.

Ungefähr 4 % der Hörstörungen betreffen Kinder und Jugendliche (Deutsches Grünes Kreuz 1986). Damit leiden ca. 500.000 Kinder an einem permanenten Hörschaden, bei schätzungsweise

80.000 ist dieser so gravierend, dass sie spezielle Bildungseinrichtungen (Förderschulen) besuchen müssen.

### 6.1.2 Ursachen, Entstehung und Verlauf kindlicher Hörstörungen

Etwa 2 bis 3 von 1.000 Neugeborenen kommen in Deutschland mit einem behandlungsbedürftigen beidseitigen Hörschaden zur Welt oder erwerben ihn in der Neonatalperiode (Neumann et al. 2006; Ptok 2011). Der scheinbare Anstieg dieser Prävalenz in den letzten Jahren von 1/1.000 auf 2–3/1.000 ist verbesserten Methoden und Programmen des Neugeborenen-Hörscreenings und der damit verbundenen Identifikation geringgradiger und einseitiger Hörstörungen zuzuschreiben. Kongenitale Hörstörungen gehören zu den häufigsten angeborenen Störungen mit gravierenden Folgen für die Sprach-, allgemeine, sozio-emotionale, schulische und spätere berufliche Entwicklung eines Kindes.

Für das Vorliegen eines neonatalen Hörschadens bestehen verschiedene prä-, peri- und postnatale Ursachen. Meist handelt es sich um Innenohrschäden, aber auch um Fehlbildungen des äußeren und Mittelohres. In etwa der Hälfte der Fälle liegen genetisch bedingte Hörstörungen vor, der Rest gilt als erworben, oder es lassen sich in der Routinediagnostik keine Ursachen eruieren (Ptok 2011). Die Ursachen frühkindlicher Schallempfindungsschwerhörigkeiten verteilen sich wie folgt (Deutsche Gesellschaft für Phoniatrie und Pädaudiologie 2005):

| | |
|---|---|
| Genetisch bedingt | 21,5 bis 54,0 % |
| Pränatal erworben | 2,0 bis 9,3 % |
| Perinatal erworben | 6,7 bis 18,8 % |
| Postnatal erworben | 1,8 bis 14,0 % |
| Unbekannte Ursachen | 30,0 bis 49,1 % |

Pränatale Ursachen sind beispielsweise Infektionen der Mutter, vor allem im ersten Schwangerschaftstrimenon, mit Röteln, Zytomegalie, Toxoplasmose oder Lues. Aber auch Stoffwechselerkrankungen wie Hypothyreose, Diabetes mellitus oder ein Alkoholabusus der Mutter in der Schwangerschaft wirken ursächlich für eine kindliche Hörstörung. Als perinatale Ursachen gelten: Sauerstoffmangel unter der Geburt, ein Geburtsgewicht unter 1.500 g, Frühgeburt vor der 28. Schwangerschaftswoche oder ein Kernikterus durch Hyperbilirubinämie bei Rhesusfaktor-Unverträglichkeit. Postnatal erworbene Ursachen kindlicher Hörstörungen sind Meningitiden, die Verabreichung ototoxischer Medikamente, z. B. bei Neugeboreneninfektionen und insbesondere dann, wenn Nierenfunktionsstörungen oder eine genetisch bedingte Unverträglichkeit vorliegt, aber auch Mumps- oder Maserninfektionen.

Frühkindliche Hörstörungen kommen auch im Rahmen klinischer Syndrome vor. Sie gehen häufig mit Erkrankungen der Augen (Waardenburg-, Cogan-, Alström-, Refsum-, Branchio-Oto-Renales (BOR)-, Usher-Syndrom), der Niere (Alport-Syndrom), der Schilddrüse (Pendred-Syndom) oder der Nebenschilddrüse einher. Nicht selten liegen neben der Hörbehinderung zusätzliche Behinderungen vor wie geistige Behinderungen, weitere Sinnesschäden, Körperbehinderungen wie zerebral bedingte Bewegungsstörungen und in der Folge Sprach-, Lern-, Verhaltens- und Wahrnehmungsstörungen sowie Erziehungsschwierigkeiten (Kießling et al. 2008).

Bis zu ca. 30 % kindlicher permanenter Hörstörungen manifestieren sich als progredienter oder spät auftretender (*late onset*) Hörverlust (erst nach der Geburt entstehend), meist genetisch oder durch Cytomegalovirusinfektionen verursacht.

Im Kleinkind- und Kindergartenalter dominieren die meist passageren Schallleitungsstörungen, die, wenn sie länger oder häufiger bestehen, Risikofaktoren für die Entstehung von Sprachentwicklungsstörungen oder auditiven Verarbeitungs- und Wahrnehmungsstörungen darstellen.

Später im Kindes- und Jugendalter erworbene Hörstörungen können durch Meningitiden, Otitiden, Virusinfektionen, Hörstürze, Traumata sowie Lärmbelastung in der Freizeit (Diskothek, Rock-Konzert, MP3-Player, Autoradio) bedingt sein.

## Genetische Ursachen von Hörstörungen

Erbliche Hörstörungen gehören zu den häufigsten monogenen Erkrankungen des Menschen (Kubisch 2005). 30 % der genetisch bedingten Hörstörungen sind syndromal, 70 bis 80 % non-syndromal bedingt. Von den non-syndromalen genetischen Hörstörungen sind 70 bis 80 % autosomal-rezessiv, 10 bis 25 % autosomal dominant und 2 bis 3 % X-chromosomal vererbt (Deutsche Gesellschaft für Phoniatrie und Pädaudiologie 2005).

Etwa 400 verschiedene Syndrome sind als ursächlich für kindliche Hörstörungen bekannt. Die Anzahl der monogen vererbten nicht-syndromalen Hörstörungen wird auf etwa 200 geschätzt. Sowohl syndromale als auch nicht-syndromale Hörstörungen unterscheiden sich genetisch erheblich. Bis dato sind 54 autosomal-dominante (DFNA), 60 autosomal-rezessive (DFNB) und 7 X-chromosomal-rezessive Gene oder Loci beschrieben. Außerdem sind etwa 12 Mutationen in der mitochondrialen DNA mit syndromalen und nicht-syndromalen Hörstörungen assoziiert. Die 70 bis 80 % rezessiv vererbten Hörstörungen entstehen bereits prälingual, im frühen Säuglingsalter. Dominante Hörstörungen – 20 bis 30 % der genetisch bedingten Hörstörungen – verlaufen meistens etwas weniger schwer und progredient. Häufig werden sie erst postlingual bemerkt. Eine weitergehende Unterscheidung aufgrund klinischer Symptome ist oft nicht möglich. Der bei Weitem häufigsten Form hereditärer Hörstörungen (DFNB1) liegen Mutationen im *GJB2*-Gen (Gen für Connexin 26) zugrunde, das für 35 bis 50 % der rezessiven und 10 bis 30 % der sporadischen oder dominanten Hörstörungen verantwortlich ist (Institut für Humangenetik an der Universitätsmedizin der Johannes-Gutenberg-Universität Mainz 2013). Jedes der Vielzahl anderer Gene ist nur selten betroffen.

Die humangenetische Diagnostik wird durch eine ausgeprägte genetische Heterogenie und erhebliche klinische Variabilität erschwert. Dennoch ermöglicht die Hochdurchsatz-Sequenzierung (*next generation sequencing*) neuerdings die ursächliche Aufklärung einer großen Zahl monogener Hörstörungen. Dies hat die differenzialdiagnostischen Möglichkeiten und die humangenetische Beratung betroffener Familien verbessert und trägt zum besseren Verständnis der pathophysiologischen Grundlagen von Hörstörungen bei und künftig sicherlich zur weiteren Optimierung der Behandlung hereditärer Hörstörungen, vor allem durch gezielte Gen-Therapien.

## 6.1.3 Einteilung von Hörstörungen

Hörstörungen lassen sich nach mehreren Kriterien einteilen, z. B. nach Ursache (▶ Abschn. 6.1.2), Art, Lokalisation (▶ Abschn. 2.2.2) und Schweregrad.

### Einteilungen nach Lokalisation

Hörstörungen können als Folge organischer Schädigungen des peripheren Ohres, des Hörnervs oder der zentralen Hörbahn und der mit ihr assoziierten Hirnregionen entstehen. Ist die zentrale Weiterleitung und Verarbeitung auditiver Informationen in verschiedenen Hirnregionen bei peripherem Normalgehör beeinträchtigt, so liegt eine auditive Verarbeitungs- und Wahrnehmungsstörung (AVWS) vor. Eine dezidierte Einteilung nach Lokalisation findet sich in ▶ Abschn. 2.2.2, insbesondere in ▶ Abb. 2.12.

### Einteilung nach der Art der Hörstörung

**Schallleitungsstörungen** sind Störungen in der Zuleitung des Schalls über das Medium Luft im äußeren und im Mittelohr zum Innenohr. Hierbei nimmt die akustische Impedanz im Schalltransportorgan zu, so dass bei stärker ausgeprägten Hörstörungen die Schallübertragung durch die Knochenleitung besser wird als durch Luftleitung. Hingegen bezeichnen **Schallempfindungsstörungen** (sensorineurale Hörstörungen) Defekte auf der Rezeptorebene des Innenohres oder in der Hörbahn. 98 % der Schallempfindungsstörungen entstehen durch eine Schädigung des Innenohres (Kießling et al. 1997). Sie sind häufig mit einem Recruitment verbunden. Hierbei gehen bei Schädigung der äußeren Haarzellen deren aktive Eigenschaften verloren, und es resultiert ein steilerer Anstieg der empfundenen Lautheit mit zunehmenden Schallpegeln.

Kombinierte Hörstörungen verbinden Schallleitungs- und Schallempfindungsstörungen.

Bei etwa einem Zehntel der sensorineuralen kindlichen Hörstörungen liegt eine **Auditorische Neuropathie/Synaptopathie (AS/AN)** vor (Sininger 2002; ausführliche Darstellung in ▶ Abschn. 6.4). Hierbei besteht eine Störung in der synchronen Entstehung und Weiterleitung auditorischer Erregung mit Ursache in den inneren Haarzellen oder ihren Synapsen mit den Spiralganglienneuronen oder im Hörnerv. **Neurale Hörstörungen** betreffen den peripheren Hörnerv bis zu seinem Eintritt in den Hirnstamm, **zentrale Hörstörungen** die Hörbahn, beginnend bei den auditorischen Hirnstammarealen bis zum auditorischen Kortex und seine Assoziationsgebiete.

### Einteilungen nach dem Schweregrad

Einteilungen kindlicher Hörstörungen nach dem Schweregrad beschreiben diese insbesondere für Säuglinge und junge Kinder nur annähernd, da ihnen i. d. R. lediglich der Hörschaden hinsichtlich des Tonschwellengehörs oder die aus AEP-Reizantwortschwellen abgeleiteten Hörschwellen zugrunde liegen, nicht aber – wie bei Erwachsenen – auch das audiometrisch ermittelte Sprachgehör. Vorrangige Aufgabe des Hörorgans in der Phase des Spracherwerbs ist es aber, aus überschwelligen akustischen

■ **Tab. 6.1** Tabelle nach Röser 1973 zur Ermittlung des prozentualen Hörverlustes aus dem Tonaudiogramm (Boenninghaus u. Röser 1973). Der prozentuale Hörverlust ergibt sich durch Addition der 4 Teilkomponenten.

| Tonverlust dB | 500 Hz | 1.000 Hz | 2.000 Hz | 4.000 Hz |
|---|---|---|---|---|
| 10 | 0 | 0 | 0 | 0 |
| 15 | 2 | 3 | 2 | 1 |
| 20 | 3 | 5 | 5 | 2 |
| 25 | 4 | 8 | 7 | 4 |
| 30 | 6 | 10 | 9 | 5 |
| 35 | 8 | 13 | 11 | 6 |
| 40 | 9 | 16 | 13 | 7 |
| 45 | 11 | 18 | 16 | 8 |
| 50 | 12 | 21 | 18 | 9 |
| 55 | 14 | 24 | 20 | 10 |
| 60 | 15 | 26 | 23 | 11 |
| 65 | 17 | 29 | 25 | 12 |
| 70 | 18 | 32 | 27 | 13 |
| 75 | 19 | 32 | 28 | 14 |
| 80 | 19 | 33 | 29 | 14 |
| ab 85 | 20 | 35 | 30 | 15 |

**Tab. 6.2** Ermittlung des prozentualen Hörverlustes aus den Werten der sprachaudiometrischen Untersuchung im Behindertenrecht (Boenninghaus u. Röser 1973). Das Gesamtwortverstehen wird aus der Addition des prozentualen Sprachverstehens bei 60, 80 und 100 dB SPL (einfaches Gesamtwortverstehen) errechnet. Bei der Ermittlung von Schwerhörigkeiten bis zu einem Hörverlust von 40 % wird das gewichtete Gesamtwortverstehen angewendet: 3× % Sprachverstehen bei 60 dB + 2× % Sprachverstehen bei 80 dB + 1× % Sprachverstehen bei 100 dB, Summe dividiert durch 2 (Das gesamte Behinderten- und Rehabilitationsrecht 2012)

| | Hörverlust für Zahlen in dB | | | | | | | | | | | |
|---|---|---|---|---|---|---|---|---|---|---|---|---|
| | < 20 | ≥ 20 | ≥ 25 | ≥ 30 | ≥ 35 | ≥ 40 | ≥ 45 | ≥ 50 | ≥ 55 | ≥ 60 | ≥ 65 | ≥ 70 |
| < 20 | 100 | 100 | 100 | 100 | 100 | 100 | 100 | 100 | 100 | 100 | 100 | 100 |
| ≥ 20 | 95 | 95 | 95 | 95 | 95 | 95 | 95 | 95 | 95 | 95 | 95 | 100 |
| ≥ 35 | 90 | 90 | 90 | 90 | 90 | 90 | 90 | 90 | 90 | 90 | 95 | 100 |
| ≥ 50 | 80 | 80 | 80 | 80 | 80 | 80 | 80 | 80 | 80 | 90 | 95 | 100 |
| ≥ 75 | 70 | 70 | 70 | 70 | 70 | 70 | 70 | 70 | 80 | 90 | 95 | 100 |
| ≥ 100 | 60 | 60 | 60 | 60 | 60 | 60 | 60 | 70 | 80 | 90 | 95 | |
| ≥ 125 | 50 | 50 | 50 | 50 | 50 | 50 | 60 | 70 | 80 | 90 | | |
| ≥ 150 | 40 | 40 | 40 | 40 | 40 | 50 | 60 | 70 | 80 | | | |
| ≥ 175 | 30 | 30 | 30 | 30 | 40 | 50 | 60 | 70 | | | | |
| ≥ 200 | 20 | 20 | 20 | 30 | 40 | 50 | 60 | | | | | |
| ≥ 225 | 10 | 10 | 20 | 30 | 40 | 50 | | | | | | |
| ≥ 250 | 0 | 10 | 20 | 30 | 40 | | | | | | | |

(Zeilenbeschriftung links: Gesamtwortverstehen)

Signalen schnelle Frequenz- und Intensitätsänderungen zu identifizieren, um dadurch gesprochene Sprache zu verstehen. Zu berücksichtigen ist auch, dass eine Schweregradeinteilung das Hörvermögen statisch, aus einer Momentaufnahme heraus beschreibt. Hör- und Sprachentwicklung von Kindern mit rezidivierenden Hörstörungen, z. B. durch häufige oder länger persistierende Paukenergüsse, sind aber durchaus in relevantem Maß beeinträchtigt. In solchen Fällen erlaubt die Erstellung einer Jahreshörbilanz – eine Darstellung, wie häufig und in welchen kumulierten Zeiträumen Kinder schwer hören – eine gewisse Aussage, und sollte das weitere Prozedere bestimmen (Ptok 2011). Eine genauere Charakterisierung des Ausmaßes von AVWS und zentralen Schwerhörigkeiten bedarf einer speziellen Diagnostik.

Den verschiedenen Schweregrad-Einteilungen kindlicher Hörstörungen wird zumeist der mittlere Hörverlust im Hauptsprachbereich zugrunde gelegt (Löwe 1974). Gebräuchlich zur exakten Bestimmung eines kindlichen Hörverlusts sind die Tabellen nach Boenninghaus und Röser aus den Jahren 1973 (Boenninghaus u. Röser 1973; **■** Tab. 6.1 und **■** Tab. 6.2) und 1980 (Das gesamte Behinderten- und Rehabilitationsrecht 2012). Letztgenannte unterschätzt das Hörvermögen von Kindern meist, da sie ursprünglich für die Begutachtung von Lärmschwerhörigkeiten bei Erwachsenen als 3-Frequenztabelle vor allem für Hochtonverluste konzipiert wurde.

Der Grad der kindlichen Hörstörung wird i. d. R. nach der in **■** Tab. 6.3 oder **■** Tab. 6.4 angegebenen Schweregradeinteilung entweder nach dem prozentualen Hörverlust – errechnet aus dem Tonaudiogramm – oder direkt aus dem mittleren Hörverlust je Ohr bestimmt.

**◻ Tab. 6.3** Schweregradeeinteilung einer kindlichen Hörstörung entsprechend dem aus dem Tonaudiogramm ermittelten prozentualen Hörverlust

| Hörverlust in% | Gradeinteilung |
|---|---|
| 0% | Normales Hörvermögen |
| 10% | Annähernd normales Hörvermögen |
| 20% | Annähernd geringgradige Schwerhörigkeit |
| 30% | Geringgradige Schwerhörigkeit |
| 40% | Gering- bis mittelgradige Schwerhörigkeit |
| 50% | Mittelgradige Schwerhörigkeit |
| 60% | Mittel- bis hochgradige Schwerhörigkeit |
| 70% | Hochgradige Schwerhörigkeit |
| 80% | Hochgradige bis an Taubheit grenzende Schwerhörigkeit |
| 90% | An Taubheit grenzende Schwerhörigkeit |
| 100% | Taubheit |

**◻ Tab. 6.4** Einteilung kindlicher Hörverluste entsprechend dem mittleren Hörverlust (Deutsche Gesellschaft für Phoniatrie und Pädaudiologie 2005)

| Grad des Hörverlusts | Mittlerer Hörverlust (dB) |
|---|---|
| Geringgradig | 25(20)–40 |
| Mittelgradig | 40–60(70) |
| Hochgradig | 60 (70)–90(95) |
| Hörrestigkeit/Taubheit | ≥ 90(95) |

## 6.2 Hörstörungen mit Ursache im äußeren und Mittelohr und kombinierte Schallleitungs-Schallempfindungs-Hörstörungen

### 6.2.1 Allgemeines zur Diagnostik

Außen- und mittelohrbedingte Hörstörungen führen zu Schallleitungsstörungen und im Falle von begleitenden Schallempfindungsschwerhörigkeiten

(SES) auch zu kombinierten Hörstörungen (► Abschn. 6.1). Diagnostisch liefert die Tympanometrie zusammen mit einer vergleichenden Bewertung von Luftleitungs- und Knochenleitungsschwellen und der Messung der otoakustischen Emissionen (TEOAE, DPOAE) die entscheidende Information zur Diagnosestellung und Quantifizierung der Hörstörung und der Bemessung ihrer Anteile im Bereich der Schallleitung und Schallempfindung. Dabei kann die Schwellenbestimmung entweder durch die subjektive Tonschwellenaudiometrie (je nach Kindes- und Entwicklungsalters als Reflex-, Verhaltens-, Ablenk- oder Spielaudiometrie durchgeführt) oder durch FAEP-Messungen, möglichst als Kombination von Klick-evozierten und frequenzspezifischen FAEP-Ableitungen, vorgenommen werden. Letztere spielen insbesondere bei jungen oder unkooperativen Kindern eine wichtige Rolle, da eine vergleichende, beidohrige Luft- und Knochenleitungsmessung erst im Alter von etwa vier Jahren zuverlässig möglich ist. In der pädaudiologischen Praxis hatte unter den frequenzspezifischen Verfahren bislang die *Notched-noise*-BERA einen hohen Stellenwert inne. Wegen einer Reihe von Nachteilen, wie etwas zu hohen, ungenauen Reizantwortschwellen insbesondere im tieffrequenten Bereich, schwachen, schwer erkennbaren Potenzialen und einer langen Messdauer, wurde diese zunehmend von Chirp-basierten Verfahren (BERA, ASSR) abgelöst.

❯ TEOAE und DPOAE sind aufgrund ihrer Sensitivität gegenüber Schallleitungsverlusten bei Störungen im Bereich des Außen- und Mittelohres in der Regel nicht nachweisbar oder deutlich eingeschränkt, so dass ihr Fehlen nicht zwingend als Hinweis auf eine Schallempfindungsschwerhörigkeit zu deuten ist.

Prinzipiell sollten bei jedem Kind mit Verdacht auf Schwerhörigkeit objektive Hörprüfungen durchgeführt werden. Dabei schließen ein normales Tympanogramm (im ersten Lebensjahr auch mit 1-kHz-Sondenton durchzuführen) sowie nachweisbare OAE eine Schallleitungsstörung mit Sicherheit aus. Besteht jedoch der Hinweis auf eine Schallleitungsstörung, die auf der Basis der vorgenannten audiometrischen Tests nicht durch einen Paukenerguss erklärbar sind, sollte eine objektive Erregungsschwellenbestimmung durch FAEP-Ableitung angeschlossen werden. Reine Schallleitungsstörungen können bei Registrierung der FAEP über Luftleitung an einer Verzögerung der absoluten Latenzen aller Potenzialkomponenten und damit einer Horizontalverschiebung der Pegel-Latenz-Kennlinie der Welle $J_V$ erkannt werden. Aus dieser Verschiebung lässt sich im Vergleich zu den Normalwerten eines Vergleichskollektivs die Schallleitungskomponente berechnen. Besteht die Hörstörung chronisch vom frühen Kindesalter an, sind zudem durch sie bedingte Reifungsstörungen der Hörbahn an moderaten Verlängerungen der Interpeaklatenzen $J_I$-$J_{III}$ und $J_{III}$-$J_V$ zu erwarten, die bei der Berechnung zu berücksichtigen sind (▶ Abschn. 5.2.3). Sind die prominenten FAEP-Peaks nicht eindeutig identifizierbar, kann eine Schallleitungskomponente nicht sicher bestimmt werden. Mindestens in diesen Fällen sollte immer eine Knochenleitungsmessung durchgeführt werden, um unter Umgehung der Schallleitungsstörung die Erregungsschwellen des Innenohres und der zentralen Hörbahn zu bestimmen. Die Knochenleitungs-BERA gelangt aufgrund der Leistungsgrenzen der Wandler jedoch an ihre Grenzen, wenn der innenohrbedingte Hörverlust etwa 50 dB nHL übersteigt. Auch ergeben sich bei hochgradigen, kombinierten Schwerhörigkeiten Probleme bei der Vertäubung des Gegenohres (▶ Abschn. 2.3.2, Abb. 2.20).

Je weiter sich die AEP-Technik für das Kindesalter entwickelt hat, umso mehr wurde der Vorzug ihres gesamten Portfolios in der Diagnostik von Schallleitungsstörungen oder kombinierten Hörstörungen klar. Insgesamt lässt die Synopsis der Reizantwortschwellen für Luft- und möglichst auch Knochenleitung, der frequenzspezifischen Schwellenverläufe, der Pegel-Latenz-Kennlinien und der Potenzialmorphologie und -amplituden eine sichere Diagnose auch bei jungen oder unkooperativen Kindern zu und manche Fehldiagnose, entstanden aus einer reinen, oft nicht sachgerecht interpretierten Klick-basierten Luftleitungs-FAEP-Messung, wird im Nachhinein durch die Anwendung des gesamten Methodenspektrums der objektiven Verfahren korrigiert. Weitere wertvolle Informationen liefert die bildgebende Diagnostik, hier vor allem die hochauflösende Computertomografie der Felsenbeine.

Die Tympanometrie an Säuglingen sollte möglichst mit Sondentönen von 1.000 Hz gemessen werden (Hochfrequenztympanometrie). Dies liefert für ein kleines Gehörgangsvolumen reliablere Ergebnisse als eine konventionelle Messung mit einem 226-Hz-Ton, denn die Resonanzen des kleinen Gehörgangs können mit dem tiefen Ton zu einem falsch negativen (unauffälligen) Ergebnis führen (◪ Abb. 6.1) (s. auch ▶ Kap. 3 und ▶ Abschn. 8.7).

> Jede länger bestehende Schallleitungsstörung, die nicht durch einen Paukenerguss erklärt werden kann, bedarf einer ausführlichen objektiven Diagnostik mittels FAEP. Sind nicht alle Peaks der FAEP über Luftleitungsmessung eindeutig identifizierbar, kann das Ausmaß einer Schallleitungsstörung aus den Pegel-Latenz-Diagrammen nicht sicher bestimmt werden. In diesen Fällen gehört die objektive FAEP-Ableitung mit Knochenleitungsmessungen obligat zur Differenzialdiagnostik kindlicher Hörstörungen! Ebenso sollte die Hochfrequenz-Tympanometrie im Säuglingsalter immer parallel zur konventionellen Tympanometrie mit dem 226-Hz-Sondenton durchgeführt werden.

Nachfolgend sind die wichtigsten Krankheitsbilder für das Kindesalter aufgeführt, die mitteohrbedingte und kombinierte Schwerhörigkeiten verursachen können und somit für die objektive audiologische Diagnostik besonders relevant sind.

## 6.2.2 Wichtige Schallleitungs- und kombinierte Hörstörungen im Kindesalter

### Gehörgangsfremdkörper und Cerumen

Ohrenschmalz (Cerumen) oder im Kleinkindalter in das Ohr hineingesteckte Fremdkörper können zu leichteren Schallleitungsstörungen führen und sind zu entfernen. Dies gilt insbesondere für Kinder mit geistiger Behinderung, z. B. bei Trisomie 21. Da sich bei diesen Kindern oft ein gehörgangsverlegendes, nicht spontan herausfallendes Cerumen aufgrund einer veränderten Gehörgangsanatomie und Zusammensetzung des Cerumens findet und gleichzeitig in der Mehrzahl der Fälle Schallleitungsstö-

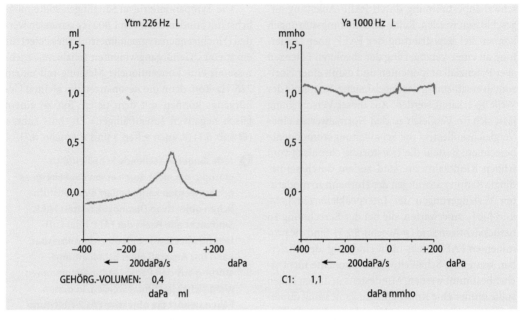

**Abb. 6.1** Befunde für tympanometrische Messungen an einem Säugling mit je einem 226-Hz-Sondenton und einem 1.000-Hz-Sondenton. Die Resonanzen des kleinen Gehörgangs täuschen eine normale Trommelfell-Komplianz bei 226 Hz vor. Hingegen wird ein tatsächlich vorliegender, ohrmikroskopisch gesicherter Paukenerguss durch das flache Tympanogramm bei 1.000 Hz korrekt erfasst.

rungen durch chronische Paukenergüsse, in ca. einem Drittel der Fälle auch kombinierte Hörstörungen vorliegen, wirkt sich Cerumen hier zusätzlich gehörverschlechternd aus und sollte regelmäßig entfernt werden (Neumann et al. 2006).

In der Diagnostik ist im Kindesalter generell darauf zu achten, dass einer Tympanometrie eine Ohrmikroskopie, mindestens aber eine Otoskopie vorausgeht, um obturierendes oder den Gehörgang teilweise verlegendes Cerumen erkennen und entfernen zu können. Gelegentlich finden sich bei der Trommelfellinspektion auch von den Eltern nicht berichtete Paukenröhrchen oder eine Ohrsekretion, die ein auffälliges Ergebnis vor allem von OAE- und tympanometrischen Messungen erklären können. Bei Kindern mit kraniofazialer Dysmorphie, Trisomie 21 oder ähnlichen Mehrfachbehinderungen ist eine Ohrmikroskopie zwingend, auch um den Trommelfell- und – soweit möglich – Mittelohrstatus sowie die Gehörgangsanatomie beurteilen zu können, was hilfreich für die Interpretation abnormer tympanometrischer und weiterer audiometrischer Befunde ist.

## Ohrfehlbildungen

Ohrfehlbildungen treten bei etwa einem von 20.000 Neugeborenen auf (Weerda 1994). Sie kommen meist als angeborene Missbildungen von Ohrmuschel und Gehörgang vor, häufig kombiniert mit Fehlbildungen des Mittelohres. Seltener hingegen sind Kombinationen von Mittel- und Innenohrfehlbildungen. Ohrfehlbildungen treten entweder isoliert oder im Zusammenhang mit Syndromen auf und sind dann häufig mit weiteren Fehlbildungen, vor allem im Bereich des Kopfes und der Extremitäten, vergesellschaftet. Dabei können ein Ohr oder beide Ohren betroffen sein.

Für die meisten Ohrfehlbildungen besteht eine erbliche Disposition; in ca. 10 % der Fälle sind exogene fruchtschädigende Faktoren wie Thalidomid, eine Rötelninfektion in der Schwangerschaft oder radioaktive Strahlungen ursächlich für die Fehlbildung. Kleinere Fehlbildungen wie Aurikularanhängsel (Keimversprengungen aus der Embryonalzeit) verursachen keine Hörstörungen, es sei denn, sie treten in Zusammenhang mit einem Goldenhar-Syndrom (okulo-aurikulo-vertebrale Dysplasie) auf. Dieses relativ häufige Syndrom ist, je nach Ausprägungsgrad, durch eine einseitige Ohrmuscheldysplasie, eine Schallleitungsstörung aufgrund einer

Mittelohrfehlbildung, ein zur erkrankten Seite verschobenes Kinn, eine einseitig verkleinerte Zunge, eine Mundwinkelasymmetrie, ein vergrößertes oder ein fehlendes Auge sowie Ankylosen der Halswirbelsäule und weitere Symptome gekennzeichnet. Ausgeprägte Fehlbildungen, wie Rudimente oder ein völliges Fehlen der Ohrmuschel, können mit einer Atresie einhergehen, d. h. einem Verschluss des Gehörganges durch Haut, Knorpel oder Knochen. Hier bestehen maximale Schallleitungsstörungen.

Ein weiteres bekanntes Syndrom mit häufiger Fehlbildung von äußerem und Mittelohr ist die Dysostosis mandibulo-facialis (Franceschetti-Syndrom). Neben der Ohrfehlbildung treten typischerweise eine antimongoloide Lidspalte, Kolobome (Spaltbildungen) des Unterlides und eine Hypoplasie von Ober- und Unterkiefer (Vogelgesicht) sowie Ohrmuscheldysplasien und Gehörgangsatresien auf.

Eine Gehörgangsatresie geht oft mit einer Dysplasie oder Aplasie der Ossikelkette einher. Sind Gehörgang – als Atresie oder Stenose – und Mittelohr von einer Malformation betroffen, spricht man von einer großen Ohrfehlbildung. Meist liegen hier zudem Ohrmuscheldysplasien und Fehlbildungen des Kiefergelenks bzw. der gesamten Temporalregion vor. Sind hingegen ausschließlich Mittelohrstrukturen einbezogen, besteht eine kleine Fehlbildung. Insbesondere Hammer und Amboss können hierbei verschmolzen sein. Auch Lähmungen des Gesichtsnervs (Fazialisparese), die bei Kleinkindern oft erst bei mimischen Bewegungen auffallen, können mit Fehlbildungen des äußeren und Mittelohres vergesellschaftet sein, ebenso weitere Fehlbildungen des Kopfes.

**Audiologische Diagnostik**  Da Fehlbildungen häufig schon beim Säugling augenfällig werden, ist ihre Diagnostik meist nahezu ausschließlich auf objektive Messungen angewiesen. Das Ausmaß von Fehlbildung und Hörverlust, ebenso eine mögliche Beteiligung des Innenohrs, sind durch den Vergleich von Knochen- und Luftleitungsschwelle, in der Regel durch FAEP-Ableitungen, sowie durch eine bildgebende Diagnostik zu klären, wie weiter oben in diesem Kapitel beschrieben. Dieser Aufwand ist notwendig, um sicher die bei Kindern häufigen Schallleitungsanteile einer Hörstörung von Schallempfindungsanteilen zu trennen. Weitere wichtige Hinweise liefert die Tympanometrie. Während bei einer ausgeprägten Gehörgangsstenose beispielsweise oft ohrmikroskopisch schwer zu entscheiden ist, ob sich an ihrem Ende eine Atresie oder ein Trommelfell findet, sieht man in ersterem Fall ein flaches Tympanogramm, bei einem lediglich stenotischen Gehörgang aber meist einen Kurvengipfel. Dieser kann ein regelrechtes Muster aufweisen (Typ A nach Jerger), mitunter aber auch einen etwas abgeflachten oder atypischen Kurvenver-

lauf. Dies ist häufig auch bei kleinen Ohrfehlbildungen der Fall.

Typisch für eine kongenitale Schallleitungsschwerhörigkeit (SLSH) durch eine Mittelohrfehlbildung ist neben einer Latenzverlängerung der Welle $J_I$ auch eine moderate Verlängerung der Interpeaklatenzen durch eine Reifungsverzögerung innerhalb der Hörbahn. Das macht sich auch an reduzierten Potenzialamplituden vor allem der Welle $J_V$ deutlich (▶ Abschn. 5.2.3). ◻ Abb. 6.2 zeigt die Befundkonstellation einer pädaudiologischen Diagnostik einer mittel- bis hochgradigen SLSH bei einem Jungen nach erfolgloser Tympanoplastik bei Mittelohrfehlbildung.

Häufig bleiben Schallleitungsstörungen zunächst ungeklärt, auch nach bildgebender Diagnostik, und sind wohl am ehesten auf diskrete Fehlbildungen oder postentzündliche Verklebungen und Verwachsungen der Ossikelkette rückführbar. Hier sind wiederholte audiometrische, insbesondere FAEP-Messungen zur endgültigen Klärung der Diagnose notwendig. Mitunter gibt erst eine Tympanoskopie Aufschluss. ◻ Abb. 6.3 zeigt eine maximale linksseitige Schallleitungsstörung bei einem Jungen bei rechtsseitiger Normakusis. Computertomografisch lassen sich außer einer augenfälligen Aufweitung der linken Tuba auditiva und einer verminderten Felsenbeinpneumatisation keine weiteren Abnormitäten des linken Mittelohrs nachweisen. Wahrscheinlich liegt eine kleine, radiologisch nicht nachweisbare Fehlbildung der Ossikelkette vor. Die Hörstörung wurde bei der Erstdiagnostik wegen der Nichtdurchführung einer Knochenleitungsmessung und der unzureichenden Interpretation der FAEP-Befunde als sensorineural fehlklassifiziert. Das Kind wurde mit einem linksseitigen Hörgerät versorgt, das es bei linearer Verstärkung verständlicherweise gut akzeptierte. ◻ Abb. 6.3 F demonstriert zudem die Auswirkung einer Parazentese, die im gleichen Eingriff vor der FAEP-Messung durchgeführt wurde. Dabei findet sich nach anfangs normaler Latenz der Welle $J_I$ bei 30 dB nHL etwas später eine Latenzverlängerung durch in das Außen- oder Mittelohr nachgelaufenes Blut.

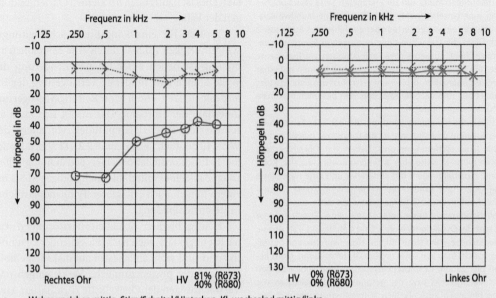

a    Weber unsicher, mittig, Stirn/Scheitel/Hinterkop, KL wechselnd mittig/links

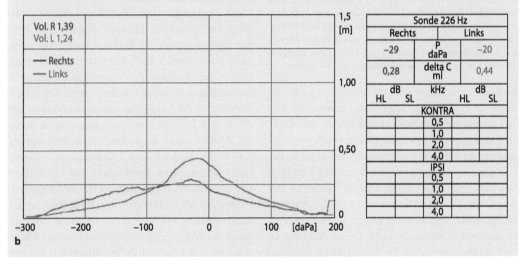

b

🔲 **Abb. 6.2** Beispiel einer kongenitalen rechtsseitigen Schallleitungsstörung bei einohriger Mittelohrfehlbildung eines 11-jährigen Jungen nach einer nicht erfolgreichen Tympanoplastik. **a)** Tonaudiogramm: Schallleitungsstörung rechts mit Schallleitungskomponente von bis zu 60 dB im Tieftonbereich; normale Tonschwelle links; **b)** Tympanogramm: etwas abgeflachte Kurve (reduzierte Komplianz) rechts, normale Kurve links (Typ A); **c)** TEOAE rechts fehlend, links nachweisbar; **d)** DPOAE rechts fehlend, links nachweisbar, allerdings im Bereich unter 1,5 kHz etwas schwächer ausgeprägt; **e)** und **f)** FAEP mit Klick-Reizen: Reizantwortschwelle rechts bei 50 dB nHL, links < 20 dB nHL; Schallleitungskomponente rechts von 40 dB nHL, Innenohrfunktion rechts bei 10 dB nHL nachweisbar; absolute Latenzen rechts schallleitungsbedingt verzögert, links regelrecht; Interpeaklatenzen und Amplituden beidseits im altersentsprechenden Normbereich, damit kein Hinweis für eine Reifungs- oder Verarbeitungsstörung im Hirnstammbereich beidseits; **g)** und **h)** FAEP mit Chirp-Stimuli: Potenziale im 500-Hz-Bereich rechts ab 70 und links sicher ab 20, eventuell ab 10 dB nHL nachweisbar; Schallleitungskomponente von 50 dB nHL rechts ergibt sich aus der Horizontalverschiebung der Latenzkennlinie; Innenohr-Funktion im Tieftonbereich beidseits bei > 10 dB nHL nachweisbar (die kurze absolute Latenz der Welle JV resultiert aus der Kalibrierung der bandbegrenzten CE-Chirps).

| Ear: | Right |
|---|---|
| Data/Time: | 27.07.2012 08-21:40 |
| Test type: | TE-Quick-Screen |
| Stimulus: | 79,8 dBpe |
| Mode: | Gen Diag |
| Tester ID: | 10 |
| Data file: | 7LJM7R34.DTA |
| Notes: | |

| Ear: | Left |
|---|---|
| Data/Time: | 27.07.2012 08-19:17 |
| Test type: | TE-Quick-Screen |
| Stimulus: | 76,6 dBpe |
| Mode: | Gen Diag |
| Tester ID: | 10 |
| Data file: | 7LFM7R32.DTA |
| Notes: | |

**Response waveform**

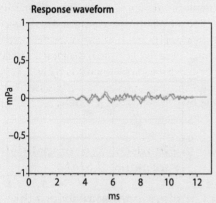

**Response waveform**

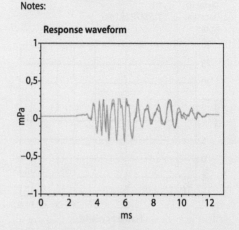

**Half octave band OAE power**

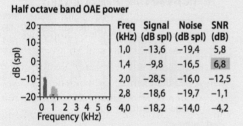

| Freq (kHz) | Signal (dB spl) | Noise (dB spl) | SNR (dB) |
|---|---|---|---|
| 1,0 | −13,6 | −19,4 | 5,8 |
| 1,4 | −9,8 | −16,5 | 6,8 |
| 2,0 | −28,5 | −16,0 | −12,5 |
| 2,8 | −18,6 | −19,7 | −1,1 |
| 4,0 | −18,2 | −14,0 | −4,2 |

**Half octave band OAE power**

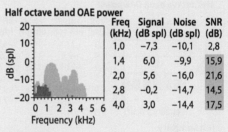

| Freq (kHz) | Signal (dB spl) | Noise (dB spl) | SNR (dB) |
|---|---|---|---|
| 1,0 | −7,3 | −10,1 | 2,8 |
| 1,4 | 6,0 | −9,9 | 15,9 |
| 2,0 | 5,6 | −16,0 | 21,6 |
| 2,8 | −0,2 | −14,7 | 14,5 |
| 4,0 | 3,0 | −14,4 | 17,5 |

**Test Summary**
Total OAE response = −7,9 dB spl    Total Noise = 4,1 dB spl

**Test Summary**
Total OAE response = 10,3 dB spl    Total Noise = 2,9 dB spl

**Checkfit stimulus**    **Ear canal response**

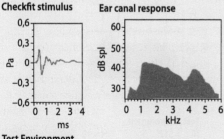

**Checkfit stimulus**    **Ear canal response**

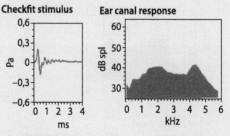

**Test Environment**

| NLo = 260 | NH = 13 | Test time = 69s |
|---|---|---|
| RejLev = 49,5 dB spl | Repro = 28% | Stim stab = 100% |
| c  Hardware = USBOAE | | Probe = Probe 1 |

**Test Environment**

| NLo = 260 | NH = 32 | Test time = 71s |
|---|---|---|
| RejLev = 49,5 dB spl | Repro = 95% | Stim stab = 100% |
| Hardware = USBOAE | | Probe = Probe 1 |

◨ **Abb. 6.2** (Fortsetzung)

| Ear: | Right |
|---|---|
| Data/Time: | 27.07.2012 08:23:15 |
| Test type: | DP |
| Stimulus: | 70/70 dB 4pts/oct |
| F2/F1: | 1,22 |
| Points/Oct: | 4 |
| Mode: | Gen Diag |
| Tester ID: | 10 |
| Data file: | 7LFM7R35.DPG |
| Notes: | |

| Ear: | Left |
|---|---|
| Data/Time: | 27.07.2012 08:20:14 |
| Test type: | DP |
| Stimulus: | 70/70 dB 4pts/oct |
| F2/F1: | 1,22 |
| Points/Oct: | 4 |
| Mode: | Gen Diag |
| Tester ID: | 10 |
| Data file: | 7LFM7R33.DPG |
| Notes: | |

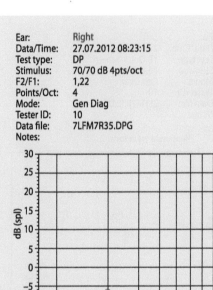

**Half octave band OAE power**

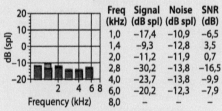

| Freq (kHz) | Signal (dB spl) | Noise (dB spl) | SNR (dB) |
|---|---|---|---|
| 1,0 | −17,4 | −10,9 | −6,5 |
| 1,4 | −9,3 | −12,8 | 3,5 |
| 2,0 | −11,2 | −11,9 | 0,7 |
| 2,8 | −30,2 | −13,8 | −16,5 |
| 4,0 | −23,7 | −13,8 | −9,9 |
| 6,0 | −20,2 | −12,3 | −7,9 |
| 8,0 | − | − | − |

**Test Summary**

Sum all 1/2 octave = −7,2 dB spl   Ave DP 1/2oct (1–6)−14,9 dB spl

**Ear canal frequency response**

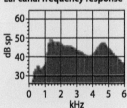

**Test Environment**

NLo = 819          NH = 45   Test time = 83s
RejLev = 49,5 dB spl
Hardware = USBOAE              Probe = Probe 1

**Half octave band OAE power**

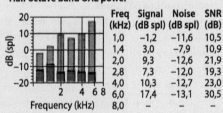

| Freq (kHz) | Signal (dB spl) | Noise (dB spl) | SNR (dB) |
|---|---|---|---|
| 1,0 | −1,2 | −11,6 | 10,5 |
| 1,4 | 3,0 | −7,9 | 10,9 |
| 2,0 | 9,3 | −12,6 | 21,9 |
| 2,8 | 7,3 | −12,0 | 19,3 |
| 4,0 | 10,3 | −12,7 | 23,0 |
| 6,0 | 17,4 | −13,1 | 30,5 |
| 8,0 | − | − | − |

**Test Summary**

Sum all 1/2 octave = 19,1 dB spl   Ave DP 1/2oct (1–6) =11,4 dB spl

**Ear canal frequency response**

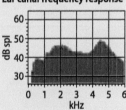

**Test Environment**

NLo = 512          NH = 16   Test time = 51s
RejLev = 49,5 dB spl
Hardware = USBOAE              Probe = Probe 1

d

◻ **Abb. 6.2**  (Fortsetzung)

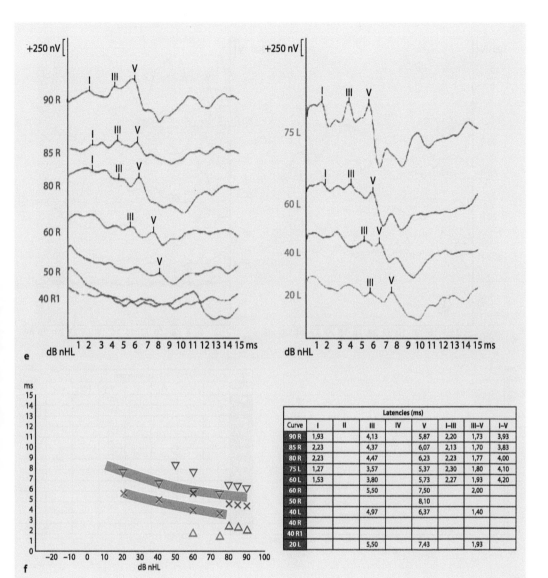

Latencies (ms)

| Curve | I | II | III | IV | V | I–III | III–V | I–V |
|---|---|---|---|---|---|---|---|---|
| 90 R | 1,93 | | 4,13 | | 5,87 | 2,20 | 1,73 | 3,93 |
| 85 R | 2,23 | | 4,37 | | 6,07 | 2,13 | 1,70 | 3,83 |
| 80 R | 2,23 | | 4,47 | | 6,23 | 2,23 | 1,77 | 4,00 |
| 75 L | 1,27 | | 3,57 | | 5,37 | 2,30 | 1,80 | 4,10 |
| 60 L | 1,53 | | 3,80 | | 5,73 | 2,27 | 1,93 | 4,20 |
| 60 R | | | 5,50 | | 7,50 | | 2,00 | |
| 50 R | | | | | 8,10 | | | |
| 40 L | | | 4,97 | | 6,37 | | 1,40 | |
| 40 R | | | | | | | | |
| 40 R1 | | | | | | | | |
| 20 L | | | 5,50 | | 7,43 | | 1,93 | |

◩ **Abb. 6.2** (Fortsetzung)

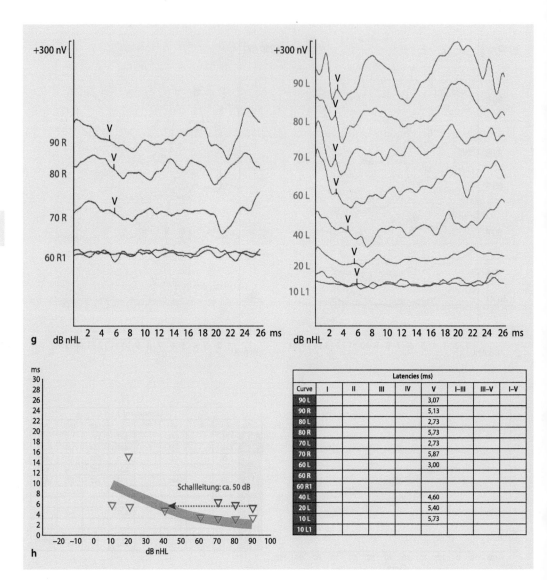

**Abb. 6.2** (Fortsetzung)

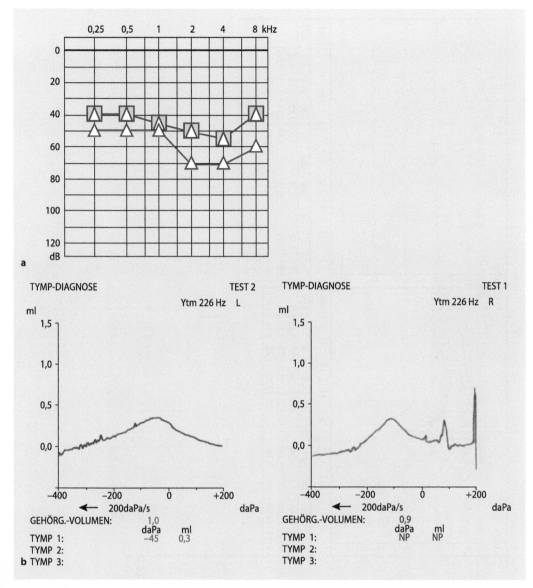

■ **Abb. 6.3** Befunde einer linksseitigen maximalen Schallleitungsstörung bei Fehlbildung der linken Tuba auditiva und vermutlich auch der Ossikelkette bei einem 4-jährigen nicht sprechenden Jungen mit frühkindlichem Autismus. **a**) Freifeld-Reaktionsaudiometrie (rote Dreiecke: Rauschen) und Aufblähkurve mit linksseitigem Hörgerät (grüne Quadrate und Dreiecke): bei Vertäubung des rechten Ohrs erhöhte unverstärkte Reaktionsschwellen bei 45 bis 65 dB HL, im Hochtonbereich muldenförmig ausgeprägt; **b**) Tympanometrie 226 Hz: beidseits Typ-A-Kurven; TEOAE und DPOAE: rechts nachweisbar, links fehlend (nicht dargestellt); **c**) Klick-evozierte FAEP gemessen mit Einsteckhörern über Luftleitung: Reizantwortschwelle rechts bei > 10 dB nHL mit normalen Interpeak- und Absolutlatenzen, links bei 55 dB nHL, die schallleitungsbedingte Horizontalverschiebung der Pegel-Latenz-Kennlinie für Welle $J_V$ und die verlängerten Latenzen der Welle $J_I$ und damit der Absolutlatenzen bei normalen Interpeaklatenzen belegen eine Schallleitungskomponente der Hörstörung von ca. 45 bis 50 dB; auffällige Potenzialmorphologie links mit reduzierter Amplitude der Welle $J_V$; **d**) FAEP links, gemessen mit Knochenleitungshörer: Reizantwortschwelle bei < 10 nHL; **e**) FAEP, gemessen mit *Low-Chirp*-Stimuli (100 bis 800 Hz): rechts Potenzialschwelle bei 70, fraglich 60 dB nHL, links bei 60 dB nHL; **f**) Veränderung des FAEP-Ergebnisses (Klick-evoziert, Luftleitung) durch eine Parazentese vor der FAEP-Messung. Untere Kurvenschar: direkt nach der Parazentese und Absaugen des Sekrets gemessen; obere Kurve: abgeleitet beim Versuch, die 30 dB nHL-Kurve zu replizieren; nunmehr verlängerte Latenz der Welle $J_I$ und damit der Absolutlatenzen. Die mikroskopische Kontrolle zeigte ins Mittelohr nachgelaufenes Blut.

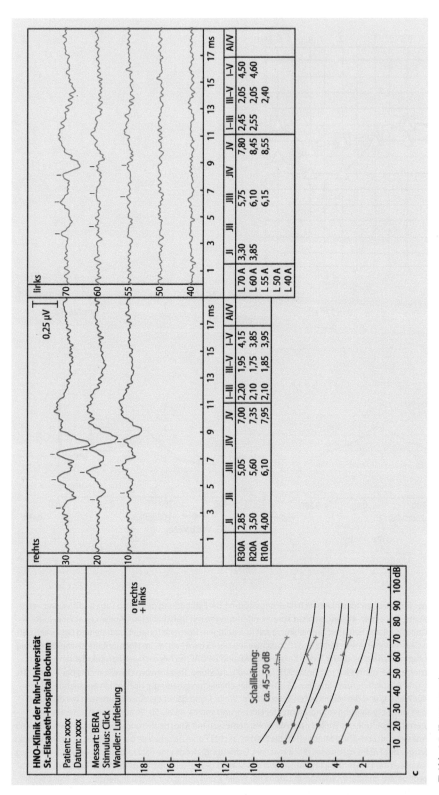

**Abb. 6.3**  (Fortsetzung)

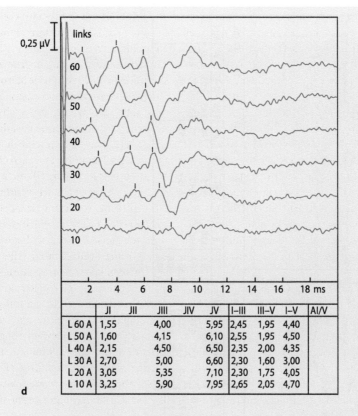

| | JI | JII | JIII | JIV | JV | I–III | III–V | I–V | AI/V |
|---|---|---|---|---|---|---|---|---|---|
| L 60 A | 1,55 | | 4,00 | | 5,95 | 2,45 | 1,95 | 4,40 | |
| L 50 A | 1,60 | | 4,15 | | 6,10 | 2,55 | 1,95 | 4,50 | |
| L 40 A | 2,15 | | 4,50 | | 6,50 | 2,35 | 2,00 | 4,35 | |
| L 30 A | 2,70 | | 5,00 | | 6,60 | 2,30 | 1,60 | 3,00 | |
| L 20 A | 3,05 | | 5,35 | | 7,10 | 2,30 | 1,75 | 4,05 | |
| L 10 A | 3,25 | | 5,90 | | 7,95 | 2,65 | 2,05 | 4,70 | |

d

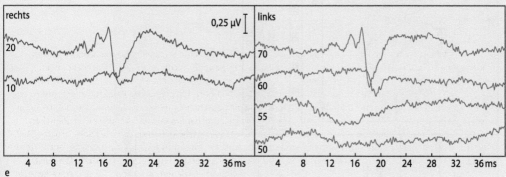

e

◨ **Abb. 6.3** (Fortsetzung)

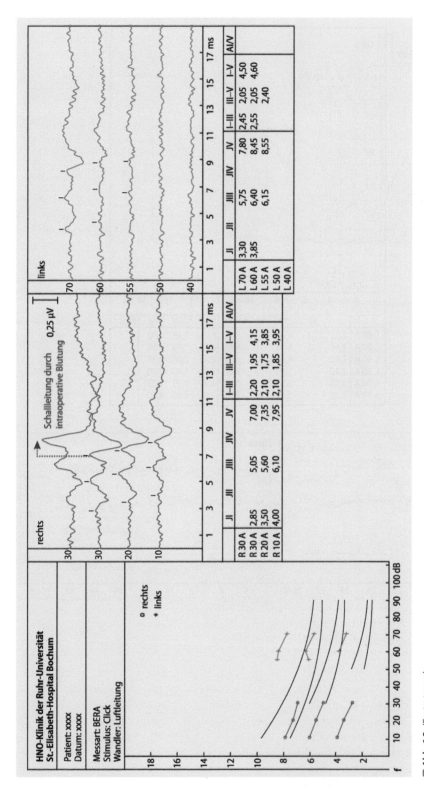

□ **Abb. 6.3** (Fortsetzung)

In ◘ Abb. 6.4 finden sich die audiometrischen Befunde eines Kindes mit einer linksseitigen Gehörgangsatresie bei rechtsohrig geringgradigem kombiniertem Hörverlust.

Das Beispiel in ◘ Abb. 6.5 demonstriert eine ausgeprägte kombinierte Hörstörung bei einem 14-jährigen Mädchen mit einem branchio-otorenalem(BOR-)Syndrom. Es besteht ein maximaler Schallleitungsanteil von 50 bis 60 dB mit insgesamt resultierender Hörrestigkeit. Rechtsseitig liegt eine Gehörgangsatresie vor, beidseits bestehen Ohrmuscheldysplasien und Ossikelfehlbildungen. Zudem wurde eine submuköse Gaumenspalte operativ versorgt. Computertomografisch finden sich rechts neben der Gehörgangsatresie eine Pneumatisationshemmung des Felsenbeins und eine kleine Paukenhöhle mit rudimentären Ossikeln, sowie links ein gewundener Gehörgang und ebenfalls dysplastische, an die Paukenhöhlenwand adhärenten Ossikel. Diese Hörstörung zu versorgen bereitet einige Schwierigkeiten. Ein rechtsseitiges knochenverankertes Hörgerät war nach einer Verletzung aus dem Schädelknochen gebrochen, eine linksseitige Tympanoplastik verlief frustran. Eine Versorgung mit verschiedenen stirnbandintegrierten Knochenleitungshörgeräten ergab einen zu geringen Hörgewinn. Eine Behandlung mit einem aktiven Mittelohrimplantat ist durch die stark dysplastischen Mittelohrstrukturen erschwert, eine solche mit einem Knochenleitungsimplantat erscheint fraglich machbar. Eine unterdurchschnittliche kognitive Leistungsfähigkeit kompliziert eine audiogen verursachte Sprachentwicklungsstörung. All dies verdeutlicht die Wichtigkeit, bei einem derart komplexen Störungsbild über eine leistungsfähige und frequenzspezifische objektive Diagnostik die einzelnen Komponenten des Hörsystems separat untersuchen zu können.

### Traumata

Verletzungen durch einen Schlag auf das Ohr oder Aufprall auf einer Wasseroberfläche können zu Trommelfellperforationen führen. Diese gehen mit leichten Schallleitungsstörungen von 10 bis 20 dB einher. Sie verschließen sich meist spontan wieder oder werden operativ geschient. Bei Kindern kommen zudem gelegentlich Verletzungen durch eindringende Fremdkörper wie Wattestäbchen oder

Ästchen vor. Sie können zu Luxationen (Verrenkungen) oder Frakturierungen der Gehörknöchelchenkette führen. Diagnostisch ausschlaggebend ist hier die Ohrmikroskopie. Die Impedanzaudiometrie kann durch Blut oder Verschmutzungen im Gehörgang erschwert sein. Sie sollte aber in jedem Fall versucht werden, um bei schlechter Übersicht kleinere Perforationen durch einen fehlenden Druckaufbau zu erkennen. Das Ausmaß des Hörverlusts und die Abschätzung, ob die Ossikelkette ebenfalls verletzt ist, wird aus dem Vergleich von Knochen- und Luftleitungsschwelle in der Tonschwellen- oder Verhaltensaudiometrie oder mittels frequenzspezifischer FAEP-Messung ermittelt. Bei kleinen, vor allem randständigen Trommelfelldefekten kann eine OAE-Messung sinnvoll sein, was i. d. R. auch bei Trommelfelldefekten gelingt, die nicht mit einer audiometrisch feststellbaren Hörminderung einhergehen (▶ Abschn. 4.1.3).

### Mit Tubenbelüftungsstörungen und Paukenergüssen assoziierte Hörstörungen

Der überwiegende Anteil kindlicher Hörstörungen wird durch Mittelohrbelüftungsstörungen hervorgerufen. Meist handelt es sich um geringgradige Schallleitungsschwerhörigkeiten, verursacht durch Tubenventilationsstörungen mit Unterdruck oder durch Sekretbildung in der Paukenhöhle. Sie treten häufig im Gefolge von Mittelohrentzündungen auf, aber auch ohne diese. Die Häufigkeit einer Schallleitungsschwerhörigkeit durch Tubenventilationsstörungen wird für das Vorschulalter mit ca. 10 bis 20 % angenommen (Northern u. Downs 2002). Bei Paukenergüssen (seröse oder muköse Otitis media) lassen sich Hörverluste zwischen 20 und 50 dB feststellen, bei tympanalem Unterdruck zwischen 10 und 30 dB (Schönweiler 1992). Die unterbrochene Kontinuität des Hörvermögens durch rekurrierende Tubenbelüftungsstörungen bemisst sich am Langzeithörvermögen (Jahreshörbilanz).

Diagnostisch spielt hier neben der Ohrmikroskopie die Tympanometrie eine entscheidende Rolle. Bei Letzterer müssen besonders sorgfältig falsch auffällige und falsch unauffällige (bei Säuglingen) Ergebnisse ausgeschlossen werden, ebenfalls Messungen gegen die Gehörgangswand oder bei schlecht abgedichteten Gehörgängen (▶ Kap. 3). Sie ersetzt allerdings nicht eine dezidierte Hördiagnos-

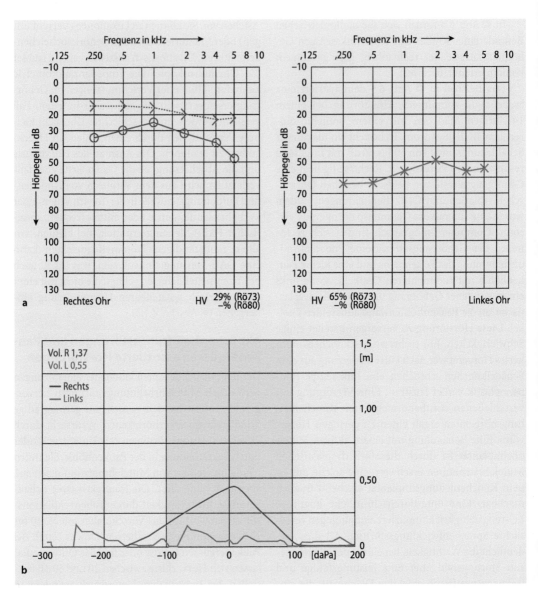

**Abb. 6.4** Audiometrische Befunde einer einseitigen Schallleitungsstörung bei einem Kind mit linksseitiger Gehörgangs-atresie sowie rechtsseitig geringgradiger, kombinierter Hörstörung. **a)** Freifeld-Reaktionsaudiometrie: geringfügig erhöhte Luft- und Knochenleitungsschwellen rechts i. S. eines kombinierten Hörverlusts, links Schwelle für Luftleitung bei 50 bis 65 dB HL; **b)** Tympanometrie 226 Hz: rechts normaler Kurvenverlauf (Typ A), links unregelmäßig-flache Kurve bei in der Tiefe blind endendem Gehörgang, der ohrmikroskopisch nicht genau beurteilt werden konnte; **c)** FAEP, gemessen mit Schalen-kopfhörern über Luftleitung: Reizantwortschwelle rechts bei 10 dB nHL mit normalen Interpeak- und Absolutlatenzen, links bei 50 dB nHL mit schallleitungsbedingt verlängerten Latenzen der Wellen $J_I$ bis $J_V$ bei normalen Interpeaklatenzen, auffällige Potenzialmorphologie links mit reduzierter Amplitude der Welle $J_V$; **d)** FAEP links, gemessen mit Knochenleitungshörer: Reiz-antwortschwelle bei < 10 nHL und dazugehörige Pegel-Latenz-Kennlinie.

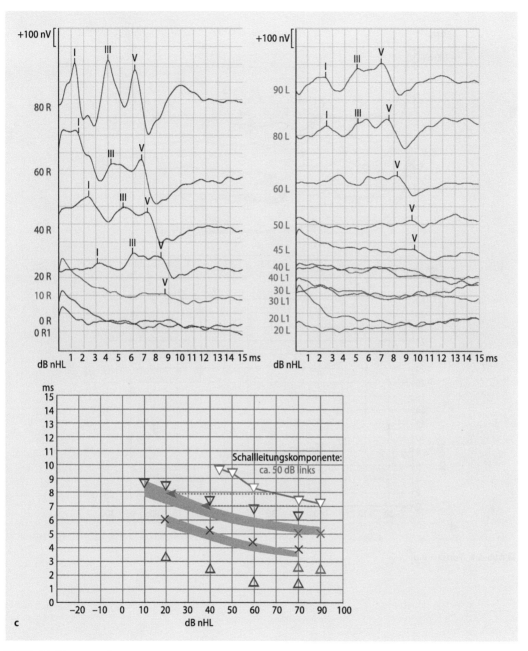

**Abb. 6.4** (Fortsetzung)

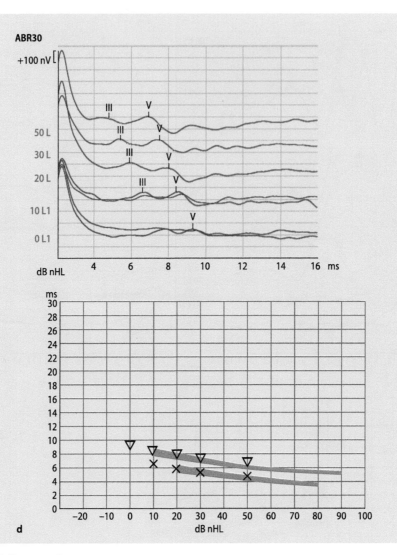

**Abb. 6.4** (Fortsetzung)

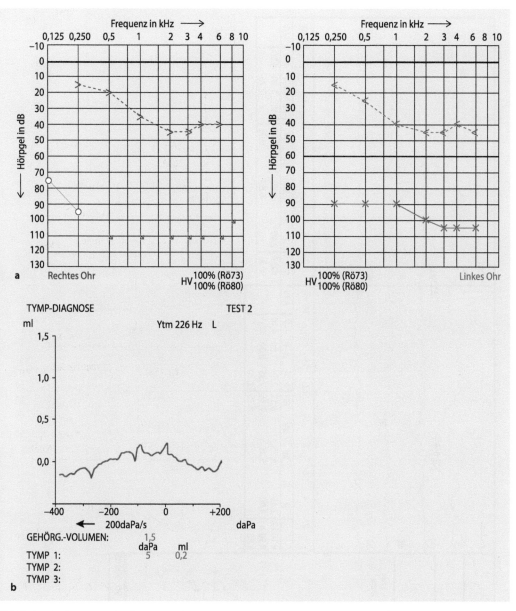

**Abb. 6.5** Audiometrie-Befunde einer kombinierten Hörstörung bei einem 14-jährigen Mädchen mit BOR-Syndrom.
**a)** Tonschwellenaudiogramm: beidseitige maximale Schallleitungsstörung von 50 bis 60 dB HL, zudem Schallempfindungs-
verlust von ca. 40 dB HL; **b)** annähernd normale Tympanometrie-Kurve (Typ A) links mit leicht verbreitertem Gipfel; TEOAE
und DPOAE links nicht nachweisbar (nicht dargestellt); **c)** FAEP mit Klick-Reizen über Luftleitung, gemessen mit Schalenkopfhörern: Reizantwortschwelle rechts bei 85 dB nHL, links sicher bei 90, unsicher bei 85 dB nHL; schallleitungsbedingt Horizontalverschiebung der sehr steilen Pegel-Latenz-Kennlinie für Welle J_V nach rechts und verlängerte Latenzen der Welle J_I und
damit der Absolutlatenzen, Schallleitungskomponente der Hörstörung von 60 dB; die leicht verlängerten Interpeaklatenzen
weisen zudem auf eine Reifungs- bzw. Verarbeitungsstörung im Hirnstammbereich beidseits hin; **d)** FAEP, gemessen mit
Knochenleitungshörer: Schallleitungskomponente von 40 dB nHL beidseits; **e)** FAEP mit *Low-Chirp*-Stimulus (100 bis 800 Hz):
beidseits Potenzialschwelle bei 90, fraglich 85 dB nHL; **f)** und **g)** *Notched-noise*-FAEP: bei 2 kHz und kHz Potenzialschwelle
beidseits bei etwa 80 dB nHL. Deutlich sichtbar ist der Vorzug der gut ausgeprägten Chirp-evozierten Potenziale, die an der
Potenzialschwelle abrupt verschwinden, verglichen mit den schwachen Potenzialen der *Notched-noise*-FAEP.

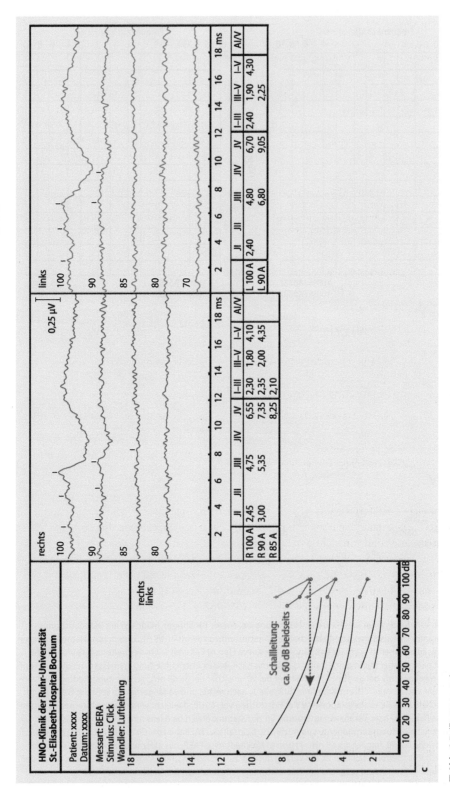

**Abb. 6.5** (Fortsetzung)

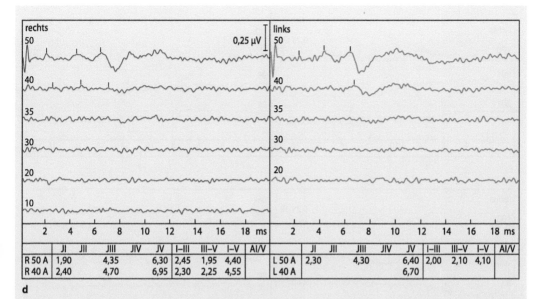

| | JI | JII | JIII | JIV | JV | I–III | III–V | I–V | AI/V |
|---|---|---|---|---|---|---|---|---|---|
| R 50 A | 1,90 | | 4,35 | | 6,30 | 2,45 | 1,95 | 4,40 | |
| R 40 A | 2,40 | | 4,70 | | 6,95 | 2,30 | 2,25 | 4,55 | |

| | JI | JII | JIII | JIV | JV | I–III | III–V | I–V | AI/V |
|---|---|---|---|---|---|---|---|---|---|
| L 50 A | 2,30 | | 4,30 | | 6,40 | 2,00 | 2,10 | 4,10 | |
| L 40 A | | | | | 6,70 | | | | |

d

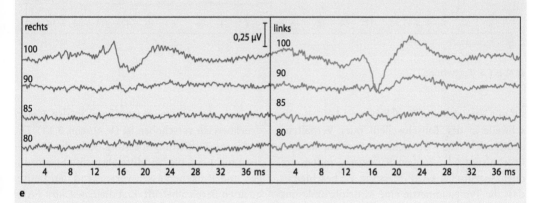

e

◨ **Abb. 6.5** (Fortsetzung)

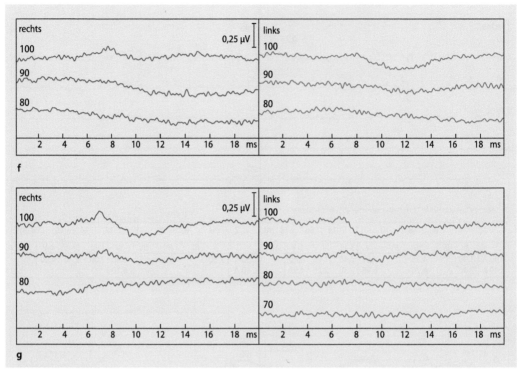

■ **Abb. 6.5** (Fortsetzung)

tik mit Vergleich von Knochen- und Luftleitungsschwelle in der Tonschwellen- oder Verhaltensaudiometrie oder – bei unklaren bzw. unplausiblen Ergebnissen oder jungen Kindern – mittels frequenzspezifischer FAEP-Messung. Zu beachten ist, dass die Tympanometrie eine Mittelohrfunktionsprüfung und keine Hörprüfung ist und nicht mit schwellenaudiometrischen Tests und nur schlecht mit TEOAE-Messungen korreliert (Nozza et al. 1997). Auch die Sensitivitäts- und Spezifitätswerte der Vorhersage von Paukenergüssen durch Tympanogramme vom Typ B nach Jerger sind mit Werten um 80 % als eher mäßig zu bewerten (Fishpool et al. 2009; Liu et al. 2008). Nach Einlage von Paukenröhrchen ist die Tympanometrie nicht durchführbar.

■ Abb. 6.6 stellt die typischen audiometrischen Befunde eines einseitigen kindlichen Paukenergusses dar. Neben der geringgradigen Schallleitungsstörung, insbesondere im Tieftonbereich, ist das dazu gehörige flache Tympanogramm charakteristisch für das Störungsbild. Auf dem Gegenohr fin

det sich eine Kurve, deren Gipfel in den Unterdruckbereich verschoben ist (► Abschn. 3.3.1). Die FAEP mit Luftleitungsmessung deckt die Hörstörung nicht auf, die bei Mittelohrbelüftungsstörungen und Paukenergüssen vorwiegend den tieffrequenten Bereich betrifft. Erst die *Low-Chirp*-FAEP liefern hier den entscheidenden Hinweis. Mitunter ist bei jungen, unruhigen Kindern keine Messung im Wachzustand mit befriedigendem Ergebnis der Reaktionsaudiometrie, Tympanometrie und OAE zu erhalten. Dann muss in Narkose eine Ohrmikroskopie erfolgen, ggf. mit chirurgischer Beseitigung von Paukenergüssen, gefolgt von einer FAEP-Messung, die möglichst auch die Ableitung mit tieffrequenten Chirp-Stimuli und – wenn eine sichere Kalkulation der Schallleitungskomponente aus der $J_V$-Kennlinie nicht gelingt – eine Knochenleitungsmessung beinhaltet.

Das Fallbeispiel in ■ Abb. 6.7 stellt eine kombinierte Hörstörung bei einem Kind mit Trisomie 21 dar. Typisch für das Krankheitsbild sind rezidivierende Mittelohrbelüftungsstörungen und Pauken-

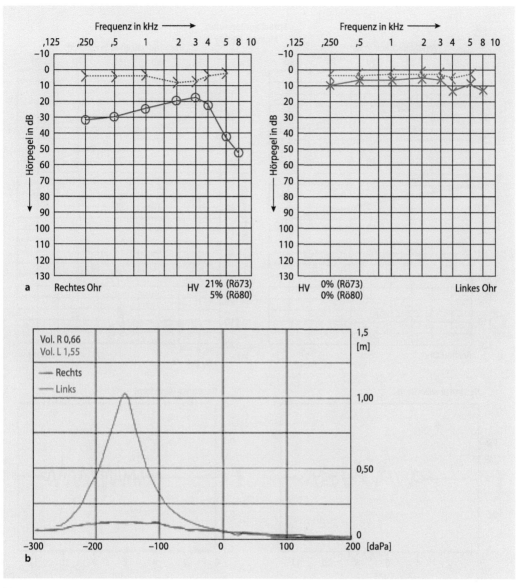

**Abb. 6.6** Annähernd geringgradige Schallleitungsstörung rechts bei einem knapp 6-jährigen Mädchen mit rechtssei-
tigem Paukenerguss. **a)** Tonaudiometrie: bei normal verlaufender Knochenleitungsschwelle erhöhte Luftleitungsschwelle,
insbesondere im Tieffrequenzbereich, mit Luft-Knochenleitungsdiskrepanz von etwa 25 bis 30 dB bei 0,25 und 0,5 kHz;
**b)** Tympanometrie: rechts flache Ergusskurve (Typ B), links in den Unterdruckbereich verschobene Kurve (Typ C) mit Gipfel
bei -150 daPa; **c)** Sprachaudiometrie: rechts etwas eingeschränktes Sprachverstehen im Mainzer Kindersprachverständlichkeitstest III; **d)** TEOAE rechts nicht ableitbar, links nachweisbar; **e)** FAEP für Luftleitung: Reizantwortschwelle mit Klick-Reizen
beidseits bei 10 dB nHL mit rechts etwas flacherer Amplitude der Welle J$_V$; die Absolut- und Interpeaklatenzen erscheinen
seitengleich normal; **f)** Low-Chirp-Stimulus (100 bis 800 Hz): Reizantwortschwelle rechts bei 50, fraglich 40 dB nHL und links
bei 20 dB nHL; **g)** ASSR: graue Linien: Reizantwortschwelle, farbige Linien: abgeleitetes Audiogramm: Letzteres weist rechts
bei 1 kHz eine Senke von 35 dB HL auf und belegt links eine normale Innenohrfunktion. Damit weichen die ASSR-Ergebnisse
rechts bei 0,5 und 1 kHz etwas von den tonaudiometrischen ab, was die Schwierigkeit einer reliablen frequenzspezifischen
Messung im tieferfrequenten Bereich mit diesem Instrument belegt.

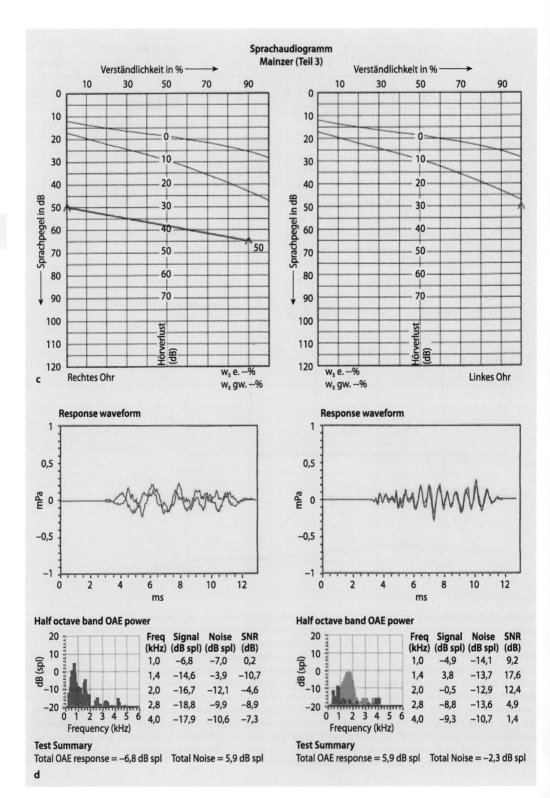

**Sprachaudiogramm Mainzer (Teil 3)**

c    Rechtes Ohr

w_s e. --%
w_s gw. --%

w_s e. --%
w_s gw. --%

Linkes Ohr

**Response waveform** (Rechtes Ohr)

**Response waveform** (Linkes Ohr)

**Half octave band OAE power** (Rechtes Ohr)

| Freq (kHz) | Signal (dB spl) | Noise (dB spl) | SNR (dB) |
|---|---|---|---|
| 1,0 | −6,8 | −7,0 | 0,2 |
| 1,4 | −14,6 | −3,9 | −10,7 |
| 2,0 | −16,7 | −12,1 | −4,6 |
| 2,8 | −18,8 | −9,9 | −8,9 |
| 4,0 | −17,9 | −10,6 | −7,3 |

**Half octave band OAE power** (Linkes Ohr)

| Freq (kHz) | Signal (dB spl) | Noise (dB spl) | SNR (dB) |
|---|---|---|---|
| 1,0 | −4,9 | −14,1 | 9,2 |
| 1,4 | 3,8 | −13,7 | 17,6 |
| 2,0 | −0,5 | −12,9 | 12,4 |
| 2,8 | −8,8 | −13,6 | 4,9 |
| 4,0 | −9,3 | −10,7 | 1,4 |

**Test Summary**
Total OAE response = −6,8 dB spl    Total Noise = 5,9 dB spl

**Test Summary**
Total OAE response = 5,9 dB spl    Total Noise = −2,3 dB spl

d

☐ **Abb. 6.6** (Fortsetzung)

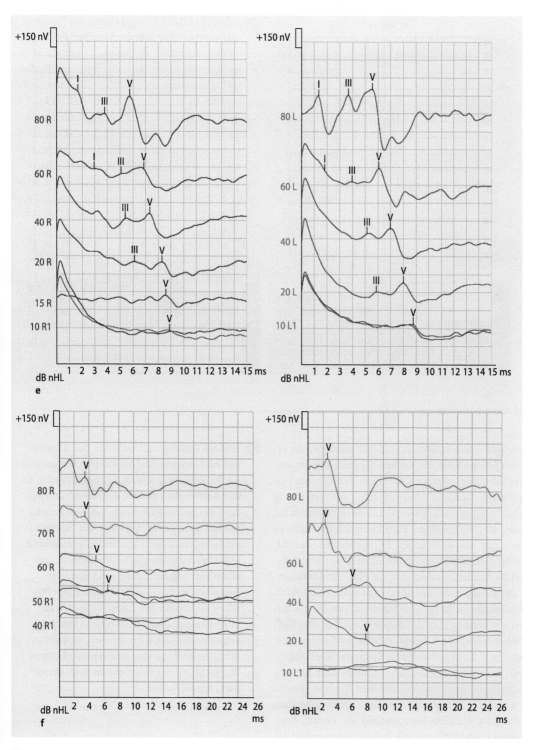

□ **Abb. 6.6** (Fortsetzung)

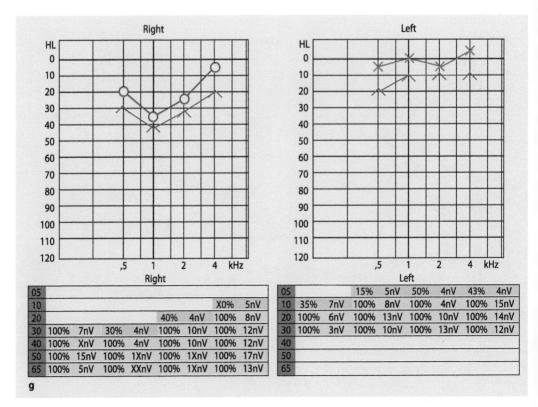

| Right | | | | | | | |
|---|---|---|---|---|---|---|---|
| 05 | | | | | | | |
| 10 | | | | | | X0% | 5nV |
| 20 | | | | 40% | 4nV | 100% | 8nV |
| 30 | 100% | 7nV | 30% | 4nV | 100% | 10nV | 100% | 12nV |
| 40 | 100% | XnV | 100% | 4nV | 100% | 10nV | 100% | 12nV |
| 50 | 100% | 15nV | 100% | 1XnV | 100% | 1XnV | 100% | 17nV |
| 65 | 100% | 5nV | 100% | XXnV | 100% | 1XnV | 100% | 13nV |

| Left | | | | | | | |
|---|---|---|---|---|---|---|---|
| 05 | | | 15% | 5nV | 50% | 4nV | 43% | 4nV |
| 10 | 35% | 7nV | 100% | 8nV | 100% | 4nV | 100% | 15nV |
| 20 | 100% | 6nV | 100% | 13nV | 100% | 10nV | 100% | 14nV |
| 30 | 100% | 3nV | 100% | 10nV | 100% | 13nV | 100% | 12nV |
| 40 | | | | | | | |
| 50 | | | | | | | |
| 65 | | | | | | | |

**g**

□ **Abb. 6.6** (Fortsetzung)

ergüsse sowie sensorineurale Hörstörungen in einem Teil der Fälle. Bei solchen Kindern ist es mitunter schwierig, zu einer abschließenden Diagnose zu gelangen, da die Schallleitungskomponenten häufig Fluktuationen unterworfen sind. Komplizierend bei dem hier vorgestellten Kind kommt hinzu, dass es sich um ein ehemaliges Frühgeborenes der 34. Schwangerschaftswoche mit niedrigem Geburtsgewicht handelt. Zudem besteht eine Schilddrüsenfunktionsstörung, die hormonell substituiert wird. Im Säuglingsalter lief eine Meningitis ab, die u. a. mit einem Aminoglykosid (Gentamicin) i.v.-antibiotisch behandelt wurde. Schließlich bestehen Gehörgangsstenosen. Es liegt damit eine Reihe von Risikofaktoren sowohl für eine sensorineurale als auch für eine Schallleitungsstörung vor. Solchen Kindern gerecht zu werden, deren kognitive und sprachliche Entwicklung ohnehin beeinträchtig ist, bedarf einer sorgfältigen Hördiagnostik, bei der insbesondere das Repertoire der objektiven Methode ausgeschöpft und korrekt interpretiert werden muss.

> Erhöhte Reaktionsschwellen in der subjektiven Audiometrie sind bei Kindern mit geistiger Behinderung schwer zu interpretieren, da ihre Auffälligkeit sowohl der Hörstörung als auch der geistigen Behinderung oder auch beidem geschuldet sein kann. Hier können nur in regelmäßigen Abständen wiederholte objektive audiometrische Messungen, vor allem durch Kombination aus Impedanzaudiometrie, OAE- (um in Phasen guter Mittelohr-Belüftung den Haarzellschaden zu objektivieren) und FAEP-Ableitungen, den aktuellen Hörstatus bestimmen, verbunden mit Elternbefragungen und der sorgfältigen Beobachtung des Nutzens von einer Versorgung mit Hörhilfen.

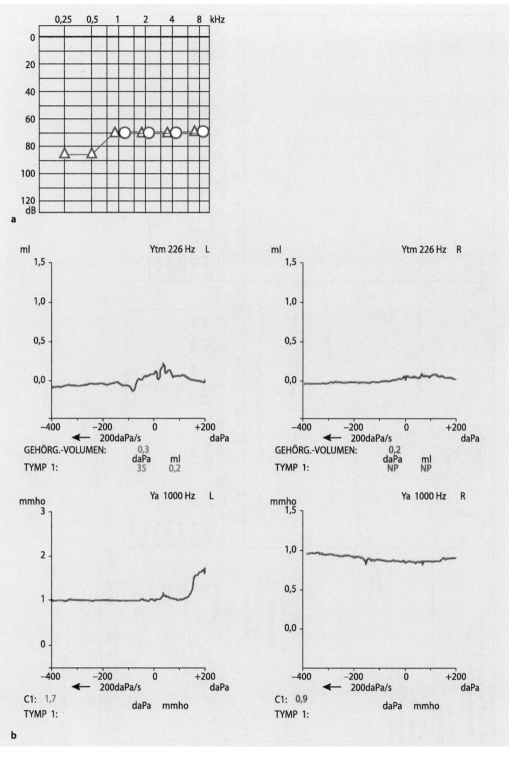

**a**

**b**

◻ Abb. 6.7 a,b

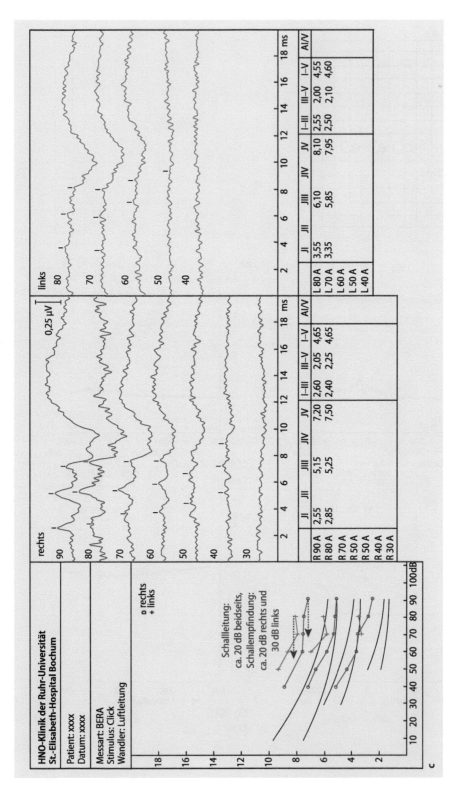

**HNO-Klinik der Ruhr-Universität**
**St.-Elisabeth-Hospital Bochum**

Patient: xxxx
Datum: xxxx

Messart: BERA
Stimulus: Click
Wandler: Luftleitung

o rechts
+ links

Schallleitung:
ca. 20 dB beidseits,
Schallempfindung:
ca. 20 dB rechts und
30 dB links

rechts

90

80

70

60

50

40

30

links

80

70

60

50

40

0,25 µV

| | JI | JII | JIII | JIV | JV | I-III | III-V | I-V | AI/V |
|---|---|---|---|---|---|---|---|---|---|
| R 90 A | 2,55 | | 5,15 | | 7,20 | 2,60 | 2,05 | 4,65 | |
| R 80 A | 2,85 | | 5,25 | | 7,50 | 2,40 | 2,25 | 4,65 | |
| R 70 A | | | | | | | | | |
| R 50 A | | | | | | | | | |
| R 50 A | | | | | | | | | |
| R 40 A | | | | | | | | | |
| R 30 A | | | | | | | | | |

| | JI | JII | JIII | JIV | JV | I-III | III-V | I-V | AI/V |
|---|---|---|---|---|---|---|---|---|---|
| L 80 A | 3,55 | | 6,10 | | 8,10 | 2,55 | 2,00 | 4,55 | |
| L 70 A | 3,35 | | 5,85 | | 7,95 | 2,50 | 2,10 | 4,60 | |
| L 60 A | | | | | | | | | |
| L 50 A | | | | | | | | | |
| L 40 A | | | | | | | | | |

□ **Abb. 6.7** (Fortsetzung)

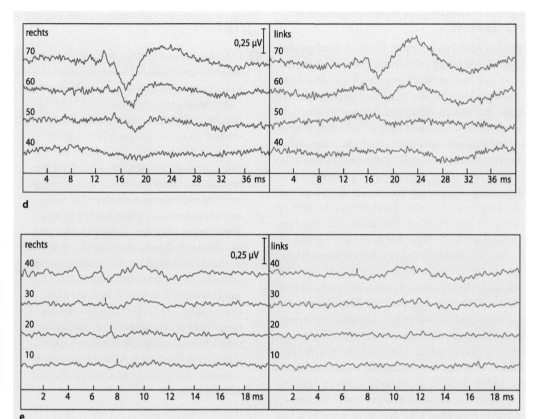

■ **Abb. 6.7** Pädaudiologische Diagnostik eines 10 Monate alten Jungen mit kombinierter Hörstörung bei vorliegender Trisomie 21. **a)** deutlich erhöhte Reaktionsschwellen in der Beobachtungsaudiometrie für Rauschen (Dreiecke) und Wobbeltöne (Kreise), insbesondere im Tieffrequenzbereich, hinweisend auf eine Schallleitungsstörung; **b)** flache Tympanogramme für 1.000 Hz beidseits und 226 Hz links; 226-Hz-Kurve rechts mit kleinem Gipfel (eventuell falsch unauffällig), Ergebnis schwer interpretierbar bei beidseits engen Gehörgängen; Parazentesen direkt vor der FAEP-Messung ergaben lufthaltige Pauken; TEOAE und DPOAE beidseits nicht nachweisbar (nicht dargestellt); **c)** FAEP für Luftleitung: Reizantwortschwelle mit Klick-Reizen rechts bei 40 dB nHL, links bei 50 dB nHL; die stark verlängerten Latenzen aller Wellen und die Rechtsverschiebung der Pegel-Latenz-Kennlinie für Welle JV sowie die nur leicht verlängerten Interpeaklatenzen $t_V$-$t_I$ belegen eine Schallleitungskomponente der Hörstörung von ca. 20 dB; eine Vertikalverschiebung bei leicht verlängerten Interpeaklatenzen, die links flach verlaufende Pegel-Latenz-Kennlinien und die links auffällige Potenzialmorphologie weisen den Schallempfindungsanteil und eine noch unreife Hörbahn aus; **d)** Reizantwortschwelle für den *Low-Chirp*-Stimulus (100 bis 800 Hz) bei 40 dB nHL rechts und bei 50 dB nHL links; **e)** FAEP mit Klick-Reizen für Knochenleitung: Reizantwortschwelle rechts bei 20 dB nHL, links bei 30 dB nHL mit kleinen Amplituden; damit geringgradiger sensorineuraler Anteil der Hörstörung. Aufgrund der lufthaltigen Pauken könnte die bei der FAEP-Registrierung nachweisbare Schallleitungskomponente auf die engen Gehörgänge zurückgeführt werden; da aber Einsteckhörer verwendet wurden, ist die Verursachung durch nach den Parazentesen in die Mittelohren nachgelaufenes Blut wahrscheinlicher.

## AEP-Messungen bei vorangegangener Parazentese

Werden AEP-Messungen in Narkose durchgeführt, gehen ihnen häufig Parazentesen voraus, oft kombiniert mit Paukenröhrcheneinlagen zur Mittelohrdrainage. Meist ist die Sanierung der Mittelohren sogar der Grund dafür, die elektrophysiologische Messung in Narkose und nicht in Sedierung bzw. im natürlichen oder medikamenteninduzierten Schlaf durchzuführen. Bei sorgfältig durchgeführten, möglichst wenig traumatisierenden Parazentesen, bei denen Ergussbildungen vollständig abgesaugt werden können und es nicht zu Blutungen kommt, ist dies auch kein Problem. Oft lassen sich allerdings Blutungen oder ein Sekretnachlauf nicht verhindern.

Ist die Durchführung der objektiven Audiometrie im OP nur nach der Mittelohrsanierung möglich, sollte der Operateur so schonend und atraumatisch wie möglich vorgehen, um Blutungen in den Gehörgang oder das geöffnete Mittelohr zu vermeiden. Sofern der Operateur angibt, dass es zu einer Blutung gekommen ist oder dass viel Sekret abgesaugt wurde und der Gehörgang erkennbar feucht ist, sollten keine Einsteckhörer sondern Schalenkopfhörer benutzt werden. Dies muss dokumentiert werden (► Abschn. 2.3.2 und ► Abschn. 8.7). Um eine Verfälschung ganz sicher auszuschließen, müssen Mittelohreingriff und FAEP-Messung zeitlich getrennt werden, oder eine Knochenleitungs-BERA muss der Parazentese vorangehen.

Häufiger finden sich bei Parazentesen lufthaltige Pauken bei zuvor flachen Tympanogrammkurven. Diese Diskrepanz kann mehrere Ursachen haben: (1) wenige Tage Zeitunterschied zwischen Messung und Operation genügen für die Wiederbelüftung eines Mittelohrs, (2) auch ein Teilerguss erzeugt u. U. bereits eine flache Kurve, (3) die größte Fehlerquelle sind wahrscheinlich Narkosegase, die Flüssigkeit im Mittelohr verdrängen und das Mittelohr belüftet erscheinen lassen können. Dies führt leider häufiger dazu, dass Kinder mit chronisch rezidivierenden Paukenergüssen intraoperativ nur eine Parazentese erhalten und die eigentlich notwendige Paukenröhrcheneinlage unterlassen wird (Wiesner 2014, persönliche Mitteilung). Auch muss eine flache Tympanometriekurve nicht unbedingt einen Paukenerguss bedeuten; bei anatomisch engen Verhältnissen könnte sie durchaus durch eine Messung gegen die Gehörgangswand begründet sein (◘ Abb. 6.7b).

> FAEP-Messungen können durch vorherige Eingriffe am Mittelohr beeinflusst werden. Da Parazentesen und das Legen von Paukendrainagen häufig mit anschließenden FAEP-Ableitungen in gleicher Narkose kombiniert werden, ist die Gefahr einer unkorrekten Messung durch nachlaufendes Blut oder Sekret im Auge zu behalten. Auch führt die Parazentese selbst durch eine Veränderung der Schwingungseigenschaften des Trommelfells besonders tieffrequent zu leichten Schwellenerhöhungen. Zusätzlich können die Absauggeräusche mit Schalldruckpegeln von mehr als 130 dB SPL zu vorübergehenden Schwellenverschiebungen führen. Eine Lösung kann darin bestehen, dass vor jeglichem operativen Eingriff eine Knochenleitungs-FAEP durchgeführt wird, damit eine mögliche sensorineurale Schwerhörigkeit unter Umgehung der Schallleitungsstörung unbeeinflusst ermittelt bzw. ausgeschlossen werden kann.

Obwohl der erfahrene Beurteiler auch an den FAEP-Luftleitungskurven ablesen kann, ob eine Schallleitungsstörung vorliegt, sind für deren exakte Quantifizierung Knochenleitungsmessungen segensreich. Sofern ohnehin eine permanente Schallleitungsstörung besteht, oder gar eine kombinierte Hörstörung, wird es sehr schwierig, die einzelnen Komponenten des Schallleitungsanteils – z. B. passager durch Paukenerguss und permanent durch Verklebungen/Verwachsungen der Ossikel – auseinander zu halten. Dies gibt dem Beurteiler insbesondere dann Rätsel auf, wenn eine Seitendiskrepanz zu erkennen ist, die vorher nicht oder nicht genau auszumachen war. Hier hilft nur, die Grundsätze der Pädaudiologie zu befolgen, nämlich eine Diagnose nur aus dem Verlauf einer Hörstörung abzuleiten (*dynamic assessment*) und wiederholte FAEP-Messungen durchzuführen. Beispielsweise könnte sich eine FAEP-Untersuchung einige Wochen später in Sedierung anschließen, wenn das Mittelohr sicher belüftet ist. In der Zwischenzeit gilt für den Pädakustiker, die FAEP-Ergebnisse – wie übrigens immer – lediglich als wichtigen Anhaltspunkt für die Hörgeräteversorgung zu betrachten und sich der durch sie ermittelten Hörschwelle vorsichtig von »unten« zu nähern, im Sinne einer gleitenden Anpassung und unter Zuhilfenahme der Beobachtungen der Hörreaktionen des Kindes durch Eltern und Frühförderer.

Eindrucksvoll weist auch ◻ Abb. 6.8 auf die beschriebene Problematik hin. Hier persistierte eine linksseitige Schallleitungsstörung zunächst nach beidseitigen Parazentesen und Paukendrainagen. Rechts lag in einer anschließenden FAEP-Messung die Reizantwortschwelle mit Klick-Reizen bei < 10 dB HL, links bei 50 dB nHL. Mikroskopisch fand sich Sekret im linken äußeren Gehörgang. Nach Absaugen und erneuter FAEP-Messung war nun die Reizantwortschwelle auch links geringer als 10 dB nHL.

> AEP-Messungen, die nach Parazentesen oder der Einlage von Paukenröhrchen durchgeführt werden, müssen besonders sorgfältig interpretiert werden, insbesondere, wenn sich die Befunde seitendiskrepant darstellen. In Zweifelsfällen sollten zusätzlich zu Klick-evozierten Luftleitungsmessungen auch Ableitungen mit tieffrequenten Chirp-Stimuli und Knochenleitungsmessungen durchgeführt werden. Bei Sekret im Gehörgang muss der Operateur das Ohr nochmals unter mikroskopischer Sicht absaugen und ggf. eine Blutstillung durchführen. Der Wandler muss auf die Kontamination mit Blut oder Sekret überprüft werden. Bei feuchten Gehörgängen sollten keine Einsteckhörer sondern Schalenkopfhörer verwendet werden. Dies muss dokumentiert werden. Im Zweifelsfall müssen die FAEP-Messungen zu einem späteren Zeitpunkt wiederholt werden, um permanente von passageren Hörstörungsanteilen zu trennen.

## Akute und chronische Otitis media

Akute Mittelohrentzündungen oder Mastoiditiden gehen nur vorübergehend mit Schallleitungsstörungen einher. Allerdings kann eine akute Otitis media als Komplikation eine Labyrinthitis mit sich bringen und dort insbesondere durch infekttoxische Abbauprodukte zu einer Schallempfindungsstörung führen, meist im Hochtonbereich. Die chronische Mittelohrentzündung (chronische mesotympanale Otitis media) führt mitunter zu einer Mitbeteiligung der Ossikelkette bis hin zur Kettenunterbrechung. In diesem Falle würde eine mittel- oder hochgradige Schallleitungsstörung bestehen. Auch die chronische Knocheneiterung (Cholesteatom) ist insbesondere bei Zerstörung der Ossikelkette durch eine Schallleitungsstörung gekennzeichnet. Im fortgeschrittenen Stadium kann sie durch eine Innenohrbeteiligung zur Ertaubung führen.

Das Prozedere in der objektiven Diagnostik der mit einer chronischen Otitis media einhergehenden Schallleitungs- und eventuell Schallempfindungsstörung orientiert sich an der in ▶ Abschn. 6.2.1 dargestellten Vorgehensweise unter Einsatz von Tympanometrie, TEOAE und DPOAE, Klick-evozierten Luftleitungs-FAEP, frequenzspezifischen Verfahren und im Bedarfsfall Knochenleitungs-FAEP.

### Kindliche Otosklerose

Die Otosklerose ist eine Stoffwechselstörung, die gelegentlich auch im Kindesalter vorkommt und mit Knochenab- und -umbauprozessen im Felsenbein einhergeht. Diese betreffen vorzugsweise die Nische des ovalen Fensters und führen oftmals zu einer knöchernen Fixierung des Steigbügels. Dabei tritt eine allmählich fortschreitende Schallleitungsstörung ein, erst einseitig, dann beidseitig, die bis zu ca. 60 dB betragen kann. Die Diagnose ergibt sich hauptsächlich aus der Zusammenschau einer unauffälligen Tympanometrie-Kurve Typ A nach Jerger – oftmals ist jedoch die Kompliance reduziert, allerdings bei normalem Mittelohrdruck – und einer Schallleitungsstörung im Vergleich von Knochen- und Luftleitungsschwelle in der Tonschwellen- oder Verhaltensaudiometrie oder mittels frequenzspezifischer FAEP-Messung. Diese Schallleitungskomponente findet sich bei der beginnenden Otosklerose aufgrund der zunehmenden Steifigkeit des schwingenden Systems besonders im tieffrequenten Bereich. Häufig ist auch eine Knochenleitungssenke im mittleren Frequenzbereich zu beobachten (Carhart-Senke) (Lehnhardt u. Laszig 2001).

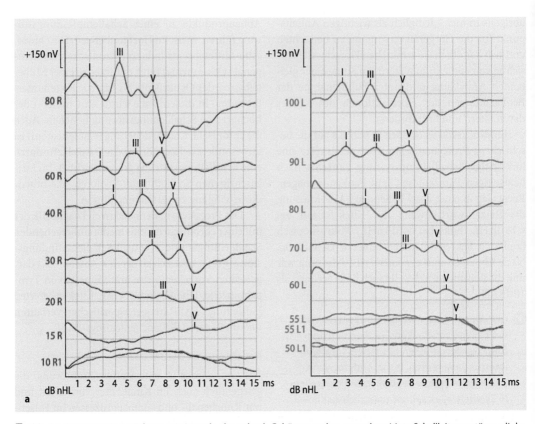

a

**Abb. 6.8** Postoperativ zunächst persistierende, dann durch Gehörgangsabsaugung beseitigte Schallleitungsstörung links bei Zustand nach Beseitigung von Paukenergüssen beidseits mittels Parazentesen und Paukendrainagen bei einem 19 Monate alten Jungen. **a)** Rechts ergab sich aus den FAEP mit Klick-Reizen direkt nach den Parazentesen eine Reizantwortschwelle bei < 10 dB HL, links bei 50 dB nHL. **b)** Absolute Latenzen ($t_{III}$ und $t_V$ rechts sowie $t_I$, $t_{III}$ und $t_V$ links) verlängert; Interpeaklatenzen $t_{III}$-$t_I$ sowie $t_V$-$t_I$ beidseits verlängert; Amplituden und Synchronisation der FAEP im Normbereich; damit Hinweis auf Reifungsverzögerung auf der Hirnstammebene beidseits; **c)** Eine Ohrmikroskopie zeigte den linken äußeren Gehörgang mit Sekret gefüllt. Nach Absaugen und erneuter FAEP-Messung fand sich nunmehr die Reizantwortschwelle links bei < 10 dB HL und **d)** die Latenz der Welle $J_I$ normalisierte sich.

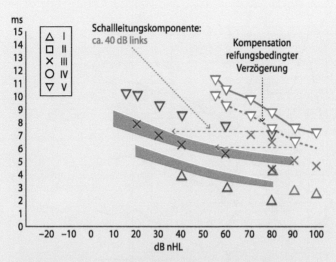

Latenzen (ms)

| Kurve | I | II | III | IV | V | I–III | III–V | I–V |
|---|---|---|---|---|---|---|---|---|
| 100 L | 2,40 | | 4,60 | | 7,13 | 2,20 | 2,53 | 4,73 |
| 90 L | 2,67 | | 5,07 | | 7,60 | 2,40 | 2,53 | 4,93 |
| 80 R | 2,00 | | 4,37 | | 7,00 | 2,37 | 2,63 | 5,00 |
| 80 L | 4,20 | | 6,63 | | 8,80 | 2,43 | 2,17 | 4,60 |
| 70 L | | | 7,17 | | 9,77 | | 2,60 | |
| 60 R | 2,90 | | 5,67 | | 7,67 | 2,77 | 2,00 | 4,77 |
| 60 L | | | | | 10,43 | | | |
| 55 L | | | | | | | | |
| 55 L1 | | | | | 11,27 | | | |
| 50 L1 | | | | | | | | |
| 40 R | 3,87 | | 6,13 | | 8,57 | 2,27 | 2,43 | 4,70 |
| 30 R | | | 6,93 | | 9,17 | | 2,23 | |
| 20 R | | | 7,77 | | 10,13 | | 2,37 | |
| 15 R | | | | | 10,23 | | | |
| 10 R | | | | | | | | |
| 10 R1 | | | | | | | | |

b

◻ **Abb. 6.8** (Fortsetzung)

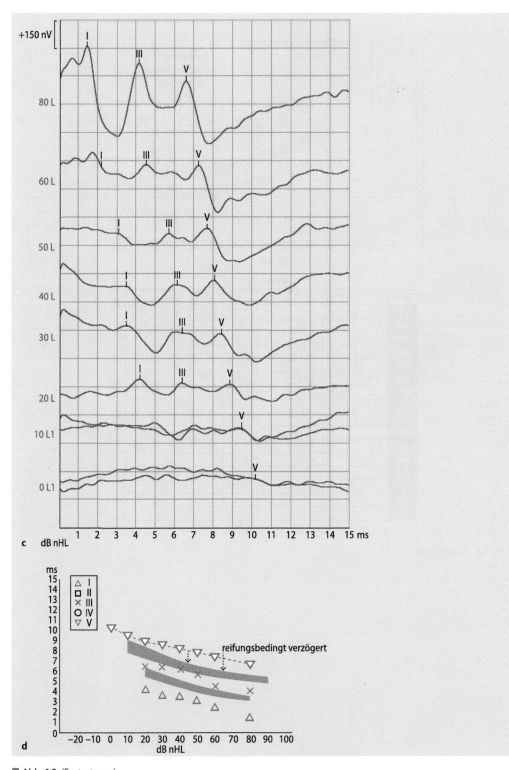

c   dB nHL

d

■ **Abb. 6.8** (Fortsetzung)

## 6.3 Innenohrbedingte Hörstörungen

### 6.3.1 Allgemeines zur Diagnostik

Frühkindliche Hörstörungen treten in einer Phase auf, in der das Zentralnervensystem noch nicht ausgereift ist und ein hohes Maß an neuronaler Plastizität besteht. Dies unterstreicht einerseits die große Bedeutung der Früherkennung zur Vermeidung von Deprivationsfolgen, andererseits die großen Möglichkeiten der Therapie und (Re-)Habilitation in dieser frühen Phase. Zu Ursachen, Epidemiologie und Pathogenese innenohrbedingter Schwerhörigkeiten (Schallempfindungsschwerhörigkeiten, SESH) wird auf ▸ Abschn. 6.1, zu Früherkennung und Diagnostik auf ▸ Kap. 8 verwiesen.

Jede behandlungsbedürftige Hörstörung im Kindesalter muss durch eine objektive Diagnostik gesichert sein. Wichtigstes Instrument zur Bestimmung der Erregungsschwellen und Abschätzung der abgeleiteten Hörschwellen sowie zur Differenzialdiagnose ist die Messung von AEP, insbesondere von FAEP, unter Einschluss frequenzspezifischer Verfahren, wie z. B. Chirp-BERA oder ASSR. Weiterhin liefern Impedanzaudiometrie, OAE-Messungen und die Ergebnisse der subjektiven Audiometrie wichtige Informationen für die Diagnosestellung einer SESH. Letztere umfasst die Gewinnung von Hörreaktionsschwellen und – sofern bereits möglich – die vergleichende Bewertung ton- oder verhaltensaudiometrisch gewonnener Luftleitungs- und Knochenleitungsschwellen sowie die Sprachaudiometrie in Ruhe und im Störschall. Die Diagnostik dient weiterhin der Quantifizierung der Hörstörung und ihrer Abgrenzung von Schallleitungsstörungen und neuralen bzw. zentralen Hörstörungen. ECochG-Ableitungen können bei spezieller Indikationsstellung zur näheren Charakterisierung sensorischer und neuraler Funktionsstörungen sowie zur Bestimmung der präzisen Erregungsschwellen eingesetzt werden (▸ Abschn. 5.1).

Objektive Verfahren sind umso wichtiger, je jünger ein Kind ist, denn getrenntohrige Luft- und Knochenleitungsmessungen, nötigenfalls mit Vertäubung, lassen sich erst im Alter von etwa vier Jahren zuverlässig durchführen. Da sich die Diagnostik kindlicher Hörstörungen aber in zunehmend jüngere Altersbereiche verlegt, spielt die objektive audiometrische Verifikation eines Hörverlusts eine immer gewichtigere Rolle. Auch bei wechselnden oder unsicheren Angaben und unkooperativen Kindern ist sie unabdingbar.

Registrierungen von TEOAE und DPOAE sind die am häufigsten eingesetzten Methoden, um die Funktionstüchtigkeit der OHC zu überprüfen (▸ Abschn. 2.3.2, ▸ Abschn. 4.1 und ▸ Abschn. 4.2). Während TEOAE ab einem Hörverlust von ca. 30 dB HL in einem Frequenzbereich von 1 bis 4 kHz nicht mehr nachweisbar sind (bei Säuglingen mitunter auch bei Hörverlusten ab 40 dB, bei Schallleitungsstörungen manchmal bereits ab 20 dB nicht), fallen DPOAE erst bei einem Hörschwellenanstieg von 40–50 dB und mehr aus. Somit lässt der Einsatz beider Methoden eine semiquantitative Aussage zum Ausmaß des Hörverlusts zu (Hoth u. Neumann 2006). So kann, wenn sich keine TEOAE aber DPOAE ableiten lassen, der Verdacht geäußert werden, dass der Hörverlust zwischen 30 und 40–50 dB liegen muss. Auch lässt sich am Emissionsmuster der Frequenzbereich der Hörstörung ablesen. Die Bewertung von DPOAE-Wachstumsfunktionen ermöglicht zudem eine objektive Hörschwellenabschätzung (Boege u. Janssen 2002).

Eine weitere grobe Hörschwellenabschätzung lässt sich mithilfe der Stapediusreflexmessung vornehmen (▸ Abschn. 3.3.2). Sicher nachweisbare Reflexkontraktionen weisen darauf hin, dass eine mittel- bis hochgradige SES ausgeschlossen werden kann und dass zudem der Reflexbogen über den unteren Hirnstamm unter Beteiligung des Hör- und Gesichtsnervs intakt ist (▸ Abschn. 2.1.4).

In den letzten Jahren hat sich die AEP-Technik für das Kindesalter durch die Optimierung frequenzspezifischer Stimuli und eine verbesserte Signalstatistik rasant entwickelt, so dass eine Erregungsschwelle und ein daraus abgeleitetes Audiogramm heute relativ schnell, frequenzspezifisch und reliabel auch im tieffrequenten Bereich unterhalb von 1 kHz gewonnen werden können (▸ Abschn. 5.2 und ▸ Abschn. 5.6). Damit ist die AEP-Messung das sicherste und am häufigsten eingesetzte Verfahren im Kindesalter zur Bestimmung der Schwelle für die Auslösung einer Hörempfindung. Sie kann im natürlichen oder Melatonin-induzierten Schlaf, in Tiefensedierung mit Midazolam (z. B.

Dormicum®) oder Chloralhydrat bzw. in Vollnarkose und nur bei älteren kooperativen Kindern ab etwa dem 3. bis 4. Lebensjahr auch am ruhigen wachen Kind durchgeführt werden. Bei einfühlsamer Behandlung lassen sich AEP-Ableitungen bei Freifeldstimulation oder Verwendung von Einsteckhörern sowie Filmen zur Ablenkung (Video-Sedierung) bereits im 1. Lebensjahr vornehmen.

Ebenso wie Schallleitungsstörungen weisen auch sensorische Hörstörungen typische Pegel-Latenz-Kennlinienverläufe der FAEP auf. Die wichtigsten aus dem pegelabhängigen Latenzverhalten der FAEP ablesbaren Informationen sind in ▶ Abschn. 5.2.3 beschrieben. Zu beachten ist, dass die von Erwachsenen bekannten Latenzzeiten (▶ Abb. 5.22) bei normalhörigen Kindern reifungsbedingt erst im Alter von 18 bis 24 Monaten erreicht werden. Eine Schallempfindungsstörung macht sich, wenn die Hörminderung mit einem Recruitment verbunden ist, daran kenntlich, dass eine bei kleinen Pegeln zunächst steiler verlaufende Kennlinie für hohe Pegel in die Normkurve einmündet (Hoth 1987; s. auch ▶ Abschn. 5.2.3). Da aber nicht jede Innenohrhörstörung mit Recruitment verbunden ist, verlaufen die Latenzkennlinie häufig, aber nicht immer einmündend. Sensorische Hörstörungen gehen, anders als Schallleitungsstörungen, nicht mit einer physikalischen Abschwächung des Reizes einher, weshalb die Latenzzeiten nicht zwingend verlängert sein müssen (ein ausgereiftes Hörsystem vorausgesetzt). Bestimmend für die Latenzen sind die mit der Verarbeitung des Reizes im Innenohr verbundenen Prozesse. Bei Tieftonverlusten kann die Latenzdifferenz $t_V$-$t_I$ wegen des Fehlens der langsamen Komponenten (von denen das Potenzial $J_V$ mehr als $J_I$ gespeist wird) verkürzt sein. Auch bei einem Hochtonhörverlust, bei dem nur noch die tiefen Frequenzen zur Potenzialgenerierung beteiligt sind, verkürzt sich die Latenzdifferenz $t_V$-$t_I$ (weil das Fehlen der schnellen Komponenten die Latenz $t_I$ mehr als $t_V$ verlängert).

Die Abgrenzung innenohrbedingter Hörverluste von neuralen (retrocochleären) Hörstörungen, die mitunter auch ohne erhöhte Hörschwelle auftreten können, gelingt durch Erkennung pathologischer Musterveränderungen, bei denen oftmals die Latenz der Welle $J_I$ normal oder wenig, die der Welle $J_V$ jedoch deutlich verlängert ist. Damit ist bei neuralen Hörstörungen auch die Latenzdifferenz $t_V$-$t_I$ verlängert, was die Latenzkennlinie $t_V$(L) vertikal bzw. parallel nach oben verschiebt. Allerdings hat man es bei innenohrbedingten frühkindlichen Hörstörungen überwiegend mit im wörtlichen Sinne sensorineuralen Hörverlusten zu tun, da einerseits primär eine Funktionsstörung des Innenohres vorliegt, andererseits eine Latenzverzögerung durch die nicht ausgereiften und in ihrer Reifung behinderten neuralen Strukturen der Hörbahn. Somit finden sich oft leicht erhöhte (Absolut-)Latenzen und Interpeaklatenzen bei unversorgten bzw. neu diagnostizierten kindlichen sensorineuralen Hörstörungen.

Eine Schallleitungsschwerhörigkeit hingegen ist an einer Verlängerung der Latenz der Welle $J_I$ und damit der Absolutlatenzen aller Wellen ablesbar, also einer horizontalen (Parallel-)Verschiebung der Kennlinie zu höheren Pegeln hin, wobei der Interpeak-Abstand zwischen den Wellen i. d. R. regelrecht ist. Besteht der Schallleitungshörverlust allerdings von frühester Kindheit an, so kommen als Deprivationsfolge meist moderat verlängerte Interpeaklatenzen hinzu, die die Unreife der neuronalen Schaltzentren und Leitungsbahnen anzeigen (▶ Abschn. 6.2). Auch sollten – mindestens in unklaren Fällen – Knochenleitungsmessungen durchgeführt werden. Diese sind allerdings bei höhergradigen sensorischen Hörverlusten ab etwa 50 dB nHL nicht mehr durchführbar. Insbesondere bei Säuglingen mit gering erhöhten Luftleitungsschwellen um 20 bis 30 dB sind Knochenleitungsmessungen aber sinnvoll, um sicher Schallleitungsstörungen abzugrenzen, vor allem wenn Welle $J_I$ nicht klar zu erkennen ist.

❯ Die Zusammenschau der AEP-Schwellen für Luft- und gegebenenfalls Knochenleitung und ihrer Frequenzverläufe, der Pegel-Latenz-Kennlinien und der Potenzialmorphologie liefern die entscheidenden Bausteine für die sichere Diagnose einer kindlichen Hörstörung, sofern die Ergebnisse angemessen interpretiert werden. Die subjektive Bewertung der objektiven Ergebnisse birgt jedoch ein hohes Potenzial für Fehlinterpretationen oder Nichterkennen der in ihnen enthaltenen Information. In der täglichen Praxis wird vor allem die aus den Pegel-Latenz-Kennlinien stammende, immens hilfreiche Information, die einen erfahrenen Auswerter erfordert, leider aus Zeit- und Kenntnisgründen viel zu häufig ignoriert. Um sie zu nutzen, müssen Kennlinien aus vier, mindestens jedoch drei Pegelwerten bestimmt werden. Wie sinnvoll die Einbeziehung dieser Information in die pädaudiologische Diagnostik ist, zeigen die Fallbeispiele dieses Kapitels.

Die sicherste Methode zur objektiven Prüfung des Innenohres ist die Elektrocochleografie (ECochG), mit der die sehr frühen AEPs (sFAEP) bei speziellen Indikationsstellungen wie AS/AN oder zur Diagnostik vor CI-Versorgung gemessen werden (► Abschn. 5.1). Die Reizantwortschwellen Klick-evozierter CAP korrelieren im Frequenzbereich von 1 bis 4 kHz hoch mit den tonaudiometrisch ermittelten Hörschwellen. Frequenzspezifische, durch Ton-Bursts evozierte CAP sind bei Frequenzen ab 1 kHz bis nahe an die subjektive Hörschwelle ableitbar. Da allerdings bei tieferen Frequenzen die Genauigkeit abnimmt, sind hier sinnvoller frequenzspezifische AEP mit Fernfeldableitungen wie ASSR und Chirp-evozierte FAEP anzuwenden. Daneben können Auffälligkeiten in Latenzen, Amplituden und Potenzialmorphologie von SP und CAP und ihr überschwelliges Verhalten zur Differenzialdiagnose von Innenohrschwerhörigkeiten herangezogen werden. Beispielsweise ist über die Steigung der CAP-Amplitude ein Recruitment ablesbar, und über das Amplitudenverhältnis von SP und CAP lassen sich prä-und postsynaptische Veränderungen objektivieren. Die ECochG bestätigt und komplettiert die im Fernfeld abgeleiteten AEP.

Die ECochG muss bei Säuglingen und Kindern in Vollnarkose durchgeführt werden. In gleicher Sitzung können zudem elektrisch evozierte Potenziale abgeleitet werden, indem dieselbe Nadelelektrode zur Stimulation am Promontorium oder in der Nische des runden Fensters verwendet wird. Die ECochG wird besonders dann eingesetzt, wenn subjektive audiometrische Ergebnisse und eventuell vorhandene AEP auf eine hochgradige Schwerhörigkeit oder Surditas mindestens eines Ohres hinweisen und die Indikation zu einer Cochlea-Implantat(CI)-Versorgung sowie der Wahl des für eine Erstversorgung am besten geeigneten Ohres

geklärt werden soll. In der präoperativen Diagnostik dient sie vor allem zur frequenzspezifischen Bestimmung des Resthörvermögens und zur Prüfung der Funktionstüchtigkeit des Hörnervs. Besonders sinnvoll ist sie zur differenzialdiagnostischen Abgrenzung einer Innenohrschwerhörigkeit von einer auditorischen Synaptopathie/Neuropathie (AS/AN) – vor allem, wenn trotz Hörgeräteversorgung keine altersgerechte Sprachentwicklung in Gang kommt. Hier lässt sie auch Aussagen zum prognostizierten Erfolg einer CI-Versorgung zu.

Sollte eine Hörstörung so hochgradig sein, dass eine CI-Versorgung notwendig wird, liefert die bildgebende Diagnostik, speziell die hochauflösende Computertomografie und Magnetresonanztomografie der Felsenbeinregion, zusätzliche Information. Mit den radiologischen Untersuchungen lässt sich insbesondere klären, ob eine Fehlbildung von Cochlea oder Vestibularorgan besteht, ob der Hörnerv angelegt und von ausreichender Dicke ist und ob weitere anatomische Gegebenheiten, wie ein hochstehender Bulbus jugularis, ein abnorm verlaufender Fazialisnerv oder ein erweiterter Aquaeductus vestibuli mit der impliziten Gefahr eines intraoperativen Gusher-Syndroms, die Implantation erschweren.

Komplettiert wird die Diagnostik innenohrbedingter Hörstörungen durch die Impedanzaudiometrie (► Abschn. 3.3). Auch hier sollte die Komplianz-Bestimmung des Trommelfell-Ossikel-Apparates bei Säuglingen möglichst als Hochfrequenztympanometrie mit 678- oder 1.000-Hz-Ton durchgeführt werden sollte, da die Ergebnisse wegen des kleinen Gehörgangsvolumens reliabler sind als eine konventionelle Messung mit einem 226-Hz-Ton (► Kap. 3 sowie A ► Abschn. 8.7 und ► Abschn. 6.2).

> Die Elektrocochleografie lässt die sicherste Erregungsschwellenbestimmung und Funktionsprüfung sensorischer und neuraler Strukturen des Innenohres zu und ermöglicht die Differenzialdiagnose einer auditorischen Synaptopathie oder Neuropathie gegenüber einer Schallempfindungsstörung auf der Rezeptorebene. Die Registrierung von TEOAE und DPOAE ermöglicht nicht nur den Nachweis einer Funktionsstörung der OHC, sondern sie erlaubt auch eine semiquantitative

Abschätzung des Ausmaßes eines Hörverlusts. Die subjektive Verhaltens- oder Tonschwellenaudiometrie ergänzt die Diagnostik innenohrbedingter Hörstörungen ebenso wie die Impedanzaudiometrie, die im Säuglingsalter als Hochfrequenztympanometrie durchgeführt werden sollte.

Nachfolgend werden an Fallbeispielen die wichtigsten innenohrbedingten Hörbeeinträchtigungen im Kindesalter aufgeführt.

### 6.3.2 Wichtige Schallempfindungsschwerhörigkeiten im Kindesalter

#### Reifungsstörungen

In der Neugeborenen- und Säuglingsperiode bestehen öfter passagere Reifungsstörungen, die zunächst eine permanente Hörstörung vortäuschen können, da Reaktionen in der subjektiven Audiometrie oft verzögert sind oder ausbleiben und der Nachweis von AEP erschwert sein kann. Diese passageren Hörstörungen bilden sich in der Regel spontan zurück. Ob allerdings eine frühe Behandlung mit Hörgeräten hier stimulierend wirkt, kann nur vermutet werden. Bei 4,1 % aller Babys, die in einer hessischen Studie mit 17.500 Neugeborenen als hörgestört diagnostiziert wurden, normalisierte sich das Hörvermögen in den folgenden Monaten (Neumann et al. 2006).

Diagnostisch fallen in den AEP-Messungen leicht verlängerte absolute Latenzen der Wellen $J_{III}$ und $J_V$ und leicht bis moderat verlängerte Interpeaklatenzen auf, mitunter auch eine veränderte Potenzialmorphologie mit meist plumperen, unregelmäßigeren Potenzialkonturen und kleineren Signalamplituden (insbesondere der Welle $J_V$) als für das ausgereifte Hörsystem üblich (▶ Abschn. 5.2.3).

#### Hörbahnreifungsstörungen aufgrund sensorischer Hörstörungen

In ◪ Abb. 6.9 findet sich ein Beispiel für eine derartige Reifungsstörung.

◪ Abb. 6.10 zeigt das Beispiel eines 4-jährigen Mädchens mit einer beidseitigen geringgradigen SES mit breiter mediocochleärer Senke. Bei unsicheren Angaben in der Tonschwellenaudiometrie lassen sich frequenzspezifische Reizantwortschwellen sicher mit Chirp-Stimuli im Haupt-Sprachfrequenzen ableiten und bestätigen die subjektiven Angaben. Die Schwellenform ist nur durch frequenzspezifische FAEP bestimmbar.

#### Einseitige Taubheit

Das nächste Fallbeispiel (◪ Abb. 6.11) betrifft ein acht Monate altes Mädchen mit einer linksseitigen hochgradigen an Taubheit grenzenden SES bei rechtsseitiger Normakusis. Das Neugeborenen-Hörscreening wurde rechtsseitig bestanden, links nicht. In den FAEP- und ECochG-Ableitungen ließen sich der cochleäre Ursprung der Hörstörung belegen und problemlos die Seitendifferenz quantifizieren, was in der getrenntohrigen visuellen Verstärkungsaudiometrie wegen der Schwierigkeit einer Vertäubung in diesem jungen Alter noch nicht gelang. Für die FAEP-Messungen müssen hierbei die in ▶ Abschn. 2.3.2 dargestellten Vertäubungsregeln beachtet werden.

#### Beidseitige an Taubheit grenzende Hörstörungen, Hörrestigkeit und Taubheit

◪ Abb. 6.12 zeigt die Hörtestergebnisse eines Mädchens mit einer beidseitigen Hörrestigkeit, die erst im Alter von 3 Jahren und 8 Monaten entdeckt wurde. Beim älteren Bruder war eine hochgradige Schwerhörigkeit aufgrund einer Connexin-26-Mutation bekannt. Das Neugeborenen-Hörscreening hatte beidseits unauffällige Befunde geliefert. In der Folgezeit verlief die Hör-Sprach-Entwicklung des Kindes verzögert, was die Eltern beunruhigte und zu häufigen ärztlichen und therapeutischen Vorstellungen führte. Grund für die lange Verschleppung der Diagnosestellung waren mehrere fehlerhafte Interpretationen von FAEP-Kurven (◪ Abb. 6.12A, B). Hier wurden bei unzureichender Messqualität in einer Arztpraxis willkürliche Wellenbezeichnungen vorgenommen und selbst die damit erhaltene auffällige Pegel-Latenz-Kennlinie ignoriert. Erst eine pädaudiologische FAEP-Messung in Narkose führte zur Erhebung interpretierbarer Ergebnisse und einer korrekten Diagnose. Während in der Klick-evozierten FAEP-Messung für Luftleitung keine Potenziale abgeleitet werden konnten, wurden deutliche Hörreste im tieffrequenten Bereich bei

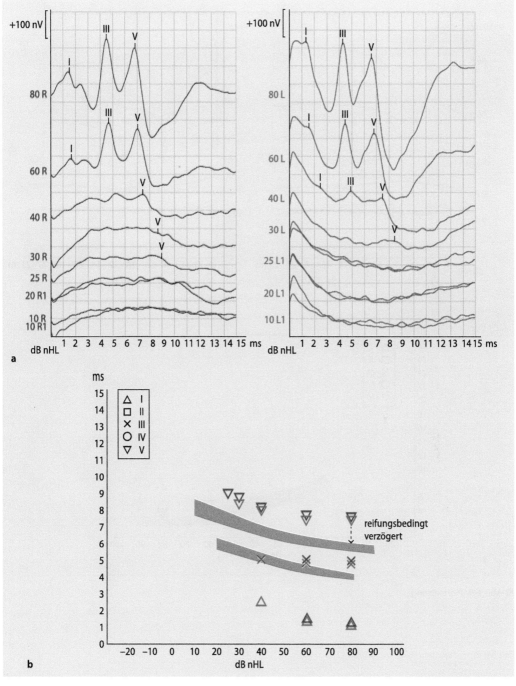

**Abb. 6.9** 11 Monate altes Kind mit Hörsystem-Reifungsverzögerung bei persistierenden Paukenergüssen, Zustand nach Parazentesen. **a)** und **b)** FAEP mit Klick-Stimuli (Bereich 2 bis 4 kHz): beidseits Potenziale ab 25 dB HL nachweisbar; absolute Latenzen der Wellen J$_{III}$ und J$_V$ verlängert; Interpeaklatenzen beidseits deutlich verlängert; Amplituden überschwellig mit Recruitment als Hinweis auf Innenohrschwerhörigkeit im Hochtonbereich; Hinweise auf deutliche Reifungsverzögerung auf Hirnstammebene beidseits; **c)** bis **d)** FAEP mit Chirp-Stimuli im 500-Hz-Bereich: beidseits Potenziale ab 20 dB HL nachweisbar (die kurze absolute Latenz der Welle JV resultiert aus der Kalibrierung der bandbegrenzten CE-Chirps im 500 Hz Bereich); **e)** ASSR: Hochtonschwerhörigkeit beidseits.

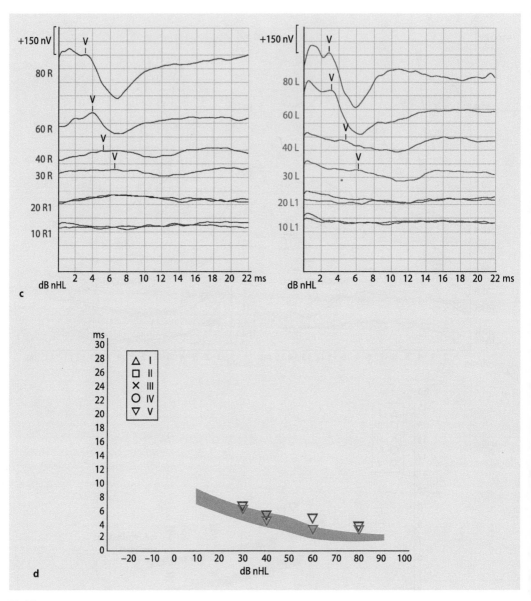

c

d

□ **Abb. 6.9** (Fortsetzung)

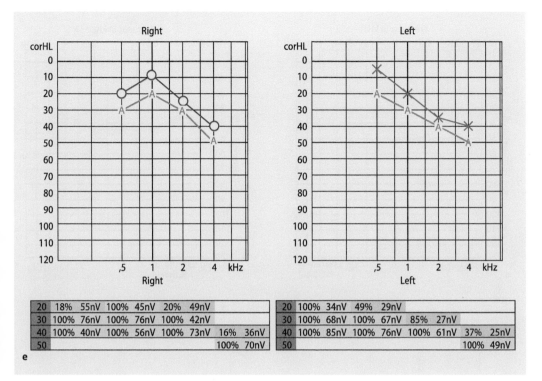

Right / Left

| 20 | 18% 55nV | 100% 45nV | 20% 49nV | |
|----|----------|-----------|----------|--------|
| 30 | 100% 76nV | 100% 76nV | 100% 42nV | |
| 40 | 100% 40nV | 100% 56nV | 100% 73nV | 16% 36nV |
| 50 | | | | 100% 70nV |

| 20 | 100% 34nV | 49% 29nV | | |
|----|-----------|----------|----------|--------|
| 30 | 100% 68nV | 100% 67nV | 85% 27nV | |
| 40 | 100% 85nV | 100% 76nV | 100% 61nV | 37% 25nV |
| 50 | | | | 100% 49nV |

e

◻ **Abb. 6.9** (Fortsetzung)

der Messung mit Chirp-Stimuli gesehen. Diese Hörreste erklären, dass eine marginale Sprachentwicklung durchlaufen wurde (das Mädchen, bei dem ebenfalls eine Connexin-26-Mutation nachgewiesen wurde, sprach 30 bis 40 schwer verständliche Einzelworte) und einige Hörreaktionen regelmäßig von den Eltern beobachtet wurden. Das belegt noch einmal die Notwendigkeit, in der pädaudiologischen Diagnostik frequenzspezifische AEP-Messungen hinzuzuziehen. Dieses Beispiel ist hier aufgeführt, um derartige Fälle künftig zu vermeiden. Auch belegt es, dass beim Vorliegen entsprechender Risikofaktoren ein unauffälliges Neugeborenen-Hörscreening keine Garantie dafür ist, dass keine progrediente Hörstörung in der späteren Kindesentwicklung auftritt.

### Progrediente Hörstörungen

In ◻ Abb. 6.13 ist das Beispiel einer progredienten sensorineuralen Hörstörung bei einem Mädchen dargestellt, bei dem bereits im Neugeborenen-Hörscreening und in Kontrolluntersuchungen beidseits

keine TEOAE und keine AABR (*automated auditory brainstem response*) bei 35 dB nHL nachweisbar waren. Eine im Alter von sechs Monaten durchgeführte FAEP-Messung ergab rechts eine Reizantwortschwelle bei 65 dB nHL und links fehlende Potenziale bis zur Messgrenze bei 100 dB nHL. Das Kind wurde beidseits mit Hörgeräten versorgt, die es nicht akzeptierte, auch rechtsseitig nicht. Aufgrund einer sozialen Problematik wurden Verlaufskontrollen, Anpasstermine und eine Hörfrühförderung nicht wahrgenommen. Im Alter von zwölf Monaten wurde das Mädchen mit einem CI auf dem linken Ohr versorgt. Auch nachfolgend wurde die Hörrehabilitation nur unregelmäßig besucht, und es kam weiterhin keine Sprachentwicklung in Gang. Die Entwicklungsdiagnostik wies ansonsten das Erreichen der kindlichen Entwicklungsziele im Normzeitraum auf. Wegen einer vermuteten Hörverschlechterung wurde im Alter von 2 1/2 Jahren eine weitere FAEP-Messung vorgenommen. Diese belegte nunmehr auch rechtsseitig eine komplette Taubheit, so dass nun auch das zweite Ohr mit einem CI

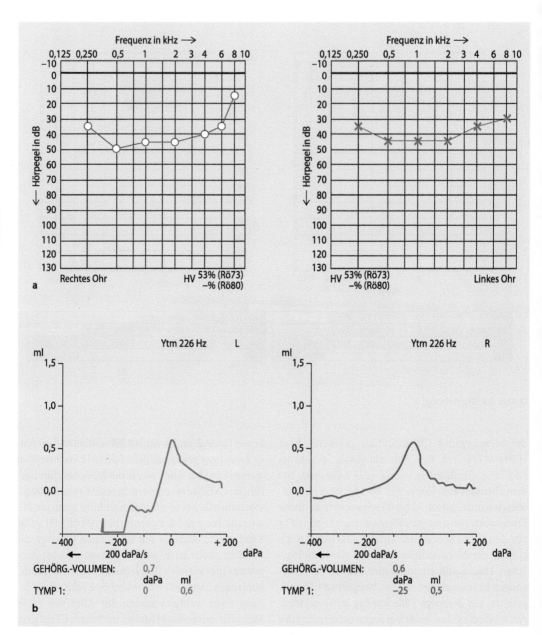

**◘ Abb. 6.10** Audiometrische Befunde eines 4-jährigen Mädchens mit beidseitiger geringgradiger SES. **a)** Luftleitungs-schwelle: SES mit breiter mediocochleärer Senke; **b)** normale Tympanometrie-Kurven; **c)** FAEP mit Klick-Reizen für Luftlei-tung: Reizantwortschwelle beidseits bei 35 dB nHL; normale Potenzialmorphologie, aber Recruitment-Phänomen, ablesbar an der Amplitudenreduktion der Welle $J_V$; normale Interpeak- und Absolutlatenzen mit typischer Kurve einer SES ohne Zei-chen einer Reifungsverzögerung der auditorischen Hirnstammstrukturen; **d)** FAEP mit Chirp-Reizen für Luftleitung: sichere Reizantwortschwellen bei 35 – 40 – 40 – 40 dB nHL (0,5, 1, 2, 4 kHz)

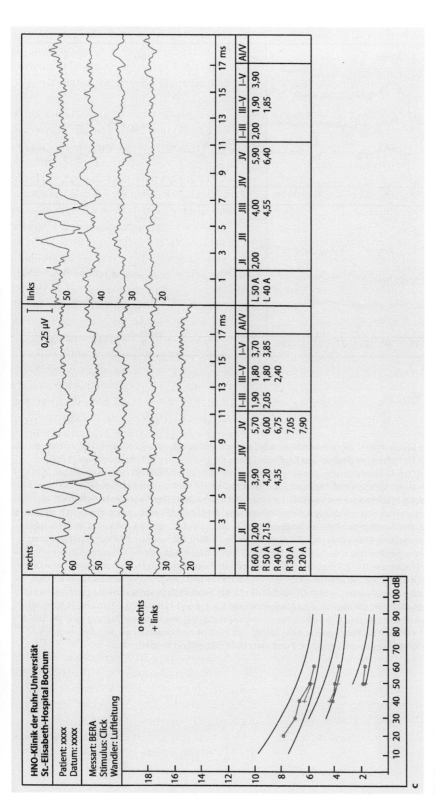

◻ Abb. 6.10 (Fortsetzung)

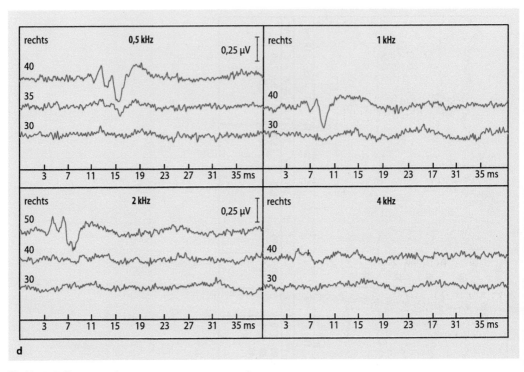

**d**

◻ **Abb. 6.10** (Fortsetzung)


◻ **Abb. 6.11** Linksseitige Schallempfindungsschwerhörigkeit bei einem 8 Monate alten Mädchen. **a)** Verhaltensaudiometrie mit unsicheren Schwellen für Luftleitung (Freifeld und Kopfhörer) sowie Knochenleitung; **b)** Tympanogramm (1.000 Hz): beidseits normale Kurven (Typ A); Stapediusreflexmessung: nicht durchführbar; **c)** TEOAE rechts nicht nachweisbar, links wegen starker Unruhe keine Messung möglich; **d)** FAEP und ECochG rechts: normal konfigurierte FAEP sowie SP/CAP-Komplex ab 10 dB HL bei Klick-Reizung in Vollnarkose nachweisbar; Latenzen und Interpeaklatenzen liegen im Normbereich; kein Hinweis auf eine Reifungs- oder Verarbeitungsstörung auf Hirnstammebene; **e)** FAEP und ECochG links: pathologisch veränderte FAEP mit schwachen und latenzverzögerten Potenzialkomponenten $J_{III}$ und $J_V$; Welle $J_I$ normal konfiguriert; Hinweis auf Reifungsstörung auf Hirnstammebene; Klick-evozierter SP/CAP-Komplex ab 70 dB HL nachweisbar; CAP mit normaler Latenz, guter Synchronisation und schwellennahem Recruitment; **f)** ECochG rechts: frequenzspezifische Erregungsschwellenbestimmung mit Ton-Bursts der Frequenzen 0,5, 1, 2 und 4 kHz mit alternierender Polarität (jeweils rechts) sowie getrennter Druck-(oben) und Sog-Reizung (jeweils links): bei alternierender Reizung können SP und CAP im Frequenzbereich von 0,5 und 1 kHz erst weit überschwellig nachgewiesen werden (70 und 60 dB HL); bei 2 und 4 kHz liegen die Erregungsschwellen bei 30 dB HL; die Erregungsschwellen der CM liegen für die Frequenzen von 0,5, 1, 2 und 4 kHz bei 70, 60, 40 und 30 dB HL; **g)** ECochG links: frequenzspezifische Erregungsschwellenbestimmung wie rechts: bei alternierender Reizung kann der SP/CAP-Komplex bei 0,5, 1, 2 und 4 kHz erst bei Reizpegeln von 90, 100, 90 und 90 dB HL nachgewiesen werden; die Erregungsschwellen der CM liegen für die Frequenzen von 0,5, 1, 2 und 4 kHz bei 70, 80, 90 und 80 dB HL.

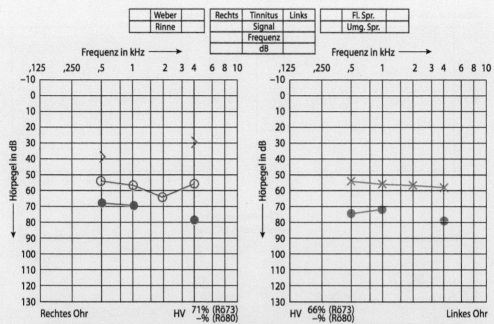

| | Weber | | | Rechts | Tinnitus | Links | | Fl. Spr. | |
|---|---|---|---|---|---|---|---|---|---|
| | Rinne | | | | Signal | | | Umg. Spr. | |
| | | | | | Frequenz | | | | |
| | | | | | dB | | | | |

Rechtes Ohr          HV  71% (Rö73)
                         –% (Rö80)

HV  66% (Rö73)
    –% (Rö80)          Linkes Ohr

FF/LL/KL Verhaltensaudio, Reaktionen unsicher, reproduzierbar, K. hat Hunger und fängt immer wieder an
zu weinen und lässt sich dann auch nicht beruhigen! Kontrolle erforderlich

a

## Tympanometrie

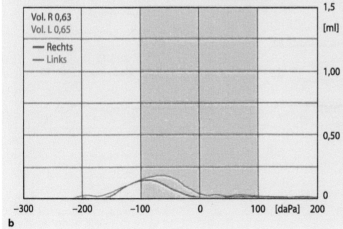

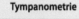

Vol. R 0,63
Vol. L 0,65

— Rechts
— Links

| | Sonde 1000 Hz | |
|---|---|---|
| Rechts | | Links |
| –87 | P daPa | –69 |
| 0,14 | delta C ml | 0,18 |

| dB | | kHz | dB | |
|---|---|---|---|---|
| HL | SL | | HL | SL |
| | | KONTRA | | |
| | | 0,5 | | |
| | | 1,0 | | |
| | | 2,0 | | |
| | | 4,0 | | |
| | | IPSI | | |
| | | 0,5 | | |
| | | 1,0 | | |
| | | 2,0 | | |
| | | 4,0 | | |

b

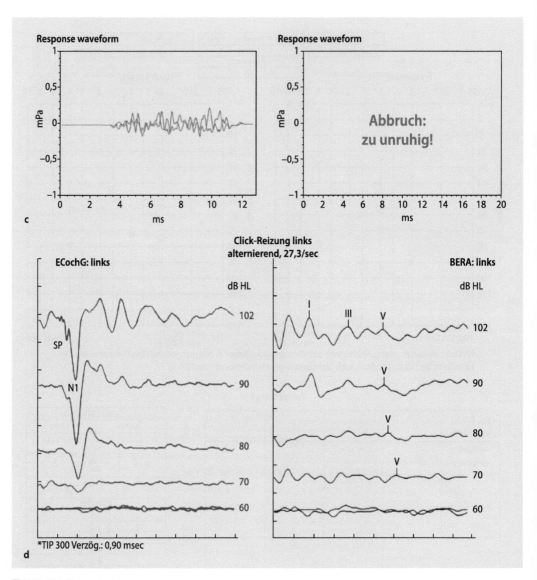

c

d

*TIP 300 Verzög.: 0,90 msec

◻ **Abb. 6.11** (Fortsetzung)

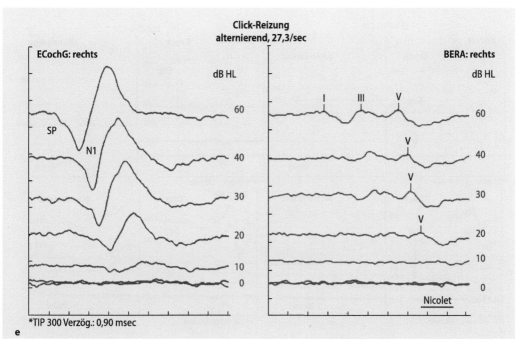

**Abb. 6.11** (Fortsetzung)

versorgt wurde. Hier sei darauf hingewiesen, dass auch eine präzise Diagnostik und eine exzellente Therapie nicht zum optimalen Ziel führen, wenn eine anschließende, kontinuierliche Hörrehabilitation nicht wahrgenommen wird, insbesondere dann, wenn die Ertaubung prälingual erfolgte.

### Mediocochleäre Hörstörung

Das Beispiel in ☐ Abb. 6.14 zeigt die Hörprüfergebnisse eines siebenjährigen Mädchens mit einer beidseitigen, linksbetonten mediocochleären SES. Trotz der doch erheblichen Senken und herabgesetzten Unbehaglichkeitsschwellen und des Vorhandenseins eines rechtsseitigen Tinnitus sind sowohl im subjektiven Sprachverstehen als auch in den objektiven Tests, vor allem den OAE und FAEP, nur diskrete Veränderungen auszumachen. In diesem Beispiel zeigt sich besonders deutlich, dass derartige Hörverluste mithilfe der Klick-BERA nicht detektierbar sind. Hier würde eine frequenzspezifische FAEP-Messung mehr Aufschluss geben (☐ Abb. 6.10).

### Cochleäre Hochtonschwerhörigkeit

☐ Abb. 6.15 stellt die audiometrischen Befunde eines 5-jährigen Jungen mit Hochton-Schallempfindungsschwerhörigkeit links bei rechtsseitiger Normakusis vergleichend im Tonschwellenaudiogramm und in den AEP-Messungen dar. Während aus der FAEP-Ableitung lediglich die Reizantwortschwelle bei 50 dB nHL abgelesen werden kann, wird der Frequenzverlauf der Hörstörung zuverlässig in den MAEP-Kurven bei 0,5 und 4 kHz angezeigt.

### Traumata

Bei Felsenbeinquerbrüchen, z. B. nach Stürzen aus größerer Höhe, kommt es durch eine Zerstörung des Labyrinths oder eine Zerreißung des Hörnervs zu einer irreversiblen Taubheit auf der betroffenen Seite. Die Fraktur wird mittels Computertomografie der Felsenbeine nachgewiesen. Der Hörverlust lässt sich wie in ► Abschn. 6.3.1 beschrieben als sensorineural klassifizieren und quantifizieren.

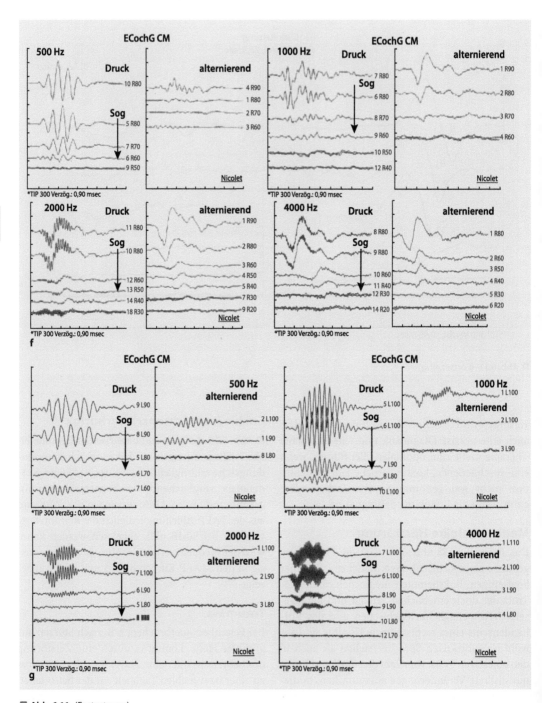

**Abb. 6.11** (Fortsetzung)

## Hörsturz

Hörstürze sind im Kindesalter selten und weisen eher auf entweder einen progredienten Hörverlust oder eine andere zugrunde liegende Erkrankung hin, z. B. einen Tumor. Sie gehen mit einem meist einseitigen akuten cochleären Hörverlust einher. Ihre Genese ist nicht ganz geklärt. Mikrozirkulationsstörungen, die die Versorgung der empfindlichen Haarzellen mit Sauerstoff einschränken, scheinen hauptverantwortlich zu sein. Als Ursachen kommen weiterhin Infektionen, zum Beispiel durch neurotrope Viren, (auto)immunologische Krankheitsbilder, Störungen des intracochleären Ionengleichgewichts wie beim endolymphatischer Hydrops und hereditäre Faktoren in Frage.

Die Diagnose wird aus dem Nachweis des cochleären Hörverlusts wie in ▶ Abschn. 6.3.1 beschrieben und aus seiner Akutheit abgeleitet. Diagnostisch gelten, in Anlehnung an die AWMF-Leitlinie der Deutschen Gesellschaft für Hals-Nasen-Ohren-Heilkunde, Kopf- und Hals-Chirurgie (2010) im Kindesalter die Ohrmikroskopie, die Registrierung der OAE und die Hörprüfung mittels FAEP oder ASSR (jüngere Kinder) bzw. Stimmgabeltests und Tonaudiogramm (ältere Kinder) sowie Sprachaudiometrie als notwendig, weiterhin die Tympanometrie und eine Vestibularisprüfung. Eine Registrierung der Stapediusreflexe, der ECochG zur genauen Verifizierung des cochleären Schadens und Ausschluss eines Hydrops sowie die Ableitung von SAEP zum Ausschluss einer psychogenen Hörstörung können im Einzelfall sinnvoll sein. Sie sollten, ebenso wie die FAEP-/ASSR-Messung, nach einem mehrwöchigen Intervall erfolgen, falls Letztere nicht zur Diagnosesicherung bereits zu Beginn des Hörverlusts nötig war.

## Akustische Traumata

Akustische Traumata durch Lärm, Knall oder Explosion können je nach Dauer, Pegel und Frequenzgehalt zu einer akuten Schädigung der sensorischen und in ihrer Folge auch der neuralen Strukturen führen. Beim Knalltrauma, wie durch Feuerwerkskörper oder Mündungsknall verursacht, wirkt die Schalldruckwelle wenige Millisekunden auf das Ohr ein. Das Explosionstrauma ist zusätzlich oft durch Trommelfellrupturen, Luxationen der Gehörknöchelchenkette sowie mechanische Zerstörungen im Bereich des Corti-Organs gekennzeichnet. Die Prognose des häufig stärkeren Hörverlustes ist hier meist schlechter als für das Knalltrauma.

Eine akute oder chronische Lärmschwerhörigkeit kann bei Jugendlichen durch Freizeitlärm wie Diskotheken- und Rockkonzertbesuche, Bandmitgliedschaft, unverhältnismäßig laute Autoradio- und Mediaplayer-Benutzung entstehen. Hier entscheiden vor allem der Pegel, die Dauer und der Frequenzgehalt des Lärms, die Intensität von Schalldruckspitzen, die Dauer von Lärmpausen und die individuelle Empfindlichkeit darüber, ob und in welchem Maße ein Lärmschaden entsteht.

Kennzeichnend für jede Art von Lärmschädigung, ob durch akustisches Trauma oder chronische Lärmschwerhörigkeit, ist eine Senke in der Hörschwelle im empfindlichen 4-kHz-Bereich (sogenannte C5-Senke) oder ein Abfall der Schwelle für hohe Frequenzen. Die C5-Senke entsteht im Bereich empfindlichsten Hörens des Menschen. Ein Hochtonverlust ist durch die Tatsache erklärlich, dass Wanderwellen für alle Frequenzen die basalen Schneckenwindungen durchlaufen, so dass hier die Haarzellen der größten Belastung ausgesetzt sind. Außerdem treten neben der Lärmschädigung häufig ein Recruitment und Ohrgeräusche auf.

Der typische Hörverlust im hochfrequenten Bereich lässt sich über die Tonschwellenaudiometrie und fehlende DPOAE sowie fehlende TEOAE in den hohen Frequenzen nachweisen. Zur Schwellenbestimmung ist eine frequenzspezifische AEP-Messungen notwendig.

## Ototoxische Schädigungen

Toxische Schädigungen des Innenohres werden in erster Linie durch ohrtoxische Medikamente verursacht, im Kindesalter insbesondere durch Aminoglykosid-Antibiotika und Zytostatika bei Tumorerkrankungen. Weiterhin können bei Frühgeborenen mit eingeschränkter Nierenfunktion Schleifendiuretika wie Furosemid eine Rolle spielen, wohingegen Medikamente wie Salizylsäure oder Chinin eher im Jugend- oder Erwachsenenalter eingesetzt werden. Auch Stoffwechselprodukte, wie sie bei Leber-, Nieren- und Schilddrüsenerkrankungen frei werden, sind hier zu nennen. Meist tritt der Hörschaden allmählich ein. Er entwickelt sich vom Hochtonbereich aus in die tieferen Frequenzen hinein

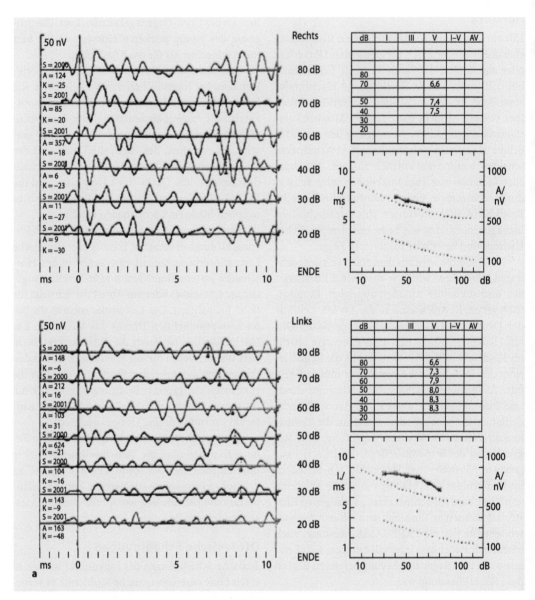

**Abb. 6.12** Audiometrische Ergebnisse eines Mädchens mit beidseitiger Hörrestigkeit. **a)** in einer Arztpraxis erhobene und als unauffällig bewertete FAEP-Messung im Alter von 17 Monaten; in Wirklichkeit sind die stark artefaktreichen Kurven nicht interpretierbar; **b)** erneut als unauffällig bewertete FAEP-Messung im Alter von 2 1/2 Jahren; auch diese Kurven lassen keine Interpretation zu; **c)** im Alter von 3 Jahren und 8 Monaten Jahren drei Freifeldreaktionsaudiometrien mit Wobbeltönen (Kreise) und Rauschen (Dreiecke) im Abstand von wenigen Tagen: unsichere, in Kontrolluntersuchungen häufig wechselnde Angaben mit meist hohen Reaktionsschwellen; Sprachaudiometrie nicht möglich; **d)** Tympanometrie: normale Tympanogramme (Typ A); TEOAE und DPOAE beidseits nicht nachweisbar (nicht dargestellt); **e)** FAEP mit Klick-Reizen für Luftleitung im Alter von 3 Jahren und 8 Monaten: beidseits bis zum maximalen Stimuluspegel von 95 dB nHL keine Potenziale auslösbar; **f)** FAEP mit *Low-Chirp*-Stimulus (100 bis 800 Hz): Reizantwortschwelle rechts bei 90 dB nHL, links bei > 60 dB nHL

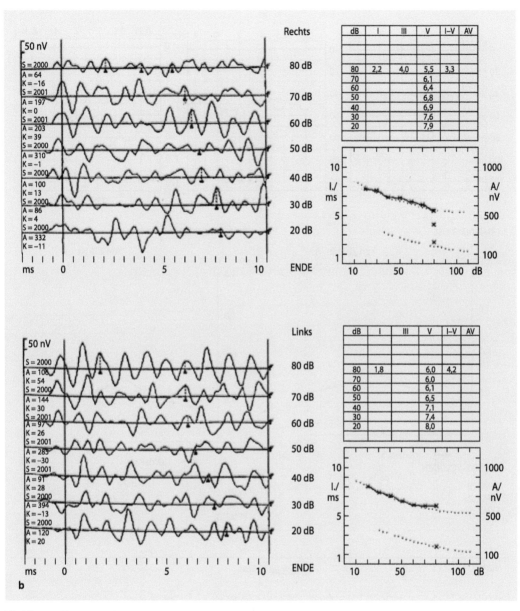

Rechts

| dB | I | III | V | I–V | AV |
|----|---|-----|---|-----|-----|
|    |   |     |   |     |     |
|    |   |     |   |     |     |
| 80 | 2,2 | 4,0 | 5,5 | 3,3 |   |
| 70 |   |     | 6,1 |     |   |
| 60 |   |     | 6,4 |     |   |
| 50 |   |     | 6,8 |     |   |
| 40 |   |     | 6,9 |     |   |
| 30 |   |     | 7,6 |     |   |
| 20 |   |     | 7,9 |     |   |

Links

| dB | I | III | V | I–V | AV |
|----|---|-----|---|-----|-----|
|    |   |     |   |     |     |
|    |   |     |   |     |     |
| 80 | 1,8 |   | 6,0 | 4,2 |   |
| 70 |   |     | 6,0 |     |   |
| 60 |   |     | 6,1 |     |   |
| 50 |   |     | 6,5 |     |   |
| 40 |   |     | 7,1 |     |   |
| 30 |   |     | 7,4 |     |   |
| 20 |   |     | 8,0 |     |   |

**Abb. 6.12** (Fortsetzung)

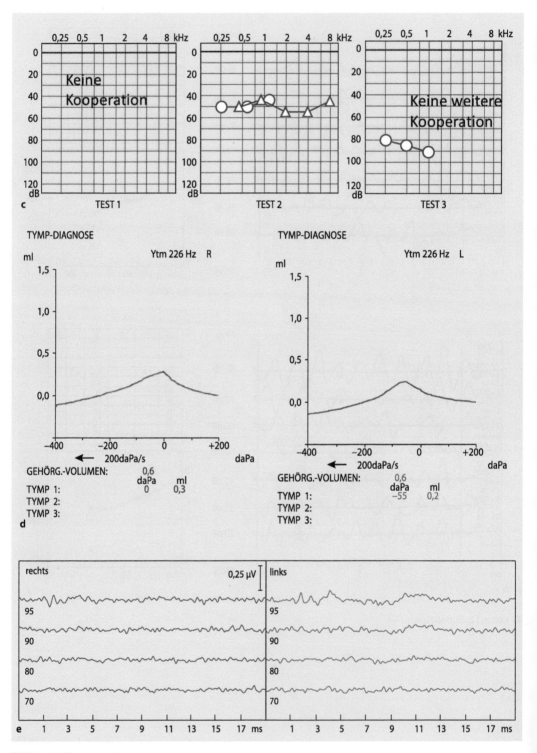

**Abb. 6.12** (Fortsetzung)

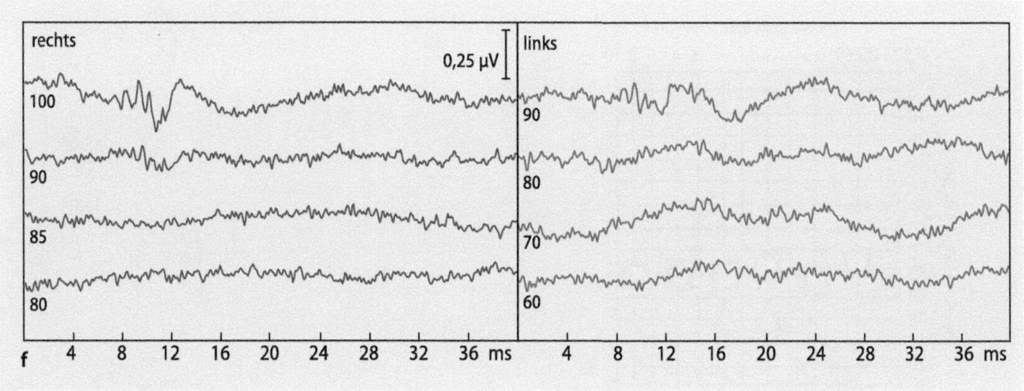
rechts
0,25 µV
100
90
85
80
links
90
80
70
60
f
4
8
12
16
20
24
28
32
36 ms

**Abb. 6.12** (Fortsetzung)

und kann, auch wenn er beide Ohren betrifft, durchaus asymmetrisch ausgeprägt sein.

Die innenohrschädigende Wirkung der Aminoglykosid-Antibiotika erhöht sich in der Reihenfolge Netilmicin, Dibekacin, Tobramycin, Gentamicin, Sisomicin, Amikacin, Kanamycin bis Neomycin (Federspil 1994). Sie ist von Applikationsart, Dosis, vorherigen Aminoglykosid-Therapien, Nierenfunktion, möglichen Vorschäden des Gehörs, familiärer und individueller Sensitivität, Lebensalter (gesteigertes Risiko in der Fetal-, Neugeborenen- und Säuglingsperiode), Umgebungslärm, der Kombination mit anderen ototoxischen und nephrotoxischen Medikamenten und dem Vorliegen einer Anämie abhängig (Hoth u. Neumann 2006). Dabei besteht eine hohe interindividuelle Variabilität und zudem eine gewisse Geschlechtsabhängigkeit. So sind beispielsweise weibliche Meerschweinchen Gentamicin-sensitiver als männliche. Gentamicin gilt als Standardpräparat, vor allem für Neugeborenen-Infektionen und wird häufig bei Pseudomonas-, Serratia-, Enterobacter-, Staphylokokken- und Streptokokken-Infektionen eingesetzt. Tobramycin wird oft bei Pseudomonas-Infektionen angewendet und Streptomycin vorwiegend zur Tuberkulosebehandlung. Die ototoxische Wirkung dieser Substanzen führt zu sensorischen Hörstörungen, die von Recruitment, hochfrequentem Tinnitus und Schwindel begleitet sein können. Zwar können diese Schäden sich teilweise oder komplett zurückbilden, es sind aber auch Spättoxizität und Progredienz möglich, vor allem bei Neomycin, geringer bei Streptomycin und Kanamycin (Federspil 1994). Für die zur Tuberkulosebehandlung ebenfalls eingesetzten Pharmazeutika wie Isoniazid, Rifampicin und Ethambutol sind ototoxische und vestibulotoxische Nebenwirkungen beschrieben, die aber meist reversibel sind. Vancomycin wirkt als Glykopeptid-Antibiotikum oft weniger ototoxisch als Aminoglykoside (Lutz et al. 1991).

Meist schädigen ototoxische Wirkstoffe die OHC. Dies zeigt sich zuerst an einer Reduktion von TEOAE- oder DPOAE-Amplituden, und zwar bevor sich der Hörverlust klinisch oder im Tonaudiogramm nachweisen lässt (Beck et al. 1992; Stavroulaki et al. 2002). OAE sind damit besonders empfindlich für eine initiale Haarzellschädigung. Daher gehört ihre Registrierung in regelmäßigen Abständen zu den Standardprozeduren audiometrischer Kontrolluntersuchungen bei potenziell ototoxischen Therapien im Kindesalter. Da ototoxische Schädigungen zunächst den Hochtonbereich und erst später tiefere Frequenzen erfassen, sind neben TEOAE-Registrierungen auch frequenzspezifische DPOAE-Messungen sinnvoll. DPOAE sind ein empfindlicherer Indikator der Schadwirkung von Aminoglykosiden auf die Membranstruktur als selbst morphologische Untersuchungen der Haarzellen (Brown et al. 1989). Da vor allem die OHC betroffen sind, kann die Aminoglycosid-induzierte Schädigung an der efferenten auditorischen Aktivität abgelesen werden (Halsey et al. 2005). So lässt sich beispielsweise eine Gentamicin-Schädigung anhand der kontralateralen DPOAE-Suppression sowohl bezüglich des Zeitintervalls bis zur Manifestation des Hörverlusts als auch hinsichtlich der Tonschwellenerhöhung dosisabhängig vorhersagen. Zumindest aus Tierversuchen sind Substanzen bekannt, die bei gleichzeitiger Gabe mit einem ototoxischen Wirkstoff eine haarzellprotektive Wirkung entfalten, was die OAE-Amplitudenreduktion verringert (Guneri et al. 2001; Zhuravskii et al. 2002).

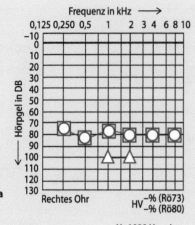

a   Rechtes Ohr

HV  −% (Rö73)
    −% (Rö80)

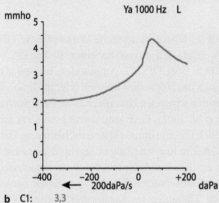

b   C1:    3,3

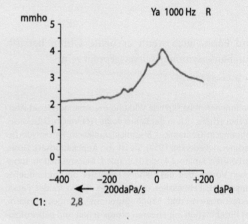

C1:    2,8

Birthdate:                    Ear: Right
Result: REEFER                ID:
Comment:

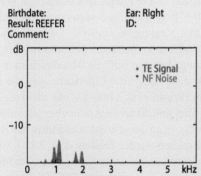

Right: 12-May-11: Stab: 100% :
TE Screen, 70% at 3/3 freq. for Pass: 11E12T01.TE

| Frq(kHz) | Repro(%) | TE(dB) | NF(dB) | TE-NF(dB) | Result |
|---|---|---|---|---|---|
| 1,0 | 0 | −9,5 | −7,1 | −2,4 | – |
| 1,5 | 0 | −10,0 | −9,9 | −0,1 | – |
| 2,0 | 0 | −8,0 | −7,2 | −0,8 | Refer |
| 3,0 | 0 | −6,6 | −6,6 | 0,0 | Refer |
| 4,0 | 0 | −15,5 | −11,2 | −4,3 | Refer |
| 1,2–3,5 | 0 | −3,2 | −2,9 | −0,3 | – |

Birthdate:                    Ear: Left
Result: REEFER                ID:
Comment:

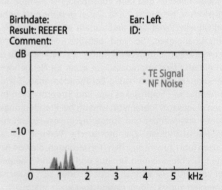

Left: 12-May-11: Stab: 100% :
TE Screen, 70% at 3/3 freq. for Pass: 11E12T00.TE

| Frq(kHz) | Repro(%) | TE(dB) | NF(dB) | TE-NF(dB) | Result |
|---|---|---|---|---|---|
| 1,0 | 40 | −7,4 | −9,1 | 1,7 | – |
| 1,5 | 25 | −8,3 | −9,6 | 1,3 | – |
| 2,0 | 26 | −8,0 | −8,0 | 0,0 | Refer |
| 3,0 | 0 | −6,6 | −6,6 | 0,0 | Refer |
| 4,0 | 0 | −13,9 | −10,5 | −3,4 | Refer |
| 1,2–3,5 | 17 | −2,8 | −3,1 | 0,3 | – |

c

◘ Abb. 6.13a, b, c

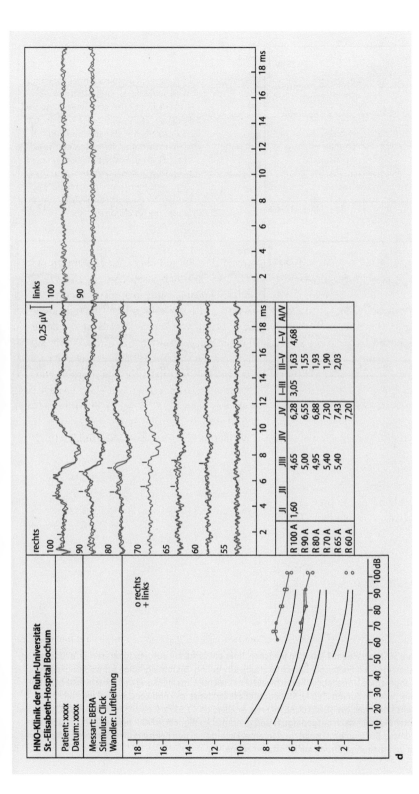

□ **Abb. 6.13** Pädaudiologische Diagnostik bei einem Mädchen mit progredienter Schallempfindungsschwerhörigkeit und beidseitiger Taubheit im Alter von 2 1/2 Jahren. **a)** Freifeldreaktionsaudiometrie im Alter von 13 Monaten: hohe Reaktionsschwellen bei 95 dB HL für Rauschen (Dreiecke); Aufblähkurve mit zwei Hörgeräten (Quadrate) und Wobbeltönen (Kreise), bei 75 bis 80 dB HL, damit kein nennenswerter Gewinn von der Hörgeräteversorgung; **b)** Tympanometrie im Alter von 13 Monaten: normale Kurven (Typ A) für 226 Hz und 1.000 Hz links; rechts weist nur die Hochfrequenztympanometrie einen Normalbefund aus, die mit dem 226-Hz-Sondenton durchgeführte hingegen ein dubiöses Ergebnis; **c)** TEOAE: beidseits nicht nachweisbar; **d)** FAEP mit Klick-Reizen für Luftleitung im Alter von 6 Monaten: Reizantwortschwelle rechts bei 65 dB nHL, massiv verlängerte Latenzen, normale Interpeaklatenzen tₗᵥ–tₗₗₗ, Welle J₁ nicht sicher zu erkennen, Amplituden regelrecht, Potenzialmorphologie mit leichten Auffälligkeiten, links bis zur Messgrenze von 100 dB nHL keine Potenziale ableitbar; **e)** FAEP rechts mit Klick-Reizen für Luftleitung im Alter von 2 1/2 Jahren: nun auch rechts bis 100 dB nHL keine Potenziale zu erkennen; **f)** FAEP rechts mit Low-Chirp-Stimulus (100 bis 800 Hz): nicht sicher identifizierbar, sehr fraglich Potenzialschwelle bei 90 dB nHL.

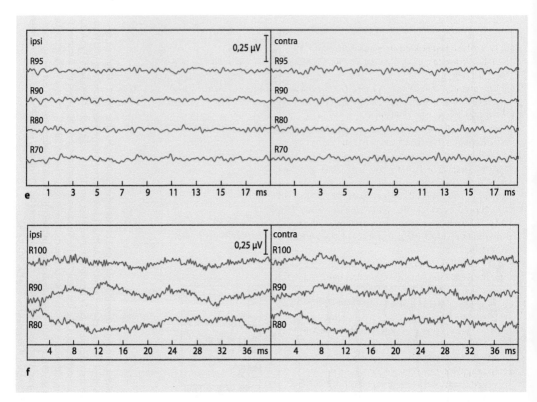

**Abb. 6.13** (Fortsetzung)

**Abb. 6.14** Mediocochleäre SESH bei einem 7-jährigen Mädchen, links etwas stärker ausgeprägt als rechts. **a)** und **b)** Ton-audiometrie und Sprachaudiometrie mit Freiburger Sprachtest: subjektiv gering- bis mittelgradige Schwerhörigkeit im Mitteltonbereich; beidseits abgesenkte Unbehaglichkeitsschwelle; links leichte Einschränkung des Sprachverstehens bei 50 dB SPL; **c)** Tympanogramm: normale Kurven (Typ A); Stapediusreflexe beidseits ipsi- und kontralateral regelrecht aus-lösbar; **d)** und **e)** OAE beidseits sicher nachweisbar; TEOAE im Frequenzbereich < 1,5 kHz schwach bzw. fehlend; DPOAE beid-seits im Frequenzbereich unter 2 kHz schwach ausgeprägt; **f)** und **g)** normal konfigurierte FAEP beidseits ab 20 dB HL bei Klick-Reizung nachweisbar (Video-Sedierung); Absolut- und Interpeaklatenzen liegen beidseits im Normbereich; kein Hin-weis auf eine Reifungs- oder Verarbeitungsstörung auf Hirnstammebene.

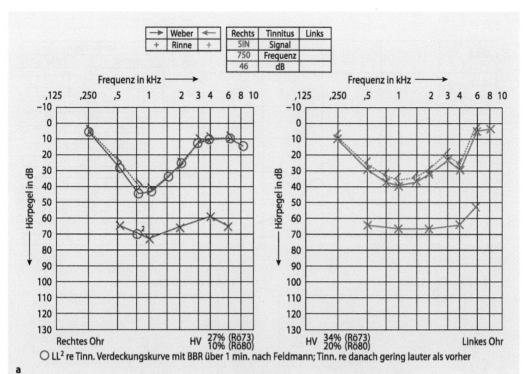

a

| → | Weber | ← | Rechts | Tinnitus | Links |
|---|---|---|---|---|---|
| + | Rinne | + | SIN | Signal | |
| | | | 750 | Frequenz | |
| | | | 46 | dB | |

Rechtes Ohr   HV 27% (Rö73) / 10% (Rö80)

HV 34% (Rö73) / 20% (Rö80)   Linkes Ohr

○ LL² re Tinn. Verdeckungskurve mit BBR über 1 min. nach Feldmann; Tinn. re danach gering lauter als vorher

## Sprachaudiogramm
### Freiburger

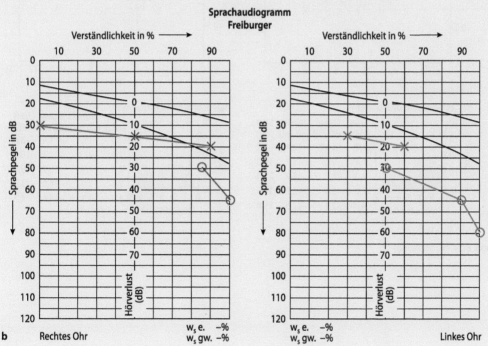

b   Rechtes Ohr   wₛ e. –% / wₛ gw. –%

wₛ e. –% / wₛ gw. –%   Linkes Ohr

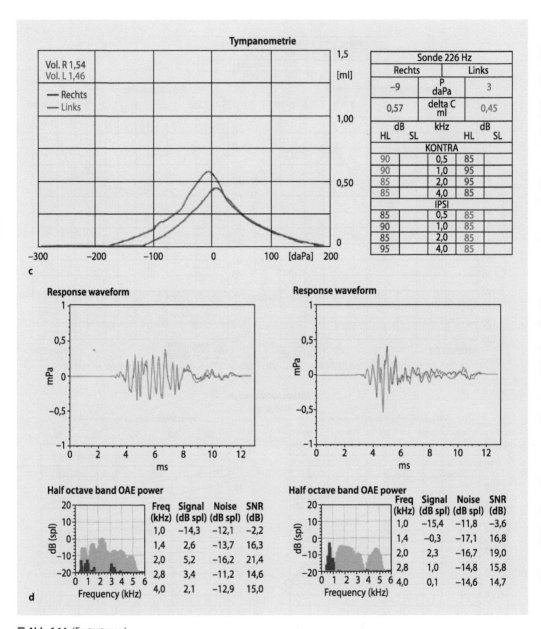

**Abb. 6.14** (Fortsetzung)

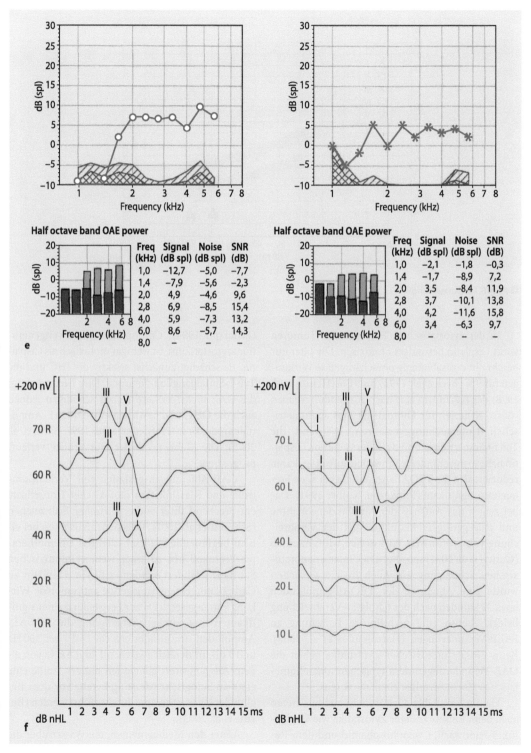

**Half octave band OAE power**

| Freq (kHz) | Signal (dB spl) | Noise (dB spl) | SNR (dB) |
|---|---|---|---|
| 1,0 | −12,7 | −5,0 | −7,7 |
| 1,4 | −7,9 | −5,6 | −2,3 |
| 2,0 | 4,9 | −4,6 | 9,6 |
| 2,8 | 6,9 | −8,5 | 15,4 |
| 4,0 | 5,9 | −7,3 | 13,2 |
| 6,0 | 8,6 | −5,7 | 14,3 |
| 8,0 | – | – | – |

**Half octave band OAE power**

| Freq (kHz) | Signal (dB spl) | Noise (dB spl) | SNR (dB) |
|---|---|---|---|
| 1,0 | −2,1 | −1,8 | −0,3 |
| 1,4 | −1,7 | −8,9 | 7,2 |
| 2,0 | 3,5 | −8,4 | 11,9 |
| 2,8 | 3,7 | −10,1 | 13,8 |
| 4,0 | 4,2 | −11,6 | 15,8 |
| 6,0 | 3,4 | −6,3 | 9,7 |
| 8,0 | – | – | – |

**☐ Abb. 6.14** (Fortsetzung)

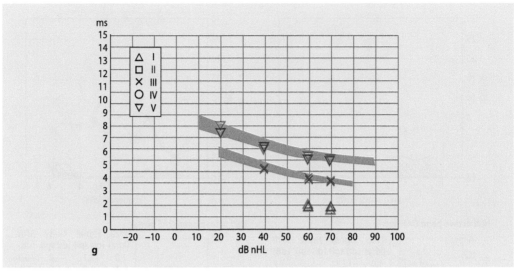

**⬛ Abb. 6.14** (Fortsetzung)

In der zytostatischen Therapie von Tumoren wirkt Cisplatin besonders ototoxisch. Die Literatur beschreibt dosisabhängig ohrschädigende Wirkungen für 9 % (Beck et al. 1992) bis 91 % (Helson et al. 1978) der Behandelten, je nach Anwendungsdauer, -dosis, Kriterien für Ototoxizität und audiometrischen Untersuchungsverfahren. Während die Tonaudiometrie vor und nach der Gabe von Cisplatin nahezu unveränderte Schwellen aufweisen kann, reduziert sich die TEOAE-Amplitude bei allen Frequenzen signifikant (Plinkert u. Kröber 1991). Dabei zeigen das Ausmaß der Amplitudenabnahme und eine geringere Reduktion bei der Verabreichung von protektiven Wirkstoffen wie Vitamin B (Guneri et al. 2001) sensibel den Umfang der ototoxischen Schädigung an. Auch in Tierversuchen wurde eine Abnahme der TEOAE-Amplituden etwa 72 Stunden nach der Cisplatin-Verabreichung belegt, ebenso eine nichtlineare Beziehung zu FAEP-Veränderungen (Hatzopoulos et al. 2002). Beim Einsatz ototoxischer Zytostatika gehen die OAE-Veränderungen dem typischen tonaudiometrischen Hochtonverlust ebenfalls voraus.

Häufig reversible Gehörschädigungen treten auch beim Einsatz anderer Zytostatika wie Vincristin, 5-Fuoruracil, Cyclophosphamid und dem Radiosensitizer Misonidazol auf. Sie inhibieren vor allem die ATPase in der Cochlea und den Nieren

(Federspil 1994). Carboplatin, ein Zweitgenerationszytostatikum, ist weniger ototoxisch als Cisplatin. Es schädigt zunächst selektiv die IHC und die Typ-I-Spiralganglion-Neurone. Dies beeinträchtigt die OAE nicht. Höhere Dosen schädigen jedoch auch die OHC und bewirken eine DPOAE-Amplitudenreduktion (Hofstetter et al. 1997; Salvi et al. 2000). Die Mehrzahl dieser Hörverluste verläuft progredient.

OAE-Ableitungen gestatten eine Verlaufskontrolle und Klassifikation ototoxischer Hörverluste entsprechend ihrer audiometrischer Frühzeichen (Schmidt et al. 2007). Gegebenenfalls muss bei einem beginnenden Hörschaden das Chemotherapie-Protokoll hin zu einer weniger ototoxischen Substanz geändert werden, z. B. von Cisplatin zu Carboplatin, eine ausreichende antitumoröse Wirkung vorausgesetzt. Da zur Feststellung einer signifikanten ototoxischen Schädigung die DPOAE-Amplituden um mindestens ca. 14 dB bei 500 Hz und 7 dB im Bereich zwischen 1 und 4 kHz von einem Ausgangswert abnehmen müssen, sollte eine erste audiologische Messung bereits vor dem Beginn der Chemotherapie durchgeführt werden (Beattie et al. 2003).

Unter den Medikamenten, die Wasser über die Nieren ausschwemmen, wirken besonders Schleifendiuretika wie Furosemid ohrtoxisch. Zu Hörver-

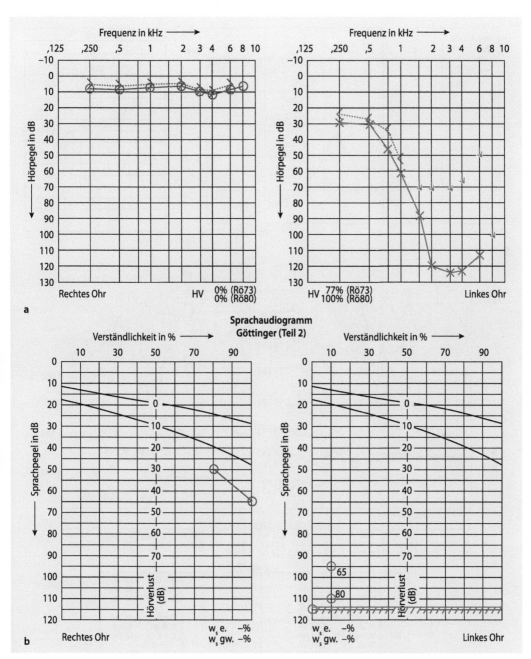

**Abb. 6.15** Linksseitige Hochton-SESH bei einem 5-jährigen Jungen; **a)** Spielaudiometrie mit sicheren Angaben für Luft- und Knochenleitung; **b)** Sprachaudiometrie mit dem Göttinger Kindersprachverständlichkeitstest Teil 2: kein Sprachverstehen links im üblichen Pegelbereich **c)** Tympanogramm: links normale Kurve (Typ A); Stapediusreflexe: ipsilateral links nicht ableitbar; **d)** FAEP im 2- bis 4-kHz-Bereich ab 50 dB nHL links und ab < 20 dB nHL rechts nachweisbar; **e)** und **f)** Pegel-Latenz- und Pegel-Amplituden-Kennlinien: Absolut- und Interpeaklatenzen beidseits im Normbereich, die absoluten Latenzen auf der linken Seite sind aufgrund der starken Hochtonschwerhörigkeit gegenüber der rechten Seite deutlich verzögert, jedoch ohne Hinweis auf eine Schallleitungskomponente; die Amplituden sind links innenohrbedingt schwächer als rechts, zeigen jedoch oberhalb von 70 dB HL ein deutliches Recruitment; kein Hinweis auf Reifungs- oder Verarbeitungsstörungen auf Hirnstammebene; **g)** MAEP links: im 500-Hz-Bereich ab 30 bis 40 dB HL und im 4-kHz-Bereich ab 90 dB HL nachweisbar, was den Hochtonabfall belegt.

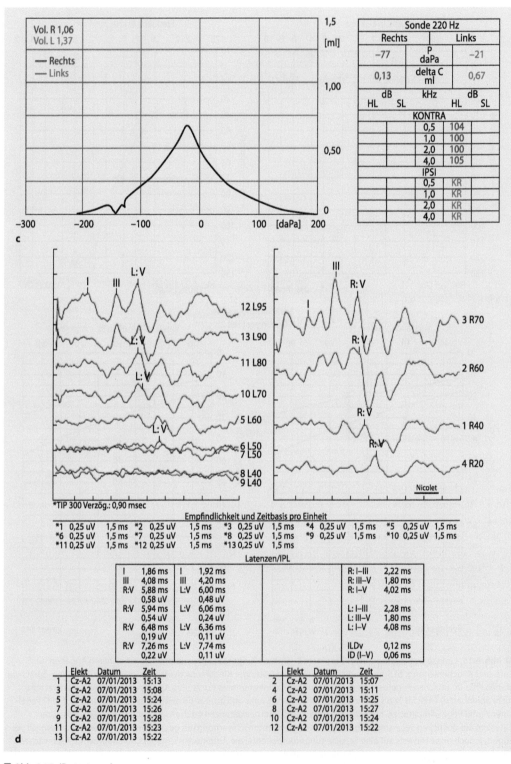

Vol. R 1,06
Vol. L 1,37

— Rechts
— Links

1,5 [ml]

1,00

0,50

0

-300    -200    -100    0    100 [daPa] 200

c

| Sonde 220 Hz | | |
|---|---|---|
| Rechts | | Links |
| −77 | P daPa | −21 |
| 0,13 | delta C ml | 0,67 |

| | dB HL | SL | kHz | dB HL | SL |
|---|---|---|---|---|---|
| KONTRA | | | | | |
| | | | 0,5 | 104 | |
| | | | 1,0 | 100 | |
| | | | 2,0 | 100 | |
| | | | 4,0 | 105 | |
| IPSI | | | | | |
| | | | 0,5 | KR | |
| | | | 1,0 | KR | |
| | | | 2,0 | KR | |
| | | | 4,0 | KR | |

L: V   I   III

12 L95
13 L90
11 L80
10 L70
5 L60
6 L50 / 7 L50
8 L40 / 9 L40

III   R: V   I

3 R70
2 R60
1 R40
4 R20

Nicolet

*TIP 300 Verzög.: 0,90 msec

### Empfindlichkeit und Zeitbasis pro Einheit

| | | | | | | | | | |
|---|---|---|---|---|---|---|---|---|---|
| *1 0,25 uV | 1,5 ms | *2 0,25 uV | 1,5 ms | *3 0,25 uV | 1,5 ms | *4 0,25 uV | 1,5 ms | *5 0,25 uV | 1,5 ms |
| *6 0,25 uV | 1,5 ms | *7 0,25 uV | 1,5 ms | *8 0,25 uV | 1,5 ms | *9 0,25 uV | 1,5 ms | *10 0,25 uV | 1,5 ms |
| *11 0,25 uV | 1,5 ms | *12 0,25 uV | 1,5 ms | *13 0,25 uV | 1,5 ms | | | | |

### Latenzen/IPL

| | | | | | | |
|---|---|---|---|---|---|---|
| I | 1,86 ms | I | 1,92 ms | R: I–III | 2,22 ms |
| III | 4,08 ms | III | 4,20 ms | R: III–V | 1,80 ms |
| R:V | 5,88 ms | L:V | 6,00 ms | R: I–V | 4,02 ms |
| | 0,58 uV | | 0,48 uV | | |
| R:V | 5,94 ms | L:V | 6,06 ms | L: I–III | 2,28 ms |
| | 0,54 uV | | 0,24 uV | | L: III–V | 1,80 ms |
| R:V | 6,48 ms | L:V | 6,36 ms | L: I–V | 4,08 ms |
| | 0,19 uV | | 0,11 uV | | |
| R:V | 7,26 ms | L:V | 7,74 ms | ILDv | 0,12 ms |
| | 0,22 uV | | 0,11 uV | ID (I–V) | 0,06 ms |

| | Elekt | Datum | Zeit | | Elekt | Datum | Zeit |
|---|---|---|---|---|---|---|---|
| 1 | Cz-A2 | 07/01/2013 | 15:13 | 2 | Cz-A2 | 07/01/2013 | 15:07 |
| 3 | Cz-A2 | 07/01/2013 | 15:08 | 4 | Cz-A2 | 07/01/2013 | 15:11 |
| 5 | Cz-A2 | 07/01/2013 | 15:24 | 6 | Cz-A2 | 07/01/2013 | 15:25 |
| 7 | Cz-A2 | 07/01/2013 | 15:26 | 8 | Cz-A2 | 07/01/2013 | 15:27 |
| 9 | Cz-A2 | 07/01/2013 | 15:28 | 10 | Cz-A2 | 07/01/2013 | 15:24 |
| 11 | Cz-A2 | 07/01/2013 | 15:23 | 12 | Cz-A2 | 07/01/2013 | 15:22 |
| 13 | Cz-A2 | 07/01/2013 | 15:22 | | | | |

d

■ **Abb. 6.15** (Fortsetzung)

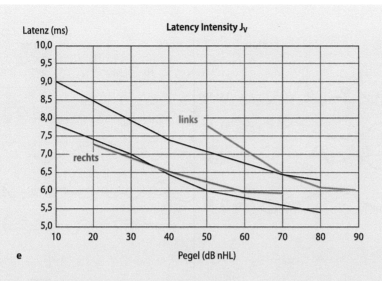

e

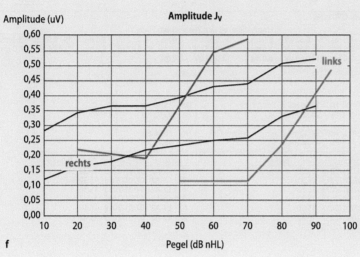

f

■ **Abb. 6.15** (Fortsetzung)

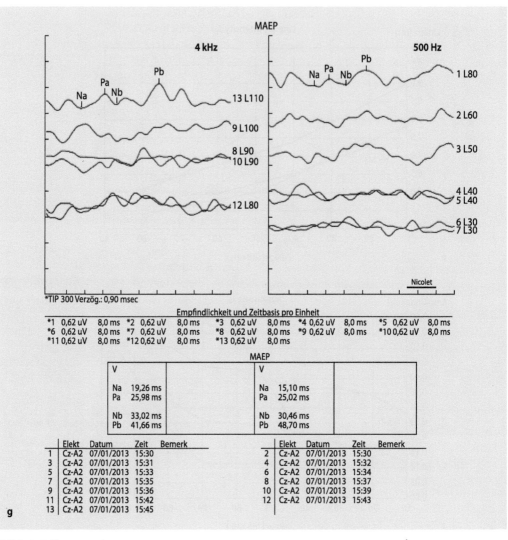

g

■ **Abb. 6.15** (Fortsetzung)

lusten kommt es hier vor allem bei gleichzeitiger Verabreichung von Aminoglykosid-Antibiotika oder Zytostatika oder bei vorbestehender Niereninsuffizienz (Federspil 1994).

Auch Salizylsäureabkömmlinge und andere nichtsteroidale Antirheumatika wirken häufig ototoxisch, allerdings meist reversibel. Wird Aspirin (Acetylsalizylsäure) überdosiert, resultiert oft ein gering- bis mittelgradiger beidseitiger Hörverlust, eventuell begleitet von einem Tinnitus. Dies wird von einer passageren OAE-Amplitudenreduktion begleitet, die sich aber meist innerhalb weniger Tage restituiert und nur selten eine Behandlung benötigt (Wecker u. Laubert 2004).

Bei Neugeborenen gehört die Gabe ototoxischer Medikamente, insbesondere von Gentamicin, zu den häufigsten Risikofaktoren für erworbene Hörstörungen (Joint Committee on Infant Hearing 1994; Khairi et al. 2005; Korres et al. 2005). In dieser Risikogruppe treten Hörschädigungen etwa zehnmal häufiger auf als in der Normalpopulation (▶ Kap. 8). Auch wenn Verabreichungszeitraum und Dosis von Gentamicin bei Neugeboreneninfektionen eine ototoxische Schädigung unwahrscheinlich machen und sich vorübergehende OAE-Amplitudenänderungen meist nach kurzer Zeit nicht mehr nachweisen lassen (Zorowka et al. 1993), ist die potenzierende ototoxische Wirkung verschiedener Einflussfaktoren zu beachten. Während lange Zeit die meisten Hörstörungen bei unreifen Frühgeborenen ätiologisch ungeklärt waren, mehren sich die Hinweise darauf, dass eine Behandlung mit Aminoglykosiden in der geräuschvollen Umgebung neonatologischer Stationen vermehrt zu Haarzellschädigungen und Hörstörungen führt. Zudem sind einige mitochondriale DNA-Mutationen bekannt, die zu einem Aminoglykosid-induzierten Hörverlust führen (Zimmerman u. Lahav 2013).

Menschen, die in der Neugeborenenperiode wegen schwerer respiratorischer Störungen Schleifendiuretika, Aminoglykoside und neuromuskuläre Blocker oder Vancomycin, ein Glykopeptid-Antibiotikum, erhalten hatten, zeigten vermehrt sensorineurale Hörschäden, wenn sie hochdosiert Diuretika oder neuromuskuläre Blocker erhalten hatten, wenn Vancomycin eingesetzt wurde oder Kombinationen dieser Medikamente untereinander oder mit Aminoglykosiden, wohingegen Dosis und Dauer

von Aminoglykosidgaben keine Beziehung zu Hörverlusten zeigten (Robertson et al. 2006).

Auch topisch eingesetzte ototoxische Pharmazeutika wie ciprofloxacin-, gentamicin-, oder neomycinhaltige Ohrentropfen reduzieren die DPOAE-Amplituden, wenn sie ins Mittelohr geraten, z. B. über eine Trommelfellperforation oder über Paukenröhrchen. Zusätzlich verringern entzündliche Reaktionen im Mittelohr durch diese Agenzien die DPOAE-Amplituden. Damit sind Letztere kein direktes Maß für die Ototoxizität einer der genannten Substanzen (Migirov u. Himmelfarb 2003). Lokalanästhetika oder Oberflächenantiseptika können ebenfalls ototoxisch wirken, wenn sie in die Paukenhöhle geraten.

OAE-Messungen haben also prätherapeutisch vor dem Einsatz eines ototoxisch wirkenden Medikaments und in der Verlaufskontrolle einer solchen Therapie eine herausragende Rolle und sind dahingehend jeder anderen audiometrischen Methode überlegen. Aber auch FAEP- und ECochG-Messungen können die sensorisch-ototoxische Hörschädigung belegen.

In ◨ Abb. 6.16 finden sich die FAEP-Befunde eines 2-jährigen Mädchens mit einem ototoxisch bedingten Hochtonverlust nach zwei Zyklen einer Chemotherapie. Zudem findet sich ein Recruitment, wie an der raschen Amplitudenzunahme bei Pegelsteigerung deutlich wird. Der Hochtonverlust wird durch die vergleichenden frequenzspezifischen Messungen mit tief- und hochfrequentem Chirp-Stimulus belegt.

### Infektionen

Entzündliche Schädigungen des Innenohres mit Hörverlusten bis hin zur Ertaubung können bei Virusinfekten wie Röteln, Cytomegalovirus-Infektionen, Zoster oticus, Mumps-, Masern- oder Grippeviren auftreten. Das diagnostische Vorgehen ist in ▶ Abschn. 6.3.1 beschrieben.

### 6.3.3 Tinnitus

Beim Tinnitus nimmt der Betroffene Töne oder Geräusche wahr, die keine äußeren, für andere Personen wahrnehmbare oder nachweisbare Schallquellen haben. Folgeerscheinungen können eine Fokus-

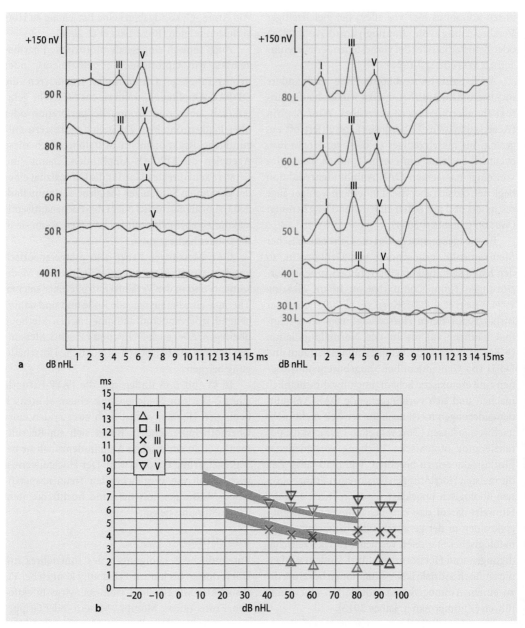

■ **Abb. 6.16** Beidseitiger rechtsbetonter, ototoxisch bedingter Hochton-Schallempfindungsverlust bei einem 2-jährigen Mädchen nach zwei Zyklen einer Chemotherapie. **a)** FAEP mit Klick-Reizen für Luftleitung im 2- bis 4-kHz-Bereich: Reizantwortschwelle rechts bei 40 dB nHL, links bei 30 dB nHL; Recruitment links > rechts, ab 80 dB HL rechts und ab 50 dB HL links, rechts auch kleinere Amplituden als links; **b)** und **e)** Pegel-Latenz-Kennlinien für Klick- und 4-kHz-Chirp-Stimuli: absolute Latenzen durch den rechtsseitig starken Hochtonverlust rechts gegenüber links verlängert; normale Interpeaklatenzen, damit kein Hinweis für Reifungs- oder Verarbeitungsverzögerung des auditorischen Hirnstamms; **c)** FAEP mit Chirp-Reizen für Luftleitung im 0,5-kHz-Bereich: Reizantwortschwelle beidseits bei < 40 dB nHL (die kurze absolute Latenz der Welle JV resultiert aus der Kalibrierung der bandbegrenzten CE-Chirps im 500 Hz Bereich); **d)** FAEP mit Chirp-Reizen für Luftleitung im 4-kHz-Bereich: Reizantwortschwelle rechts bei 70 dB nHL und links bei > 30 dB nHL, was den rechtsbetonten Hochtonabfall belegt.

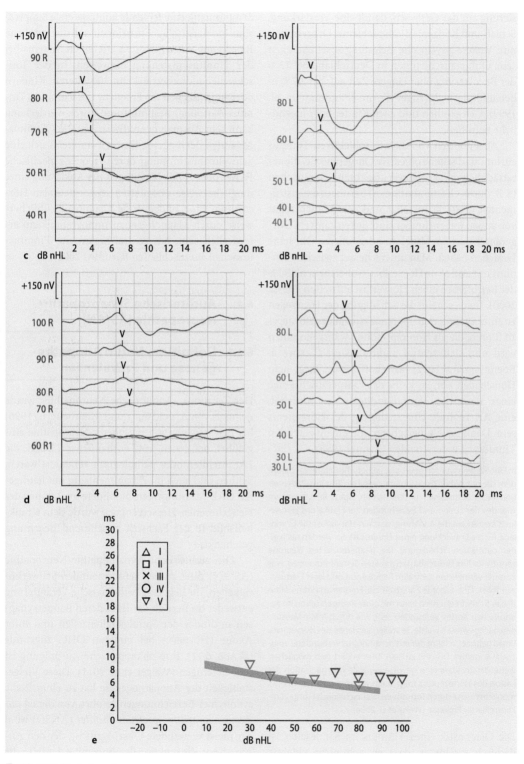

sierung auf das Geräusch, damit eine Verstärkung, Schlaf- und Konzentrationsprobleme, Depressivität und weitere psychische Belastungserscheinungen sein. Ohrgeräusche treten in Deutschland bei 13 % der Bevölkerung über längere Zeit auf, bei 3,7 % in behandlungsbedürftiger Form (Pilgramm et al. 1999). Gelegentlich sind auch Kinder oder Jugendliche betroffen.

Abzugrenzen von diesem subjektiven Tinnitus aurium sind seltene objektive Ohrgeräusche, die auf tatsächlichen, körperverursachten Geräuschen (z. B. durch Gefäßpulsationen) beruhen, die instrumentell verstärkt messbar und gelegentlich sogar von außen wahrnehmbar sind. Selten kann ein Ohrgeräusch auch im Mittelohr oder äußeren Ohr seine Ursachen haben. Man unterscheidet zwischen Tinnitus mit und ohne Hörverlust, wobei mehr als 90 % der Betroffenen einen Hörverlust aufweisen (Hesse 2000). Dabei scheint die Schädigung der Haarzellen zu einer veränderten Spontanaktivität des Hörnervs zu führen, die als Hörempfindung wahrgenommen wird und sich zentral auditiv fixiert (Lenarz u. Boenninghaus 2012; Jastreboff 1990). Liegt kein Hörschaden vor, so kann das Ohrgeräusch Folge einer abnormen zentral-auditorischen Aktivität, eine Art zentrale Übersteuerung des Hörsystems sein. Damit ist ein peripherer von einem zentralen Tinnitus zu unterscheiden (Zenner 1998).

In ERP-Studien wurden neurophysiologische Parameter gefunden, die mit hoher Trennschärfe zwischen Tinnitus-Patienten und nicht Betroffenen unterscheiden. Spezielle Effekte am »Rande« der Läsion und Beziehungen zur Flanke des Hörverlusts bestätigen die Annahme, dass ein Hörverlust die Grundlage für die Entwicklung eines Tinnitus ist. So werden nach einer cochleären Schädigung die deafferenzierten Neurone sensitiv für ihre benachbarten intakten Seitenfrequenzen, was zu einer vermehrten zentralen Repräsentation dieser Frequenzen führt. Eine erhöhte Fähigkeit zur Frequenzdiskrimination dieser Seitenfrequenzen kann mit einer Reorganisation im auditorischen Kortex verbunden sein, wie durch MMN-Messungen nachgewiesen wurde. Je steiler die Flanke des Hörverlusts, umso geringer scheint der mit dem Tinnitus verbundene emotional-kognitive Distress zu sein. Dies erklärt sich möglicherweise daraus, dass eine gewisse zentrale Reorganisation der Läsion des Hörrezeptors folgt, auch wenn in paradoxer Form, möglicherweise durch Top-down-, wahrscheinlich Frontalhirnkontrollierter Prozesse (Weisz et al. 2004).

Die Diagnostik eines Tinnitus im Kindesalter ist dadurch erschwert, dass er sich nicht objektiv messen lässt. Allerdings kann bei einer geäußerten Symptomatik eine fehlende kontralaterale Suppression otoakustischer Emissionen auf die mögliche Beteiligung eines gestörten efferenten Systems bei der Tinnitusentstehung hinweisen. In der Tonschwellenaudiometrie kann bei älteren Kindern oder Jugendlichen die Frequenz des Tinnitus (Tinnitus-*Matching*) bestimmt und durch Verdeckung kann sein Ausmaß quantifiziert werden (Tinnitus-*Masking*). Bei jüngeren Kindern empfiehlt sich eine Schwellenbestimmung durch frequenzspezifische FAEP- oder ASSR-Messungen zur Abklärung einer möglicherweise assoziierten sensorineuralen Hörstörung. Eine bildgebende Diagnostik, üblicherweise durch Magnetresonanztomografie, kann erforderlich sein, um zentral-organische Tinnitusursachen auszuschließen (Griffiths 2002).

## 6.4    Auditorische Synaptopathie/ Neuropathie (AS/AN)

### 6.4.1    Definition, Natur, Ätiopathogenese und Prävalenzen

Der Terminus »Auditorische Neuropathie« wurde erstmals von Arnold Starr und Mitarbeitern (1996) bei Erwachsenen mit peripherer Neuropathie eingeführt, bei denen trotz vorhandener TEOAE die FAEP fehlten oder pathologisch verändert waren. Seither, und auch im Zusammenhang mit häufigeren OAE-Messungen, insbesondere im Rahmen des Neugeborenen-Hörscreenings, wurde dem Krankheitsbild in der Fachwelt zunehmend Beachtung geschenkt.

Die auditorische Synaptopathie/Neuropathie (AS/AN) zählt zu den sensorineuralen Schwerhörigkeiten. Ihr liegt eine pathologische Veränderung entweder im Bereich der IHC, deren Bändersynapsen und/oder der Spiralganglienzellen und ihrer Axone (Hörnerv) bei intakten OHC zugrunde (◌ Abb. 6.17). Ihre phänotypische Ausprägung ist sehr heterogen (Walger et al. 2011). Diese Vielgestaltigkeit der Ätiopathogenese hat zu einer Reihe synonymer Bezeichnungen geführt, von denen *auditory neuropathy spectrum disorder* (ANSD) wohl der meist verwendete Oberbegriff ist, der den Anspruch hat, die funktionale Abnormität der IHC, die perisynaptische Fehlfunktion und die neuronale

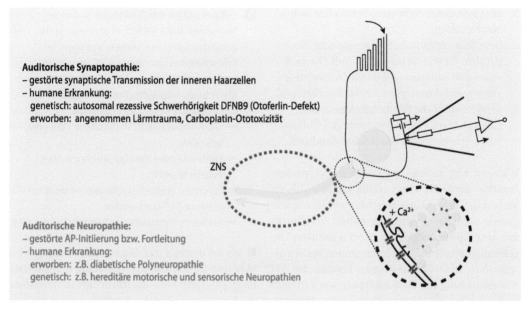

**Abb. 6.17** Pathogenese der auditorischen Synaptopathie/Neuropathie mit grafischer Darstellung der möglichen Schädigungsorte IHC und zugehörige Bändersynapse sowie afferente Hörnervenfasern. Vergrößerungsfigur: aktive Zone der IHC mit synaptischem Band, das die synaptischen Vesikel trägt; Kanalstrukturen: präsynaptische $Ca^{2+}$-Kanäle und postsynaptische Glutamatrezeptoren (modifiziert nach Moser et al. 2006)

Dys-Synchronie zu erfassen. Eine audiometrische Lokalisation des exakten Schädigungsortes in der klinischen Routine ist momentan noch nicht möglich. Daher erscheint die Begriffswahl »Auditorische Synaptopathie/Neuropathie« gegenwärtig als gerechtfertigt und aussagekräftig (Moser et al. 2006). Obwohl einige Autoren auch Synchronisationsstörungen der Cochlearis-Kerngebiete im auditorischen Hirnstamm den AS/AN zurechnen, schließen wir uns hier der allgemein akzeptierten Definition von AS/AN an, die diese lediglich als isolierte Störung von Spiralganglienzellen und/oder Fasern des Hörnervs klassifiziert und Erstere als neurale Hörstörungen (Rapin u. Gravel 2006).

> Pathophysiologisch handelt es sich bei der AS/AN um einen Verlust oder eine Fehlfunktion der IHC und ihrer Synapsen oder der Spiralganglienneurone (SGN), die eine gestörte synaptische Schallkodierung mit sich bringt. Beides führt zu einer gestörten oder gänzlich fehlenden Synchronisation der Erregung der SGN.

Im Tiermodell wurden sowohl synaptische Störungen der IHC (AS) als auch Störungen der Erregungsleitung der SGN (AN) als auch der kombinierte Verlust von IHC und SGN nachgewiesen, verbunden mit einer verminderten Zahl der synchron durch den Schall aktivierten SGN und Hirnstammneurone und pathologischen oder fehlenden Summenaktionspotenzialen des Hörnervs (CAP) und FAEP. Da sowohl CAP als auch Welle $J_I$ der FAEP im peripheren Hörnerv generiert werden, ist der Schluss einer mangelnden neuronalen Synchronisation aus den pathologisch veränderten Summenaktionspotenzialen lediglich ein indirekter. Es sind allerdings auch zentrale Kompensationsmechanismen möglich, was die meist besser erhaltenen späten AEP erklären würde. Die FAEP-Abnormitäten spannen sich von deutlich pathologischen Musterveränderungen bis hin zum völligen Fehlen von FAEP oder CAP (Moser et al. 2006).

Die humane AS/AN kann sowohl hereditär bedingt als auch erworben sein. Als erbliche Formen sind bekannt:

a. die zu einer Synaptopathie führende autosomal-rezessiv vererbte kongenitale Schwerhörigkeit DFNB9 (*OTOF*-Gen),

b. eine autosomal-dominante Form ohne weitere Neuropathien,

c. hereditäre motorische und sensorische Neuropathien, die oft erst im Jugend- oder Erwachsenenalter auftreten und durch Demyelinisierungen und Axonverlust AN verursachen und

d. Syndrome wie die Friedreich-Ataxie, das Charcot-Marie-Tooth-Syndrom, das Guillain-Barré-Syndrom oder das Refsum-Syndrom.

Während hier anfangs die cochleäre Verstärkerfunktion der OHC intakt bleibt, können sich im Verlauf der Erkrankung Mischformen und später globale cochleäre Dysfunktionen mit Verschwinden der OAE herausbilden, z. B. bei sekundärer Degeneration von Spiralganglienneuronen bei Synapsenverlust. Die früh erworbenen Formen der AS/AN sind häufig mit Risikofaktoren wie extremer Frühgeburtlichkeit, Hyperbilirubinämie, Hypoxie, neonatalen Infektionen oder metabolischen Polyneuropathien (z. B. bei Hypothyreose oder Diabetes mellitus) verbunden (Beutner et al. 2007; Sininger 2002). Der Nachweis eines Fehlens von IHC bzw. IHC und ihrer Synapsen belegt, dass Frühgeburtlichkeit mit einem IHC-Verlust assoziiert sein kann (Amatuzzi et al. 2001).

Die Prävalenz von AS/AN in Deutschland wurde in einer großen Studie mit 0,94 % bei Kindern mit einem Risiko für eine Hörstörung beziffert, was ca. 8,4 % in der Population hochgradig hörgestörter Kinder entspricht (Foerst et al. 2006). Das steht im Einklang mit internationalen Studien. Beispielsweise erbrachte eine australische Studie eine Prävalenz von 11 % von AS/AN in einer Population hörgestörter Kinder und von 0,23 % in einer Risikopopulation (Rance et al. 1999). Mehrere US-amerikanische Studien ergaben zusammengefasst AS/AN bei etwa einem Zehntel aller hörgestörten Kinder. Damit ist das Störungsbild so häufig, dass es beim Hörscreening beachtet werden sollte und einer präzisen Diagnostik bedarf.

## 6.4.2 Diagnostik

Eine Übersicht über die Gesamtheit objektiver und subjektiver Befunde bietet ◘ Tab. 6.5

> Leitsymptome des Spektrums auditiver Störungen bei AS/AN sind ein meist stark gestörtes Sprachverstehen, vor allem im Störschall, bei interindividuell variablem Tonschwellengehör mit schwankendem, meist beidohrig auftretendem Hörverlust und folgende Befundkonstellation:
> - (Zumindest initial) vorhandene OAE und/ oder CM
> - Fehlende oder deutlich abnorme Klick-evozierte FAEP
> - Fehlende Stapediusreflexe oder deutlich erhöhte Reflexschwellen
> - Fehlende kontralaterale Suppression der OAE

◘ Tab. 6.6 umreißt das diagnostische Vorgehen bei Verdacht auf AS/AN, das mehrstufig und altersabhängig und sehr individuell dem Entwicklungsstand des Kindes angepasst durchgeführt werden muss.

Eine **Basisdiagnostik** umfasst zunächst einen ohrmikroskopischen und tympanometrischen Ausschluss von Schallleitungsstörungen, eine Messung von TEOAE, DPOAE, ipsi- und kontralateralen Stapediusreflexen sowie Klick-evozierten FAEP. Die FAEP-Ableitung sollte die getrennte Mittelung und Erhebung der Reizantworten auf Sog- und Druckreize einschließen, um die noch vorhandene Aktivität der Haarsinneszellen über die CM nachweisen zu können.

Neonatale Hyperbilirubinämien können mit pathologischen FAEP als Ausdruck von Reifungs- und Synchronisationsstörungen assoziiert sein, die sich im Laufe der Entwicklung normalisieren (Madden et al. 2002). Derartige Störungsbilder werden auch als reversible Varianten von AS/AN angesehen. Um Nachreifungsprozesse in Betracht zu ziehen und die Verdachtsdiagnose einer AS/AN zu erhärten, ist eine wiederholte pädaudiologische Diagnostik im ersten Lebensjahr erforderlich, optimalerweise in Dreimonatsabständen. Diese sollte mindestens eine Wiederholung diagnostischer FAEP-Messungen und ggf. weitere FAEP-Screenings beinhalten.

Eine der größten Schwierigkeiten bei einer AS/AN-Diagnostik ist die Schwellenschätzung. Diese ist weder mit Klick-evozierten FAEP möglich, noch bietet die subjektive Tonschwellenaudiometrie (bei Kindern) ein realistisches Bild, was eine Hörgerä-

**Tab. 6.5** Diagnostik der AS/AN (modifiziert nach Walger et al. 2011)

| Verfahren | Befunde |
|---|---|
| **Objektive Audiometrie** | |
| Otoakustische Emissionen (OAE) | TEOAE und DPOAE nachweisbar |
| | OAE können sogar nach einer Cochlea-Implantat(CI)-Versorgung noch nachweisbar sein (Beutner et al. 2009) |
| | OAE können im Verlauf der Erkrankung verschwinden |
| | Fehlende kontralaterale akustische Suppression der OAE |
| Akustisch evozierte Potenziale (AEP, Fernfeld) | FAEP pathologisch verändert oder fehlend |
| | Späte oder mittellatente AEP (SAEP, MAEP) z. T. nachweisbar |
| Akustisch evozierte Potenziale (AEP, Nahfeld, Elektrocochleographie) | Cochleäre Mikrofonpotenziale (CM) nachweisbar, auch nach Ausfall der TEOAE, DPOAE, aber nur bei getrennter Reizpolarität |
| | Summationspotenziale (SP) nachweisbar |
| | CAP pathologisch verändert oder fehlend |
| Stapediusreflexe | Fehlend oder Reflexschwellen stark erhöht |
| **Subjektive Audiometrie** | |
| Tonschwellenaudiometrie | Beidseitige, z. T. einseitige Hörverluste unterschiedlichen Ausmaßes; häufig fluktuierende Hörschwellenabfälle |
| | Unregelmäßige Hörschwellenabfälle (basocochleäre, pantonale und apikocochleäre Formen) |
| Sprachaudiometrie | Stark eingeschränktes Sprachverstehen, insbesondere im Störschall (oft disproportional zum Tonaudiogramm) |
| Weitere psychoakustische Tests | Auffällige Ergebnisse in psychoakustischen Tests zur zeitlichen Verarbeitung (z. B. *gap detection*) |

**Tab. 6.6** Diagnostisches Prozedere bei der auditorischen Synaptopathie/Neuropathie (modifiziert nach Walger et al. 2011)

| im 1. Lebensjahr | Kinder bis 6 Jahre | Kinder ab 6 Jahren |
|---|---|---|
| **Basisdiagnostik** | | |
| *Objektive Audiometrie:* | | |
| TEOAE, DPOAE | | |
| FAEP, Klick-evoziert, getrennte Aufzeichnung der FAEP auf Sog- und Druckreize, Einsteckhörer | | |
| Tympanogramm 226 Hz und 1 kHz | Tympanogramm 226 Hz | |
| Stapediusreflexmessung | | |

**□ Tab. 6.6** (Fortsetzung)

| im 1. Lebensjahr | Kinder bis 6 Jahre | Kinder ab 6 Jahren |
|---|---|---|
| *Subjektive Audiometrie:* | | |
| Reflex-, Verhaltensaudiometrie, visuelle Verstärkungsaudiometrie | Verhaltens-, Spielaudiometrie, visuelle Verstärkungsaudiometrie, Tonaudiometrie | Tonaudiometrie |
| | Sprachaudiometrie in Ruhe und im Störschall | |
| | Je nach Entwicklungsstand: Mainzer, Göttinger, Oldenburger Satztest (OlKi, OlKiSa, OlSa) | |
| | → **Verdachtsdiagnose: AS/AN** | |
| **Weiterführende Diagnostik** | | |
| *Objektive Audiometrie:* | | |
| TEOAE, DPOAE mit kontralateraler Suppression | | |
| | MAEP, SAEP im Wachzustand (Klicks, Ton-Bursts; ggf. verschiedene Reizwiederholraten) | |
| | Kognitive Potenziale (P300, MMN) | |
| FAEP-Kontrolluntersuchung | | |
| ECochG zur Indikation einer CI-Versorgung | | |
| E-BERA (im Anschluss an ECochG) | | |
| *Subjektive Audiometrie:* | | |
| Aufblähkurve (bei Hörgeräteversorgung) | | |
| | Sprachaudiometrie in Ruhe/Störschall nach Hörgeräteversorgung | |
| | Psychoakustische Tests zum Zeitauflösungsvermögen (z. B. *gap detection*) | |
| *Vestibularisprüfung* | | |
| *Hör-, Sprech-, Sprach- und Kommunikationsentwicklung/-status* | | |
| Hörentwicklung, z. B. LittlEars | | |
| Altersentsprechende Sprachstandstests auf phonetisch-phonologischer, sematisch-lexikalischer und morphologisch-syntaktischer Ebene, ggf. Videoanalysen | | |
| Sprachperzeption, z. B. ELFRA 1 | z. B. ELFRA 2, KiSS.2, ELAN, SET 2, SET 3–5, Reynel III, TROG-D, PDSS | |
| Sprachproduktion, z. B. ELFRA 1 | z. B. ELFRA 2, SET 2, SET 3–5, AWST-R, KiSS.2, PLAKKS, AVAK, PDSS | |
| | Phonologisches Arbeitsgedächtnis, z. B. SET 2, SET 3–5, KiSS.2, HASE, SSV, P-ITPA, Mottier | |
| Wahrnehmung und Diskrimination (Ling-Laute) | Wahrnehmung und Diskrimination (modifizierte Ling-Laute) | |
| *Je nach Entwicklungsstand der Kinder weiterführende konsiliarische Diagnostik:* | | |
| Kranielle und Felsenbein-MRT | | |
| Ggf. Felsenbein-CT | | |
| | Ggf. PET | |
| Ophthalmologie | | |
| Neurologie | | |
| Humangenetik | | |
| → *Bestätigung/Ausschluss der Verdachtsdiagnose AS/AN* | | |

teanpassung erschwert. Daher ist bei jungen Kindern, bei denen noch keine Sprachaudiometrie durchführbar ist, aus den Werten der Reflex-, Verhaltens- oder Spielaudiometrie für eine Sprachentwicklung kaum auf die notwendige Verstärkungsleistung von Hörgeräten zu schließen. Aus diesem Grund sollte bei der Hörgeräteanpassung besonders sorgfältig und in enger Kommunikation mit den Eltern auf die subjektiven Reaktionen des Kindes geachtet werden. Sobald wie möglich sollten präverbale und Sprachentwicklung mithilfe psychometrisch konstruierter Sprachtestverfahren (◘ Tab. 6.6) auf den einzelnen linguistischen Ebenen (jeweils rezeptiv und expressiv semantisch-lexikalisch, syntaktisch-morphologisch sowie phonetisch-phonologisch) eingeschätzt werden. Auch kann der Schweregrad der Hörstörung nur geschätzt werden, was eine Rolle für das Begutachtungswesen spielt. Sobald möglich sollten altersangepasste sprachdiometrische Erhebungen (Mainzer oder Göttinger Kindersprachtest, Oldenburger Kinder-Reimtest, Oldenburger Kinder-Satztest oder Oldenburger Satztest) in Ruhe sowie im Störschall durchgeführt werden. Bei Säuglingen und Kleinkindern liefern auch die audiometrischen Reaktionen auf Kinderlieder wertvolle Hinweise.

Sollte sich die Verdachtsdiagnose einer AS/AN erhärten, ist eine **weiterführende Diagnostik** erforderlich, die eine Annäherung an den Schweregrad und die Lokalisation der Störung ergeben soll. Das wichtigste diagnostische Instrument bildet dabei eine transtympanale ECochG – bei Kindern in Narkose, bei Jugendlichen und Erwachsenen in Lokalanästhesie durchführbar. Eine solche wird vor allem vor einer geplanten CI-Versorgung empfohlen, wenn eine Hörgeräteversorgung keinen ausreichenden Gewinn erbracht hat, insbesondere für das Sprachverstehen (Walger et al. 2011). Auch bei vorliegender AS/AN können CAP bei höheren Reizpegeln nachweisbar sein, meist von geringer Amplitude, sofern die synaptische Übertragung nicht komplett blockiert ist (McMahon et al. 2008).

Über eine am Promontorium oder in der Nische des runden Fensters platzierte Nadel- oder Ball-Elektrode kann in gleicher Sitzung eine Registrierung der frühen elektrisch evozierten Potenziale (FEEP, E-BERA) erfolgen, was ipsilateral aber wegen des Reizartefaktes kritisch ist. Es empfiehlt sich daher die kontralaterale Registrierung.

Auch wenn sich in Ermangelung eines objektiven Tests zur spezifischen Funktionsprüfung der IHC in der Routinediagnostik Synaptopathie und Neuropathie nicht abgrenzen lassen und die primäre Läsion einer AS/AN sich nicht lokalisieren lässt, gelang eine Differenzierung in prä- und postsynaptische Störungen durch den Nachweis lokaler Haarzell-, dendritischer und axonaler Ströme mittels frequenzspezifischer ECochG-Messungen am runden Fenster während der CI-Versorgung von 14 Patienten (McMahon et al. 2008). Hier zeigte ein latenzverzögertes SP, gefolgt von einem kleinen CAP, eine präsynaptische Störung an, wohingegen ein normales SP, gefolgt von einem breiten negativen Potenzial, zu werten als dendritisches Potenzial (DP, ▶ Abschn. 5.1.3) bei fehlendem CAP als postsynaptische neurale Störung interpretiert wurde. Eine normale Morphologie der FEEP in der präsynaptischen Gruppe und die fehlenden oder pathologisch konfigurierten FEEP in der postsynaptischen Gruppe in Verbindung mit einem deutlich schlechteren Ergebnis der CI-Patienten unterstützen die These, dass mithilfe der ECochG eine nähere Klassifizierung der AS/AN möglich ist.

In der weiterführenden Diagnostik empfiehlt sich der Nachweis einer fehlenden efferenten kontralateralen Suppression der OAE als weiteres Kernsymptom einer AS/AN (Hood et al. 2003). Zudem trägt die Ableitung mittellatenter und kortikaler sowie ereigniskorrelierter Potenziale (MAEP, SAEP, P300, MMN) zur Objektivierung subjektiver Hör- bzw. Reaktionsschwellen und psychoakustischer Diskriminationsleistungen auf verschiedenen Ebenen der zentralen Hörbahn bei.

Eine Vestibularisprüfung zur Untersuchung einer möglichen Mitbeteiligung der Gleichgewichtsorgane, bildgebende Verfahren als Dünnschicht-Computertomografie der Felsenbeine und des Neurokraniums ggf. auch eine kranielle Magnetresonanztomografie zur Abklärung der Morphologie des Hörorgans und zusätzliche neurologische, augenärztliche und humangenetische Untersuchungen komplettieren die ausführliche Diagnostik.

Betroffene Kinder sollten in eine engmaschige Verlaufskontrolle mit regelmäßigen Überprüfungen der Hör- sowie der rezeptiven und expressiven Sprachentwicklung eingebunden werden. Hier sollen neben audiometrischen und Sprachtestverfahren auch Tests der Wahrnehmung und Diskrimination von Sprachlauten, des phonologischen Arbeitsgedächtnisses und der phonetisch-phonologischen Entwicklung zum Einsatz kommen. Dieses Vorgehen zusammen mit einem sich daraus ergebenden individuellen Therapie- und Förderkonzept erfordert ein interdisziplinäres Team aus Audiologen, Ärzten, Sonderpädagogen, Logopäden, Psychologen und Hörgeräteakustikern.

Die Einführung eines universellen Neugeborenen-Hörscreenings mit Registrierung automatisiert ausgewerteter TEOAE und FAEP führte dazu, dass die Diagnose einer AN/AS früher und häufiger als zuvor allein auf der Basis dieser objektiven audiometrischen Befunde gestellt wird, oft auch zu Unrecht (Rapin u. Gravel 2006). Jedoch erhärten erst die klinische Symptomatik, die ECochG, die weiterführende Diagnostik und die Verlaufskontrollen die Verdachtsdiagnose AS/AN und geben Auskunft über ihre Ausprägung.

■ Abb. 6.18 gibt eine typische Befundkonstellation einer AS/AN bei einem vierjährigen Mädchen wieder, das sich mit dem Verdacht auf Schwerhörigkeit und ausgeprägter Sprachentwicklungsstörung vorstellte. Auch ist dargestellt, dass nach zweijähriger Hörgeräteversorgung und intensiver Hörfrühförderung die Potenzialmuster der FAEP stärker ausgeprägt sind als anfangs und offenbar eine gewisse Synchronisation der neuronalen Aktivität eingetreten ist.

■ Abb. 6.19 stellt das Beispiel eines zweijährigen Jungen mit unsicheren Hörreaktionen und Sprachentwicklungsverzögerung bei vorliegender AN dar. Aus der objektiven Audiometrie wird klar, dass es sich um eine postsynaptische Störung handelt. Trotz Hörgeräteversorgung und intensiver Hörfrühförderung hatte sich im Alter von 3 Jahren und 9 Monaten weder in der Tonschwellenaudiometrie noch im Sprachverstehen eine wesentlich gebesserte Situation gezeigt. Daran änderte auch eine nachfolgende Versorgung mit einem CI nichts, ein Indikator dafür, dass eine wesentlich verbesserte Synchronisation der neuronalen Reizantworten in diesem individuellen Fall nicht erzielt werden konnte.

Auch die SAEP können durch die Synchronisationsstörung beeinträchtigt sein, so dass objektiviert werden kann, dass die Störung auf dieser zentralen Ebene nicht voll kompensiert wird. So zeigten AS/AN-Patienten verglichen mit gesunden Personen amplitudenreduzierte und verzögerte N100-Antworten auf Frequenzänderungen bzw. Intensitätsänderungen eines Stimulus, insbesondere im Bereich niedriger Frequenzen (Dimitrijevic et al. 2011). Abnormitäten der auditiven N100 bei Patienten mit AN spiegeln Störungen sowohl der zeitli-

---

■ **Abb. 6.18** 4-jähriges Mädchen mit AS/AN. **a)** Spielaudiometrie: geringgradige Schallempfindungsschwerhörigkeit; **b)** Tympanogramm (Sondenton 226 Hz): regelrecht; Stapediusreflexe: beidseits nicht auslösbar; **c)** Sprachaudiometrie (Mainzer I mit Bildkarten): Diskriminationsverlust vor allem rechts; maximales Sprachverstehen bei 60 % rechts (80 dB SPL Sprachschallpegel) und 80 % links (65 dB SPL Sprachschallpegel); **d)** TEOAE rechts im 1,5- bis 3,5-kHz-Bereich deutlich auslösbar (oben); bei kontralateraler akustischer Stimulation (CAS) mit weißem Rauschen (60 dB SPL) fehlende kontralaterale Suppression der TEOAE (unten); **e)** TEOAE links nur im 3-kHz-Bereich deutlich auslösbar (oben); bei CAS mit weißem Rauschen (60 dB SPL) fehlende kontralaterale Suppression der TEOAE (unten); **f)** stark pathologisch veränderte Klick-evozierte FAEP; CM bei separater Reizung mit Sog- und Druckreizen besonders links ab 90 dB HL deutlich erkennbar; neurale Reizantworten der FAEP lediglich als schwache, latenzverzögerte Welle J$_V$ erkennbar; **g)** SAEP beidseits bei Reizung mit 1-kHz-Ton-Bursts (500 ms Dauer) im Wachzustand (Video-Sedierung) nur bei sehr niedriger Reizwiederholrate von 0,2/s deutlich erkennbar (Wellenkomplex P1/N1/P2); die Synchronisationsstörung auf Hirnstammebene wird demnach zumindest auf kortikaler Ebene partiell kompensiert; keine SAEP bei erhöhter Reizwiederholrate auf 0,6/s und 1,1/s nachweisbar, was auf eine Störung des zeitlichen Auflösungsvermögens hindeutet; **h–l)** Ergebnisse der transtympanalen ECochG unter Intubationsnarkose: **h)** SP/CAP-Komplex bei alternierender Klick-Reizung rechts: erkennbares SP ab 90 dB HL; schwaches CAP ab 95 dB HL; **j)** SP/CAP-Komplex bei alternierender Klick-Reizung links: erkennbares SP ab 70 dB HL; schwaches CAP ab 80 dB HL; **k)** CM rechtes Ohr bei Sog-Reizung mit Ton-Bursts (10 ms Dauer, 2 ms Anstieg- und Abfall-Zeit) der Frequenzen 0,5, 1,0, 2,0 und 4,0 kHz: Schwellen rechts für alle Frequenzen bei 60 bis 70 dB HL; **l)** CM linkes Ohr bei Sog-Reizung mit Ton-Bursts (10 ms Dauer, 2 ms Anstieg- und Abfall-Zeit) der Frequenzen 0,5, 1,0, 2,0 und 4,0 kHz: Schwellen für alle Frequenzen bei 60 bis 70 dB HL; **m)** FAEP nach 2-jähriger Hörgeräteversorgung und intensiver Frühförderung: Potenzialmuster verglichen mit der Erstuntersuchung stärker ausgeprägt trotz weiterhin bestehender schwacher Synchronisation ab 70 dB HL rechts und 80 dB HL links im Bereich der Welle V erkennbar; bei hohen Reizpegeln sind alle Peaks der FAEP nachweisbar.

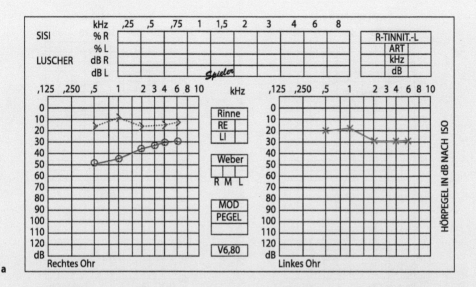

a

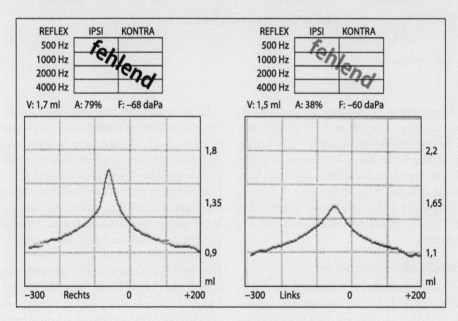

b

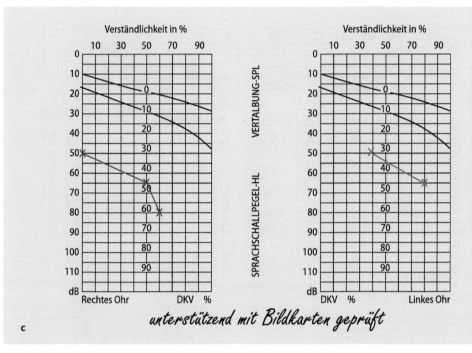

**◘ Abb. 6.18** (Fortsetzung)

chen Reizverarbeitung (niedrige Frequenzen) als auch der neuralen Adaptation (hohe Frequenzen) wider. Ihr Ausmaß unterscheidet sich für die prä- bzw. postsynaptische Form der Erkrankung. Die signifikante Beziehung der N100-Latenzen im Tieftonbereich zu den Ergebnissen von Tests des Sprachverstehens qualifiziert Erstere als objektives Maß für den Grad des Sprachverstehens bei AS/AN-Patienten.

### Abschließender Kommentar

Bei der AS/AN handelt es sich um ein klinisch relevantes Störungsbild, das eine besondere Herausforderung an Diagnose, Therapie und Rehabilitation stellt. Zu ihrer sicheren Abgrenzung gegenüber anderen Formen der Schallempfindungsschwerhörigkeit, insbesondere aber auch Reifungs- und Verarbeitungsstörungen im Bereich des Hörnervs und unteren Hirnstammes, ist der Einsatz objektiver Hörprüfverfahren zwingend erforderlich. Bei pathologisch veränderten, oftmals schwachen und schlecht synchronisierten FAEP sind mehrfache Kontrollmessungen im Entwicklungsverlauf sinn-

voll, um einen möglichen Reifungsprozess im frühen Kindesalter zu objektivieren und vorschnelle Therapieentscheidungen zu vermeiden. Bei auffällig schlechten oder ausbleibenden Hörreaktionen im Rahmen der subjektiven Audiometrie ist die Durchführung einer ECochG auch im Hinblick auf eine mögliche CI-Versorgung die Methode der Wahl, um einige AS/AN sicher zu erkennen und den Ort der Schädigung (prä- oder postsynaptisch) näher einzugrenzen. Dies kann für die Prognose der Hör- und Sprachentwicklung wertvolle Hinweise liefern. Die Registrierung von MAEP und auch SAEP ist eine sehr sinnvolle Ergänzung, um nachzuweisen, ob Verarbeitungs- und Synchronisationsstörungen im Bereich des Innenohres und des Hirnstammes in höherer Ebene des Hörsystems zumindest partiell kompensiert werden. Die Registrierung kann bereits im Säuglingsalter im Schlaf (MAEP) oder entspannten Wachzustand (SAEP) erfolgen. Die audiologische Deutung muss dabei stets die reifungsbedingten Veränderungen der MAEP und SAEP berücksichtigen (▶ Abschn. 5.3, ▶ Abschn. 5.4 und ▶ Abschn. 5.5).

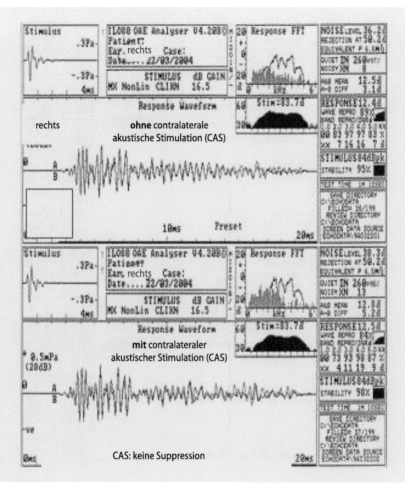

**d**

**Abb. 6.18** (Fortsetzung)

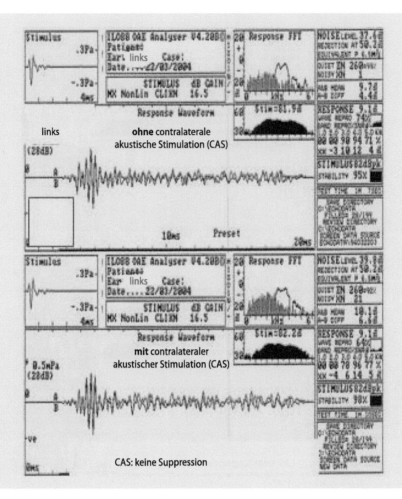

**□ Abb. 6.18** (Fortsetzung)

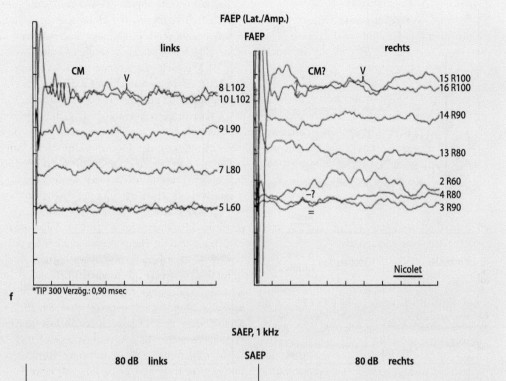

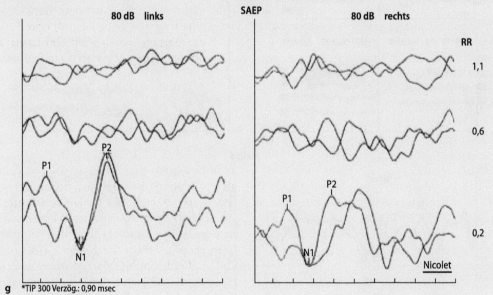

■ **Abb. 6.18** (Fortsetzung)

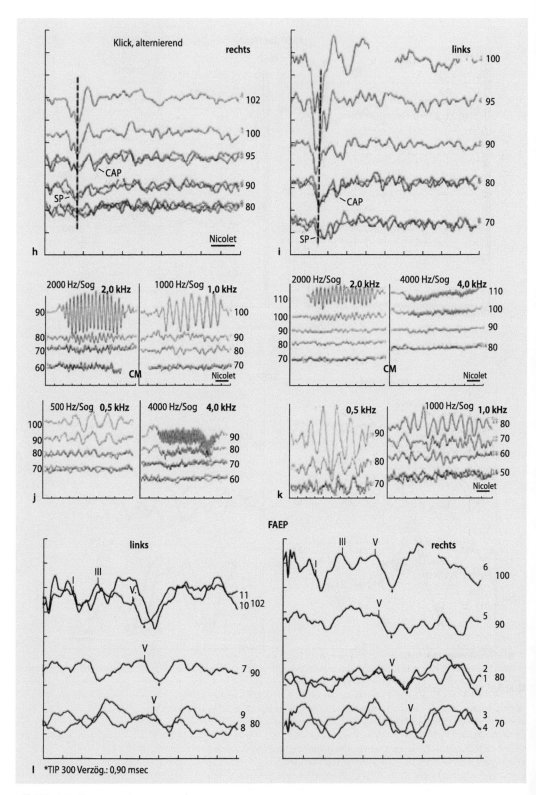

**Abb. 6.18** (Fortsetzung)

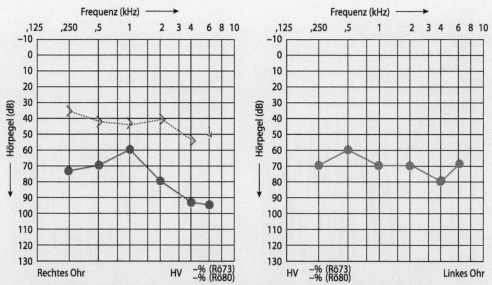

a  Verhaltensaudiogr. im FF. Kind zeigt kein RH und reagiert manchmal gar nicht, auch nicht bei sehr lauten Geräuschen. Reaktionen nicht reproduzierbar! Kontrolle notwendig!

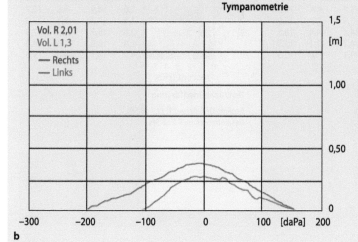

b

◘ **Abb. 6.19** 2-jähriger Junge mit AS/AN. **a)** Verhaltensaudiometrie: beidseitige mittel- bis hochgradige Schallempfindungsschwerhörigkeit; **b)** Tympanometrie: beidseits Normalbefund, Stapediusreflexe: weder ipsi- noch kontralateral auslösbar; **c)** TEOAE: im Bereich von 1 bis 4 kHz sicher nachweisbar; **d)** FAEP: bei Klick-Reizung mit getrennter Reizpolarität (Sog- und Druckreize) bis 85 dB HL rechts (oben) und links (unten) nicht nachweisbar; CM beidseits deutlich sichtbar; **e)** transtympanale ECochG: schwaches CAP ab 50 dB HL rechts; links kein CAP, jedoch deutliche CM bei Sog- und Druckreizung sowie ein schwaches negatives Potenzial ab 80 dB HL, das aufgrund seiner pegelunabhängigen Latenzzeit als dendritisches Potenzial (DP) gedeutet wird; **f)** CM bei Reizung mit Ton-Bursts (Sogimpulse) bei Frequenzen von 0,5, 1, 2 und 4 kHz CM ab Reizpegeln von 50 dB HL; deutliches CAP bei Reizung mit 4-kHz-Ton-Bursts; linksseitig deutlich schwächere CM ab Reizpegeln von etwa 80 dB HL; **g)** nach beidseitiger probatorischer Hörgeräteversorgung und intensiver Hörfrühförderung im Alter von 3 Jahren und 9 Monaten im Verhaltensaudiogramm hochgradige Schallempfindungsschwerhörigkeit mit Aufblähkurve um 60 dB HL (aus: Walger et al. 2011).

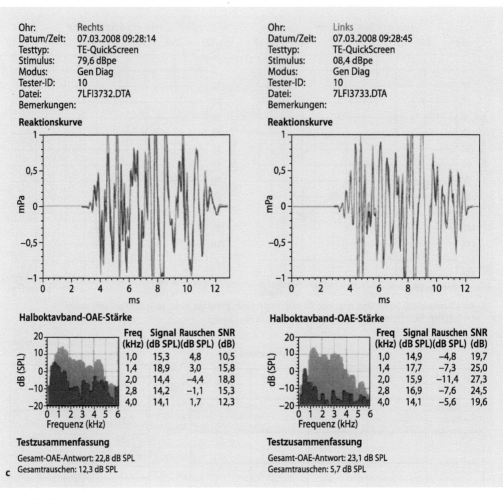

| Ohr: | Rechts |
|---|---|
| Datum/Zeit: | 07.03.2008 09:28:14 |
| Testtyp: | TE-QuickScreen |
| Stimulus: | 79,6 dBpe |
| Modus: | Gen Diag |
| Tester-ID: | 10 |
| Datei: | 7LFI3732.DTA |
| Bemerkungen: | |

**Reaktionskurve**

**Halboktavband-OAE-Stärke**

| Freq (kHz) | Signal (dB SPL) | Rauschen (dB SPL) | SNR (dB) |
|---|---|---|---|
| 1,0 | 15,3 | 4,8 | 10,5 |
| 1,4 | 18,9 | 3,0 | 15,8 |
| 2,0 | 14,4 | −4,4 | 18,8 |
| 2,8 | 14,2 | −1,1 | 15,3 |
| 4,0 | 14,1 | 1,7 | 12,3 |

**Testzusammenfassung**

Gesamt-OAE-Antwort: 22,8 dB SPL
Gesamtrauschen: 12,3 dB SPL

| Ohr: | Links |
|---|---|
| Datum/Zeit: | 07.03.2008 09:28:45 |
| Testtyp: | TE-QuickScreen |
| Stimulus: | 08,4 dBpe |
| Modus: | Gen Diag |
| Tester-ID: | 10 |
| Datei: | 7LFI3733.DTA |
| Bemerkungen: | |

**Reaktionskurve**

**Halboktavband-OAE-Stärke**

| Freq (kHz) | Signal (dB SPL) | Rauschen (dB SPL) | SNR (dB) |
|---|---|---|---|
| 1,0 | 14,9 | −4,8 | 19,7 |
| 1,4 | 17,7 | −7,3 | 25,0 |
| 2,0 | 15,9 | −11,4 | 27,3 |
| 2,8 | 16,9 | −7,6 | 24,5 |
| 4,0 | 14,1 | −5,6 | 19,6 |

**Testzusammenfassung**

Gesamt-OAE-Antwort: 23,1 dB SPL
Gesamtrauschen: 5,7 dB SPL

c

◻ **Abb. 6.19**  (Fortsetzung)

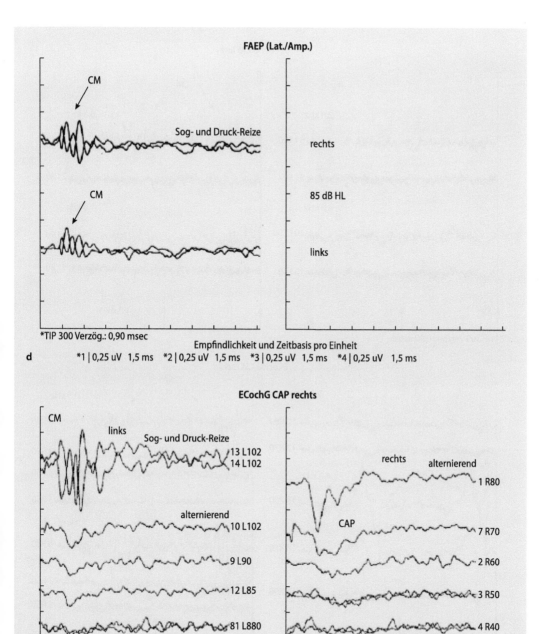

**FAEP (Lat./Amp.)**

CM

Sog- und Druck-Reize

rechts

CM

85 dB HL

links

*TIP 300 Verzög.: 0,90 msec

Empfindlichkeit und Zeitbasis pro Einheit

d    *1 | 0,25 uV  1,5 ms    *2 | 0,25 uV  1,5 ms    *3 | 0,25 uV  1,5 ms    *4 | 0,25 uV  1,5 ms

**ECochG CAP rechts**

CM

links

Sog- und Druck-Reize

13 L102
14 L102

rechts    alternierend

1 R80

alternierend

10 L102

CAP

7 R70

9 L90

2 R60

12 L85

3 R50

81 L880

4 R40

DP

*TIP 300 Verzög.: 0,90 msec

e

◨ **Abb. 6.19** (Fortsetzung)

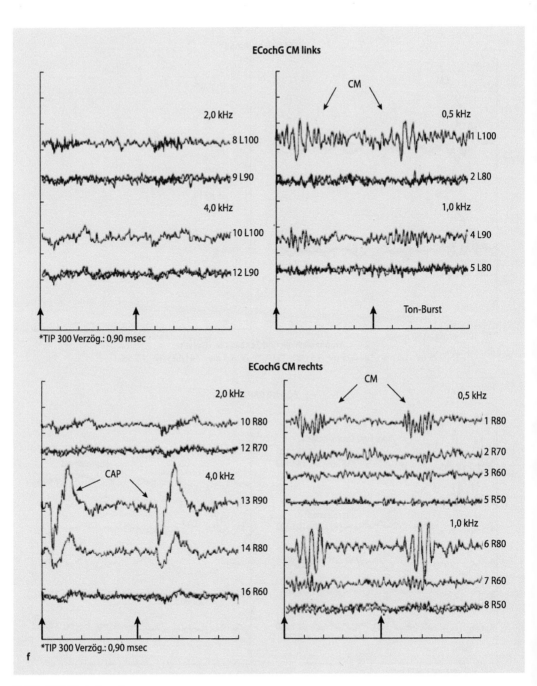

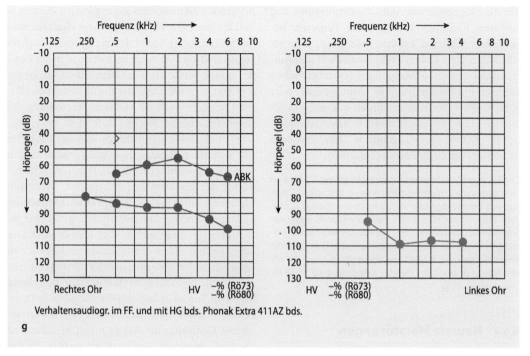

g

◪ **Abb. 6.19** (Fortsetzung)

## 6.5 Neurale und zentrale Hörstörungen

Hörstörungen, die durch Defizite in der Funktion des Hörnervs, der Hörbahn und der assoziierten Hörzentren der Großhirnrinde verursacht sind, ähneln in mancher Hinsicht solchen, die durch die unvollständige oder verzögerte Ausreifung des Hörsystems in den ersten Lebensmonaten bedingt sind. Reifungsstörungen des neuralen und zentralen Hörsystems in der Neugeborenen- oder Säuglingsperiode, die auch durch auditive Deprivation verursacht oder verstärkt werden können, sind in den ▶ Abschn. 2.1.8 und ▶ Abschn. 6.3 sowie in ▶ Kap. 8 näher beschrieben. In der objektiven Audiometrie weisen sie einige Parallelen wie latenzverlängerte FAEP zu läsions- oder anderweitig bedingten zentralen Hörstörungen in späterem Alter auf. In der audiologischen Diagnostik neuraler Hörstörungen sind AEP-Messungen von zentraler Bedeutung, und zwar FAEP-, MAEP-, SAEP- und ERP-Ableitungen, häufig auch in Kombination. Deren Ergebnisse werden durch OAE-Messungen, ggf. auch der kontralateralen OAE-Suppression, und Stapediusreflexmessungen komplettiert. Die Diagnose ergibt sich i. d. R. aus einer vergleichenden Betrachtung dieser objektiven Befunde mit denen der subjektiven Audiometrie. Auch diskrepante Ergebnisse von Ton- und Sprachaudiometrie oder von Sprachaudiometrie in Ruhe und im Störgeräusch weisen auf eine zerebrale Pathologie hin. Daher kommt neben der Bildgebung der objektiven audiologischen Diagnostik hier die entscheidende Rolle zu.

Der Nachweis der pathologischen Stapediusreflexermüdung (*acoustic reflex decay* – ARD; ▶ Abschn. 3.3.2) bzw. auffälliger Reflexschwellen (*acoustic reflex threshold* – ART; ▶ Abschn. 3.3.2) hat zwar im Zuge des breiten Einsatzes von Computertomografie (CT) und Magnetresonanztomografie (MRT) etwas an praktischer Bedeutung verloren, gehört aber doch zum Inventar der objektiven Audiometrie (Emanuel et al. 2012). Pathologische Stapediusreflexschwellen und -*decay*-Ergebnisse wurden u. a.

für die Diagnostik von Akustikusneurinomen und anderen Kleinhirnbrückenwinkel-Tumoren beschrieben (Cohen u. Prasher 1988; Jerger u. Jerger 1960; Prasher u. Cohen 1993). Zentrale Hörstörungen durch toxische Schädigungen des auditorischen Hirnstamms infolge von z. B. Lösungsmittel- oder Quecksilberexpositionen wurden u. a. anhand erhöhter Stapediusreflexschwellen bzw. pathologischer Reflex-*decay*-Ergebnisse nachgewiesen (Counter et al. 2012; Fuente et al. 2006).

Die für Stapediusreflexmessungen verwendeten Schallpegel sind mitunter allerdings so hoch, dass sie Schmerzen, Tinnitus und Hörstörungen hervorrufen können (Arriaga u. Luxford 1993; Hunter et al. 1999). Bei Kindern sollte daher auf wiederholte Messungen der Stapediusreflexschwelle verzichtet werden. Bei akuten Hörstörungen sind unbedingt die Empfehlungen der ADANO zur Verwendung hoher Schalldruckpegel zu beachten, die eine Begrenzung auf 85 dB HL vorschreiben.

### 6.5.1 Neurale Hörstörungen

Neurale oder retrocochleäre Schallempfindungsstörungen betreffen den Hörnerv bis zu seinem Eintritt in den Hirnstamm. Der Begriff »neural« ist der Bezeichnung »retrocochleär« – historisch zur Bezeichnung von Schwannomen des N. cochlearis verwendet – vorzuziehen, da letztere nicht angibt, dass ihre Ursachen auf den Hörnerv beschränkt sind (Martin u. Summers 1999; Neumann u. Stephens 2011). Neurale Hörstörungen werden meist durch benigne Tumoren im inneren Gehörgang mit Ausdehnung zum Kleinhirnbrückenwinkel, der Eintrittsstelle des Hörnervs in den Hirnstamm, verursacht, die im Kindesalter selten als Neurinome im Rahmen einer Neurofibromatose oder als Meningeome auftreten. Anamnestische Hinweise liefern eine langsam eintretende, meist einseitige Hörstörung, weiterhin Tinnitus und Schwindel. Diese Symptome sind im frühen Kindesalter oft nur eingeschränkt eruierbar und bedürfen einer gezielten Nachfrage, z. B. nach Klagen des Kindes über Ohrsensationen wie Hörminderungen, Missempfindungen und Ohrgeräusche und der Beobachtung eines auffälligen Gangbildes.

Diagnostisch sind in mehr als 90 % der Fälle die Interpeaklatenzen $t_V$-$t_I$ der FAEP verlängert (absolut oder im Seitenvergleich), oder die FAEP fehlen

bei großen Neurinomen sogar gänzlich (Selters u. Brackmann 1977; Hoth 1991). Liegt eine rein neurale Störung ohne Beeinträchtigung des Innenohres vor, so sind die OAE noch nachweisbar. In der Regel ist jedoch auch die cochleäre Funktion eingeschränkt, da die Raumforderung nicht nur den Hörnerv, sondern auch die vaskuläre Versorgung des Innenohres beeinträchtigt (Hoth et al. 1994; Pröschel et al. 1994). Bei mehr als 90 % der Patienten soll sich ein pathologisches Audiogramm finden (Lenarz u. Boenninghaus 2012). Dabei ist meist zunächst der Hochtonbereich betroffen. Weiterhin bestehen häufig eine gestörte Sprachdiskrimination und eine pathologische Hörermüdung. Da eine getrenntohrige Audiometrie aber erst ab etwa vier Lebensjahren sicher durchführbar ist, kommt den FAEP für die Verifizierung der Hörstörung eine entscheidende Bedeutung zu (◘ Abb. 6.20). Beweisend für einen Tumor ist letztlich die bildgebende Diagnostik, in erster Linie die MRT der Felsenbeinregion mit Kontrastmittel. Wenn möglich, sollte eine Vestibularisprüfung durchgeführt werden, da ein Ausfall oder eine Untererregbarkeit des gleichseitigen Vestibularorgans bestehen kann.

> Der Begriff »neurale Hörstörung« ist dem der »retrocochleären Hörstörung« vorzuziehen. Diese Hörstörungen sind vor allem durch verlängerte Interpeaklatenzen in den FAEP gekennzeichnet.

### 6.5.2 Zentrale Hörstörungen

Zentrale Hörstörungen haben ihre Ursache in der Hörbahn, beginnend bei den auditorischen Hirnstammgebieten. Entzündliche Prozesse wie Meningitiden und Enzephalitiden, gefäßbedingte Erkrankungen wie Apoplexien, Tumorerkrankungen, Schädel-Hirn-Traumata oder anderweitig entstandene größere Hirnläsionen, aber auch Asphyxien unter der Geburt oder neurodegenerative Erkrankungen, z. B. aufgrund von Stoffwechselstörungen, können zu kindlichen zentralen Hörstörungen führen. Außer einigen durch Hyperbilirubinämie verursachten Hörstörungen sind sie irreversibel.

Gelegentlich treten zentrale Hörstörungen als erste und einzige Symptomatik einer beginnenden zerebralen Pathologie auf, beispielsweise bei leich-

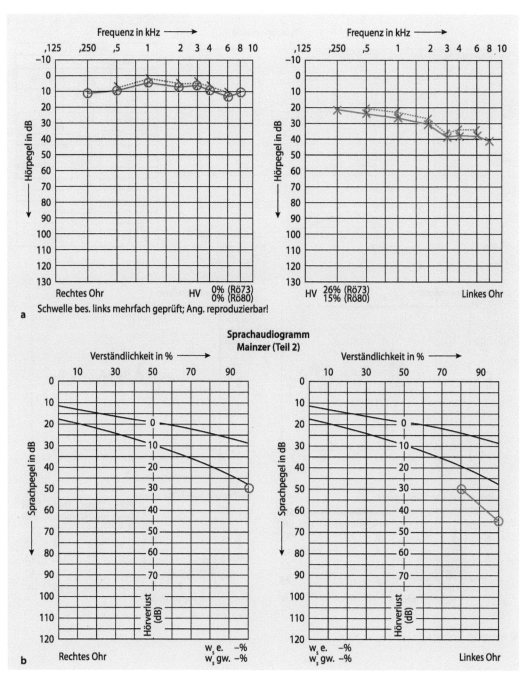

**Abb. 6.20** Audiometrische Befunde eines 6-jährigen Jungen nach Entfernung eines linksseitigen Hirnstammglioms und Chemotherapie. **a)** Tonschwellenaudiometrie und **b)** Sprachaudiometrie: subjektiv gering- bis mittelgradige Schallempfindungsschwerhörigkeit links mit leichter Einschränkung des Sprachverstehens links; **c)** Tympanogramm: normale Kurven (Typ A); Stapediusreflexe: nur rechts ipsilateral auslösbar, links bei ipsi- und kontralateraler Auslösung fehlend; **d)** TEOAE und **e)** DPOAE: beidseits sicher nachweisbar, TEOAE im Hochtonbereich links aber nur schwach ausgeprägt bzw. fehlend; **f)** FAEP: pathologisch veränderte FAEP links bei Klick-Reizung mit Abbruch der Potenzialkette nach Welle J$_i$; verlängerte Interpeaklatenzen links; **g)** SAEP: bei Reizung mit 1-kHz-Ton-Bursts rechts normal ausgeprägt, links SAEP mit etwas kleinerer Amplitude, jedoch normaler Potenzialmorphologie; somit partielle Kompensation des pathologischen FAEP-Befundes links auf kortikaler Ebene.

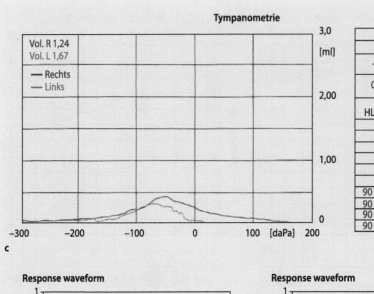

Tympanometrie

| Sonde 226 Hz | | | |
|---|---|---|---|
| Rechts | | Links | |
| −49 | P daPa | | −74 |
| 0,42 | delta C ml | | 0,31 |

| dB HL | SL | kHz | dB HL | SL |
|---|---|---|---|---|
| | | KONTRA | | |
| | | 0,5 | | |
| | | 1,0 | | |
| | | 2,0 | | |
| | | 4,0 | | |
| | | IPSI | | |
| 90 | | 0,5 | KR | |
| 90 | | 1,0 | KR | |
| 90 | | 2,0 | KR | |
| 90 | | 4,0 | KR | |

Vol. R 1,24
Vol. L 1,67

— Rechts
— Links

c

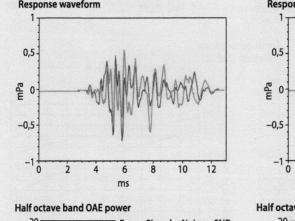

Response waveform

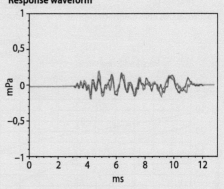

Response waveform

Half octave band OAE power

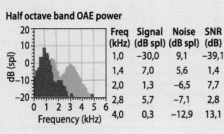

| Freq (kHz) | Signal (dB spl) | Noise (dB spl) | SNR (dB) |
|---|---|---|---|
| 1,0 | −30,0 | 9,1 | −39,1 |
| 1,4 | 7,0 | 5,6 | 1,4 |
| 2,0 | 1,3 | −6,5 | 7,7 |
| 2,8 | 5,7 | −7,1 | 2,8 |
| 4,0 | 0,3 | −12,9 | 13,1 |

Half octave band OAE power

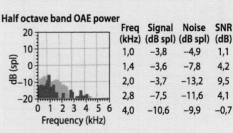

| Freq (kHz) | Signal (dB spl) | Noise (dB spl) | SNR (dB) |
|---|---|---|---|
| 1,0 | −3,8 | −4,9 | 1,1 |
| 1,4 | −3,6 | −7,8 | 4,2 |
| 2,0 | −3,7 | −13,2 | 9,5 |
| 2,8 | −7,5 | −11,6 | 4,1 |
| 4,0 | −10,6 | −9,9 | −0,7 |

d

▪ Abb. 6.20  (Fortsetzung)

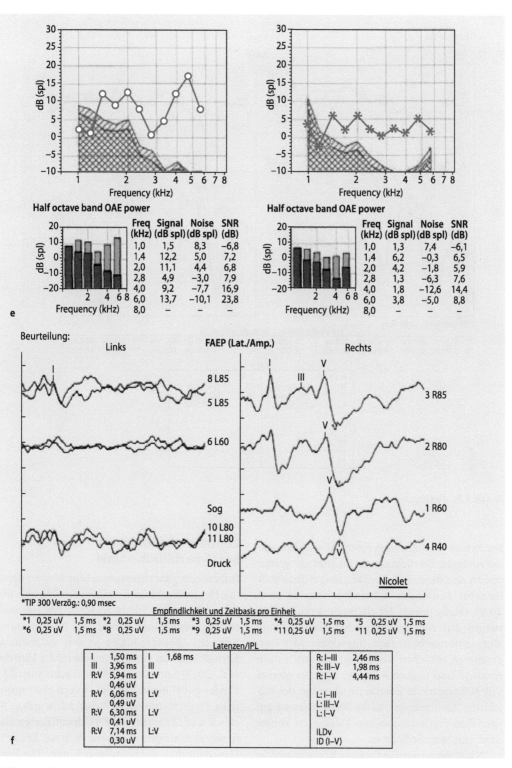

**Abb. 6.20** (Fortsetzung)

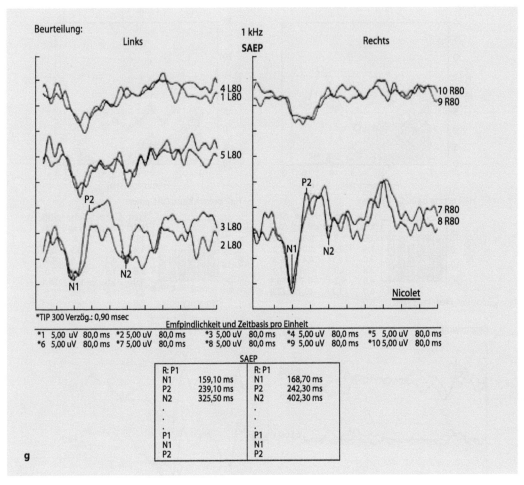

**g**

◼ **Abb. 6.20** (Fortsetzung)

ten Ischämien. Sollten bei einem Kind Hörprobleme vorliegen, die nicht zu seinem Tonaudiogramm passen, sind daher Tests zur Erfassung zentral-auditorischer Leistungen notwendig (Bamiou et al. 2000). Häufig gelingt der Nachweis derartiger Störungen, z. B. einer pathologischen Hörermüdung, einer gestörten binauralen Interaktion oder einer abnormen zeitlichen Auflösung, erst durch differenzierte Tests (s. auch ▶ Abschn. 6.5). Der objektiven Audiometrie in Zusammenschau mit der subjektiven Audiometrie und in deren Rahmen ggf. speziellen psychoakustischen Messungen kommt dabei eine zentrale Rolle zu.

Nachfolgend werden spezielle Krankheitsbilder zentraler Hörstörungen dargestellt.

### Zentrale Hörstörungen bei Hyperbilirubinämie

Insbesondere auf Hirnstammebene können neonatale Hyperbilirubinämien mit freiem Bilirubin über 20 mg/dl zu einem breiten Spektrum von Hörbeeinträchtigungen führen, die auf einer Ablagerung von Bilirubin-Abbauprodukten in den auditorischen Kerngebieten des Hirnstammes beruhen. Hulzebos et al. (2013) fanden unter 623 Frühgeborenen 2,3 % Kinder mit Hörstörungen, die wegen einer neonatalen Hyperbilirubinämie behandelt wurden. Nickisch und Mitarbeiter (2009) identifizierten Hörfunktionsstörungen in nahezu 90 % von kritischer Hyperbilirubinämie betroffener Kinder. Die Funktionsstörungen reichen von leichten, reversiblen

Hörschädigungen bis hin zum Kernikterus bei Rhesusfaktor-Unverträglichkeit mit nachfolgenden schweren, irreversiblen Hörstörungen oder Taubheit der Neugeborenen. Bei einem erheblichen Anteil von Kindern mit neonataler Hyperbilirubinämie finden sich die Symptome einer AS/AN (▶ Abschn. 6.4). Hierbei liegen allerdings lediglich Funktionsstörungen der IHC und/oder ihrer Synapsen oder des Hörnervs vor, nicht aber eine Hirnstammpathologie.

Für die Diagnose und Differenzialdiagnose solcher Hörstörungen sind objektive Hörprüfungen unabdingbar, insbesondere die Messung von TEOAE, DPOAE und FAEP. Lediglich moderat erhöhte Bilirubinwerte ohne Rhesusfaktor-Inkompatibilität führen meist zu passageren Latenzverlängerungen für Wellen $J_{III}$ und $J_V$, selten auch zu einem fehlenden $J_{IV}/J_V$-Komplex (Perlman et al. 1983; Sabatino et al. 1996). Initial nachgewiesene TEOAE können mitunter verschwinden. In schweren Fällen ist eine MRT-Abklärung einer Bilirubin-induzierten Enzephalopathie notwendig. Da neonatale Hyperbilirubinämien über den o. g. Grenzwert hinaus das Risiko für Hörstörungen deutlich erhöhen, benötigen alle betroffenen Kinder eine differenzierte pädaudiologische Diagnostik mit einem Follow-up über das erste Lebensjahr (Nickisch et al. 2009). Diese beinhaltet neben den o. g. objektiven Methoden auch eine Beobachtungs- bzw. visuelle Verstärkungsaudiometrie zur Plausibilitätskontrolle und zur Verlaufsbeobachtung des Effekts therapeutischer Maßnahmen

## Zentrale Hörstörungen nach Läsionen des Groß- und Zwischenhirns

Klinische Erscheinungsbilder zentraler Hörstörungen betreffen meist die Perzeption von gesprochener Sprache, Musik, Tonhöhen, emotionaler Prosodie und die zeitliche Hörverarbeitung, all dies ohne wesentliche Defizite im Verstehen von Schriftsprache oder Einschränkungen des peripheren Gehörs und häufig auch der Sprachproduktion, zumindest anfangs. Oft zeigen die Patienten mehr oder weniger erhaltene Funktionen bestimmter Aspekte des Hörens, beispielsweise der Schalllokalisation, der Stimmerkennung und der Wahrnehmung von Tierlauten und Umgebungsgeräuschen. Eine Zusammenstellung von Hörstörungen aufgrund von Hirnläsionen findet sich in ◘ Tab. 6.7. Je nach Ausdehnung und genauer Lokalisation der Läsion können verschiedene Formen der zentralen Hörstörungen ineinander übergehen oder mit anderen sensorischen und kognitiven Schädigungen kombiniert sein. Daher sollten objektive und subjektive Diagnostik bei einem Verdacht auf auditorische Agnosie (Rindentaubheit) oder eine andere zentrale Hörstörung eine ganze Batterie auditorischer Stimuli beinhalten, um das Störungsbild individuell präzise zu spezifizieren.

Beispielsweise zeigten die gemittelten ERP-Kurven von 65 Kindern nach Pneumokokken-Meningitis bei auditiver Stimulation, u. a. mit neuartigen, den Kindern unbekannten Stimuli, signifikant längere P1- und P3a-Latenzen, längere Interpeaklatenzen für die P1-N2-Strecke und kleinere P1-Amplituden verglichen mit denen von 93 gesunden Kindern (Kihara et al 2012). Da die N2 und die P3a von Aufmerksamkeitsprozessen beeinflusst sind, sprechen diese Muster für eine beeinträchtigte Verarbeitung neuartiger auditiver Stimuli nach entzündlichen Hirnprozessen im Sinne einer eingeschränkten auditive Aufmerksamkeit oder einer kognitiven Langsamkeit, wahrscheinlich wegen einer Funktionsunterbrechung in den lateralen präfrontalen und den superioren temporalen Kortizes. Mit ERP (▶ Abschn. 6.5) kann also die Entwicklung perzeptuell-kognitiver Funktionen nach Hirnschädigung nachverfolgt werden.

Das Fachwissen zu humanen zentralen Hörstörungen speiste sich lange Zeit eher aus unsystematischen Einzelfallberichten neurologischer Störungen. Bereits früh wurden für deren Objektivierung elektrophysiologische Messungen eingesetzt (Scherg u. von Cramon 1986). Einige klassische, relativ seltene Störungsbilder, die meist auf beidhemisphärischen temporalen Läsionen fußen, wurden seit dem 19. Jahrhundert wiederholt beschrieben. So können Läsionen des rechten posterioren Parietallappens einschließlich des supramarginalen Gyrus zu Störungen der Schalllokalisation führen (Bisiach et al. 1984). Eine gestörte Perzeption lateralisierter Schallquellen und Wahrnehmungsstörungen der Bewegung virtueller Schallquellen wurde bei rechtshemisphärischen Schäden des oberen Schläfenlappens berichtet (Griffiths et al. 1997). Auch kann sich die Symptomatik bei gleicher Lokalisation einer Schädigung deutlich unterscheiden (Lechevalier et al. 1984).

Bei der auditorischen Agnosie oder Rindentaubheit hört ein Betroffener trotz normaler tonschwellen-

**▣ Tab. 6.7** Zentrale Hörstörungen bei Hirnläsionen (modifiziert nach Neumann u. Stephens 2011)

| Kategorie | Erkrankung | Erläuterung |
|---|---|---|
| Zentrale Taubheit, meist bei ausgedehnten (bilateralen) temporalen Läsionen | Auditorische Agnosie (kortikale Taubheit) | Unfähigkeit, Schall zu interpretieren bei (relativ) normalem Tonaudiogramm |
| | Perzeptuelle Form der auditorischen Agnosie | Schall kann zwar wahrgenommen, aber nicht interpretiert werden; meist bei bilateralen oder linkshemisphärischen Läsionen des temporalen Kortex, aber auch bei subkortikalen Läsionen, z. B. der Capsula interna oder der Insula |
| | Auditorische Entwicklungsagnosie | Kongenitale Form der Amusie mit Defiziten in der Perzeption von Musik (Tontaubheit) |
| | Nonverbale Agnosie (Umgebungsschallagnosie) | Selektive Schwierigkeit bei der Erkennung und Identifikation von nichtsprachlichem bzw. Umgebungsschall |
| | Verbale Agnosie | Lediglich das Verständnis der gesprochenen Sprache ist gestört, hingegen sind Sprachproduktion, Lesen und Schreiben unbeeinträchtigt |
| | Amusie | Spezieller Typ der auditorischen Agnosie; Unfähigkeit, Musik zu erkennen und zu genießen |
| Moderate zentral-auditive Defizite wegen umschriebener Läsionen im auditorischen Kortex oder in der Radiatio acustica | Gestörte auditive Wahrnehmung kontralateral präsentierter Stimuli (einseitige Läsionen) | |
| | Hemianakusis, z. B. bei Hemisphäreninfarkten | Schwer gestörtes oder kein Hören auf dem kontralateralen Ohr wegen einseitiger temporaler oder kallosaler Läsionen (auffällige dichotische Tests) |
| | Störungen des Hörgedächtnisses bei Läsionen der mittleren Temporalwindung | |
| Zentrale Hörstörungen bei neurodegenerativen Erkrankungen | Leukodystropien | |
| Mit Aphasie oder anderen zentralen Sprech- und/oder Sprachstörungen assoziierte zentrale Hörstörungen | Wernicke-Aphasie, transkortikale Aphasia, globale Aphasie, Diskonnektionssyndrom | |

audiometrischer Befunde nichts und verhält sich, als wäre er gehörlos. Dieses Störungsbild tritt bei Kindern beispielsweise infolge entzündlicher (Kaga et al. 2000, 2003) oder traumatischer Schädigungen (Hattiangadi et al. 2005) auf, aber auch beim Landau-Kleffner-Syndrom. Letzteres ist eine seltene Form einer Epilepsie mit einer Störung zunächst des Sprachverstehens, dann auch der Sprachproduktion, bei der Kinder bereits erworbene Sprachfähigkeiten innerhalb weniger Tage bis Wochen wieder verlieren (rezeptive Aphasie). Hier ist eine auditorische Agnosie meist das auffälligste und erste Symptom, das in der Regel wegen einer Schädigung des phonologischen Arbeitsgedächtnisses zu einer Deprivation vom phonologischem Input während der kritischen Periode der Sprachentwicklung führt, aber auch nichtsprachliche Schalle betreffen kann (Metz-Lutz 2009).

Typischerweise finden sich bei auditorischer Agnosie ein normales Tonaudiogramm und regelrechte FAEP, wohingegen MAEP und SAEP auffällig sind oder fehlen. ◻ Abb. 6.21 zeigt die audiometrischen Befunde eines Kindes mit auditorischer Agnosie nach einem Fahrradunfall mit anschließendem Koma und extensiven Läsionen subkortikaler Strukturen bis hinein in das Mittelhirn, einschließlich des Corpus callosum. Das Kind wies ausgeprägte Störungen im Verstehen von gesprochener Sprache, Musik, Tonhöhen, emotionaler Prosodie und in der zeitlichen Hörverarbeitung auf, wohingegen das Verstehen von Schriftsprache, die Erkennung von Umgebungsgeräuschen und Tierlauten sowie die Schalllokalisation, die Stimmerkennung und das periphere Gehör unauffällig waren. Während das Tonaudiogramm ein normales Tongehör belegte, die Stapediusreflexe beidseits ipsi- und kontralateral regelrecht auslösbar waren und die FAEP lediglich diskrete Auffälligkeiten zeigten, fehlten die MAEP beidseits (SAEP nicht gemessen). Dieser Fall belegt die Notwendigkeit, eine große Bandbreite an Schallstimuli zu untersuchen, um eine auditorische Agnosie umfassend beschreiben zu können (Hattiangadi et al. 2005).

Bei Rindentaubheit kann eine Dissoziation zwischen Schalldetektion und -wahrnehmung auftreten, d. h. der Patient hört etwas, versteht aber den Inhalt nicht (◻ Tab. 6.7). AEP-Messungen können hier diagnostisch hilfreich sein. So berichteten Cavinato et al. (2012) über eine Patientin mit auditorischer Agnosie nach bilateraler Läsion der Temporoparietalregion, die gelegentlich unerwartete Reaktionen auf Umgebungsschall zeigte, obwohl sie keine Hörempfindungen hatte. Während die FAEP normale Potenzialkurven zeigten, fehlten MAEP und SAEP. Die ERP wiesen überraschenderweise, bei fehlender MMN, robuste P3-ähnliche Wellenformen mit Latenzen von 600 bis 700 ms auf. Die Generierung einer P3-ähnlichen Welle mit stark erhöhter Latenz trotz ausgedehnter Destruktionen des auditorischen Kortex lässt die Integrität eines

unabhängigen Netzwerks vermuten, das nötig ist, um auditive Stimuli auch ohne Bewusstheit zu verarbeiten.

Außer den gravierenden, durch ausgedehnte Hirnschädigungen bedingten zentralen Hörstörungen führen auch umschriebene Hirnläsionen im auditorischen Kortex oder der Hörstrahlung (Radiatio acustica) zu leichteren, mitunter diskreten zentral-auditorischen Schädigungen (Mignault Goulet et al. 2012; Kihara et al. 2012; Griffiths 2002). Derartige Störungen ziehen häufig Defizite in der Wahrnehmung von Umgebungsschall, Sprache und/oder Musik nach sich. Meist kann das betroffene Kind zudem im Störschall einem Gespräch nicht mehr folgen oder Fragen bzw. Aufforderungen nicht gut verstehen. Liegt zusätzlich eine cochleäre Hörstörung vor, kann ein Recruitment hinzutreten. Diagnostisch zeigen die Betroffenen oft Asymmetrien in der Diskrimination von Intensitäts-, Frequenz-, oder Zeitstrukturänderungen beidohrig präsentierter Stimuli. Es können auch Defizite in der Ausprägung von MAEP und SAEP als elektrophysiologische Korrelate solcher zentraler Hörstörungen vorliegen (Scherg u. von Cramon 1986).

> Zentrale Hörstörungen bei Läsionen des Großhirns und subkortikaler Strukturen sind durch ein normales peripheres Gehör, meist regelrechte FAEP und Auffälligkeiten in den MAEP und SAEP gekennzeichnet. Bei der Beeinträchtigung der Sprachverarbeitung oder anderer kognitiver Leistungen sind auch ERP gut für ihren Nachweis geeignet. Klinisch sind diese Hörstörungen durch eine heterogene Symptomatik charakterisiert, die beispielsweise das Verstehen von Sprache, insbesondere im Störschall, die Perzeption von Musik, Tonhöhenunterscheidung, emotionaler Prosodie, Tierlauten und Umgebungsgeräuschen, die Stimmerkennung und die Schalllokalisation betreffen kann.

## Zentrale Hörstörungen bei neurodegenerativen und neurometabolischen Erkrankungen

Neurodegenerative Erkrankungen treten im Kindesalter vor allem als Leukodystrophien auf. Diese bezeichnen eine Gruppe genetisch bedingter Stoff-

6

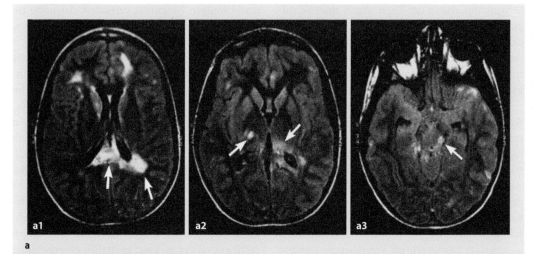

a

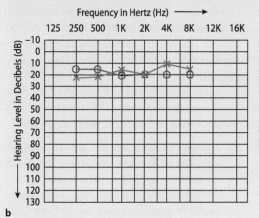

Frequency in Hertz (Hz) ⟶

| | Accustic Refex |||||||||
|---|---|---|---|---|---|---|---|---|---|
| Stimulus | | | Ipsilateral | | | | | | |
| Ear | 250 | 500 | 1000 | 2000 | 4000 | 6000 | BBN | LBN | HBN |
| R | | 95 | 95 | 95 | 95 | | | | |
| L | | 95 | 95 | 95 | 95 | | | | |
| | | | Contralateral | | | | | | |
| R | | 100 | 90 | 90 | 85 | | 65 | | |
| L | | 95 | 95 | 95 | 90 | | 80 | | |

b

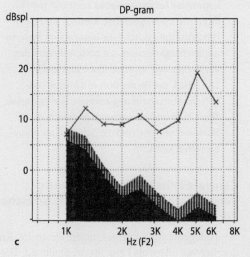

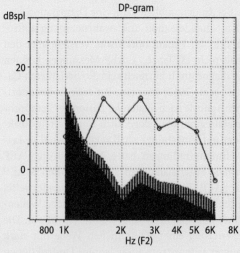

c

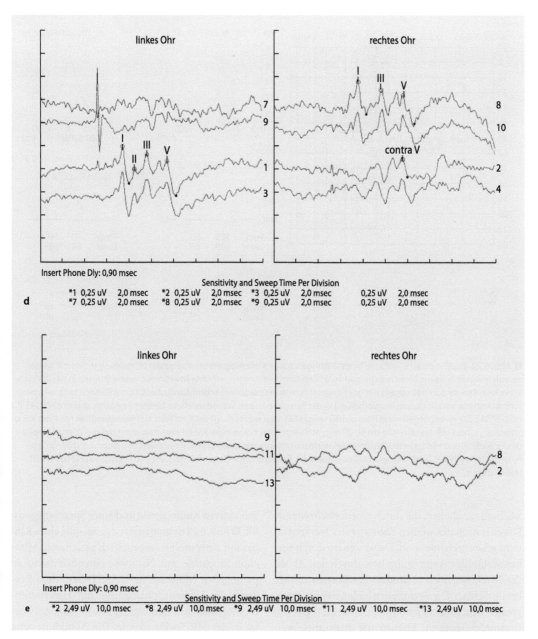

**Abb. 6.21** Kind mit auditorischer Agnosie nach Fahrradunfall mit anschließendem Koma und extensiven Läsionen subkortikaler Strukturen. **a)** T2-gewichtete MRT-Hirnaufnahmen: die Pfeile zeigen auf Ödeme (a1) im linken Splenium des Corpus callosum (mittellinienüberschreitend) und in linkshemisphärischen temporo-parietalen Fasern, (a2) im rechten und linken Thalamus sowie im (a3) im linken Pedunculus cerebri. **b)** Tonschwellenaudiometrie: normale Tonschwellen für beide Ohren; Stapediusreflexschwellen: ipsi- und kontralateral regelrecht auslösbar; **c)** DPOAE: beidseits normal ableitbar; **d)** FAEP: bis auf leichte Auffälligkeiten wie kleine Amplituden und schwache Synchronisation weitgehend normal, hier dargestellt für das linke Ohr bei ipsi- und kontralateraler Stimulation mit 80 dB nHL (Stimulusrate 27,7/s). **e)** MAEP bei 80 dB nHL (Stimulusrate 2,5/s): fehlende Potenziale (aus: Hattiangadi et al. 2005).

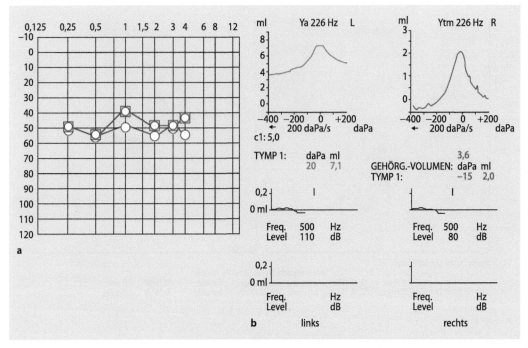

**◻ Abb. 6.22** Audiometrische Befunde eines 2-jährigen Jungen mit progredienter zentraler Hörstörung rechts mit sensori-neuralem Anteil bei einer Mitochondriopathie. **a)** Reaktionsaudiometrie: erhöhte Reaktionsschwelle (Kreise); in der Aufbläh-kurve kein Benefit durch ein rechtsseitiges Hörgerät (Kreise in Quadraten) erkennbar (linkes Ohr mit Gehörschutz verschlos-sen); **b)** Impedanzaudiometrie: Normalbefund in der Tympanometrie; Stapediusreflexe beidseits negativ; **c)** und **d)** TEOAE (C) und DPOAE (D): rechts negativ und links positiv; **e–g)** FAEP (nur rechts dargestellt, da links Normalbefund) **e)** FAEP mit Klick-Stimulus: rechts Potenzialschwelle bei 60 dB nHL, auffällige Morphologie der FAEP-Potenzialmuster mit reduzierter Amplitu-de der Welle $J_V$ und verlängerten Latenzen bei normalen Interpeaklatenzen; **f)** FAEP mit *Low-Chirp*-Stimulus (100–800 Hz): Potenzialschwelle bei 50 dB nHL, **g)** *Notched-noise*-FAEP: Potenzialschwellen bei 60 (0,5 kHz), 60 (1 kHz), 50 (2 kHz) und 60 (4 kHz) dB nHL.

wechselkrankheiten, die durch eine fortschreitende Degeneration der weißen Substanz des Nervensystems gekennzeichnet sind. Dabei werden durch eine unvollständige Ausprägung bzw. durch den Abbau der Myelinscheiden neuronale Funktionen schwer beeinträchtigt. Die Betroffenen leiden daher an progressiven motorischen und anderen neurologischen Beeinträchtigungen. Ebenso wie neurometabolische Störungen (z. B. Refsum-Syndrom) können sie zentrale Hörstörungen hervorrufen. Anamnestisch ist häufig neben dem Verdacht auf eine Hörstörung eine ausbleibende, verzögerte, stagnierende oder rückläufige Sprachentwicklung hinweisend. Diagnostisch finden sich Auffälligkeiten in den FAEP, den MAEP und den SAEP. Diagnosesichernd sind Messungen von OAE und FAEP, ggf. auch der MAEP und/oder SAEP in Kombination mit einer subjektiven Audiometrie und einer Sprachdiagnostik. ◻ Abb. 6.22 demonstriert das Beispiel eines Kindes mit einer molekulargenetisch gesicherten Mitochondriopathie mit Nachweis einer homozygoten pathogenen Mutation im DARS2-Gen, dem Syndrom der Leukenzephalopathie mit Hirnstamm- und Rückenmarksbeteiligung sowie erhöhtem Laktat in der MR-Spektroskopie. Die Abbildung zeigt einen rechtsseitigen sensorineural-zentralen Hörverlust in der Freifeld-Reaktionsaudiometrie, ohne Gewinn durch eine Hörgeräteversorgung, sowie auffällige FAEP.

### Zentrale Hörstörungen bei Aphasien

Die folgenschweren kindlichen Aphasien können ebenfalls mit zentralen Hörstörungen assoziiert sein. In Deutschland befinden sich entsprechend

**Rechts**

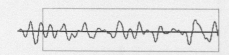

**Links**

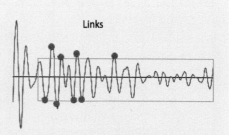

Rauschen:

Fortschritt:

**c** TEOAE:

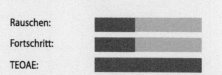

Rauschen:

Fortschritt:

TEOAE:

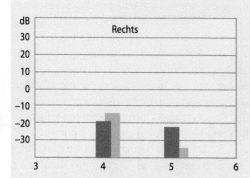

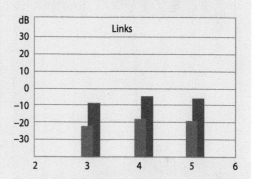

| Frequenz | Norm. Frequenz | Ergebnis | Rauschen | Energie | Abschnitte |
|---|---|---|---|---|---|
| 2000 | 0 | | 0 | 0 | 0 |
| 3000 | 0 | | 0 | 0 | 0 |
| 4000 | 4007,81 | Refer | 20,89 | 5687,88 | 507 |
| 5000 | 4992,19 | Refer | 18,19 | 11167,3 | 347 |

| Frequenz | Norm. Frequenz | Ergebnis | Rauschen | Energie | Abschnitte |
|---|---|---|---|---|---|
| 2000 | 0 | | 0 | 0 | 0 |
| 3000 | 3023,44 | Pass | 17,67 | 5355,83 | 160 |
| 4000 | 4007,81 | Pass | 22,13 | 4336,01 | 310 |
| 5000 | 4992,19 | Pass | 20,49 | 4055,29 | 171 |

**d**

◘ **Abb. 6.22** (Fortsetzung)

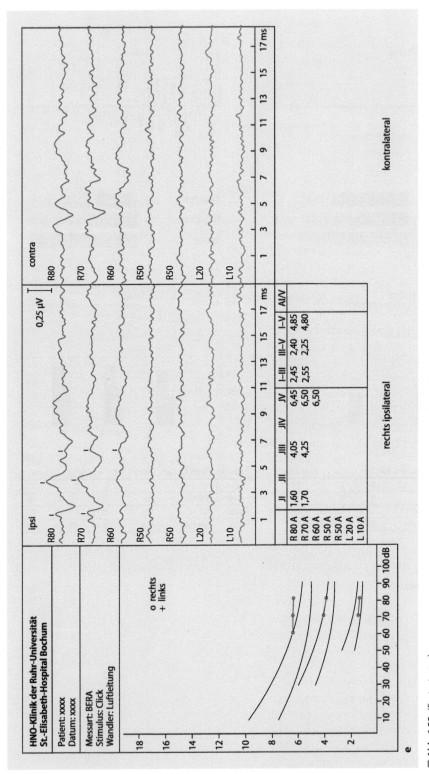

■ Abb. 6.22  (Fortsetzung)

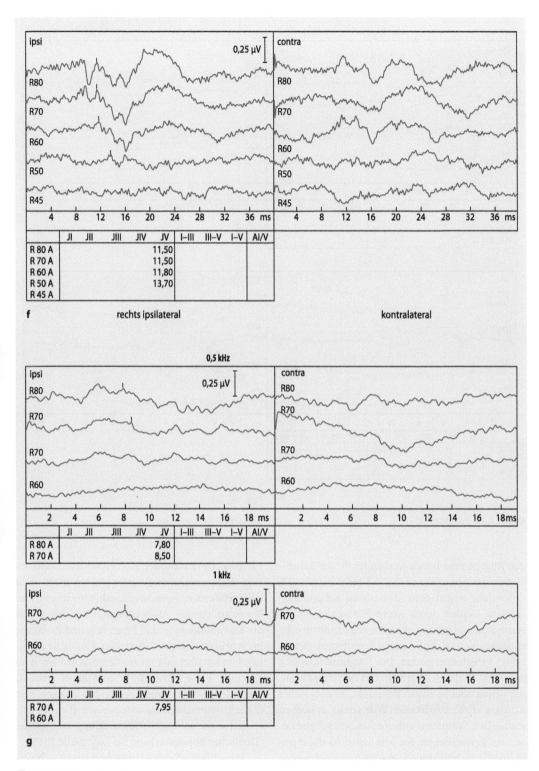

**◘ Abb. 6.22** (Fortsetzung)

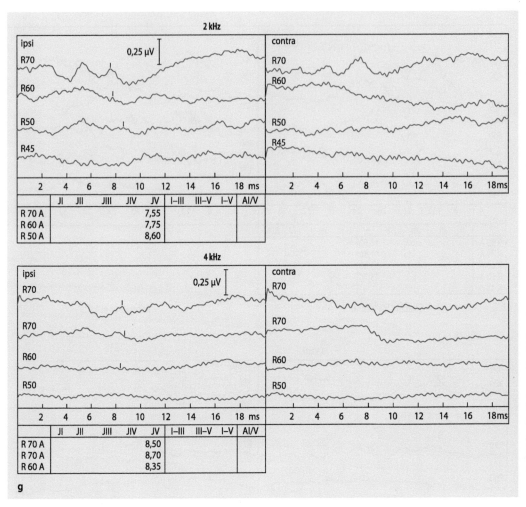

**Abb. 6.22** (Fortsetzung)

den Angaben des Bundesverbandes für die Rehabilitation der Aphasiker ca. 3.000 Kinder bis zum 15. Lebensjahr wegen einer Aphasie in Behandlung. Letztere werden durch akute Hirnschädigungen verursacht und gehen mit einem vollständigen oder teilweisen Verlust der bis dahin erworbenen sprachlichen Fähigkeiten einher. Die Diagnose lässt sich damit erst ab einem Alter von etwa zweieinhalb Jahren stellen oder zu einem Zeitpunkt, an dem sicher ist, dass zuvor ein basaler Wortschatz erworben wurde. Ihre Symptome entsprechen weitgehend denen bei Erwachsenen. Sie beinhalten häufig einen anfänglichen Mutismus (Verstummen), Störungen der Spontansprache mit Wortfindungsstörungen,

Paraphasien (Laut- oder Wortverwechslungen), einem Agrammatismus (Wörter können nicht mehr flektiert werden), Sprachverständnisstörungen, und Benennstörungen. Auch können Auffälligkeiten in der Kommunikation und Pragmatik und Probleme im Schriftspracherwerb bestehen. Kindliche Aphasien können über Jahre persistieren, selbst wenn im Gespräch keine offensichtlichen Mängel mehr zu beobachten sind. Langzeitbeeinträchtigungen, z. B. der Schriftsprache, können teilweise erst einige Jahre später die schulische Entwicklung erschweren (Deutscher Bundesverband für Logopädie 2013).

Je nach betroffenem Hirngebiet lassen sich verschiedene Aphasieformen oder andere zentrale

Sprachstörungen unterscheiden. Defekte des posterioren linken Schläfenlappens können insbesondere bei Einbeziehung des angrenzenden Parietalkortex zu sehr unterschiedlichen Pathologien führen, z. B. zu Wernicke-Aphasien (Graham-Keegan u. Caspari 1997), transkortikalen Aphasien (Gonzales Rothi 1997), globalen Aphasien (Collins 1997) oder auditiven Diskonnektionssyndromen (Aktivierung des primären auditiven Kortex bei akustischer Stimulation, aber fehlende Aktivierung der geschädigten Assoziationsareale mit nachfolgend gestörter sensomotorischer Integration) (Geschwind u. Kaplan 1962; Golaszewski 2011).

Die Sprachverarbeitung rekrutiert bekanntermaßen auch Netzwerke der auditorischen Assoziationsfelder (Efron 1985). In welchem Ausmaß eine gestörte Hörverarbeitung jedoch zur reduzierten Sprachperzeption einer speziellen Aphasieform beiträgt, ist noch Gegenstand der Forschung (Bungert-Kahl et al. 2004). Denn es könnte sowohl eine gestörte Sprachschallverarbeitung bestehen, die ein auditorisch-sensorisches Defizit begründet, z. B. im Frequenzprofil, der Zeitstruktur oder bezüglich akustisch-räumlicher Charakteristika. Zum anderen könnte ein beeinträchtigtes Sprachverstehen durch ein Wahrnehmungsdefizit verursacht sein, d. h. durch eine Störung der Integration verschiedener akustischer Signalkategorien zu semantisch bedeutungstragenden Einheiten. Läsionen der sekundären auditorischen Rindenfelder der sprachdominanten Hemisphäre bedingen häufig phonematische Diskriminationsstörungen. Entsprechende Läsionen in der rechten Hemisphäre können entweder ohne Auswirkungen bleiben oder lediglich Verarbeitungsstörungen komplexer rhythmischer oder spektraler Muster verursachen, wie sie für prosodische Leistungen oder das Musikhören gefordert sind (Neumann u. Rübsamen 2005). Beide, Hör- und Sprachsystem, stellen ausgedehnte kortikale Netzwerksysteme mit gemeinsamen Teilkomponenten dar. Eine funktionsmorphologische Einordnung unterschiedlicher Pathologien erfordert deshalb eine klare Differenzierung der verschiedenen Schädigungsbilder. Noch zu häufig werden in der Praxis Probleme der Sprachverarbeitung fälschlicherweise mit Hörverarbeitungsstörungen gleichgesetzt.

Bei der Diagnostik zentraler Hörstörungen und der Trennung von Hör- und Sprachanteilen einer Störung spielen AEP und hier besonders die ERP mit einer Kombination aus sprachfreien und sprachhaltigen Stimuli eine wichtige Rolle. So lassen sich MMN-Messungen erfolgreich zur Verlaufsbeobachtung apoplexiebedingter Aphasien und der nachfolgenden kortikalen Reorganisation einsetzen (Ilvonen et al. 2003). Die Reizantwort zeigt nicht nur durch eine verminderte oder fehlende MMN die Läsion selbst an, sondern auch die Rekonvaleszenz, meist zunächst in der kontraläsionalen, dann in der ipsiläsionalen Hemisphäre, und korreliert signifikant mit den durch Sprachtests belegten sprachlichen Fortschritten. An ERPs im Zeitbereich von 200 bis 400 ms einschließlich der N400 Antworten lassen sich semantische Verarbeitungsprozesse bei Aphasikern ablesen. So zeigten Patienten mit schwer gestörter Sprachperzeption keine N400 als Reaktion auf semantisch inkongruente Wörter an einem Satzende auf und solche mit leichten Sprachverständnisstörungen latenzverzögerte N400 (Kawohl et al. 2010). Auch an weiteren SAEP- und ERP-Komponenten (N1, N2, P3) kann der interindividuell sehr stark differierende Verlauf einer Rehabilitation nach Aphasie verfolgt werden (Becker u. Reinvang 2007). Elektrophysiologische Messungen werden wahrscheinlich zunehmend in die klinische Routine der Aphasiediagnostik und Verlaufskontrolle eingehen, da sie Rehabilitations- und Therapieeffekte räumlich und zeitlich getrennt für das auditive und das Sprachsystem erfassen können.

## Zentrale Hörstörungen ohne erkennbare Hirnschädigungen

Auch ohne erkennbare Hirnschädigungen können Defizite in der zentralen Hörverarbeitung auftreten, beispielsweise bei Amusie, die 3 % aller Erwachsenen betrifft, aber auch bei Kindern nachgewiesen werden kann, und zwar trotz regelmäßigen musikalischen Angebots und bei normaler Intelligenz. So manifestierten sich in einer P300 Untersuchung von Mignault Goulet et al. (2012) die Schwierigkeiten amusischer Kinder, sowohl in der Musik als auch in einem psychoakustischen Test geringe Frequenzunterschiede zu perzipieren. Damit waren die Defizite, die auch ein vierwöchiges tägliches Musikhörtraining nicht überwand, nicht Ausdruck einer abnormen Funktion des auditorischen Kortex, denn alle frühen SAEP und ERP-Komponenten (N100, MMN und P200) erschienen normal. Stattdessen legten die elektrophysiologischen und behavioralen Messungen eine gestörte Informationsweiterleitung vom auditorischen Kortex zu anderen kortikalen Regionen nahe.

## King-Kopetzky-Syndrom (Obskure auditorische Dysfunktion)

Etwa 10 % der Personen, die medizinische Hilfe aufgrund von Hörproblemen suchen, sollen normale Schwellen in der Tonaudiometrie haben (Pryce et al. 2010). Diese Patienten, zu denen auch ältere Kinder und Jugendliche gehören, sind von Hörproblemen – insbesondere von einem eingeschränkten Sprachverstehen im Störgeräusch – bei normalen Tonschwellen betroffen und weisen erhöhte Level sozialer Angst auf (Pryce u. Wainwright 2008; Zhao u. Stephens 1996). Es finden sich familiäre Häufungen. Das Störungsbild ist unter den Bezeichnungen King-Kopetzky-Syndrom, Obskure Auditorische Dysfunktion (Saunders u. Haggard 1989), Auditorische Verarbeitungsstörung (Pryce et al. 2010), Auditorische Fehlfunktion mit Normalgehör (Stephens u. Rendell 1988) oder einer Reihe anderer Bezeichnungen (Hinchcliffe 1992) bekannt. Obwohl es minimale auditorische Dysfunktionen beinhaltet, werden auch psychische (auditiver Stress) oder linguistische Faktoren als ursächlich angenommen (Zhao u. Stephens 2000). Differenzierte Hörtests können allerdings eine geringfügige, subklinische Pathologie in vielen Teilen des Hörsystems nachweisen, meist in der Cochlea, mitunter auch in zentralen Hörbahnanteilen (Zhao u. Stephens 2000). In der objektiven Diagnostik finden sich in etwa der Hälfte der Fälle signifikant reduzierte DPOAE-Amplituden verglichen mit normal Hörenden (Zhao u. Stephens 2006) und Kerben in den DPOAE (Zhao u. Stephens 1998). Patienten mit positiver Familienanamnese haben häufig breitere DPOAE-Senken und schlechter reproduzierbare TEOAE (Stephens u. Zhao 2000).

## Tinnitus als abnorme zentral-auditorische Aktivität

Bei der Mehrzahl der über Ohrgeräusche klagenden Menschen ist ein cochleärer Schaden nachweisbar. Daher ist das Phänomen Tinnitus im ▸ Abschn. 6.3 unter den innenohrbedingten Hörstörungen beschrieben. Seine Erwähnung hier als abnorme zentral-auditorische Aktivität begründet sich einerseits aus dem Umstand, dass die Schädigung der Haarzellen eine veränderte Spontanaktivität des Hörnervs mit sich bringt, die als Hörempfindung wahrgenommen wird und sich zentral auditiv fixieren kann (Lenarz u. Boenninghaus 2012; Jastreboff 1990). Andererseits sind auch primär zentrale Formen des Tinnitus bekannt, u. a. infolge von Hirnläsionen (Griffiths 2002; Lockwood et al. 1998). Während sich ein Tinnitus in der klinischen Routine nicht objektiv nachweisen lässt, konnten Tinnitus-Korrelate in ERP-Studien gezeigt werden (Weisz et al. 2004). Eine der möglichen Grundlagen dafür scheint – bei vorliegendem cochleären Schaden – eine erhöhte Sensitivität der deafferenzierten Neurone für ihre benachbarten intakten Seitenfrequenzen zu sein, die zu deren erhöhter zentraler Repräsentation führt. Dies lässt sich durch MMN-Ableitungen nachweisen und deutet auf eine mögliche – wenn auch paradoxe – Reorganisation auditorischer kortikaler Strukturen hin, wahrscheinlich durch *top-down-*, frontokortikal vermittelte Prozesse (Weisz et al. 2004).

## Zentrale Hörstörungen bei Störungen der kindlichen Sprachentwicklung

Das Verstehen gesprochener Sprache erfordert die Dekodierung des komplexen, sich schnell ändernden Sprachflusses. Wichtig für die korrekte Erkennung von Phonemen ist eine ausreichende Empfindlichkeit für Frequenzmodulationen. Diese Fähigkeit kann mithilfe der *frequency modulated auditory evoked response* (FMAER), auch Frequenz-Folge-Potenziale (*frequency following responses –* FFR) genannt, getestet werden. FMAER können daher zur Untersuchung von rezeptiven Sprachstörungen verwendet werden. Dies wurde beispielsweise an Kindern mit Autismus-Spektrum-Erkrankungen (ASD), Sprachentwicklungsstörungen und Landau-Kleffner-Syndrom belegt (Duffy et al. 2013). Die bisher nur in spezialisierten Labors eingesetzten FMAER werden künftig sicher auch in der klinischen Routinediagnostik Bedeutung erlangen. Sie ermöglichen mit Multikanal-Ableitungen und Quellenanalysen die kortikale Lokalisation von Störungen. Die FMAER entstehen bilateral in den

Gyri temporales superiores posteriores und ihrer unmittelbaren Umgebung in den Schläfenlappen. Auch an Epilepsiepatienten mit permanenten kortikalen Elektroden, über die die FMAER direkt ableitbar sind, konnte deren Ursprung klar bestimmt werden. Bei kindlichen Sprachstörungen, die mit einer erheblich gestörten Sprachperzeption einhergehen, fehlen die FMAER links- oder beidhemisphärisch. Bei einer Subgruppe von Kindern mit Erkrankungen des autistischen Formenkreises (ASD) oder anderen Erkrankungen, die mit Sprachstörungen einhergehen, bei denen noch ein Sprachverstehen erhalten ist und andere Regionen als die Gyri temporales superiores und ihre Umgebung betroffen sind, können hingegen Potenziale ableitbar sein. FMAER-Ableitungen können auch für Verlaufs- und Therapiekontrollen dieser Sprachperzeptionsstörungen wie z. B. des Landau-Kleffner-Syndroms herangezogen werden.

> Bei kindlichen Sprachentwicklungsstörungen im Laut- oder Schriftspracherwerb finden sich häufig Auffälligkeiten der ereigniskorrelierten Potenziale, insbesondere der MMN, aber auch in den FMAER (frequency modulated auditory evoked response) oder auf Hirnstammebene bei den FAEP, die mit komplexen Stimuli evoziert werden (s. hierzu auch ▶ Abschn. 6.6).

## Abnorme zentral-auditive Prozesse bei tiefgreifenden Entwicklungsstörungen, Psychosen und unter veränderten Bewusstseinszuständen

Abnorme zentral-auditive Prozesse lassen sich bei tiefgreifenden Entwicklungsstörungen wie autistischen Erkrankungen (ASD, s. oben), Psychosen und unter schwer veränderten Bewusstseinszuständen mittels AEP, Elektroenzephalogramm und funktionellen Bildgebungsverfahren objektiv nachweisen (Griffith 2002). Dabei kann die Verarbeitung einfacher und komplexer Schallereignisse einen mitunter prognoserelevanten Einblick in bewusste und unbewusste Prozesse liefern. ERP lassen sich auch bei unkooperativen oder geistig schwer behinderten Kindern ableiten (Ferri et al. 2003). Holopainen und Mitarbeiter (1998) wiesen MMN-Unterschiede zwischen geistig behinderten Kindern und gesunden Kindern sowie zwischen dysphasischen und gesunden Kindern für linguistische Stimuli nach, nicht aber zwischen den geistig behinderten und den lediglich sprachbeeinträchtigten Kindern, womit sie belegten, dass die modalitätenspezifische MMN tatsächlich lediglich ein Maß für die auditive und Sprachverarbeitung ist, nicht aber für kognitive Prozesse.

Kinder mit ASD werden häufig in der pädaudiologischen Sprechstunde zur Abklärung ihrer peripheren und zentralen Hör-, Hörverarbeitungs- und Sprachkompetenzen vorgestellt. Bei ihnen ist eine schwache zentrale Kohärenz zu erwarten, d. h. eine Unfähigkeit, Details von Reizen zu einem kohärenten Ganzen zu kombinieren. Dies gilt auch für auditorische Aufgaben und geht mit einer gestörten Interaktion zwischen lokaler und globaler auditorischer Perzeption einher (Foxton et al. 2003). Zudem sind auditive Modulationsschwierigkeiten und Probleme der automatischen Reorientierung auf Schall bei ASD gut untersucht. Abnorme präattentive Erregungsprozesse könnten zu diesen Problemen beitragen. AEP-Studien zu Autismus-Erkrankungen unterschiedlicher Versuchsdesigns lieferten uneinheitliche Ergebnisse (Marco et al. 2011). Eine gezieltere Auswahl der Untersuchten und Korrelationsanalysen versprechen hier belastbarere Ergebnisse. Beispielsweise berichteten Stroganova et al. (2013) über SAEP-Untersuchungen, bei denen präattentive Weckreaktionen von 3- bis 8-jährigen ASD-Kindern mit denen gesunder Kinder verglichen wurden. Während bei gesunden Kindern die SAEP-Komponenten P50-, P100- und N1c stark durch die Neuheit der Klicks beeinflusst wurden und viel größer für den jeweils ersten als für den zweiten Klick waren, zeigten ASD-Kinder nur für die linksohrige Stimulation reduzierte Amplituden der P100-Komponente für die zeitliche Neuheit des ersten Klicks und eine abgeschwächte P100-Suppression bei Reizwiederholung. Diese Auffälligkeiten korrelierten mit dem Grad des Entwicklungsrückstandes und mit der Schwere der auditiven Modulationsprobleme. Dies legt nahe, dass bei ASD-Kindern für Aufmerksamkeitsweckung und -reorientierung wichtige rechtslateralisierte Netzwerke geschädigt sind, was sensorische Modulationsprobleme und Verhaltensdefizite bedingen könnte.

Auch bei Psychosen wie Schizophrenie fallen Tests zur Erfassung auditiver Hirnstamm- und kortikaler Funktionen meist pathologisch aus.

Dies gilt insbesondere für dichotische Tests, zumal bei assoziierten auditorischen Halluzinationen rechts- oder interhemisphärische Störungen beschrieben wurden. Diese scheinen jedoch nur eine graduell stärkere Ausprägung ähnlicher Defizite bei nicht-halluzinierenden Patienten darzustellen (McKay et al. 2000).

Die Untersuchung zentraler Hörstörungen bei Patienten mit neuropsychologischen Krankheitsbildern wird einerseits meist durch deren mangelnde Fähigkeit behindert, ihre auditorischen Defizite zu beschreiben, andererseits durch das Fehlen einfach anwendbarer audiologischer Tests. Daher stellen hier AEP-Registrierungen die zu bevorzugende Methode dar (Scherg u. von Cramon 1986).

So verglichen Wu et al. (2013) schizophrene Erwachsene mit gesunden Personen während der Perzeption von musikalischen Intervallen und Akkorden unterschiedlicher Konsonanz/Dissonanz mittels SAEP. Die Patienten wiesen reduzierte N100- und P200-Komponenten auf, zu denen die konsonanten Klänge mehr beitrugen als die dissonanten, und konnten den Unterschied zwischen Intervallen und Akkorden nicht detektieren, was eine kortikale Verarbeitungsstörung von Schallkomplexität und musikalischer Konsonanz bei Schizophrenie elektrophysiologisch belegt.

Bei Patienten mit schweren chronischen Bewusstseinsstörungen lässt sich klinisch-behavioral oft keine genaue Diagnose der Bewusstseinsstörung stellen, was eine Prognosestellung über den weiteren Krankheitsverlauf erschwert oder unmöglich macht. Dies gilt z. B. für das apallische Syndrom (AS bzw. *vegetative state* – VS) sowie für dessen Frühremission über die Phasen des »minimalen« Bewusstseins (*minimally conscious state* – MCS) und für andere schwere Bewusstseinsstörungen, wie sie nach Schädelhirntraumata, zerebralen Hypoxien oder bei einer anderen schweren metabolischen, toxischen, entzündlichen oder neurodegenerativen Hirnschädigung auftreten (Golaszewski 2011). Das MCS ist durch eine global gestörte Responsivität mit Hinweisen für ein Bewusstsein des Selbst und der Umwelt gekennzeichnet. Die Patienten sind in diesem Stadium zeitweise ansprechbar, können aber nicht verlässlich kommunizieren.

In Deutschland leben gegenwärtig mindestens 10.000 Personen mit einem apallischen Syndrom, darunter viele Kinder. Fortschritte in der Notfall- und Intensivmedizin führen zu einer Zunahme der Kinder, die ein Schädelhirntrauma, eine der häufigsten Ursachen für schwere chronische Bewusstseinsstörungen, überleben.

Abzugrenzen vom AS und MSC ist weiterhin das Locked-in-Syndrom (LIS), bei dem der Betroffene zwar bei Bewusstsein ist, allerdings körperlich fast vollständig gelähmt und nicht in der Lage, sich verbal oder motorisch verständlich zu machen. Hat die Hirnschädigung zu einem Ausfall der Motorik geführt bzw. sind nur noch stereotype Schablonen oder reflexhaftes Verhalten möglich, kann klinisch-behavioral nicht eindeutig zwischen einem AS, MCS und LSI unterschieden werden, denn der Patient kann der Umwelt keine Zeichen über sein Bewusstsein geben. Aufgrund von fehlenden oder nicht klar zuzuordnenden motorischen Reaktionen werden gegenwärtig bis zu 40 % der Patienten mit schweren chronischen Bewusstseinsstörungen diagnostisch nicht richtig klassifiziert (Golaszewski 2011), darunter viele Kinder. Für die Einleitung von Rehabilitationsmaßnahmen, die Betreuung und für gesetzliche bzw. ethische Entscheidungen sind jedoch eine präzise Diagnosestellung und genaue Einschätzungen der Schwere der chronischen Bewusstseinsstörung und der Prognose nötig. Hier spielen neben der morphologischen und funktionellen Bildgebung AEP- und ERP-Registrierungen als Methoden der Hirnfunktionsdiagnostik eine entscheidende Rolle, während klassische Methoden wie EEG-Ableitungen oder die Messung somatosensibel evozierter Potenziale (SSEP), ausgenommen SSEP in der Frühphase, von geringerem Wert sind.

FAEP-Ableitungen dienen dabei zur Beurteilung von Hörbahnanteilen sowie deren Kollateralen, die als Teil verschiedener Reflexbögen reflektorische motorische Phänomene beim apallischen Patienten auslösen können (z. B. konjugierte Augenbewegungen bzw. Kopfwendung in Richtung eines Geräusches, Weckreaktion). Sind physiologische FAEP bei einem solchen Patienten ableitbar, müssen akustische Orientierungsphänomene vermutet werden (Golaszewski 2011).

Unter den ERP kommt der Ableitung der auditiven MMN eine entscheidende Rolle für die Prognoseerhebung zu, denn ihr Nachweis oder Fehlen hat dabei einen gewissen prognostischen Wert für eine Bewusstseinsrückkehr. Zur Untersuchung der Integrität des Sprachverstehens bei nicht kommunizierenden Patienten mit schwerer Hirnschädigung werden häufig ERP (P300 und N400) als Reaktion auf Sätze mit semantisch kongruenten und inkongruenten Wörtern am Satzende untersucht. Während bei Gesunden eine N400-Komponente bei inkongruenten Wörtern erscheint (semantische Verarbeitung), ist eine N400 nur bei wenigen AS- und bei dem meisten MCS-Patienten auslösbar (12 % und 77 % in einer von Golaszewski 2011 berichteten Studie).

Ein interessantes Reizparadigma stellt bei Patienten mit schwerer Bewusstseinsstörung die akustische Stimulation mit Namen dar. Dabei wird die ERP-Antwort auf den eigenen Vornamen, einen fremden Vornamen und auf einen inhaltslosen, sprachähnlichen Klang untersucht. Bei MCS-Patienten ist eine P300 als Antwort auf das Zurufen des eigenen Vornamens evozierbar, bei AS-Patienten ist diese (plus eine N400) meist nur dann nachweisbar, wenn eine Hintergrund-EEG-Aktivität über 4 Hz vorliegt. Eine P300 beim Hören des eigenen Namens wurde auch bei AS-Patienten ohne Bewusstseinsrückkehr berichtet. Da Aufmerksamkeit und Erwartungshaltung des Untersuchten die P300-Amplitude bestimmen und die Stimuluskomplexität die Latenz, wäre bei AS-Patienten wegen der anzunehmenden fehlenden Aufmerksamkeit bzw. Erwartungshaltung auch ein Fehlen der P300 zu erwarten. Dies sollte eigentlich bei der Differenzialdiagnose zwischen MCS- und LIS-Patienten helfen, bei denen die P300 aufgrund des partiell oder voll erhaltenen Bewusstseins nachweisbar sein sollte. Doch sind P300 und N400 nicht notwendigerweise Indikatoren einer bewussten Wahrnehmung. So wurden erhaltene P300 auch bei traumatisch ausgelöstem AS berichtet (Rappaport et al. 1991) oder nach bzw. im Koma. Damit ist die Rolle einer erhaltenen P300 bei AS nicht genau geklärt. Dennoch ist von ERP-Messungen (vor allem P300 und MMN) eine prognostische Aussagekraft für diese Patienten zu erwarten. Neuerdings können AS-/VS-Patienten von MCS-Patienten mittels quantitativer Elektroenzephalografie auf Gruppenniveau unterschieden werden (Lehembre et al. 2012).

Die ERP stellen ein neuronales Korrelat bewusster Diskriminationsleistungen dar (► Abschn. 6.5). Sie können durch variable Stimuli getriggert werden und reflektieren u. a. den Zeitablauf der stimulusassoziierten Informationsverarbeitung von peripheren rezeptiven Low-level-Strukturen bis hin zu den auditorischen assoziativen Hirnrindenfeldern höherer Ordnung. Das ermöglicht die Untersuchung auditiver, visueller oder emotiver Bahnen. Verschiedene Stimuli evozieren positive oder negative Komponenten mit unterschiedlichen Zeitsignaturen. Die Anwesenheit solcher Komponenten in passiven Paradigmen ist üblicherweise Zeichen einer guten Prognose, kann aber nicht ausreichend zwischen AS- und MCS-Patienten unterscheiden. Kürzlich wurden aber aktive Paradigmen entwickelt, die Amplitudenmodulationen der Komponenten nachwiesen, wenn ein Patient seine Aufmerksamkeit während der Stimulus-Präsentation auf eine Aufgabe richten konnte. Damit können signifikante Unterschiede zwischen ERP, die in einem passiven und einem aktiven Paradigma angeboten werden, Bewusstsein beim Patienten nachweisen. Daraufhin kann ein EEG-basiertes Hirn-Computer-Interface (BCI) erprobt werden, um den Patienten mit einem Kommunikationsmittel zu versorgen. Solche BCIs haben sich in den letzten Dekaden deutlich verbessert, sind allerdings nicht einfach an komatöse Patienten adaptierbar, da diese visuelle, auditive oder andere Schädigungen haben können, die ihr EEG-Signal beeinflussen. Um hier weitere Fortschritte zu erzielen, werden künftig große Datensammlungen von Ruhe-EEGs und ERP-Untersuchungen bei Patienten mit Störungen unterschiedlicher Ätiologie benötigt (Lehembre et al. 2012). Damit können ERP-Messungen bereits jetzt für Verlaufskontrollen bei Kindern mit schweren chronischen Bewusstseinsstörungen eingesetzt und künftig nutzbar gemacht werden, um ihnen Kommunikationsmöglichkeiten zu eröffnen.

> ❯ Bei Patienten mit schweren chronischen Bewusstseinsstörungen wie dem apallischen Syndrom stellen Ableitungen von FAEP, aber auch von MMN und ERP zentrale diagnostische Methoden dar, die wichtige Informationen über Bewusstseinszustand und Prognose liefern können.

## 6.6 Auditive Verarbeitungs- und Wahrnehmungsstörungen (AVWS)

### 6.6.1 Definition, Natur, Ätiopathogenese und Prävalenz

Auditive Verarbeitungs- und Wahrnehmungsstörungen (AVWS) sind umschriebene Funktionsdefizite der auditorischen Informationsverarbeitung und Wahrnehmung bei intaktem peripherem Gehör und mindestens durchschnittlicher Intelligenz, d. h. Hörprobleme durch neuronale Fehlfunktionen, die nicht durch periphere Hörstörungen, Aufmerksamkeits- oder höhere kognitive bzw. Sprachstörungen erklärt werden können. Eine AVWS gilt als modalitäten(hörsinnes-)spezifische Störung von Prozessen, die entlang der Hörbahn seriell und parallel in vernetzten neuronalen Strukturen ablaufen und der Verarbeitung sprachfreier und sprachlicher Signale dienen (Kiese-Himmel 2011).

Die Deutsche Gesellschaft für Phoniatrie und Pädaudiologie (DGPP 2010) definiert AVWS als »...Störungen zentraler Prozesse des Hörens, die u.a. die vorbewusste und bewusste Analyse, Differenzierung und Identifikation von Zeit-, Frequenz- und Intensitätsveränderungen akustischer oder auditiv-sprachlicher Signale sowie Prozesse der binauralen Interaktion (z. B. zur Geräuschlokalisation, Lateralisation, Störgeräuschbefreiung und Summation) und der dichotischen Verarbeitung ermöglichen« (Nickisch et al. 2007). Damit weicht sie von der bekannten Definition der American Speech-Language-Hearing Association (ASHA 2005) insofern ab, als dass sie sprachliche Prozesse in das Störungsbild einschließt. Dies erschient berechtigt, da klinische AVWS-Symptome sich meist in Auffälligkeiten der Sprachverarbeitung äußern und – da für die auditive Verarbeitung und Wahrnehmung die automatische Extraktion basaler akustischer Parameter aus einem Signal (Zeit-, Frequenz- u. Intensitätsauflösung) benötigt wird – sich eine Störung dieser Low-level-Funktionen auch im Endprodukt der Sprachwahrnehmung auswirken sollte (Kiese-Himmel 2011). Folgende Symptome weisen auf AVWS bei Kindern hin:

- Probleme mit dem Verstehen auditiver Informationen
- Inadäquate Reaktionen auf verbale Aufforderungen, z. B. häufiges Missverstehen, häufiges Nachfragen, Orientierung an dem, was die Gruppe tut, andere Dinge tun als gefordert, besseres Verstehen von Aufgaben in kleineren als in großen Gruppen
- Verlangsamte Verarbeitung verbaler Information, verzögerte Reaktion auf auditive Stimuli
- Schwaches auditives Gedächtnis
- Gestörte Erkennung und Unterscheidung von Schallreizen
- Gestörte Schallquellenlokalisation
- Einschränkungen des Sprachverstehens und des Fokussierens im Störgeräusch, insbesondere bei konkurrierenden Sprachsignalen und unter halligen Bedingungen
- Einschränkungen beim Verstehen von veränderten Sprachsignalen (z. B. unvollständige oder in der Redundanz reduzierte Sprachsignale)
- Beeinträchtigung der auditiven Aufmerksamkeit und Konzentration

- Inkonstante auditive Reaktionen, z. B. auffällige Insensitivität auf Schallstimuli, aber auch erhöhte Geräuschempfindlichkeit und Abwehr bei bestimmten (z. B. lauten) Schallreizen
- Wenig Interesse, Aufmerksamkeit oder kurze Ausdauer für Vorlesen oder Erzählen von Geschichten
- Leichte Ablenkbarkeit durch andere Stimuli (visuelle oder auditive)
- Verwechseln ähnlich klingender Wörter und Laute
- Probleme, Reime, Liedtexte oder Gedichte auswendig zu lernen
- Rhythmusprobleme beim Klatschen zu Reimen oder Liedern
- Lese-Rechtschreib-Probleme bei normentsprechenden anderen Schulleistungen
- Probleme der phonologischen Verarbeitung u. Wahrnehmung als beschränkte Kapazität des Kurzzeitgedächtnisses, Schwierigkeiten in der sequentiellen auditiven Analyse und beim Erkennen akustischer Muster.

Die Liste von Auffälligkeiten, denen eine AVWS zugrunde liegen kann, ist also sehr heterogen, und das Störungsbild muss als Oberbegriff eines ganzen Spektrums von Störungen mit einigen typischen Profilen begriffen werden, die sich an den Leistungen in einer auditiven Testbatterie bemessen. Darin besteht auch die Schwierigkeit in der Diagnostik von AVWS.

Prävalenzen für AVWS bei Kindern werden meist mit 2 bis 3 % angegeben (Bamiou et al. 2001), für das Schulalter mit 5 bis 7 % (Moav et al. 2009). 30–50 % der Kinder mit Lernproblemen sollen diese Störung aufweisen (Moav et al. 2009). Das Geschlechterverhältnis ähnelt mit 2:1 (Jungen: Mädchen) dem von Sprachentwicklungsstörungen (Jerger u. Musiek 2000). Ätiologisch werden genetische Ursachen angenommen, neuromorphologische Anomalien, die eventuell durch Erstere verursacht sind, Verzögerungen in der Hirnreifung und längere Phasen einer auditiven Deprivation, z. B. durch vorausgegangene länger persistierende Paukenergüsse. Verschiedentlich wurde ein abnormer interhemisphärischer Transfer akustischer Signale nachgewiesen (Jerger et al. 2004). Entwicklungsneurologische Ursachen werden in 65 bis 70 % der Fälle vermutet (Chermak u. Musiek 1997). In einer

Studie von Dawes und Bishop (2010) zeigte ein Drittel der untersuchten AVWS-Kinder Symptome von Asperger-Autismus. Die Eruierung trennscharfer Ursachen ist aber schwierig.

Die Annahme einer kompletten Modalitätsspezifität für den auditiven Kanal wird zunehmend weniger als haltbar angesehen, da beispielsweise sprachfreie AVWS-Tests, die basale auditive Verarbeitungsleistungen testen, nicht bei allen Kindern mit AVWS-Symptomatik auffällig sind, weil verbale und nonverbale AVWS-Tests offenbar unterschiedliche Verarbeitungsstrukturen ansprechen (Ludwig 2008; Neumann u. Euler 2013) und da neuronale Kodierung und Aktivität generell durch Multimodalität charakterisiert sind. So lässt sich die Verarbeitung auditiver Stimuli durch visuelle Stimuli beeinflussen, wie in ERP-Messungen belegt (Rahne et al. 2007).

Mit Hören verbundene *Top-down*-Mechanismen (von höheren, kortikalen Zentren zum peripheren Ohr absteigend), repräsentiert im anterioren temporalen, präfrontalen und inferioren parietalen Kortex und in einem extensiven Netzwerk deszendierender Verbindungen zwischen Kortex und subkortikalen Regionen, modulieren vom Ohr aufsteigende auditorische *Bottom-up*-Informationen. Bei Kindern ist das Hören mehr als bei Erwachsenen von solchen *Top-down*-Mechanismen beeinflusst, so dass deren Störungen, die eher höhere als niedrigere Hirnfunktion betreffen, maßgeblich für die Entstehung von AVWS sein können (Moore 2012). Als auditive Verarbeitung gelten *Bottom-up*-Prozesse der neuronalen Weiterleitung, Vorverarbeitung und Filterung akustischer Reize über die zentrale Hörbahn bis hin zur primären Hörrinde im Temporallappen. Eine binaurale Hörverarbeitung findet bereits auf Hirnstammebene statt und benötigt einen interhemisphärischen Informationstransfer, damit sich akustische Parameter kortikal zu einer »auditiven Gestalt« verbinden. Die auditive Wahrnehmung hingegen beschreibt die Interpretation des Gehörten im Hörkortex, die zu höheren Zentren hin zunehmend bewusste Analyse auditiver Informationen, vermittelt durch gerichtete Aufmerksamkeit, Vorerfahrungen, Erwartungen und emotionale Bewertungen im Sinne einer *Top-down*-Analyse (Kiese-Himmel 2011).

Aufmerksamkeit und Konzentration von Kindern und weitere kognitive Faktoren können einen höheren Einfluss auf die Ergebnisse von AVWS-Tests haben und mehr zur Antwortvariabilität beitragen als spezifisch auditorische Leistungen (Moore et al. 2010). Für die meisten AVWS-Tests lassen sich Störungen auditiver Funktionen nicht sauber von höheren kognitiven Leistungen wie Sprachverarbeitung, Aufmerksamkeit und Konzentration trennen, ein Problem, das aber durch eine altersgerechte Stimuluspräsentation weitgehend zu lösen ist (Neumann et al. 2013).

AVWS besitzen unter den neurokognitiven Risiken schulischer Lernleistungen einen hohen Stellenwert. Sie sind meist mit anderen Störungen wie Lern-, Sprachentwicklungs-, Lese-Rechtschreib-, supramodalen Aufmerksamkeits- (z. B. Aufmerksamkeitsdefizit-/Hyperaktivitätssyndrom, AD(H)S) oder tiefgreifenden Entwicklungsstörungen assoziiert und kommen nur selten monosymptomatisch vor (Iliadou et al. 2008). Da Schulunterricht überwiegend auditiv vermittelt wird, schreiben Eltern, Erzieher und Lehrer Entwicklungs- und Lernauffälligkeiten von Kindern oft AVWS zu. Ein ursächlicher Zusammenhang ist hier jedoch nicht nachgewiesen, so dass die Störungsbilder zunächst allenfalls als assoziiert im Sinne von Komorbiditäten, wenn nicht als parallel vorliegend, angesehen werden müssen.

Eine Schnittstellenfunktion zwischen Hör- und Sprachsystem stellt die phonologische Speicherkomponente des auditiven Arbeitsgedächtnisses dar, die phonologische Schleife, bestehend aus dem phonetischen Speicher und dem *rehearsal*, einem inneren Wiederholungsprozess, der als maßgeblich für die Verarbeitung sprachlicher Information gilt (Baddeley 1992). Diese Schleife ermöglicht es Kindern, größere, noch nicht analysierte Einheiten im phonologischen Arbeitsgedächtnis zu halten, und ist eine wichtige Voraussetzung für die Entwicklung von Lautproduktion und Lauteinsatz, Wortschatz, Grammatik und Lese-Rechtschreibfähigkeiten (Hasselhorn u. Werner 2000).

> ❯ AVWS im Kindesalter stellen ein Spektrum neurofunktioneller Störungen der auditorischen Informationsverarbeitung und Wahrnehmung bei peripherem Normalgehör und normaler Intelligenz dar. Sie sind eher mit kognitiven und analytisch zerebralen Verarbeitungsmechanismen assoziiert als mit solchen auf niedrigerem, sensorischem Niveau. AVWS kommen häufiger mit anderen Störungen wie Sprachentwicklungs-, Lese-Rechtschreib-,

Lern- und Aufmerksamkeitsstörungen als isoliert vor. Ein ursächlicher Zusammenhang ist dabei nicht belegt. Sprache wird im Zentralnervensystem anders als nichtsprachliche Hörsignale verarbeitet, und die Sprachwahrnehmung ist allenfalls ein Spezialfall der auditiven Verarbeitung und Wahrnehmung.

## 6.6.2 Diagnostik und Screening

Ein auf objektiven Methoden basierendes Screening auf AVWS ist nicht verfügbar. Der Spektrumcharakter des Störungsbildes mit AVWS-Subtypen und der Mangel an sicheren Referenzkriterien bei weichem klinischen Erscheinungsbild machen ein Screening schwierig. Im deutschen Sprachraum liegen zwei psychoakustische Screeningverfahren vor, der Münchener Auditive Screeningtest für Verarbeitungs- und Wahrnehmungsstörungen (MAUS) (Nickisch et al. 2006) und der Bochumer Auditive und Sprachdiskriminationstest (BASD-Test) (Neumann et al. 2013). AVWS-Screenings sind auch durch validierte Fragebögen für die Bezugspersonen zu realisieren, die den Schwerpunkt der Hörschwierigkeiten erfassen und die Zielrichtung der weiteren Diagnostik bestimmen (Moore et al. 2013). Orientierend kann der Anamnesebogen zur Erfassung Auditiver Verarbeitungs- und Wahrnehmungsstörungen der DGPP hilfreich sein.

Vor der Diagnosestellung einer AVWS müssen einerseits periphere Hörstörungen, die den *Bottom-up*-Weg auditorischer Information beeinträchtigen könnten, und andererseits kognitive Einschränkungen und andere Entwicklungsstörungen, die die *Top-down*-Analyse beeinflussen können, ausgeschlossen sein. Objektive Tests wie OAE-Messungen und Impedanzaudiometrie kommen regelhaft für die Untersuchung des peripheren Hörvermögens zum Einsatz. Bei unklarer Hörschwelle, inkonsistenten audiometrischen Befunden oder Hinweisen auf Reifungs- und Entwicklungsverzögerungen sind FAEP-Ableitungen nötig. Weitere Untersuchungen des peripheren Hörvermögens beinhalten Ohrmikroskopie, Tonaudiometrie mit Luft- und Knochenleitungsmessung und seitengetrennte altersgerechte Sprachaudiometrie, möglichst auch im Störschall (DGPP 2010).

Findet sich eine periphere Hörstörung, so sollte sie zunächst behandelt werden. Sofern dadurch eine Normakusis erreicht wird, ist eine AVWS-Diagnostik uneingeschränkt möglich. Falls jedoch ein Hörverlust persistiert, empfiehlt es sich, die AVWS-Diagnostik dennoch durchzuführen und entsprechend zu dokumentieren, beispielweise mit Formulierungen wie: »Vor dem Hintergrund einer hörgeräteversorgten mittelgradigen beidseitigen sensorineuralen Schwerhörigkeit ist das Sprachverstehen im Störgeräusch deutlich eingeschränkt, was einerseits durch die Hörstörung selbst, andererseits durch die zentrale Verarbeitung des Gehörten (mit) verursacht sein kann.«

Für das Vorliegen einer AVWS spricht laut DGPP (2010, S. 6–7), wenn sich »…durch normierte und standardisierte psychoakustische Tests Einschränkungen der auditiven Verarbeitung und Wahrnehmung nicht-sprachgebundener Signale oder sprachlicher Signale (im Sinne von akustischen Signalen mit linguistischem *load*) nachweisen lassen«. Die Testauswahl sollte auf dem spezifischen Beschwerdebild und weiteren anamnestischen Informationen basieren. ASHA und DGPP schlagen weitgehend übereinstimmend die folgende Kategorisierung diagnostischer Tests vor (Bellis 2004):

1. Tests der auditiven Diskrimination: z. B. Diskriminationsschwellen für Frequenz, Intensität und Tondauer sowie Phoneme bei minimal kontrastierenden Sprachlauten
2. Tests der auditiven Zeitverarbeitung und Mustererkennung: z. B. Sequenzierung, Muster- und Lückenerkennung, zeitliche Integration, Vorwärts- und Rückwärtsmaskierung
3. Dichotische Hörtests: Tests der Fähigkeit, für jedes Ohr verschiedene, aber gleichzeitig präsentierte Stimuli binaural zu separieren oder zu integrieren
4. Sprachaudiometrische Tests mit verminderter Redundanz, veränderter Sprache bzw. beeinträchtigter Sprachqualität: z. B. zeitkomprimierte Sprache, Sprache im Störschall
5. Binaurale Interaktionstests: Tests binauraler (diotische) Prozesse, die interaurale Intensitäts- oder Zeitdifferenzen akustischer Stimuli einbeziehen (z. B. *masking level difference* – MLD, Richtungshörvermögen, binauraler Summationstest)

6. Elektroakustische Messungen: Registrierung akustischer Signale im äußeren Gehörgang, die spontan oder als Antwort auf akustische Stimuli generiert werden (z. B. kontralaterale OAE-Suppression, Stapediusreflexschwellen)
7. Elektrophysiologische und damit zusammenhängende Testverfahren, um die neurophysiologische Repräsentation auditorischer Signale einzuschätzen, wie z. B. AEP mit unterschiedlichen Stimuli und unterschiedlicher Latenz (FAEP, MAEP, ASSR, SAEP, ERP (◻ Tab. 6.8) wie MMN und P300), insbesondere, wenn behaviorale Antworten nicht ausreichend testbar sind, bei Verdacht auf neurologische Krankheiten oder zur Bestätigung behavioraler Befunde, wenn diese unklare Ergebnisse erbracht haben. Auch wenn sich aus der behavioralen Diagnostik bereits der Verdacht auf eine AVWS ergibt, können AEP-Messungen zur weiteren Präzisierung sinnvoll sein.
8. Zudem empfiehlt die DGPP in ihrer Leitlinie behaviorale Sprachtests (DGPP 2010).

Die Diagnostik-Empfehlungen zu AVWS umfassen also eine große Bandbreite von Tests und Testbatterien, die die Vielfalt der in verschiedenen Hörbahnregionen stattfindenden Prozesse widerspiegeln. Einige Tests bewerten sowohl das periphere Ohr als auch zentrale Prozesse. So liefern OAE-Messungen Informationen über die Leistung der OHC und über die zentral gesteuerte efferente Suppression peripherer auditorischer Funktionen. Einige Tests untersuchen übergreifend mehrere oder überlappende auditive Verarbeitungs- und Wahrnehmungskategorien. Dies alles stellt eine zusätzliche Herausforderung für die Interpretation der Testergebnisse dar.

Die ASHA schlägt daher vor, nur dann von einer (C)APD ((*Central*) *Auditory Processing Disorder*) zu sprechen, wenn die Ergebnisse mindestens zweier Tests einer Batterie unterhalb der zweiten Standardabweichung der Norm liegen (Chermak u. Musiek 1997). Der Audiologe muss zusätzlich auf nichtauditive Faktoren achten, die eine AVWS vortäuschen könnten. Wird in nur einem Test die zweite Standardabweichung unterschritten, empfiehlt die ASHA Zurückhaltung gegenüber der Diagnose (C)APD, was allerdings akademisch wirkt, da auch isolierte Störungen eine Diagnose und gegebenenfalls eine

Intervention verlangen. Eine Ausnahme wäre, wenn in diesem einzelnen Test das Ergebnis unter der dritten Standardabweichung läge oder wenn der Befund von einer augenfälligen funktionellen Schwierigkeit im Hörverhalten begleitet wäre. Außerdem sollte der Untersucher den auffälligen Test wiederholen und einen weiteren Test anwenden, der den gleichen auditiven Prozess untersucht (ASHA 2005).

Eine weitere Schwierigkeit besteht in der Auswahl der zu einer Batterie zusammengestellten Tests. Empfohlen werden individualspezifische Testkompositionen. Allein die variable Zahl der gewählten Untertests macht das o. g. ASHA-Kriterium fragwürdig und verdeutlicht die Schwierigkeit der quantitativen Bewertung der Einzeltest-Ergebnisse. Da diese meist ungewichtet interpretiert werden, ergibt sich eine Kumulation auffälliger Befunde. Zudem liegen Sensitivität und Spezifität einer Testbatterie unter der des besten in ihr enthaltenen Tests, und ein einzelner Test ist oft effektiver als eine Testkombination mit geringerer Sensitivität und Spezifität. Abweichende Durchführungs- und Auswertungsvorschriften, fehlende oder unzureichende altersabhängige Normierungen, kaum vorhandene teststatistische Basisangaben wie Gütekriterien und eine Beliebigkeit der Diagnosestellung wegen ausschließlich quantitativ orientierter Diagnosestellung und fehlender externer Validierung stellen weitere Schwierigkeiten der AVWS-Diagnostik dar.

Die festgesetzten AVWS-Kriterien einschließlich der Bewertung der Einzeltests unterscheiden sich zwischen den diesbezüglich beachtetsten Fachgesellschaften z. T. erheblich, was einen Großteil der Varianz von Testergebnissen begründet. So bewerteten Wilson und Arnott (2013) 150 mit einer AVWS-Testbatterie untersuchte Kinder nach neun verschiedenen Sets diagnostischer Kriterien, die publizierten Positionsstatements, technischen Berichten und ausgewählten Forschungsergebnissen entnommen waren. Der Anteil an AVWS reichte von 7,3 % für die strengsten Kriterien bis hin zu 96 % für die laxesten Maßstäbe. Solche Ergebnisse fordern, dass jede AVWS-Diagnose durch eine explizite Nennung der Kriterien, die angesetzt wurden, qualifiziert werden sollte. Gleichzeitig rufen sie nach objektiven Verfahren, die in der Praxis gegenüber psychoakustischen Tests eher eine untergeordnete Rolle spielen, obwohl sie in Positionspapieren empfohlen werden und einigen Pionieren der AVWS-Forschung zufolge sogar obligater Bestandteil aller Testbatterien sein sollten (Jerger u. Musiek 2000).

> ❱ Die Diagnose einer AVWS im Kindesalter basiert typischerweise auf auffälligen psychoakustischen Tests der Perzeption nichtsprachlicher und sprachlicher Stimuli, weniger jedoch auf objektiven Methoden. Nichtsprachliche Testergebnisse korrelieren nur schwach mit Sprachverstehen im Störschall, kognitiven Fähigkeiten und der Einschätzung des Hörverhaltens des Kindes durch Bezugspersonen. Die Interpretation der Ergebnisse sprachhaltiger Tests wird durch die Einbeziehung von Sprachverarbeitungs- und Aufmerksamkeitsprozessen konfundiert. Dies alles wird künftig objektiven Verfahren möglicherweise einen breiteren Raum einräumen.

## Spezifisch objektive Verfahren in der Diagnostik von AVWS

Objektive audiometrische Verfahren wie die Registrierung von Stapediusreflexschwellen oder binauralen Differenzpotenzialen (BDP), SAEP, ERP und FAEP mit komplexen Schallstimuli sind zwar in der Literatur häufig beschrieben, allerdings meist im Rahmen wissenschaftlicher Studien und selten mit einem Einsatz in der praktischen Routine. Gründe dafür, vor allem für den limitierten Einsatz elektrophysiologischer Methoden, die die neuronale Synchronisation der Hörbahn bei akustischer Stimulation eigentlich gut erfassen können, sind u.a. folgende:

1. Die AVWS-Testung ist aufwändig. Für eine minimale Testbatterie einschließlich Anamneseerhebung, ärztliche Untersuchung, Testung des peripheren Gehörs und Dokumentation sind ca. 90 min anzusetzen; kommt die eigentlich obligate, aber nicht immer durchgeführte Untersuchung der kognitiven Fähigkeiten hinzu oder werden spezielle Tests für Störungsbilder notwendig, die eigentlich zur Verdachtsdiagnose AVWS geführt haben, z. B. eine Lese-Rechtschreib-Schwäche, so kann sich der Zeitrahmen leicht verdoppeln. Damit sind i. d. R. die finanziellen und personellen Ressourcen für eine solche Diagnostik

erschöpft und jede weitere Untersuchung würde an die zeitlichen und individuellen Grenzen von Kind und Eltern stoßen.

2. Eine Auffälligkeit elektrophysiologischer Messergebnisse sagt noch nichts darüber aus, um welchen AVWS-Subtyp es sich handelt. Zwar können klinische Auffälligkeiten mit elektrophysiologisch nachweisbaren Abnormitäten einhergehen; im Umkehrschluss lässt sich jedoch keine eindeutige Diagnose aus einem elektrophysiologisch pathologischen Befund ableiten (Tillery 2009). Auch wenn sich solche Messungen zum AVWS-Nachweis gut eignen, bestehen doch Schwierigkeiten, im Einzelfall einen Zusammenhang ihrer Ergebnisse mit klinischen Symptomen oder Problemen wie Schulschwierigkeiten herzustellen.

3. Sensitivität und Spezifität der objektiven Untersuchungen für AVWS sind nicht besonders hoch.

4. Es ist unklar, inwieweit traditionelle elektrophysiologische Untersuchungen zu Interventionsempfehlungen beitragen können.

Dennoch bieten objektive Methoden angesichts des Weichbildes klinischer AVWS-Symptome, der Zweifel bei der Interpretation behavioraler Tests, der Diagnoseunsicherheiten und extraauditiven Einflüsse wie einer Aufmerksamkeits-Defizit-Störung den Vorteil, dass sie Gedächtnis- und Aufmerksamkeitsanforderungen reduzieren und Antwortselektionsstrategien ausschließen (Cacace u. McFarland 2013). Dies macht sie möglicherweise künftig bedeutsamer.

### Stapediusreflexschwellen

In der AVWS-Diagnostik werden die Stapediusreflexe untersucht, um normale Innenohr- und Mittelohrfunktionen zu belegen. Allerdings können sie auch ohne erkennbare Ursachen fehlen. In einer polnischen Studie schnitten Kinder mit fehlenden Stapediusreflexen trotz peripheren Normalgehörs in pychoakustischen AVWS-Tests schlechter ab als Kinder mit Reflexen (Topolska u. Hassmann-Poznańska 2006). Für die spezifische AVWS-Diagnostik finden sich unterschiedliche Angaben in der Literatur: Frühe Arbeiten messen der Bestimmung von Stapediusreflexschwellen eine Bedeutung bei, andere Untersuchungen finden keine differenzierende Wirkung (Higson et al. 1996). Die geringe Validität scheint sich einerseits in der großen Varianz der Reflexschwellen zu begründen, andererseits in der Natur der vielgestaltigen AVWS-Subgruppen. Beispielsweise interpretierten Downs und Crums (1980) eine Absenkung von Stapediusreflexschwellen bei einigen AVWS-Fällen als »hyperaktive« Antworten des akustischen Reflexes und als verringerte zentrale Inhibition auditiver Funktionen. In einer Arbeit von Thomas et al. (1985) wiederum zeigten nur 32 % der untersuchten Personen mit Auffälligkeiten der Sprachentwicklung, Lernschwierigkeiten oder AVWS Abnormalitäten in den Reflexschwellen.

### Suppression otoakustischer Emissionen

Eine reduzierte OAE-Suppression bei einem Teil von Kindern mit AVWS zeigt eine Funktionsstörung des medialen olivocochleären Systems an (Elgeti et al. 2008; Yalçinkaya et al. 2010).

### Binaurale Differenzpotenziale

Die für das Richtungshören und das Sprachverstehen im Störschall wichtige binaurale Fusion oder binaurale Integration beschreibt die Verschmelzung der auditiven Information, die jedes Ohr erhält, zu einem einzigen Höreindruck (Walger et al. 2003). Sowohl die binaurale Fusion als auch die für das Richtungshören notwendige Schallquellenlokalisation über die Verwertung interauraler Intensitäts- und Zeitunterschiede wird im Gebiet des oberen Olivenkomplexes unter Einbeziehung der Nuclei des Lemniscus lateralis und des Colliculus inferior vermittelt (Moore 2000). Diese binaurale Interaktion lässt sich elektrophysiologisch mithilfe der binauralen Differenzpotenziale (BDP) nachweisen. Die β-Welle dieser binauralen Interaktionskomponente der FAEP gilt als objektives Maß der interauralen Verschaltung als einer Teilfunktion der zentralen auditiven Verarbeitung. Sie scheint bei Kindern mit AVWS von diagnostischem Wert zu sein, sofern binaurale Hörleistungen wie das Richtungshören beeinträchtigt sind (Delb 2007). BDP (► Abschn. 2.1.7) resultieren aus der arithmetischen Differenz zwischen der Summe monaural evozierter auditorischer Hirnstammpotenziale jedes Ohres und binaural evozierter Potenziale. Ihre Latenzen sind abhängig von der durch den seitlichen Einfall eines Schalls bedingte Laufzeitdifferenz (*interaural*

*time difference* – ITD) und Pegeldifferenz (*interaural level difference* – ILD). Tierexperimente wiesen nach, dass die BDP an die Funktionstüchtigkeit der medialen oberen Olive gekoppelt sind (Melcher 1996). Eine β-Welle entsteht nur dann, wenn die beiden auf rechtes und linkes Ohr einwirkenden Stimuli zeitlich so nahe beieinander liegen, dass sie als nur ein Schallereignis wahrgenommen werden (Furst et al. 2004). Sie kann durch den Untersucher oder durch einen mathematischen Algorithmus erkannt werden (Strauss et al. 2004). Letzterer scheint effizienter als der konventionelle Zugang, da er auf monaural evozierte Potenziale verzichten kann. BDP können mit annehmbarem Zeitaufwand im klinischen Routinebetrieb gemessen werden. Die Elektroden werden am Mastoid (A1 und A2) und Vertex (Cz) positioniert wie für konventionelle FAEP-Ableitungen. Normwerte für Latenzen und Amplituden und ihre lateralen Differenzen existieren zumindest für Erwachsene (Hoth u. Benz 2007).

Bei einer Subgruppe von Kindern mit AVWS fehlen BDP häufig oder sie sind amplitudenreduziert verglichen mit gesunden Gleichaltrigen (Gopal u. Pierel 1999). In einer Untersuchung von Delb et al. (2003) differenzierten die binauralen Differenzpotenziale zwischen Kindern mit und ohne AVWS-Risiko mit einer Sensitivität und Spezifität von 76 % unter der Annahme, dass ihr Fehlen eine AVWS bedeutete. Allerdings waren in einer früheren Untersuchung der Gruppe nur bei der Hälfte der untersuchten normalhörigen Kinder BDP vorhanden, mit deutlich reduzierter Amplitude gegenüber Erwachsenen, und auch die Zeit-Frequenz-Charakteristika der binauralen Potenziale, die zur Generierung des β-Peaks führen, waren bei Kindern deutlich schwächer ausgeprägt als bei Erwachsenen. Die niedrigere Detektionshäufigkeit des β-Peaks bei Kindern ist daher bei der Interpretation pathologischer Ergebnisse der binauralen Differenzpotenziale zu berücksichtigen. Neben diesen methodischen Schwierigkeiten der diagnostischen Verwertbarkeit von Signalparametern ist zudem ein schlechter Signal-Rausch-Abstand der Potenziale problematisch. Da die BDP aus drei relativ verrauschten Signalen ermittelt werden und ihre Amplitude bei Kindern klein ist, ist eine große Zahl an Mittelungen notwendig (in früheren Studien 8.000–50.000), was den klinischen Routineeinsatz

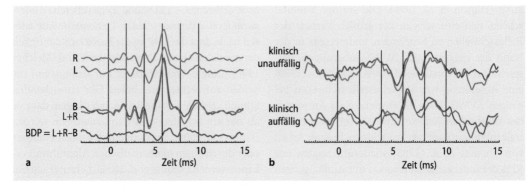

**◻ Abb. 6.23** BDP bei klinisch unauffälligen Kindern und Kindern mit klinisch und in psychoakustischen Tests gesicherter auditiver Selektionsstörung als *Grand-average*-Potenzial der Gruppenanalyse; **a)** Prinzip der Berechnung des BDP, das eine typische W-Form aufweist; **b)** BDP mit Kurvenreplikation durch wiederholte Messungen (rot-blau): verglichen mit den klinisch unauffälligen Kindern (obere Kurven) zeigen die Kinder mit der auditiven Selektionsstörung (untere Kurven) eine abnorme Potenzialmorphologie mit veränderter Anstiegsflanke und reduzierten Amplituden des W-förmigen BDP. (Quelle: P. Matulat, mit freundlicher Genehmigung)

erschwert. Eine weitere Schwierigkeit besteht darin, dass weder in der Nomenklatur bezüglich der Peaks noch in der Berechnung der BPD Konsens besteht (Delb 2007; Hoth u. Benz 2007). Insgesamt gibt es bislang noch wenige Untersuchungen zur Validität dieser Methode in der AVWS-Diagnostik bei Kindern, und sie hat noch keinen Eingang in die klinische Routinediagnostik gefunden. ◻ Abb. 6.23 zeigt abnorme BDP von Kindern mit auditiver Selektionsstörung im Vergleich zu normal entwickelten Kindern im Gruppenvergleich.

### SAEP, ERP und FAEP mit komplexen Schallen in der Diagnostik von AVWS und assoziierten Störungen

Da eine AVWS-Diagnostik häufig im Zusammenhang mit schulischen Problemen, Sprachentwicklungs- und Lese-Rechtschreib-Störungen notwendig wird und SAEP, insbesondere aber ERP und FAEP mit komplexen Schallen sensitiv für alle genannten Störungsbilder sind, wird ihr Einsatz nachfolgend auch im Spannungsfeld aller drei Störungskomplexe behandelt.

SAEP-Messungen können bei Kindern mit AVWS-Verdacht zur topologischen Differenzialdiagnostik einer möglichen Hörstörung oder Reifungsverzögerung der Hörbahn beitragen. Dafür eignet sich die Analyse der Wellen N1, P2 und N2 nach Reizung mit geringen Stimulationsraten. Eine Verschmelzung dieser Wellen zu einem Potenzial-

komplex gilt als pathologisch. Hierbei werden lediglich Korrelate für die auditive, nicht jedoch für die Sprachverarbeitung untersucht (Rahne u. Plontke 2012). Generell können SAEP-Befunde zwischen AVWS und kategorial anderen Problemen unterscheiden (Kraus et al. 1995), weisen längere Latenzen und verminderte Amplituden bei AVWS-Kindern verglichen mit auditiv normal entwickelten Kindern auf, können Entwicklungsprozesse wiedergeben und eignen sich zur Untersuchung typischer AVWS-Komorbiditäten wie Sprachentwicklungsstörungen (Mason u. Mellor 1984). Sie sind auch in der Therapiekontrolle hilfreich. So berichtete Jirsa (1992) einen Amplitudenzuwachs und eine Latenzabnahme der P3 nach erfolgreicher AVWS-Therapie bei Kindern.

Eine zur Untersuchung der kortikalen Verarbeitung akustischer Reize besonders geeignete Methode ist die Messung von ERP, die mit der Verarbeitung von Reizveränderungen einhergehen. Hier spielt insbesondere der Nachweis der *mismatch negativity* (MMN) eine entscheidende Rolle, was in einer Vielzahl von Studien untersucht wurde (Bishop 2007; Näätänen u. Escera 2000) (◻ Tab. 6.8). Als wichtigster Generator der MMN gilt der primäre auditorische Kortex, wobei die Lokalisation je nach Reizmerkmal oder Komplexität wechseln kann. Die MMN-Amplitude nimmt mit der Anzahl der dargebotenen Standardreize zu. Dies soll auf sensorische Lernprozesse hinweisen, da eine gehäufte Darbietung mit einer besseren Speicherung der akustische Standardspur des sensorischen Gedächtnisses einhergeht (Haenschel et al. 2005). Ein großer Vorteil für die Anwendung bei Kindern ist die passive Erzeugung der MMN, die von der Aufmerksamkeitszuwendung unabhängig (präattentiv) ist und nur ein geringes Maß an Kooperation der Untersuchten erfordert.

Da die MMN modalitätenspezifisch für auditive Stimuli ist (fraglich auch für visuelle), eignet sie sich als objektive Untersuchungsmethode der auditiven Diskrimination in der AVWS-Diagnostik bei Kindern (Bamiou et al. 2001). Sie gilt als Index für die neurophysiologischen Prozesse, die der Diskriminationsfähigkeit basaler akustischen Parameter wie Frequenz, Intensität und Dauer eines Stimulus zugrunde liegen, die für das Sprachverstehen notwendig sind, aber auch der perzeptiven Unterscheidung verschiedener Sprachebenen (Dalebout u. Stack 1999). Mit ihrer Hilfe kann auch die Veränderung der mit perzeptivem Lernen assoziierten präattentiven zentralen Neurophysiologie durch Hörtraining verfolgt werden. Für jüngere Kinder, die noch keine aktive Differenzierung bestimmter akustischer Parameter vornehmen können, wurden große MMN-Amplituden im Sinne einer Alles-oder-nichts-Antwort beschrieben (Ludwig 2008).

◨ Tab. 6.8 liefert eine auszugsweise Synopsis von ERP-Befunden aus kontrollierten Studien, die mit Kindern mit AVWS, Sprachentwicklungs- und Lese-Rechtschreib-Störungen durchgeführt wurden. Die Befundlage erscheint etwas uneinheitlich, was u. a. auf Unterschiede in Stichprobe, Messmethode und Reizselektion zurückgeführt werden kann (Bishop 2007).

ERP-Befunde können auch eine abnorme hemisphärische Lateralisierung nachweisen, die den auditiven Prozessierungsproblemen einer Subgruppe von Kindern mit AVWS zugrunde liegen. So fanden Estes und Mitarbeiter (2002) in ERP-Messungen während auditiver Lücken- und Bewegungserkennung bei Kindern mit AVWS Hinweise für eine abnorme hemisphärische Lateralisierung verglichen mit normal entwickelten Kindern. Jerger et al. (2004) berichteten über ein Zwillingspaar, von denen ein Zwilling eine AVWS zeigte, der andere nicht. Bei Ersterem fanden sich bei regelrechten behavioralen AVWS-Testergebnissen abnorme ERP während Lü-

ckenerkennungstests sowie sprachlicher und nichtsprachlicher dichotischer Höraufgaben. Während für den nicht betroffenen Zwilling die ERP-Wellenmuster mit behavioralen Testergebnissen korrelierten, fanden sich für den betroffenen Zwilling nur schwache Korrelationen mit den Ergebnissen der sprachlichen dichotischen Aufgaben linksparietal und den nichtsprachlichen dichotischen Stimuli rechtsparietal. Dies wies auf ein Defizit in der Effizienz des interhemisphärischen Transfers auditiver Information hin, und tatsächlich zeigte eine diffusionsgewichtete Magnetresonanztomografie eine gestörte Integrität weißer Fasern des Corpus callosum und angrenzender Strukturen. Dies legte für die Autoren die wahrscheinlich höhere Effektivität elektrophysiologischer verglichen mit behavioralen Messungen in der AVWS-Diagnostik nahe.

◨ Abb. 6.24 stellt die Ergebnisse von MMN-Ableitungen, die mit tonalen und Sprachstimuli evoziert wurden, bei einem Kind mit förderbedürftigen Sprachentwicklungsauffälligkeiten verglichen mit einem sprachlich normal entwickelten Kind dar. Bei Ersterem zeigt sich eine abnorme hemisphärische Lateralisierung an amplitudenreduzierten oder fehlenden MMN. Dabei sind typischerweise die Abnormitäten ausgeprägter für die Sprachstimuli als für die tonalen Stimuli.

Die eindrucksvollste moderne Forschung zu elektrophysiologischen Messungen der auditiven Verarbeitung und Wahrnehmung, einschließlich der Verarbeitung von Sprache und Musik, stammt aus der Gruppe um Nina Kraus. Diese Gruppe untersuchte mit AEP-Messungen, insbesondere mit FAEP-Messungen mit komplexen akustischen Signalen wie Sprache und Musik, die neuronalen Korrelate von AVWS und auditiven Verarbeitungsproblemen im Zusammenhang mit Lern-, Lese-Rechtschreib-, Sprachentwicklungs- und anderen Sprachstörungen sowie Autismus und die zerebralen Effekte von Hörtraining, z. B. mit Musik (Banai et al. 2005; Hornickel u. Kraus 2013; Kraus et al. 1995).

Ein dafür entwickeltes elektrophysiologisches Testinstrument, BioMARK™, nutzt z. B. die akustische Information des veränderlichen Vokaltraktfilters, die das Sprachsignal eines Sprechers charakterisiert, und die Degradierung der von Geräuschen und schneller Stimulation ausgelösten neuronalen Hirnstammaktivität, die diesen Filter repräsentiert, zur Differenzierung zwischen normaler und gestörter auditiver Verarbeitung und Wahrnehmung.

**◘ Tab. 6.8** Ergebnisse exemplarischer kontrollierter ERP-Studien, insbesondere der MMN und der LN (*later negativity*) zu Kindern mit AVWS, Sprachentwicklungs- und Lese-Rechtschreib-Störungen; N* i. d. R. nur für die Fallgruppen gezeigt

| Studie | N* | Alters-bereich | Störungs-bild | Stimuli | Wichtigste Befunde |
|--------|----|----|----|----|----|
| Ludwig (2008) | Je 20 | 6–7, 12–13 und junge Erwachsene | Normal entwickelte Kinder | Verschieden lange Töne | Größere MMN bei jüngeren Kindern, auch wenn sie noch nicht aktiv differenzieren konnten; fehlende Korrelation zwischen Testperformanz und MMN-Amplituden → Hinweis auf Alles-oder-nichts-Antwort bei jungen Kindern |
| Bauer et al. (2009) | 32 | 5–7 | AVWS | 3 Schallstimuli (Devianten) | MMN-Inzidenz höher in Kontrollen; höhere MMN-Inzidenz bei Kindern mit besserer Hörgedächtnisspanne; signifikant kürzere Peaklatenzen an frontalen, zentralen und temporalen Ableitorten bei Kontrollen; Fläche unter der Kurve (AUC) asymmetrisch verteilt bei AVWS-Kindern mit linkshemisphärischer Dominanz → MMN-Diskriminationsfähigkeit für Kinder mit AVWS zeigt sich an MMN-Inzidenz, Peaklatenzen und AUC |
| Koravand et al. (2013) | 12 | 9–12 | AVWS vs. 12 Kinder mit peripherem Hörverlust vs. Kontrollen | Sprachliche und nichtsprachliche | Signifikante Reduktion der N2-Amplituden bei hörgestörten und AVWS-Kindern markiert zentrale Hörverarbeitungsstörung |
| Liasis et al. (2003) | 9 | 9,5 (Mittelwert) | Verdacht auf AVWS | Silbenunterschiede »ba« (Standard)/ »ga« (Deviant) | Bei AVWS-verdächtigen Kindern vergrößerte P85–120 und schwache N1 und P2, signifikant verlängerte N1-Peaklatenzen, größere Peak-zu-Peak-Amplitude der P85-120-N1 sowie der P2-N2 und kleinere Peak-zu-Peak-Amplitude der N1-P2; keine Unterschiede in den MMN |
| Schulte-Körne et al. (1998) | 19 | 10–13 | Lese-Rechtschreib-Schwäche (LRS) | Töne und Sprachstimuli | Normale MMN für tonale Reize, signifikant kleinere MMN für Sprachstimuli in der LRS-Gruppe → Kinder mit LRS haben spezifisch auditives Sprachverarbeitungsdefizit, das zur Identifikation von Risikokindern genutzt werden könnte |
| Hommet et al. (2009) | 12 | 8–12 | LRS mit vorausgehenden phonologischen Störungen (Entwicklungsdyslexie, ED) | Silbenänderungen | Altersabhängig abnorme MMN und LDN (Late Discriminative Negativity) (Topografie, Amplitude, Latenz) in ED-Gruppe; abnorme auditive Diskrimination von Silbenänderungen bei ED → andere als normale Hirnmechanismen bei der Detektion der Änderung von Schallreizen, insbesondere in der linken Hemisphäre. LND: auditive Zeitverarbeitungsstörung bei ED-Kindern wird in späten Stadien der Informationsverarbeitung wirksam; außerdem auffällige kortikale Hypoaktivitäten |

☐ **Tab. 6.8** (Fortsetzung)

| Studie | N* | Alters-bereich | Störungs-bild | Stimuli | Wichtigste Befunde |
|---|---|---|---|---|---|
| Bitz et al. (2007) | 19 | 6 | Phonologi-sches Defizit als Risiko für LRS vs. LRS | Töne und Sprach-stimuli | Ähnliche MMN-Muster bei Kindern mit phonologischem Defizit aber ohne LRS wie für Kinder mit LRS; Defizit sprachspezi-fisch, da signifikante Gruppenunter-schiede nur für Silben, nicht für Reintöne |
| Gao et al. (2013) | 27 | | Funktionelle Artikula-tionsstörung | | Längere Latenzen und nichtsignifikant kleinere Amplituden |
| Holo-painen et al. (1998) | 12 | 5–8 | Geistige Behinde-rung; | Sinustöne: 500 Hz (Standards); 553 Hz (Devianten) | Peakamplituden signifikant kleiner in Gruppen mit geistiger Behinderung und Dysgrammatismus (keine signifikanten Unterschiede zwischen beiden Gruppen) als in Kontrollgruppe; kleinere MMN assso-ziiert mit linguistischen, nicht mit kogni-tiven Störungen |
| | 13 | 5–9 | Dysgram-matismus | | |
| | 10 | 5–9 | Normal entwickelt | | |
| Bishop et al. (2010) | 32 | 7–16 | Sprachent-wicklungs-störung (SES) | Töne: 1.000 Hz (Standards), 1.030 oder 1.200 Hz (Devi-anten); Silben: »ba« (Standards), »da« oder »bi« (Devi-anten) | Keine Gruppendifferenzen der MMN, aber reduzierte Amplituden der *late discrimina-tive negativity* (LDN) für kleinere Devianten in SES-Gruppe; LDN korrespondierte mit einer Periode ereigniskorrelierter Desyn-chronisation über ein breites Niedrigfre-quenzband einschließlich delta, theta und alpha; Energieverlust in den Frequenzen, die in Kontrollen vorhanden waren und in SES-Kindern abwesend oder reduziert → low-level auditive Verarbeitungsstörung bei SES nach erster Detektion einer Schall-änderung |
| Rinker et al. (2007) | 13 | 7–11 | SES | Sinustöne: 700 Hz (Standards); 750 Hz (Devianten) | Umgekehrte hemisphärische Aktivität und fehlende MMN in einem zweiten Zeitfenster bei SES-Gruppe → Frequenz-diskriminationsdefizit bei SES-Kindern für Töne bestimmter Frequenzen (hier < 750 Hz) und bestimmte Frequenzunter-schiede (hier 50 Hz) |
| Davids et al. (2011) | 25 | 5 | SES | Linguistische u. nonlinguistische Kontraste, gematcht für akustische Komplexität in aktiver behavioraler Aufgabe und pas-siver MMN-Aufgabe | Keine MMN für linguistische und nonlin-guistische Kontraste bei SES-Kindern → (auch) nicht-sprachgebundene auditive Verarbeitungsschwierigkeiten bei SES |
| Shafer et al. (2005) | 8 | | SES | MMN und *Later Negativity* (LN) in passive und aktiver Aufgabe mit Vokal-kontrasten | Kontrollkinder zeigten MMN und LN, SES-Kinder hingegen nur LN → Perzep-tionsschwierigkeiten von Sprachreizen bei SES |

**6**

◫ **Tab. 6.8** (Fortsetzung)

| Studie | N* | Alters-bereich | Störungs-bild | Stimuli | Wichtigste Befunde |
|--------|-----|----------------|---------------|---------|---------------------|
| Banai et al. (2005) | 74 | | Kinder mit Lernstörung (LS) mit normalem vs. solche mit abnormalem Hirnstammti-ming vs. Kontrollen | MMN für akustische Änderungen | LS-Kinder mit abnormalem Hirnstammti-ming verarbeiteten mit höherer Wahr-scheinlichkeit akustische Änderungen auf kortikaler Ebene abnorm verglichen mit LS-Kindern ohne Hirnstammtiming-Pro-bleme und Kontrollen und waren schwä-cher in Lesen, Hörverständnis und kogni-tiven Fähigkeiten → abnorme neuronale Zeitverarbeitung im Hirnstamm führt zu reduzierter kortikaler Sensitivität für akustische Änderungen |

Durch FAEP-Messungen mit Sprachsignalen wurden auch Korrelate für Lese-Rechtsschreibschwäche bei Kindern auf Hirnstammebene nachgewiesen, wohingegen konventionelle, Klick-evozierte FAEP hier keinen Aufschluss geben. So zeigen die in ◫ Abb. 6.25 dargestellten subjektiven und objektiven audiometrischen Befunde eines Mädchen mit einer Lese-Rechtschreib-Störung und einem Tinnitus, einschließlich der efferenten Suppression der TEOAE, der Klickevozierten FAEP und der SAEP, keinerlei pathologische Veränderungen im Bereich der peripheren und zentralen Hörverarbeitung. Hingegen weisen im Bildbeispiel der ◫ Abb. 6.26 die signifikant variableren sprachevozierten FAEP bei einem leseschwachen Kind verglichen mit denen eines guten Lesers auf eine hohe neuronale Variabilität hin, die den gut untersuchten behavioralen und neuronalen Defiziten bei Kindern mit Leseschwäche biologisch zugrunde zu liegen scheinen (Hornickel u. Kraus 2013).

Selbst bei hochgradig hörgestörten, CI-versorgten Kindern lässt sich die auditive Verarbeitung sprachlicher Stimuli über ERP-Messungen objektivieren, wie in ◫ Abb. 6.27 dargestellt. Hier findet sich nach CI-Erstanpassung knapp ein- bis dreidreiviertel-jähriger Kinder während der Unterscheidung langer (Deviant) von kurzen (Standard) Vokalen in der Differenzkurve im MMN-Zeitfenster von 200-300 ms kaum ein Unterschied. Im Verlauf der nächsten zwei Monate zeichnet sich eine Negativierung der Differenzkurve ab, gefolgt von einer Positivierung. Nach vier Monaten CI-Tragedauer wird der Unterschied zwischen kurzem Standardvokal und langem devianten Vokal signifikant (Vavatzinidis et al. 2013).

⊘ Die gegenwärtig geeignetsten objektiven Methoden zur Diagnostik und Verlaufskontrolle von AVWS im Kindesalter sind ERP sowie mit komplexen Schallen evozierte FAEP und SAEP. Sie müssen allerdings stärker als bisher für den Einsatz in der klinischen Routine weiter entwickelt werden.

◫ **Abb. 6.24** MMN-Antworten (eingekreist) bei Reizung mit **a)** Sprachstimuli (/ga/-/ka/, Kontrast im Merkmal stimmhaft vs. stimmlos) und **b)** nichtsprachlichen Stimuli (Sinuston 1.000 vs. 1.200 Hz, Kontrast im Merkmal Frequenz) für je ein sprachförderbedürftiges (oben) und ein sprachlich normal entwickeltes (unten) Kind an links- und rechtstemporalen Ableitorten. **a)** oben: beim sprachförderbedürftigen Kind links amplitudenreduzierte MMN, rechts gar keine; unten: starke MMN beidseits beim sprachlich unauffälligen Kind; Interpretation: Der sprachdominanten linken Hemisphäre gelingt beim sprachförderbedürftigen Kind noch eine Unterscheidung des untersuchten sprachlichen Kontrasts, der nicht-dominanten rechten Hemisphäre jedoch nicht mehr. **b)** oben: beim sprachförderbedürftigen Kind rechts normale, links amplitudenreduzierte MMN verglichen mit dem sprachlich normal entwickelten Kind (unten); Interpretation: Die nichtsprachlichen Stimuli werden beim sprachförderbedürftigen Kind zwar in der sprachdominanten Hemisphäre schwächer verarbeitet als beim sprachlich normal entwickelten Kind, aber besser als die Sprachstimuli.

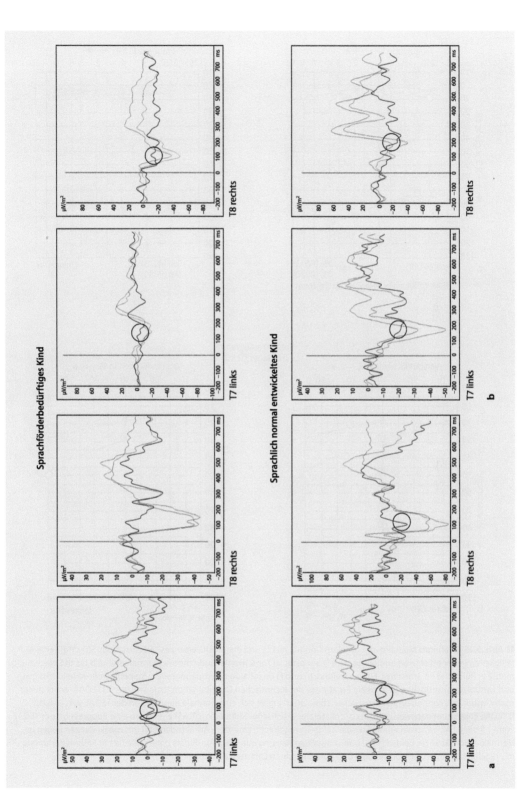

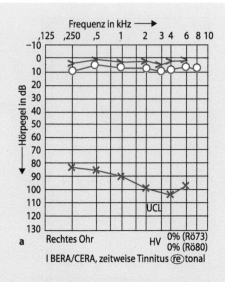

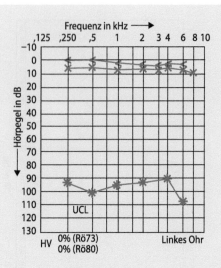

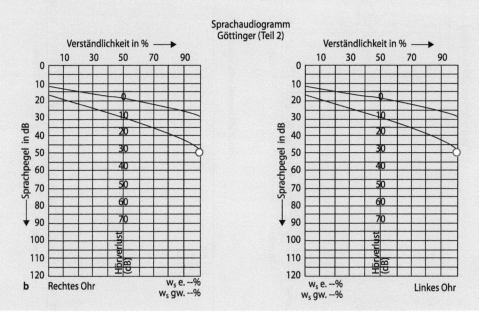

**Abb. 6.25** 7-jähriges Mädchen mit tonalem Tinnitus rechts und diagnostizierter Lese-Rechtschreib-Störung; keine Auffälligkeiten in der objektiven audiologischen Diagnostik. **a)** Tonschwellenaudiometrie: Normalbefund; **b** bis **d)** Sprachaudiometrie in Ruhe und im Störschall: Normalbefund; **e)** und **f)** unauffälliges Tympanogramm; Stapediusreflexe beidseits ipsi-
und kontralateral auslösbar; **g)** normale Ergebnisse der dichotischen Diskrimination (Uttenweiler); **h)** TEOAE rechts sicher
nachweisbar; mit contralateraler akustischer Stimulation ergibt sich eine normale Suppression der TEOAE von −1.6 dB;
**i)** TEOAE links sicher nachweisbar; mit contralateraler akustischer Stimulation (CAS) ergibt sich eine Suppression der TEOAE
von −1.9 dB; **j)** FAEP: Potenzialmorphologie beidseits regelrecht; Latenzen, Amplituden und Interpeaklatenzen liegen im
Normalbereich; **k)** SAEP: beidseits bei überschwelliger Reizung mit 1 kHz Ton-Bursts unterschiedlicher Reizwiederholrate (RR)
mit regelrechter Potenzialmorphologie und normgerechten Latenzen ableitbar.

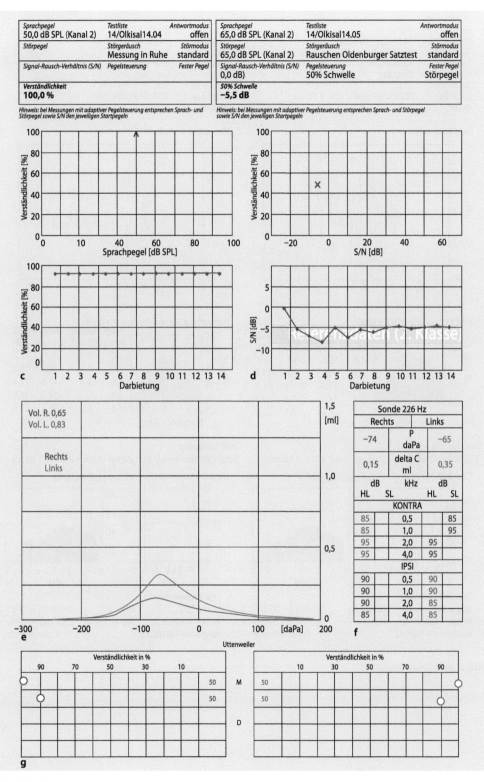

■ **Abb. 6.25** (Fortsetzung)

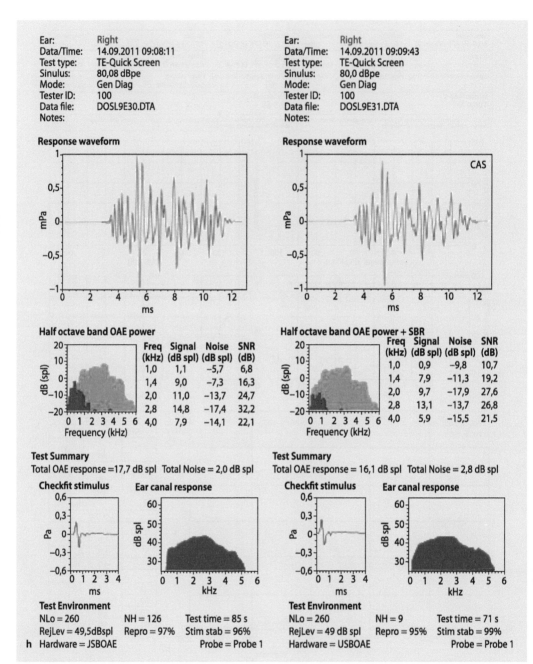

**Abb. 6.25** (Fortsetzung)

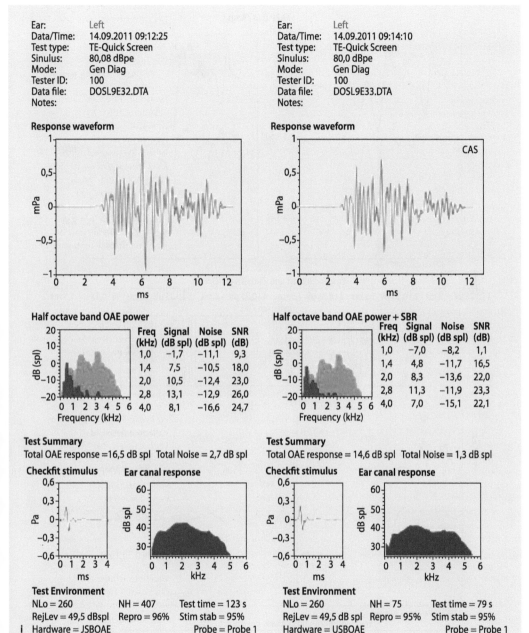

**Abb. 6.25** (Fortsetzung)

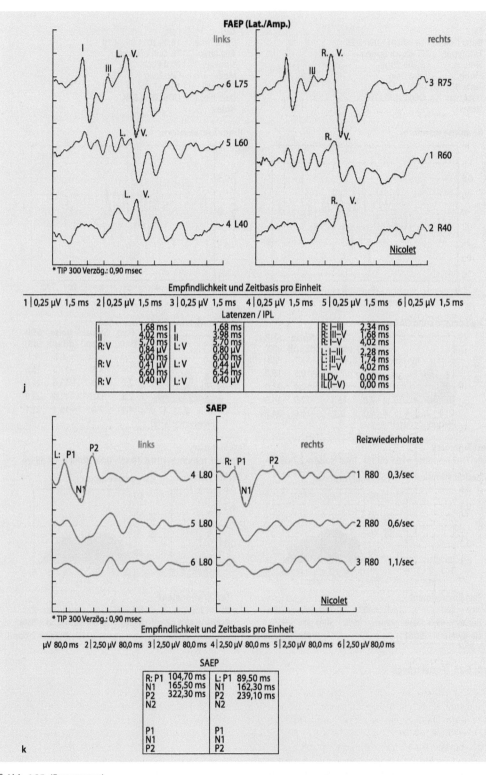

**Abb. 6.25** (Fortsetzung)

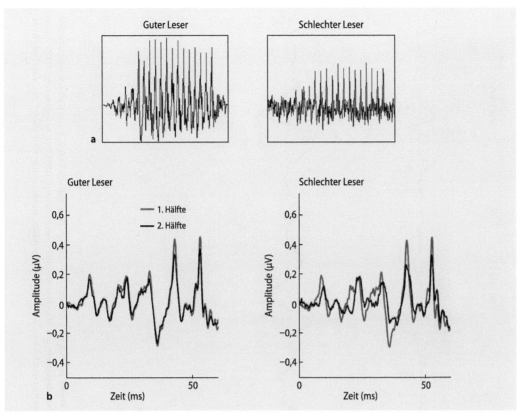

**Guter Leser** / **Schlechter Leser**

**a**

**Guter Leser** / **Schlechter Leser**

— 1. Hälfte
— 2. Hälfte

**b**

☐ **Abb. 6.26** FAEP-Muster nach Stimulation mit Sprachsignalen von Kindern mit Leseschwäche sind variabler als solche guter Leser, unabhängig vom EEG-Grundrauschen. **a)** Die FAEP eines guten Lesers verglichen mit denen eines schwachen Lesers zeigen eine erhöhte Antwortvariabilität bei Letzterem; **b)** höhere Variabilität (niedrigere r-Werte) für den schwachen als für den guten Leser für die Konsistenz zwischen erster und zweiter Hälfte der Ableitung. (Mit freundlicher Genehmigung von Nina Kraus).

## 6.7 Psychogene Hörstörungen im Kindesalter

Psychogene Hörstörungen kommen im Kindes- und Jugendalter gelegentlich vor. In einer größeren Stichprobe machten sie 1,8 % aller kindlichen Hörstörungen aus (Schmidt et al. 2013). Leitsymptomatik ist ein subjektiv empfundener Hörverlust mit wechselnden Ergebnissen der Tonschwellen- und Sprachaudiometrie bei normalen Befunden in objektiven Messungen des Gehörs. Im Kindesalter tritt das Störungsbild sowohl uni- als auch bilateral auf (Feldmann 1989). Auslöser können akute psychische Belastungssituationen sein, aber auch traumatische Ereignisse, die in einer sorgfältigen Anamnese häufig eruierbar sind. Die seelische Ursache ist dem Betroffenen nicht bewusst, d. h. eine Simulation oder bewusste Täuschung liegt nicht vor.

Die Wahrnehmung des Hörverlusts durch den Betroffenen und die Ergebnisse der subjektiven Audiometrie reichen meist von einer beidseitigen, i. d. R. symmetrischen, mittelgradigen Schwerhörigkeit bis zur vollständigen Taubheit. Dieses Empfinden besteht oft nur situativ; Telefonate oder Unterhaltungen können z. T. ungestört ablaufen. Als objektive Untersuchungsmethoden der Wahl gelten die FAEP zur Schwellen-Objektivierung sowie die Messung der TEOAE und/oder DPOAE und der Stapediusreflexe. Zum Ausschluss einer zentralen Hörstörung können im Zweifelsfall die SAEP herangezogen werden, die bei ihrer Nachweisbarkeit

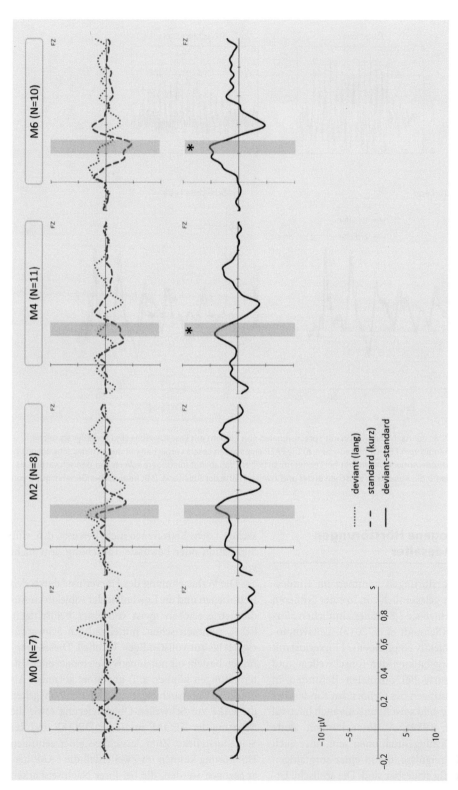

**Abb. 6.27** Ergebnisse der MMN-Ableitungen an einer Gruppe prälingual ertaubter Kinder im ersten bis vierten Lebensjahr an der Elektrode Fz 0, 2, 4 und 6 Monate nach Aktivierung des CI bei Präsentation kurzer und langer Vokale. Schwarz: Differenzkurve zwischen deviantem und Standardstimulus. Grau hinterlegt: statistisch ausgewertetes MMN-Zeitfenster von 200–300 ms. Die Zeitfenster, in denen der Unterschied zwischen langem, devianten und kurzem Standardvokal signifikant wurde, sind mit * markiert (aus: Vavatzanidis et al. 2013, mit freundlicher Genehmigung der Deutschen Gesellschaft für Audiologie)

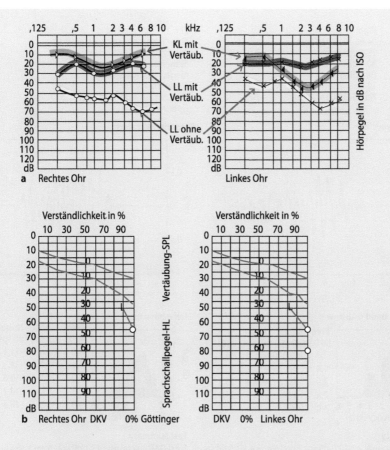

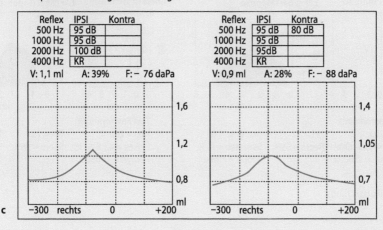

**◻ Abb. 6.28** 7-jähriges Mädchen mit psychogener Hörstörung: schwankende Angaben in der Tonschwellenaudiometrie bei regelrechten objektiven audiometrischen Messergebnissen. **a)** Tonschwellenaudiometrie: wechselnde Schwellenangaben; **b)** Sprachaudiometrie: im Wesentlichen Normalbefund; **c)** Tympanogramm: regelrechte Kurven; Stapediusreflexe beidseits ipsilateral auslösbar (kontralateral erfolgte die Messung nur links bei 500 Hz); **d)** TEOAE: beidseits sicher nachweisbar; **e)** kontralaterale Suppression der TEOAE: beidseits nicht nachweisbar; **f)** FAEP: Potenzialschwellen beidseits bei 10 dB nHL oder noch geringer, regelrechte Potenzialmorphologie; Latenzen, Amplituden und Interpeaklatenzen liegen beidseits im Normalbereich; **g)** MAEP und **h)** SAEP: beidseits mit regelrechter Potenzialmorphologie und normgerechten Latenzen ableitbar

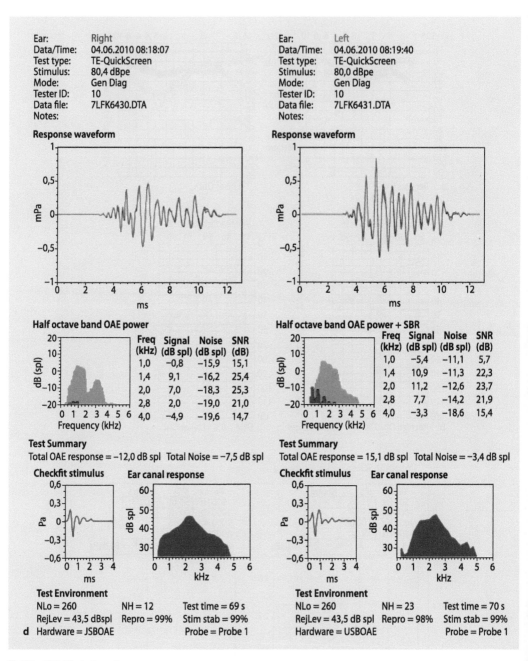

Ear:        Right
Data/Time:  04.06.2010 08:18:07
Test type:  TE-QuickScreen
Stimulus:   80,4 dBpe
Mode:       Gen Diag
Tester ID:  10
Data file:  7LFK6430.DTA
Notes:

Ear:        Left
Data/Time:  04.06.2010 08:19:40
Test type:  TE-QuickScreen
Stimulus:   80,0 dBpe
Mode:       Gen Diag
Tester ID:  10
Data file:  7LFK6431.DTA
Notes:

**Response waveform**

**Response waveform**

**Half octave band OAE power**

| Freq (kHz) | Signal (dB spl) | Noise (dB spl) | SNR (dB) |
|---|---|---|---|
| 1,0 | −0,8 | −15,9 | 15,1 |
| 1,4 | 9,1 | −16,2 | 25,4 |
| 2,0 | 7,0 | −18,3 | 25,3 |
| 2,8 | 2,0 | −19,0 | 21,0 |
| 4,0 | −4,9 | −19,6 | 14,7 |

**Half octave band OAE power + SBR**

| Freq (kHz) | Signal (dB spl) | Noise (dB spl) | SNR (dB) |
|---|---|---|---|
| 1,0 | −5,4 | −11,1 | 5,7 |
| 1,4 | 10,9 | −11,3 | 22,3 |
| 2,0 | 11,2 | −12,6 | 23,7 |
| 2,8 | 7,7 | −14,2 | 21,9 |
| 4,0 | −3,3 | −18,6 | 15,4 |

**Test Summary**

Total OAE response = −12,0 dB spl  Total Noise = −7,5 dB spl

**Test Summary**

Total OAE response = 15,1 dB spl  Total Noise = −3,4 dB spl

**Checkfit stimulus**   **Ear canal response**

**Checkfit stimulus**   **Ear canal response**

**Test Environment**

| NLo = 260 | NH = 12 | Test time = 69 s |
|---|---|---|
| RejLev = 43,5 dBspl | Repro = 99% | Stim stab = 99% |
| **d**  Hardware = JSBOAE | | Probe = Probe 1 |

**Test Environment**

| NLo = 260 | NH = 23 | Test time = 70 s |
|---|---|---|
| RejLev = 43,5 dB spl | Repro = 98% | Stim stab = 99% |
| Hardware = USBOAE | | Probe = Probe 1 |

◘ **Abb. 6.28**  (Fortsetzung)

Ear: Right
Data/Time: 04.06.2010 08:36:21
Test type: TE-QuickScreen
Stimulus: 80,4 dBpe
Mode: Gen Diag
Tester ID: 100
Data file: 0OSK6431.DTA
Notes:

Ear: Right
Data/Time: 04.06.2010 08:34:59
Test type: TE-QuickScreen
Stimulus: 80,0 dBpe
Mode: Gen Diag
Tester ID: 100
Data file: 0OSK6430.DTA
Notes:

**Response waveform**

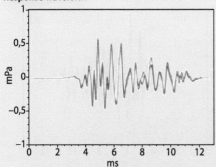

**Response waveform**

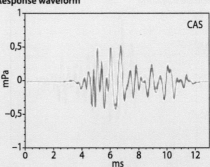

**Half octave band OAE power**

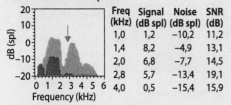

| Freq (kHz) | Signal (dB spl) | Noise (dB spl) | SNR (dB) |
|---|---|---|---|
| 1,0 | 1,2 | −10,2 | 11,2 |
| 1,4 | 8,2 | −4,9 | 13,1 |
| 2,0 | 6,8 | −7,7 | 14,5 |
| 2,8 | 5,7 | −13,4 | 19,1 |
| 4,0 | 0,5 | −15,4 | 15,9 |

**Half octave band OAE power + SBR**

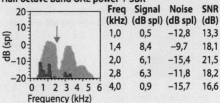

| Freq (kHz) | Signal (dB spl) | Noise (dB spl) | SNR (dB) |
|---|---|---|---|
| 1,0 | 0,5 | −12,8 | 13,3 |
| 1,4 | 8,4 | −9,7 | 18,1 |
| 2,0 | 6,1 | −15,4 | 21,5 |
| 2,8 | 6,3 | −11,8 | 18,2 |
| 4,0 | 0,9 | −15,7 | 16,6 |

**Test Summary**
Total OAE response = 12,4 dB spl   Total Noise = −0,8 dB spl

**Test Summary**
Total OAE response = 12,5 dB spl   Total Noise = −3,3 dB spl

**Checkfit stimulus**   **Ear canal response**

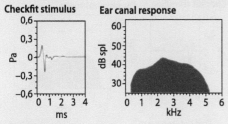

**Checkfit stimulus**   **Ear canal response**

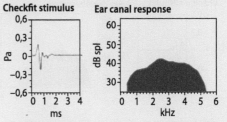

**Test Environment**
NLo = 260            NH = 47           Test time = 76 s
RejLev = 49,5 dBspl  Repro = 95%       Stim stab = 99%
e1 Hardware = JSBOAE                   Probe = Probe 1

**Test Environment**
NLo = 260            NH =34            Test time = 74 s
RejLev = 49,5 dB spl Repro = 97%       Stim stab = 99%
Hardware = USBOAE                      Probe = Probe 1

◻ **Abb. 6.28** (Fortsetzung)

6

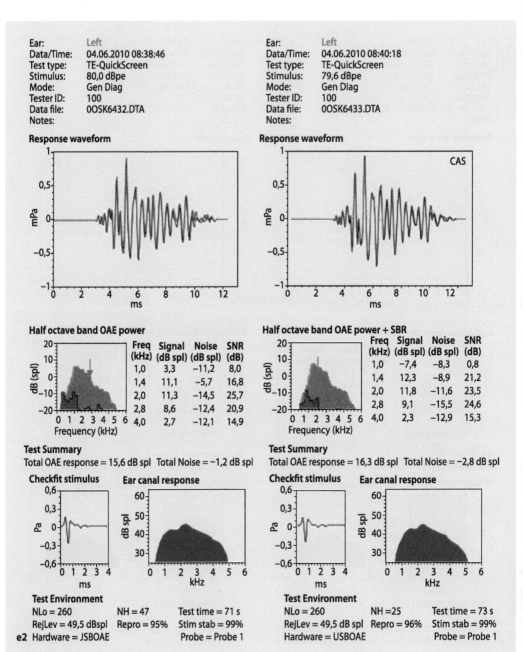

| Ear: | Left |
| Data/Time: | 04.06.2010 08:38:46 |
| Test type: | TE-QuickScreen |
| Stimulus: | 80,0 dBpe |
| Mode: | Gen Diag |
| Tester ID: | 100 |
| Data file: | 0OSK6432.DTA |
| Notes: | |

**Response waveform**

**Half octave band OAE power**

| Freq (kHz) | Signal (dB spl) | Noise (dB spl) | SNR (dB) |
|---|---|---|---|
| 1,0 | 3,3 | −11,2 | 8,0 |
| 1,4 | 11,1 | −5,7 | 16,8 |
| 2,0 | 11,3 | −14,5 | 25,7 |
| 2,8 | 8,6 | −12,4 | 20,9 |
| 4,0 | 2,7 | −12,1 | 14,9 |

**Test Summary**

Total OAE response = 15,6 dB spl   Total Noise = −1,2 dB spl

**Checkfit stimulus**    **Ear canal response**

**Test Environment**

| NLo = 260 | NH = 47 | Test time = 71 s |
| RejLev = 49,5 dBspl | Repro = 95% | Stim stab = 99% |
| **e2** Hardware = JSBOAE | | Probe = Probe 1 |

| Ear: | Left |
| Data/Time: | 04.06.2010 08:40:18 |
| Test type: | TE-QuickScreen |
| Stimulus: | 79,6 dBpe |
| Mode: | Gen Diag |
| Tester ID: | 100 |
| Data file: | 0OSK6433.DTA |
| Notes: | |

**Response waveform**

CAS

**Half octave band OAE power + SBR**

| Freq (kHz) | Signal (dB spl) | Noise (dB spl) | SNR (dB) |
|---|---|---|---|
| 1,0 | −7,4 | −8,3 | 0,8 |
| 1,4 | 12,3 | −8,9 | 21,2 |
| 2,0 | 11,8 | −11,6 | 23,5 |
| 2,8 | 9,1 | −15,5 | 24,6 |
| 4,0 | 2,3 | −12,9 | 15,3 |

**Test Summary**

Total OAE response = 16,3 dB spl   Total Noise = −2,8 dB spl

**Checkfit stimulus**    **Ear canal response**

**Test Environment**

| NLo = 260 | NH = 25 | Test time = 73 s |
| RejLev = 49,5 dB spl | Repro = 96% | Stim stab = 99% |
| Hardware = USBOAE | | Probe = Probe 1 |

◻ **Abb. 6.28** (Fortsetzung)

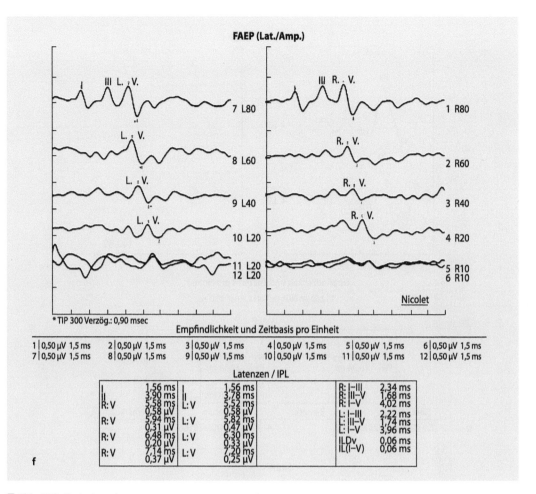

**f**

◼ **Abb. 6.28** (Fortsetzung)

**MAEP**

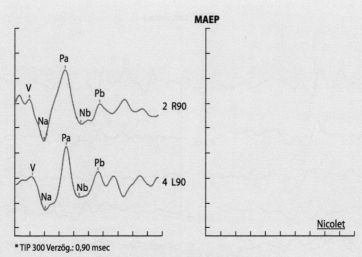

* TIP 300 Verzög.: 0,90 msec

Empfindlichkeit und Zeitbasis pro Einheit

2 | 2,50 µV 80,0 ms     4 | 2,50 µV 80,0 ms

MAEP

| V | 6,7 ms | | V | 8,3 ms | |
|---|---|---|---|---|---|
| Na | 15,10 ms | | Na | 15,74 ms | |
| Pa | 26,94 ms | | Pa | 27,58 ms | |
| Nb | 35,58 ms | | Nb | 34,62 ms | |
| Pb | 46,14 ms | | Pb | 45,18 ms | |

|  | Elekt | Datum | Zeit | Bemerk. | | Elekt | Datum | Zeit | Bemerk. |
|---|---|---|---|---|---|---|---|---|---|
| **g** | 2 | Cz-A2 | 04/06/2010 | 10:08 | | 4 | Cz-A1 | 04/00/2010 | 10:10 |

**SAEP**

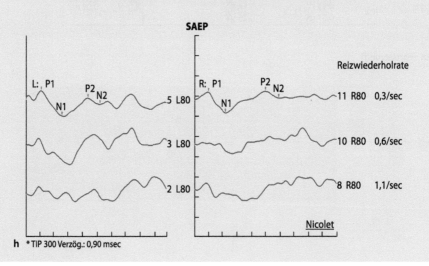

**h**    * TIP 300 Verzög.: 0,90 msec

◻ **Abb. 6.28**  (Fortsetzung)

die Detektion der akustischen Stimuli auf kortikaler Ebene objektivieren (▶ Abschn. 5.4). Die Diagnose ergibt sich aus der Diskrepanz zwischen den subjektiven Angaben plus audiometrischen Ergebnissen und den im Normbereich liegenden objektiven Untersuchungsergebnissen (◧ Abb. 6.28).

❯ Die Diagnose einer psychogenen kindlichen Hörstörung lässt sich nur aus der Diskrepanz subjektiver Angaben des Betroffenen zu den subjektiven audiometrischen Befunden und den objektiven Messungen (TEOAE, DPOAE, FAEP) stellen. In der Regel stehen auffällige und inkonstante Schwellenangaben in der Tonschwellenaudiometrie unauffälligen objektiven Befunden entgegen.

## Literatur

### Übersicht

Deutsche Gesellschaft für Phoniatrie und Pädaudiologie. S2-Leitlinie: Periphere Hörstörungen im Kindesalter (2005) AWMF-Registernummer 049/010, http://www.awmf.org/leitlinien/detail/ll/049-010.html: Gesehen 24 Jan 2014

Das gesamte Behinderten- und Rehabilitationsrecht (2012) Walhalla, Regensburg

Boenninghaus HG, Röser D (1973) Neue Tabellen zur Bestimmung des prozentualen Hörverlustes für das Sprachgehör. Z Laryng Rhinol 52:153

Deutsches Grünes Kreuz (Hrsg) (1986) Hörtest 1985. Deutsche Gesundheitskorrespondenz, Marburg

Feldmann H (1988) Die Problematik der quantitativen Bewertung von Hörstörungen. Ein neuer Vorschlag zur Berechnung des prozentualen Hörverlustes. Laryngol Rhinol Otol 67:319–325

Institut für Humangenetik an der Universitätsmedizin der Johannes Gutenberg-Universität Mainz. http://www.unimedizin-mainz.de/?id=2363. Gesehen 30 Jun 2013

Kießling J, Kollmeier B, Diller G (2008) Versorgung und Rehabilitation mit Hörgeräten. 2. Aufl. Thieme, Stuttgart

Kubisch C (2005) Genetische Grundlagen nichtsyndromaler Hörstörungen. Dtsch Arztebl 102:A-2946/B-2489/C-2343

Löwe A (1974) Kinderaudiometrie. Marhold, Berlin

Neumann K, Gross M, Böttcher P, Euler HA, Spormann-Lagodzinski M, Polzer M (2006) Effectiveness and efficiency of a universal newborn hearing screening in Germany Folia Phoniatr Logop 58:440–455

Ptok M (2011) Früherkennung von Schwerhörigkeiten im Neugeborenen- und Säuglingsalter. Dtsch Arztebl 108:426–431

Sininger Y (2002) Auditory Neuropathy in infants: implications on early hearing detection and intervention programs. Audiology Today, special issue, pp 16–21

Sohn W (2001) Schwerhörigkeit in Deutschland, repräsentative Hörscreening-Untersuchung bei 2000 Probanden in 11 Allgemeinpraxen. Z Allg Med 77:143–147

### Hörstörungen mit Ursache im äußeren und Mittelohr und kombinierte Schallleitungs/Schallempfindungs-Hörstörungen

Deutsche Gesellschaft für Phoniatrie und Pädaudiologie (DGPP) S2-Leitlinie: Periphere Hörstörungen im Kindesalter, AWMF-Registernummer 049/010 (2005). http://www.awmf.org/leitlinien/detail/ll/049-010.html, gesehen 27 Okt 2013

Fishpool SJ, Kuhanendran D, Swaminathan D, Praveen CV (2009) An assessment of the validity of tympanometry compared to myringotomy performed under a nitrous oxide-free general anaesthetic. Eur Arch Otorhinolaryngol 266:373–376

Lehnhardt E, Laszig R (2001) Praxis der Audiometrie. 8. Aufl. Thieme, Stuttgart, S 35

Liu SL, Liu WY, Wang GX, Zhang YM, Zhang J, Sun P, Jiang SM, Zhang L, Gao J (2008) Diagnostic procedures for pediatric otitis media with effusion. (Article in Chinese) Zhonghua Er Bi Yan Hou Tou Jing Wai Ke Za Zhi 43 (2008):900–902

Neumann K, Dettmer G, Euler HA, Giebel A, Gross M, Hoth S, Lattermann C, Montgomery J (2006) Auditory status of persons with intellectual disability at the German Special Olympic games. Int J Audiol 45:83–90

Northern JL, Downs MP (2002) Hearing in children. Lippincott Williams & Wilkins, Baltimore (MD), p 29

Nozza RJ, Sabo DL, Mandel EM (1997) A role for otoacoustic emissions in screening for hearing impairment and middle ear disorders in school-age children. Ear Hear 18:227–239

Weerda H (1994) Anomalien des äußeren Ohres. In: Naumann HH, Helms J, Herberhold C, Kastenbauer E (Hrsg) Oto-Rhino-Laryngologie in Klinik und Praxis. Bd. 1 Ohr. Thieme, Stuttgart

Schönweiler R (1992) Eine Untersuchung an 1300 Kindern zur Inzidenz und Therapie von Hörstörungen bei kindlichen Sprachstörungen. Laryngorhinootologie 71: 637–643

### Innenohrbedingte Hörstörungen

Beattie RC, Kenworthy OT, Luna CA (2003) Immediate and short-term reliability of distortion-product otoacoustic emissions. Int J Audiol 42:348–354

Beck A, Maurer J, Welkoborsky HJ, Mann W (1992) Changes in transitory evoked otoacoustic emissions in chemotherapy with cisplatin and 5FU. HNO 40:123–127

Boege P, Janssen T (2002) Pure-tone threshold estimation from extrapolated distortion product otoacoustic emission I/O-functions in normal and cochlear hearing loss ears. J Acoust Soc Am 111:1810–1818

Brown AM, McDowell B, Forge A (1989) Acoustic distortion products can be used to monitor the effects of chronic gentamicin treatment. Hear Res 42:143–156

Deutsche Gesellschaft für Hals-Nasen-Ohren-Heilkunde, Kopf- und Hals-Chirurgie (DGHNO) (2010) S1-Leitlinie Hörsturz (Akuter idiopathischer sensorineuraler Hörverlust), AWMF-Registernummer 017-010. http://www.awmf.org/leitlinien/detail/ll/017-010.html. Gesehen 27 Okt 2013

Federspil P (1994)Toxische Schäden des Innenores. In: Naumann HH, Helms J, Herberhold C, Kastenbauer E (Hrsg) Oto-Rhino-Laryngologie in Klinik und Praxis. Bd. 1 Ohr. Thieme, Stuttgar, S 782–796

Griffiths TD (2002) Central auditory pathologies. Br Med Bull 63:107–120

Guneri EA, Serbetcioglu B, Ikiz AO, Guneri A, Ceryan K (2001) TEOAE monitoring of Cisplatin induced ototoxicity in guinea pigs: the protective effect of vitamin B treatment. Auris Nasus Larynx 28:9–14

Halsey K, Skjonsberg A, Ulfendahl M, Dolan DF (2005) Efferent-mediated adaptation of the DPOAE as a predictor of aminoglycoside toxicity. Hear Res 201:99–108

Hatzopoulos S, Petruccelli J, Laurell G, Avan P, Finesso M, Martini A (2002) Ototoxic effects of cisplatin in a Sprague-Dawley rat animal model as revealed by ABR and transiently evoked otoacoustic emission measurements. Hear Res 170:70–82

Helson L, Okonkwo E, Anton L, Cvitkovic E (1978) cis-Platinum ototoxicity. Clin Toxicol 13:469–478

Hesse G (2000) Aktueller Stand der Tinnitusforschung und ambulante Behandlungsmöglichkeiten. Hörakustik 6:7–14

Hofstetter P, Ding D, Powers N, Salvi RJ (1997) Quantitative relationship of carboplatin dose to magnitude of inner and outer hair cell loss and the reduction in distortion product otoacoustic emission amplitude in chinchillas. Hear Res 112:199–215

Hoth S (1987) Die Kategorisierung von Hörstörungen anhand der Latenzabweichung in der BERA. Laryng Rhinol Otol 66: 655–660

Hoth S, Neumann K (2006) Das OAE-Handbuch. Otoakustische Emissionen in der Praxis. Thieme, Stuttgart, ISBN: 3-13-142561-X und 978-3-13-142561-4

Jastreboff PJ (1990) Phantom auditory perception (tinnitus): mechanims of generation and perception. Neuroscience Research 8:221–254

Jastreboff PJ (2007) Tinnitus retraining therapy. Prog Brain Res 166:415–423

Jastreboff PJ, Hazell JW (1993) A neurophysiological approach to tinnitus: Clinical implications. Br J Audiol:7–17

Joint Committee on Infant Hearing (1994) Position Statement. ASHA 2:27–33

Khairi MD, Din S, Shahid H, Normastura AR (2005) Hearing screening of infants in Neonatal Unit, Hospital University Sains Malaysia using transient evoked otoacoustic emissions. J Laryngol Otol 119:678–683

Kießling J, Kollmeier B, Diller G (1997) Versorgung und Rehabilitation mit Hörgeräten. Thieme, Stuttgart

Korres S, Nikolopoulos TP, Komkotou V, Balatsouras D, Kandiloros D, Constantinou D, Ferekidis E (2005) Newborn hearing screening: Effectiveness, importance of high-risk factors, and characteristics of infants in the neonatal intensive care unit and well-baby nursery. Otol Neurotol 26:1186–1190

Lenarz T, Boenninghaus HG (2012) HNO. 14. Aufl. Springer. Berlin Heidelberg

Lutz H, Lenarz T, Weidauer H, Federspil P, Hoth S (1991) Ototoxicity of vancomycin: an experimental study in guinea pigs. ORL 53:273–278

Migirov L, Himmelfarb M (2003) Methodology for studying the effects of topically applied ear drops on otoacoustic emissions in guinea pigs. J Laryngol Otol 117:696–699

Neumann K, Gross M, Böttcher P, Euler HA, Spormann-Lagodzinski M, Polzer M (2006) Effectiveness and efficiency of a universal newborn hearing screening in Germany. Folia Phoniatr Logop 58:440–455

Pilgramm M, Rychlick R, Lebisch H, Siedentop H, Goebel G, Kirchhoff D (1999) Tinnitus in der Bundesrepublik Deutschland – eine repräsentative epidemiologische Studie. HNO 7:261–265

Plinkert PK, Kröber S (1991) Früherkennung einer Cisplatin-Ototoxizität durch evozierte otoakustische Emissionen. Laryngol Rhinol Otol 70:457–462

Probst R (1993) Hörsturz. Ther Umsch 50:641–646

Robertson CM, Juzer MT, Peliowski A, Philip CE, Cheung PY (2006) Ototoxic drugs and sensorineural hearing loss following severe neonatal respiratory failure. Acta Paediatr 95:214–223

Salvi RJ, Ding D, Wang J, Jiang HY (2000) A review of the effects of selective inner hair cell lesions on distortion product otoacoustic emissions, cochlear function and auditory evoked potentials. Noise Health 2:9–26

Schacht J, Weiner N (1986) Aminoglycoside-induced hearing loss: A molecular hypothesis. J Oto-Rhino-Laryngol 48:116–123

Schmidt CM, Bartholomaus E, Deuster D, Heinecke A, Dinnesen AG (2007) Die »Münsteraner Klassifikation«. Eine neue Einteilung der Hochtonschwerhörigkeit nach Cisplatingabe. HNO 55:299–306

Stavroulaki P, Vossinakis IC, Dinopoulou D, Doudounakis S, Adamopoulos G, Apostolopoulos N (2002) Otoacoustic emissions for monitoring aminoglycoside-induced ototoxicity in children with cystic fibrosis. Arch Otolaryngol Head Neck Surg 128:150–155

Wecker H, Laubert A (2004) Reversible Hörminderung bei akuter Salicylatintoxikation. HNO 52:347–351

Weisz N, Voss S, Berg P, Elbert T (2004) Abnormal auditory mismatch response in tinnitus sufferers with high-frequency hearing loss is associated with subjective distress level. BMC Neurosci 5:8

Zenner HP (1998) Eine Systematik für Entstehungsmechanismen von Tinnitus. HNO 46:699–711

Zhuravskii SG, Lopotko AI, Tomson VV, Ivanov AG, Chomskii AN, Nurskii KV (2002) Protective effect of calcium channel blocker verapamil on morphological and functional state of hair cells of the organ of corti in experimental kanamycin-induced ototoxicity. Bull Exp Biol Med 133:404–407

Zimmerman E, Lahav A (2013) Ototoxicity in preterm infants: effects of genetics, aminoglycosides, and loud environmental noise. J Perinatol 33:3–8

Zorowka P, Schmitt HJ, Eckel HE, Lippert KL, Schonberger W, Merz E (1993) Serial measurements of transient evoked otoacoustic emissions (TEOAEs) in healthy newborns and in newborns with perinatal infection. Int J Pediatr Otorhinolaryngol 27:245–254

## Auditorische Synaptopathie/Neuropathie (AS/AN)

Amatuzzi MG, Northrop C, Liberman MC , Thornton A, Halpin C, Herrmann B, Pinto LE, Saenz A, Carranza A, Eavey RD (2001) Selective inner hair cell loss in premature infants and cochlea pathological patterns from neonatal intensive care unit autopsies. Arch Otolaryngol Head Neck Surg 127:629–636

Beutner D, Foerst A, Lang-Roth R, von Wedel H, Walger M (2007) Risk factors for auditory neuropathy/auditory synaptopathy. ORL 69:239–244

Beutner D, Lang-Roth R, Foerst A, Volk AE, Walger M (2009) Case report of a child with otoacoustic emissions and profound hearing loss in whom otoacoustic emissions were preserved after cochlear implantation. Cochlear Implants Int 10:174–177

Dimitrijevic A, Starr A, Bhatt S, Michalewski HJ, Zeng FG, Pratt H (2011) Auditory cortical N100 in pre- and post-synaptic auditory neuropathy to frequency or intensity changes of continuous tones. Clin Neurophysiol 122:594–604

Foerst A, Beutner D, Lang-Roth R, Hüttenbrink KB, von Wedel H, Walger M (2006) Prevalence of auditory neuropathy/synaptopathy in a population of children with profound hearing loss. Int J Pediatr Otorhinolaryngol 70:1415–1422

Gibson WPR, Sanli H (2007) Auditory neuropathy: an update. Ear Hear 28 (Suppl):102S–105S

Hood L, Berlin CI, Bordelon J, Rose K (2003) Patients with auditory neuropathy/dys-synchrony lack efferent suppression of transient evoked otoacoustic emissions. J Am Acad Audiol 14:302–313

Madden C, Rutter M, Hilbert L, Greinwald JH Jr, Choo DI (2002) Clinical and audiological features in auditory neuropathy. Arch Otolaryngol Head Neck Surg 128:1026–1030

Manchaiah VKC, Zhao F, Danesh AA, Duprey R (2011) The genetic basis of auditory neuropathy spectrum disorders (ANSD). Int J Ped Otorhinolaryngol 75:151–158

McMahon CM, Patuzzi RB, Gibson WPR, Sanli H (2008) Frequency-specific electrocochleography indicates that presynaptic and postsynatic mechanisms of auditory neuropathy exist. Ear Hear 29:314–325

Moser T, Strenzke N, Meyer A, Lesinski-Schiedat A, Lenarz T, Beutner D, Foerst A, Lang-Roth R, von Wedel H, Walger M, Gross M, Keilmann A, Limberger A, Steffens T, Strutz J (2006) Diagnostik und Therapie der auditorischen Synaptopathie/Neuropathie. HNO 54:833–839

Neumann K, Stephens D (2011) Definitions of types of hearing impairment – a discussion paper. Folia Phoniatr Logop, 63:43–48

Rance G, Beer DE, Cone-Wesson B, Sheperd RK, Dowell RC, King AM, Rickards FW, Clark GM (1999) Clinical findings for a group of infants and young children with auditory neuropathy. Ear Hear 20:238–252

Rapin I, Gravel JS. Auditory neuropathy (2006) a biologically inappropriate label unless acoustic nerve involvement is documented. J Am Acad Audiol 39:147–150

Sininger Y (2002) Auditory Neuropathy in infants: Implications on early hearing detection and intervention programs. Audiology Today, Special issue:16–21

Starr A, Picton TW, Sininger Y, Hood LJ, Berlin CI (1996) Auditory neuropathy. Brain 119:741–753

Walger M, Foerst A, Beutner D, Streicher B, Stürmer K, Lang-Roth R (2011) Auditorische Synaptopathie/Neuropathie: Klinik und Diagnostik. HNO 59:414–424

## Neurale und zentrale Hörstörungen

Arriaga MA, Luxford WM (1993) Impedance audiometry and iatrogenic hearing loss. Journal of Otolaryngology – Head and Neck Surgery 108:70–72

Bamiou DE, Liasis A, Boyd S, Cohen M, Raglan E (2000) Central auditory processing disorder as the presenting manifestation of subtle brain pathology. Audiology 39:168–172

Becker F, Reinvang I (2007) Event-related potentials indicate bi-hemispherical changes in speech sound processing during aphasia rehabilitation. J Rehabil Med 39:658–661

Bisiach E, Cornacchia L, Sterzi R, Vallar G (1984) Disorders of perceived auditory lateralization after lesions of the right hemisphere. Brain 107:37–52

Bungert-Kahl P, Biedermann F, Dörrscheidt GJ, von Cramon YD, Rübsamen R (2004) Psychoacoustic test tools for the detection of deficits in central auditory processing: Normative data. Z Audiol 43:48–71

Cavinato M, Rigon J, Volpato C, Semenza C, Piccione F (2012) Preservation of auditory P300-like potentials in cortical deafness. PLoS One 7:e29909

Cohen M, Prasher D (1988) The value of combining auditory brainstem responses and acoustic reflex threshold measurements in neuro-otological diagnosis. Scand Audiol 17:153–162

Collins MJ. Global Aphasia (1997) In: LaPointe LL (eds) Aphasia and related neurogenic language problems. Thieme, New York (NY), pp 133–150

Counter SA, Buchanan LH, Ortega F (2012) Acoustic stapedius muscle reflex in mercury-exposed Andean children and adults. Acta Otolaryngol 132:51–63

Deutscher Bundesverband für Logopädie e.V. http://www.dbl-ev.de/kommunikation-sprache-sprechen-stimme-schlucken/stoerungen-bei-kindern/stoerungsbereiche/sprache/kindliche-aphasie.html. Gesehen 15. Sep 2013

Duffy FH, Eksioglu YZ, Rotenberg A, Madsen JR, Shankardass A, Als H (2013) The frequency modulated auditory evoked response (FMAER), a technical advance for study of childhood language disorders: cortical source localization and selected case studies. BMC Neurol 13:12

Efron R (1985) The central auditory system and issues related to hemispheric specialization. In: Pinheiro M L, Musiek F E (eds) Assessment of central auditory dysfunction, Foundations and clinical correlates. Williams & Wilkins, Baltimore, London, pp 143–154

Emanuel DC, Henson OE, Knapp RR (2012) Survey of audiological immittance practices. Am J Audiol 21:60–75

Ferri R, Elia M, Agarwal N, Lanuzza B, Musumeci SA, Pennisi G (2003) The mismatch negativity and the P3a components of the auditory event-related potentials in autistic low-functioning subjects. Clin Neurophysiol 114:1671–1680

Foxton JM, Stewart ME, Barnard L, Rodgers J, Young AH, O'Brien G, Griffiths TD (2003) Absence of auditory 'global interference' in autism. Brain 126:2703–2709

Fuente A, McPherson B, Muñoz V, Pablo Espina J (2006) Assessment of central auditory processing in a group of workers exposed to solvents. Acta Otolaryngol:1188–1194

Geschwind N, Kaplan E (1962) A human cerebral disconnection syndrome. Archives in Neurology 12:675–685

Golaszewski S (2011) Hirnfunktionsdiagnostik: schwere chronische Bewusstseinsstörungen. http://anaesthesiologie-intensivmedizin.universimed.com/artikel/hirnfunktionsdiagnostik-schwere-chronische-bewusstseinsst%C3%B6. Gesehen 15 Sep 2013

Gonzales Rothi LJ (1997) Transcortical motor, sensory and mixed aphasia. In: LaPointe LL (ed) Aphasia and related neurogenic language problems. Thieme, New York, (NY), pp 91–111

Graham-Keegan L, Caspari I (1997) Wernicke´ Aphasia. In: La-Pointe LL (ed) Aphasia and related neurogenic language problems. Thieme, New York (NY), pp 42–61

Griffiths TD (2002) Central auditory pathologies. Br Med Bull 63:107–120

Griffiths TD, Rees A, Witton C, Shakir RA (1997) Spatial and temporal auditory processing deficits following right hemispheric infarction. A psychophysical study. Brain 120:785–794

Hattiangadi N, Pillion JP, Slomine B, Christensen J, Trovato MK, Speedie LJ (2005) Characteristics of auditory agnosia in a child with severe traumatic brain injury: a case report. Brain Lang 92:12–25

Hinchcliffe R (1992) King-Kopetzky syndrome: an auditory stress disorder? Journal of Audiological Medicine 1:89–98

Holopainen IE, Korpilahti P, Juottonen K, Lang H, Sillanpää M (1998) Abnormal frequency mismatch negativity in mentally retarded children and in children with developmental dysphasia. J Child Neurol 13:178–183

Hoth S (1991) Veränderungen der frühen akustisch evozierten Potentiale bei Akustikusneurinom. HNO 39:343–355

Hoth S, Heppt W, Finckh M (1994) Verhalten der evozierten otoakustischen Emissionen bei retrocochleären Hörstörungen. Otorhinolaryngol Nova 4:128–134

Hulzebos CV, van Dommelen P, Verkerk PH, Dijk PH, Van Straaten HL (2013) Evaluation of treatment thresholds for unconjugated hyperbilirubinemia in preterm infants: effects on serum bilirubin and on hearing loss? PLoS One 8: e62858

Hunter LL, Ries DT, Schlauch RS, Levine SC, Ward WD (1999) Safety and clinical performance of acoustic reflex tests. Ear Hear 20:506–514

Ilvonen TM, Kujala T, Kiesiläinen A, Salonen O, Kozou H, Pekkonen E, Roine RO, Kaste M, Näätänen R (2003) Auditory discrimination after left-hemisphere stroke: a mismatch negativity follow-up study. Stroke 34:1746–1751

Jastreboff PJ (1990) Phantom auditory perception (tinnitus): mechanims of generation and perception. Neuroscience Research 8:221–254

Jerger J, Jerger S (1960) Diagnostic value of crossed vs. uncrossed acoustic reflexes: Eighth nerve and brain stem disorders. Arch Otolaryngol 103:445–453

Kaga M, Shindo M, Kaga K (2000) Long-term follow-up of auditory agnosia as a sequel of herpes encephalitis in a child. J Child Neurol 15:626–629

Kaga K, Kaga M, Tamai F, Shindo M (2003) Auditory agnosia in children after herpes encephalitis. Acta Otolaryngol 123:232–235

Kawohl W, Bunse S, Willmes K, Hoffrogge A, Buchner H, Huber W (2010) Semantic event-related potential components reflect severity of comprehension deficits in aphasia. Neurorehabil Neural Repair 24:282–289

Kihara M, de Haan M, Were EO, Garrashi HH, Neville BG, Newton CR (2012) Cognitive deficits following exposure to pneumococcal meningitis: an event-related potential study. BMC Infect Dis 12:79

Lechevalier B, Rossa Y, Eustache F, Schupp C, Boner L, Bazin C (1984) Un cas de surdite corticale epargnant en partie la musique. Rev Neurol (Paris) 140:190–201

Lehembre R, Gosseries O, Lugo Z, Jedidi Z, Chatelle C, Sadzot B, Laureys S, Noirhomme Q (2012) Electrophysiological investigations of brain function in coma, vegetative and minimally conscious patients. Arch Ital Biol 150:122–139

Lenarz T, Boenninghaus HG (2012) HNO. 14. Aufl. Springer, Berlin Heidelberg

Lockwood AH, Salvi RJ, Coad ML, et al (1998) The functional neuroanatomy of tinnitus: evidence for limbic system links and neural plasticity. Neurology 50:114–120

Marco EJ, Hinkley LB, Hill SS, Nagarajan SS (2011) Sensory processing in autism: a review of neurophysiologic findings. Pediatr Res 69: 48R–54R

Martin MC, Summers IR (1999) Dictionary of Hearing. Whurr, London

McKay CM, Headlam DM, Copolov DL (2000) Central auditory processing in patients with auditory hallucinations. Am J Psychiatry 157:759–766

Metz-Lutz MN (2009) The assessment of auditory function in CSWS: lessons from long-term outcome. Epilepsia 50 Suppl 7:73–66

Mignault Goulet G, Moreau P, Robitaille N, Peretz I (2012) Congenital amusia persists in the developing brain after daily music listening. PLoS One 7:e36860

Neumann K, Rübsamen R (2005) Zentrale Hörstörungen bei hirngeschädigten Erwachsenen. In: S Jochims (Hrsg) Musiktherapie in der Neurologie/Neurorehabilitation

Erwachsener. Weltweite Konzepte, Forschung und Praxis. Hippocampus, Bad Honnef, S 43–82

Neumann K, Stephens D (2011) Definitions of types of hearing impairment – a discussion paper. Folia Phoniatr Logop 63:43–48

Nickisch A, Massinger C, Ertl-Wagner B, von Voss H (2009) Pedaudiologic findings after severe neonatal hyperbilirubinemia. Eur Arch Otorhinolaryngol 266:207–212

Perlman M, Fainmesser P, Sohmer H, Tamari H, Wax Y, Pevsmer B (1983) Auditory nerve-brainstem evoked responses in hyperbilirubinemic neonates. Pediatrics 72:658–664

Prasher D, Cohen M (1993) Effectiveness of acoustic reflex threshold criteria in the diagnosis of retrococlear pathology. Scand Audiol 22:11–18

Pröschel U, Eysholdt U, Berg M (1994) Transitorisch evozierte otoakustische Emissionen (TEOAE) bei Patienten mit Kleinhirnbrückenwinkeltumoren. HNO 42:229–232

Pryce H, Wainwright D (2008) Help-seeking for medically unexplained hearing difficulties: A qualitative study. International Journal of Therapy and Rehabilitation 15:1–7

Pryce H, Metcalfe C, Claire LS, Hall A (2010) Causal attributions in King-Kopetzky syndrome. Int J Audiol 49:482–487

Rappaport M, McCandless KL, Pond W, Krafft MC (1991) Passive P300 response in traumatic brain injury patients. J Neuropsychiatry Clin Neurosci 3:180–185

Sabatino G, Verrotti A, Ramenghi LA, Domizio S, Melchionda D, Fulgente T, Paci C, Andreamatteo GD, Thomas A, Onofrj M (1996) Newborns with hyperbilirubinemia: usefulness of brain stem auditory response evaluation. Neurophysiol Clin 26:363–368

Saunders GH, Haggard MP (1989) The clinical assessment of obscure auditory dysfunction. Ear Hear 10:200–208

Scherg M, von Cramon DY (1986) Psychoacoustic and electrophysiologic correlates of central hearing disorders in man. Eur Arch Psychiatry Neurol Sci 236:56–60

Selters WA, Brackmann DE (1977) Acoustic tumor detection with electric response audiometry. Arch. Otolaryngol 103:181–187

Stephens D, Zhao F (2000) The role of a family history in King Kopetzky Syndrome (obscure auditory dysfunction). Acta Otolaryngol 120:197–200

Stephens SDG, Rendell RJ (1988) Auditory disability with normal hearing. Quaderni di Audiologia 4:233–238

Stroganova TA, Kozunov VV, Posikera IN, Galuta IA, Gratchev VV, Orekhova EV (2013) Abnormal pre-attentive arousal in young children with autism spectrum disorder contributes to their atypical auditory behavior: an ERP study. PLoS One 8:e69100

Weisz N, Voss S, Berg P, Elbert T (2004) Abnormal auditory mismatch response in tinnitus sufferers with high-frequency hearing loss is associated with subjective distress level. BMC Neurosci 5:8

Wu KY, Chao CW, Hung CI, Chen WH, Chen YT, Liang SF (2013) Functional abnormalities in the cortical processing of sound complexity and musical consonance in schizophrenia: evidence from an evoked potential study. BMC Psychiatry 158

Zhao F, Stephens D (1996) Determinants of speech-hearing disability in King-Kopetzky syndrome. Scand Audiol 25:91–96

Zhao F, Stephens D (1998) Analyses of notches in audioscan and DPOAEs in subjects with normal hearing. Audiology 37:335–343

Zhao F, Stephens D (2000) Subcategories of patients with King-Kopetzky syndrome. Br J Audiol 34:241–256

Zhao F, Stephens D (2006) Distortion product otoacoustic emissions in patients with King-Kopetzky syndrome. Int J Audiol 45:34–39

## Auditive Verarbeitungs- und Wahrnehmungsstörungen (AVWS)

American Speech-Language-Hearing Association (ASHA) (2005) (Central) Auditory Processing Disorders. Technical Report. http://www.asha.org/policy/TR2005-00043.htm. Gesehen 18 Jan 2014

Baddeley A (1992) Working memory. Science 255:556–559

Bamiou DE, Musiek FE, Luxon LM (2001) Aetiology and clinical presentations of auditory processing disorders – a review. Arch Dis Childh 85:361–365

Banai K, Nicol T, Zecker SG, Kraus N (2005) Brainstem timing: implications for cortical processing and literacy. J Neurosci 25:9850–9857

Bauer P, Burger M, Kummer P, Lohscheller J, Eysholdt U, Doellinger M (2009) Correlation between psychometric tests and mismatch negativity in preschool children. Folia Phoniatr Logop 61:206–216

Bellis TJ (2004) Redefining auditory processing disorder: An audiologist's perspective. The ASHA Leader 6:22–23

Bishop DV (2007) Using mismatch negativity to study central auditory processing in developmental language and literacy impairments: where are we, and where should we be going? Psychol Bull 133:651–672

Bishop DV, Hardiman MJ, Barry JG (2010) Lower-frequency event-related desynchronization: a signature of late mismatch responses to sounds, which is reduced or absent in children with specific language impairment. J Neurosci 30: 5578–15584

Bitz U, Gust K, Spitzer M, Kiefer M (2007) Phonological deficit in school children is reflected in the Mismatch Negativity. Neuroreport 18:911–915

Cacace AT, McFarland DJ (2013) Factors influencing tests of auditory processing: a perspective on current issues and relevant concerns. J Am Acad Audiol 24:572–589

Chermak GD, Musiek FE (1997) Central auditory processing disorders: New perspectives. Singular, San Diego (CA)

Davids N, Segers E, van den Brink D, Mitterer H, van Balkom H, Hagoort P, Verhoeven L (2011) The nature of auditory discrimination problems in children with specific language impairment: an MMN study. Neuropsychologia 49:19–28

Dawes P, Bishop D (2010) Psychometric profile of children with auditory processing disorder and children with dyslexia. Arch Dis Childh:432–436

Delb W (2007) Die binauralen Interaktionspotenziale: Ein klinisch verwertbares diagnostisches Instrument? HNO 55:429–434

Delb W, Strauss DJ, Hohenberg G, Plinkert PK (2003) The binaural interaction component (BIC) in children with central auditory processing disorders (CAPD). Int J Audiol 42:401–412

Deutsche Gesellschaft für Phoniatrie und Pädaudiologie (DGPP) (2010) S1-Leitlinie: Auditive Verarbeitungs- und Wahrnehmungsstörungen (AVWS) AWMF-Registernummer 049/012, http://www.awmf.org/leitlinien/detail/ll/049-012.html. Gesehen 24 Jan 2014

Downs DW, Crum MA (1980) The hyperactive acoustic reflex. Four case studies. Arch Otolaryngol 106:401–404

Elgeti A, am Zehnhoff-Dinnesen AG, Matulat P, Schmidt CM, Knief A (2008) Spontaneous otoacoustic emission enhancement in children with reduced speech-in-noise intelligibility. Audiol Neurootol 13:357–364

Estes RI, Jerger J, Jacobson G (2002) Reversal of hemispheric asymmetry on auditory tasks in children who are poor listeners. J Am Acad Audiol 13:59–71

Furst M, Bresloff I, Levine RA, Merlob PL, Attias JJ (2004) Interaural time coincidence detectors are present at birth: evidence from binaural interaction. Hear Res 187:63–72

Gao Y, Zheng XF, Hong Q, Luo XX, Jiang TT (2013) Auditory event-related potentials in children with functional articulation disorders. [Article in Chinese] Zhongguo Dang Dai Er Ke Za Zhi 15:653-656

Gopal KV, Pierel K (1999) Binaural interaction in children at risk of central auditory processing disorders. Scand Audiol (28):77–84

Haenschel C, Vernon DJ, Prabuddh H, Gruzelier JH, Baldeweg T (2005) Event-related brain potenzial correlates of human auditory sensory memory-trace formation. J Neurosci (25):10494–10501

Hasselhorn M, Werner I (2000) Zur Bedeutung des phonologischen Arbeitsgedächtnisses für die Sprachentwicklung. In H. Grimm (Hrsg) Enzyklopädie der Psychologie, Serie Sprache, Band 3: Sprachentwicklung. Hogrefe, Göttingen, S 363–378

Higson JM, Morgan N, Stephenson H, Haggard MP (1996) Auditory performance and acoustic reflexes in young adults reporting listening difficulties. Br J Audiol (30):381–387

Holopainen IE, Korpilahti P, Juottonen K, Lang H, Sillanpaa M (1998) Abnormal frequency mismatch negativity in mentally retarded children and in children with developmental dysphasia. J Child Neurol (13):178–183

Hommet C, Vidal J, Roux S, Blanc R, Barthez MA, De Becque B, Barthelemy C, Bruneau N, Gomot M (2009) Topography of syllable change-detection electrophysiological indices in children and adults with reading disabilities. Neuropsychologia (47):761–770

Hornickel J, Kraus N (2013) Unstable representation of sound: a biological marker of dyslexia. J Neurosci (33):3500–3504

Hoth S, Benz M (2007) Zur Beziehung zwischen den Binauralen Differenzpotenzialen und dem Richtungshörvermögen. HNO (55):447–456

Hugdahl K, Heiervang E, Nordby H, Smievoll Al, Steinmetz H, Stevenson J, Lund A (1998) Central auditory processing, MRI morphometry and brain laterality: applications to dyslexia. Scand Audiol Suppl (49):26–34

Iliadou V, Bamiou, DE, Kaprinis S, Kandylis D, Vlaikidis N, Apalla K, Psifidis A, Psillas G et al (2008) Auditory processing disorder and brain pathology in a preterm child with learning disabilities. J Am Acad Audiol (19):557–563

Jerger J, Musiek F (2000) Report of the consensus conference on the diagnosis of auditory processing disorders in school-aged children. J Am Acad Audiol (11):467–474

Jerger J, Martin J, McColl R (2004) Interaural cross correlation of event-related potentials and diffusion tensor imaging in the evaluation of auditory processing disorder: a case study. J Am Acad Audiol (15):79–87

Jirsa RE (1992) The clinical utility of the P3 AERP in children with auditory processing disorders. J Speech Hear Res 35:903–912

Kiese-Himmel C (2011) Auditive Verarbeitungs- und Wahrnehmungsstörungen im Kindesalter. Kindh Entwickl (20):31–39

Kraus N, McGee T, Carrell TD, King C, Tremblay K, Nicol T (1995) Central auditory system plasticity associated with speech discrimination training. J Cogn Neurosci 7:25–32

Koravand A, Jutras B, Lassonde M (2013) Auditory event related potentials in children with peripheral hearing loss. Clin Neurophysiol (124):1439–1447

Liasis A, Bamiou DE, Campbell P, Sirimanna T, Boyd S, Towell A (2003) Auditory event-related potentials in the assessment of auditory processing disorders: a pilot study. Neuropediatrics (34):23–29

Ludwig A (2008) Psychoakustische und elektrophysiologische Untersuchungen zu zentral-auditiven Verarbeitungsstörungen während der Kindesentwicklung. Dissertationsschrift. Universität Leipzig, Leipzig

Mason SM, Mellor DH (1984) Brain-stem, middle latency and late cortical evoked potentials in children with speech and language disorders. Electroencephalogr Clin Neurophysiol 59:297–309

Matulat P (2002) Die binaurale Interaktionskomponente der frühen akustisch evozierten Potentiale. Ein Ansatz zur objektiven Diagnostik auditiver Selektionsstörungen? Vortrag auf der Arbeitstagung »Aufmerksamkeits- und Sprachentwicklungsstörungen: Symptome, Ursachen, Therapie«, Universität Freiburg i. Br., Freiburg

Melcher JR (1996) Cellular generators of the binaural difference potential in cat. Hear Res 95:144–160

Moav R, Nevo N, Banai K (2009) Central auditory processing development in adolescents with and without learning disabilities. J Basic Clin Physiol Pharmacol 20:207–217

Moore JK (2000) Organization of the human superiorolivary complex. Microsc Res Tech 51:403–412

Moore DR (2012) Listening difficulties in children: bottom-up and top-down contributions. J Commun Disord 45:411–418

Moore DR, Ferguson MA, Edmondson-Jones AM, Ratib S, Riley A (2010) Nature of auditory processing disorder in children. Pediatrics 126:e382–390

Moore DR, Rosen S, Bamiou DE, Campbell NG, Sirimanna T (2013) Evolving concepts of developmental auditory processing disorder (APD): a British Society of Audiology APD special interest group 'white paper'. Int J Audiol 52:3–13

Näätänen R, Escera C (2000) Mismatch negativity: clinical and other applications. Audiol Neurootol 5:105–110

Neumann K (2013) Schlussbericht zum BMBF-Vorhaben »Ein Screening-Verfahren zur flächendeckenden Erfassung des Sprachstandes vier- bis viereinhalbjähriger Kinder. Optimierung, Validierung, Erweiterung, elektrophysiologische Fundierung«, Förderkennzeichen: DLR 01GJ0982. Ruhr-Universität Bochum, Bochum

Neumann K, Euler HA (2013) Kann ein Sprachstandsscreening zwischen Sprachförder- und Sprachtherapiebedarf trennen? In: Redder A, Weinert S (Hrsg) Sprachförderung und Sprachdiagnostik – interdisziplinäre Perspektiven. Waxmann, Münster, S 297–321

Neumann K, Oswald H, Schirkonyer V (2013) Der Bochumer Auditive und Sprachdiskriminationstest (BASD-Test). Universität Bochum, Bochum

Nickisch A, Heuckmann C, Burger T, Massinger C (2006) Münchner Auditiver Screeningtest für Verarbeitungs- und Wahrnehmungsstörungen (MAUS). Laryngorhinootologie 85:253–259

Nickisch A, Gross M, Schönweiler R, Uttenweiler V, am Zehnhoff-Dinnesen A, Berger R, Radü HJ, Ptok M (2007) Auditive Verarbeitungs- und Wahrnehmungsstörungen – Konsensus-Statement der Deutschen Gesellschaft für Phoniatrie und Pädaudiologie. HNO 55:61–72

Rahne T, Plontke S (2012) Objektive audiologische Diagnostik. Laryngorhinootologie 91:649–664

Rahne T, Böckmann M, von Specht H, Sussman ES (2007) Visual cues can modulate integration and segregation of objects in auditory scene analysis. Brain Res 1144:127–135

Rinker T, Kohls G, Richter C, Maas V, Schulz E, Schecker M (2007) Abnormal frequency discrimination in children with SLI as indexed by mismatch negativity (MMN). Neurosci Lett 413:99–104

Schulte-Körne G, Deimel W, Bartling J, Remschmidt H (1998) Auditory processing and dyslexia: evidence for a specific speech processing deficit. Neuroreport 9:337–340

Shafer VL, Morr ML, Datta H, Kurtzberg D, Schwartz RG (2005) Neurophysiological indexes of speech processing deficits in children with specific language impairment. J Cogn Neurosci 17:1168–1180

Strauss DJ, Delb W, Plinkert PK (2004) Objective detection of the central auditory processing disorder: a new machine learning approach. IEEE Trans Biomed Eng 51:1147–1155

Thomas WG, McMurry G, Pillsbury HC (1985) Acoustic reflex abnormalities in behaviorally disturbed and language delayed children. Laryngoscope 95:811–817

Tillery K (2009) Central auditory processing evaluation: a test battery approach. In: Katz J, Medwetsky L, Burkard R, Hood L (eds) Handbook of Clinical Audiology. 6th ed. Lippincott Williams & Wilkins, Philadelphia (PA), pp 627–641

Topolska MM, Hassmann-Poznańska E (2006) Analysis of usefulness of central auditory processes tests in children. [Article in Polish]. Otolaryngol Pol 60:421–424

Walger M, Stotzer S, Meister H, Foerst A, von Wedel H (2003) Elektrophysiologische und psychoakustische Untersuchungen zur binauralen Signalverarbeitung normalhörender Erwachsener. HNO 51:125–133

Wilson WJ, Arnott W (2013) Using different criteria to diagnose (central) auditory processing disorder: how big a difference does it make? J Speech Lang Hear Res 56:63–70

Yalçinkaya F, Yilmaz ST, Muluk NB (2010) Transient evoked otoacoustic emissions and kontralateral suppressions in children with auditory listening problems. Auris Nasus Larynx 37:47–54

### Psychogene Hörstörungen im Kindesalter

Feldmann H (1989) Das Bild der psychogenen Hörstörung heute. Laryngorhinootologie 68:249–258

Schmidt CM, am Zehnhoff-Dinnesen A, Matulat P, Knief A, Rosslau K, Deuster D (2013) Nonorganic hearing loss in children: audiometry, clinical characteristics, biographical history and recovery of hearing thresholds. Int J Pediatr Otorhinolaryngol 77:1190–1193

# Audiologische Diagnostik vor und nach Cochlea-Implantation

*S. Hoth, K. Neumann*

S. Hoth et al., *Objektive Audiometrie im Kindesalter*,
DOI 10.1007/978-3-642-44936-9_7, © Springer-Verlag Berlin Heidelberg 2014

Das Cochlea-Implantat (CI) ist eine elektronische Hörprothese, die im Gegensatz sowohl zum konventionellen (schallverstärkenden) Hörgerät als auch zu allen aktiven Mittelohrprothesen das Innenohr nicht unterstützt, sondern die Funktion der ausgefallenen Sinneszellen durch eine technische Nachbildung ersetzt und umgeht. Die an vielen anderen Orten (Ernst et al. 2009; Lehnhardt und Laszig 2009; Müller-Deile 2009) ausführlich beschriebenen CI-Systeme erfüllen die Aufgabe, die für Sprache wesentlichen Merkmale des akustischen Signals in die Parameter elektrischer Reizpulse umzurechnen und die intracochleäre Abgabe dieser Stimuli an den Hörnerven zu veranlassen.

## 7.1 Cochlea-Implantat-Versorgung im Kindesalter und ihre Indikationen

Die Versorgung eines Kindes mit einem CI wird notwendig, wenn eine beidseitige hochgradige, an Taubheit grenzende Hörstörung oder eine praktische Taubheit vorliegt und wenn eine Hörgeräte-Versorgung keinen ausreichenden Erfolg für die Hör-Sprach-Entwicklung gezeigt hat oder erwarten lässt. Anders als beim erwachsenen CI-Kandidaten hat zuvor häufig kein oder ein nur unzureichender Spracherwerb stattgefunden, da die Hörstörung (prälingual) angeboren war oder sehr früh (perilingual) eingetreten ist.

In den letzten Jahren haben sich – mit gewachsener Erfahrung und guter Datenlage zur CI-Versorgung von Kindern – Indikation und Zielsetzung dieser Therapie erweitert. Heute werden zunehmend auch Kinder mit einem auch durch Hörgeräte noch nutzbaren Restgehör oder mit asymmetrischen bilateralen Schwerhörigkeiten mit CI versorgt. Begründet ist dies dadurch, dass erstens die Rehabilitationserfolge dank beachtlicher Fortschritte in der Leistung der Sprachprozessoren in der Zielgruppe hochgradig schwerhöriger Kinder mit denen einer Hörgeräteversorgung Schritt halten können und ihnen ab einer gewissen Grenze überlegen sind, und zweitens die Implantation oftmals gehörerhaltend ausgeführt werden kann, so dass die Versorgung mit einer Kombination aus Hörgerät und CI (simultane akustische und elektrische Stimulation) möglich ist.

Für das versorgte Kind darf bei sorgfältiger Indikationsstellung regelhaft mit einem guten Ergebnis in Bezug auf die Hör-Sprach-Entwicklung und einer erheblichen Reduktion der Höranstrengung, unter der hörgeräteversorgte Kinder insbesondere im Schulalltag häufig leiden, gerechnet werden.

Die klassische Zielgruppe der CI-Versorgung von Kindern umfasst unter dem audiologischen Gesichtspunkt (Art und Ausmaß der Hörstörung) alle stark ausgeprägten innenohrbedingten Schwerhörigkeiten bis hin zur vollständigen Taubheit ohne Beeinträchtigung der Hörnervenfunktion. Innerhalb der gesamten Information, die für die Indikationsstellung zusammengetragen werden kann, ist die individuelle Hörbiographie am ehesten so etwas wie ein verlässlicher prognostischer Faktor. Er wird durch zwei Parameter bestimmt: Den Zeitpunkt der Ertaubung und die Dauer der akustischen Deprivation. Bei Jugendlichen und Erwachsenen ist die Kombination »späte (postlinguale) Ertaubung und schnelle Versorgung« nach allgemeinem Expertenkonsens prognostisch günstig. Bei Säuglingen, Kleinkindern und Kindern ist der Verlust des Hörvermögens meist vor oder während des Spracherwerbs eingetreten. Die Betrachtung angeborener und postnatal (prä- oder perilingual) erworbener Taubheiten führt am Ende einer differenzierten Fallunterscheidung zu dem überschaubaren Ergebnis:

> Entscheidend für eine erfolgreiche Rehabilitation ist es, dass die sensiblen Phasen der organischen und funktionellen Reifung des Hörsystems so gut hörend wie möglich durchlebt werden.

Da in Bezug auf den Zeitpunkt der Ertaubung (glücklicherweise) kein Handlungsspielraum besteht, ergibt sich hieraus als konkreter Handlungsgrundsatz der Imperativ einer möglichst schnellen Versorgung. Die AWMF-Leitlinie der Deutschen Gesellschaft für Hals-Nasen-Ohren-Heilkunde, Kopf- und Hals-Chirurgie fordert relativ moderat »eine möglichst frühzeitige Implantation innerhalb der ersten Lebensjahre«. Im konkreten Fall eines gehörlos geborenen Kindes sollte das *Follow-up* nach nicht bestandenem Neugeborenen-Hörscreening im 3. Lebensmonat zu einer zuverlässigen Diagnose geführt haben, so dass nach dem obligaten Hörgerätetrageversuch eine Implantation in der zweiten Hälfte des ersten Lebensjahres realistisch ist (▶ Abschn. 8.1). Verzögerungen führen zu lebenslangen Defiziten, da die neuronalen und zerebralen Strukturen der Hörbahn umso besser ausreifen, je früher sie durch adäquate Reize stimuliert werden (sensible Phasen der Hörsystemreifung; ▶ Abschn. 2.1.9) (Holt u. Svirsky 2008; Kral 2013; Kral et al. 2006; Sharma et al. 2009). Dieser straffe Zeitplan stellt hohe Anforderungen an die sichere, frequenzspezifische Bestimmung der Hörschwelle durch eine differenzierte objektive Diagnostik und deren Sicht im Zusammenhang mit subjektiven audiometrischen Befunden, einer weiterführenden Diagnostik sowie den sonderpädagogischen und elterlichen Beobachtungen.

## 7.2 Präoperative Diagnostik

Die audiologischen Untersuchungen vor CI-Versorgung beinhalten bei Kindern wie auch bei Jugendlichen und Erwachsenen zunächst das gesamte Inventar an ton- und sprachaudiometrischen Tests in altersangepasster Form. Bei Patienten, die bereits mit Hörgeräten versorgt sind, müssen diese überprüft und die Anpassung optimiert werden. Der Nutzen der Hörgeräte wird mit audiometrischen Verfahren im freien Schallfeld getestet. Wie bei allen technischen Hörhilfen ist hier, soweit durchführbar, die Sprachaudiometrie maßgebend. Als Bedingung für die Erwägung einer CI-Versorgung wird gefordert, dass der CI-Aspirant mit optimierter Hörgeräteausstattung im Freiburger Sprachverständlichkeitstest bei 65 dB SPL nicht mehr als 40 % Einsilberverstehen erreicht (Hoth u. Müller-Deile 2009). Für Kinder im Kindergarten- und Vorschulalter sind altersentsprechende sprachaudiometrische Tests anzuwenden. Es sollten Messungen in Ruhe und im Störschall erfolgen. Harte Kriterien existieren nicht, aber ein Unterschreiten von 50% des altersüblichen Sprachverstehens bei optimaler Hörgeräteversorgung zusammen mit dem tonaudiometrisch und durch FAEP gesicherten, mindestens an Taubheit grenzenden Hörverlust ist sicher eine Indikation für eine CI-Versorgung. Wenn kein Sprachtest durchgeführt werden kann, dann gilt das Kriterium, dass die in der mit den Hörgeräten gemessenen effektiven Ruhehörschwelle (Aufblähkurve) die Werte bei 2 und 4 kHz nicht besser sind als 50 dB.

> ❯ Ist bei optimaler Versorgung unter Ausschöpfung der technischen Möglichkeiten schallverstärkender Hörgeräte die im freien Schallfeld bestimmte Tonhörschwelle im Hochtonbereich für das betroffene Ohr schlechter als 50 dB, so ist aus audiologischer Sicht die Indikation für eine CI-Versorgung bei Kindern gegeben.

Die Beschaffung dieses elementaren audiologischen Maßes kann freilich mit großen Schwierigkeiten verbunden sein. Fester Bestandteil der präoperativen Diagnostik sind daher die objektiven Hörprüfungen; sie rücken umso mehr in den Fokus, je jünger der Patient ist. In ihrer Gesamtheit tragen sie zur Indikationsentscheidung jedoch nicht mehr bei als den Beweis dafür, dass die Hörminderung ausreichend stark ausgeprägt ist. Der zweite Teil der Entscheidungsgrundlage, nämlich die Tauglichkeit des verbleibenden Hörsystems für die Nutzung elektrischer Reize, ist mit großen Schwierigkeiten verbunden. Bis heute steht kein für die Praxis taugliches Verfahren zur Verfügung, mit dessen Hilfe die durch elektrische Stimulation ausgelösten Hörreaktionen objektiviert werden können. Daher fokussiert sich die Eignungsdiagnostik vor CI-Versorgung auf die möglichst exakte Vermessung des Restgehörs unter Einsatz des gesamten Inventars der objektiven Audiometrie. Wie immer in der Pädaudiologie müssen die Ergebnisse nicht nur der objektiven Hörprüfungen, sondern auch der Reflex-, Verhaltens- und Spielaudiometrie beachtet werden, wobei die zuletzt genannten subjektiven Tests im Zweifelsfall das größere Gewicht haben.

Die otoakustischen Emissionen (TEOAE und DPOAE) werden bei CI-Aspiranten in der Regel nicht nachweisbar sein; Ausnahmen deuten auf das Vorliegen einer auditorischen Synaptopathie/Neuropathie (AS/AN), die im Kindesalter bei unzureichender Hör-Sprach-Rehabilitation durch eine Hörgeräteversorgung eine besondere aber nicht unproblematische Indikation für die CI-Versorgung darstellt (▶ Abschn. 6.4).

Unter den AEP ist die Klick-BERA als robustes und zuverlässiges Verfahren in der präoperativen CI-Diagnostik unverzichtbar, auch wenn sie in Bezug auf die Hörschwelle nur eine pauschale Aussage für den Hochtonbereich zulässt. Mit ihr besteht weitaus weniger als bei allen konkurrierenden Methoden (Tonpuls-BERA, BERA mit Schmalband-Chirp, ASSR) die Gefahr, dass ein noch nutzbares Restgehör übersehen wird. Für die Untersuchung des Tieftongehörs kommen die Tonpuls-BERA, die ASSR und die BERA mit Schmalband-Chirp zum Einsatz. Sie sollten ergänzt werden durch die MAEP und die SAEP, deren erste Komponente P1 in jedem Lebensalter zuverlässig nachweisbar ist und als guter Indikator für den Reifungszustand der Hörbahn gilt. In ihrer Gesamtheit ergeben die AEP in der Regel eine brauchbare frequenzabhängige Hörschwellenschätzung. Bedingung für die CI-Indikation ist eine (unversorgte) Hörschwelle ab 1000 Hz aufwärts von 75 bis 80 dB nHL oder höher.

Sehr viel differenziertere Information über Art und Ausmaß der Hörminderung liefert die transtympanale Elektrocochleographie (ECochG). Für den Hochtonbereich ist das CAP (*compound action potential*) mit Klick-Reizung bis nahe an die Hörschwelle nachweisbar, mit Tonpulsen kann für den Frequenzbereich von 0,5 bis 4 kHz ein objektives Audiogramm geschrieben werden. Die cochleären Mikrofonpotenziale (CM) treten auch in normal-hörenden Ohren erst bei hohen Reizpegeln auf; sie sagen daher wenig über die Hörschwelle aus, sind aber als Abbild der Aktivität erhaltener Haarsinneszellen differenzialdiagnostisch bedeutsam und imponieren in Fällen von AS/AN durch eine große Amplitude sowie durch eine im Vergleich zum CAP deutlich niedrigere Schwelle.

Bei allen im Rahmen der präoperativen Diagnostik durchgeführten AEP-Messungen ist eine exakte Dokumentation der Messqualität von fundamentaler Bedeutung. Nur bei einer ausreichend niedrigen Reststörung kann die Aussage »keine Reizantwort nachweisbar« mit der nötigen Sicherheit getroffen werden (▶ Abschn. 5.2.2).

Ein klinisches Fallbeispiel einer beidseitigen hochgradigen Schallempfindungsschwerhörigkeit bei einem sieben Monate alten Säugling wird in ◻ Abb. 7.1 in der Zusammenschau der audiometrischen Befunde gezeigt.

Aufgrund der trotz frühzeitiger Hörgeräteversorgung und intensiver Frühförderung unzureichenden Hörentwicklung und der daraus resultierenden möglichen CI-Indikation wurde in diesem Fall neben einer Kontroll-BERA mit Klick – sowie

◻ **Abb. 7.1** Fallbeispiel einer beidseitigen Schallempfindungsschwerhörigkeit bei einem 7 Monate alten Mädchen nach initial auffälligem Neugeborenen Hörscreening; die Hörgeräteversorgung erfolgte im Alter von 2 Monaten nach pädaudiologischer Untersuchung (Follow-up Stufe 2); **a** Verhaltensaudiometrie mit deutlich erhöhten Schwellen für Luft- und Knochenleitung; die Aufblähkurve (ABK) mit Hörgeräten im Freifeld liegt bei etwa 80 dB HL; **b** Schwellen der Verhaltensreaktionen auf Kinderlieder liegen unversorgt bei 100 dB SPL; mit Hörgeräten bei 80 dB SPL; **c** Tympanogramme bei einer Sondentonfrequenz von 1000 Hz beidseits mit normalem Gradientenaufbau (links); die Stapediusreflexe sind beidseits ipsilateral nicht auslösbar (rechts); **d** TEOAE lediglich rechts schwach im 2 kHz Bereich nachweisbar; in den übrigen Frequenzbereichen wie auch links fehlend; **e** DPOAE beidseits nicht nachweisbar; **f** BERA mit Click-Reizung über Einsteck-Hörer: beidseits nur schwache, schlecht synchronisierte FAEP bei alternierender Reizung ab 90–100 dB HL nachweisbar; die Wellen JI, JIII und JV sind nicht sicher identifizierbar; **g** FAEP bei separater Darstellung der Reizantworten auf Sog- und Druckreize; die Mikrofonpotenzialen (CM) sind deutlich nachweisbar; **h** BERA mit low-Chirp Reizung im 500 Hz Bereich: die FAEP sind nur bei Sog-Reizung (obere Kurven) deutlich nacheisbar; bei alternierender Reizung (untere Kurven) fehlend (die kurze absolute Latenz der Welle JV resultiert aus der Kalibrierung der bandbegrenzten CE-Chirps im 500 Hz Bereich); **i** bei separater Darstellung der FAEP auf low-Chirp Reize mit Sog- und Druckpolarität sind deutliche CM nachweisbar; **k** ECochG: Registrierung Click evozierter Nahfeldpotenziale über Nadelelektroden am Promontorium (▶ Kap. 5.2); ein Summationspotenzial (SP) ist rechts ab 65 dB HL und links ab 70 dB HL nachweisbar; ein schwaches, nur mäßig synchronisiertes Summenaktionspotenzial des Hörnerven (CAP) ist beidseits erst ab 80 dB HL erkennbar; **l** bei getrennter Darstellung der Click evozierten Potenziale auf Sog- und Druck-Reizung sind die CM auf der rechten Seite bereits ab 55 dB HL und links ab 50 dB HL nachweisbar; **m** und **n** frequenzspezifische, mit 6 ms Ton-Burts evozierte Nahfeldpotenziale in den Frequenzbereichen 500 Hz und 1 kHz (**m**) sowie 2 und 4 kHz (**n**); bei alternierender Reizung (jeweils oben) sind SP/CAP Komplexe ab 80 dB HL im 0.5, 1.0 und 2.0 kHz Bereich sowie ab 70 dB HL im 4 kHz Bereich nachweisbar; bei getrennter Darstellung der Reizantworten auf Sog- und Druckreize sind deutliche CM bereits ab Schalldruckpegeln von etwa 60 dB HL im 0.5 bis 4.0 kHz Bereich auf beiden Seiten nachweisbar; auf Grund der deutlich ausgeprägten CM, SP sowie der deutlichen Diskrepanz zwischen CM und CAP-Erregungsschwellen bei auffällig schwachen und schlecht synchronisierten CAP besteht auf beiden Seiten der Hinweis auf eine auditorische Synaptopathie/Neuropathie (AS/AN); aus Sicht der objektiven Audiometrie ist beidseits die Indikation zur Versorgung mit Cochlea Implantaten gegeben.

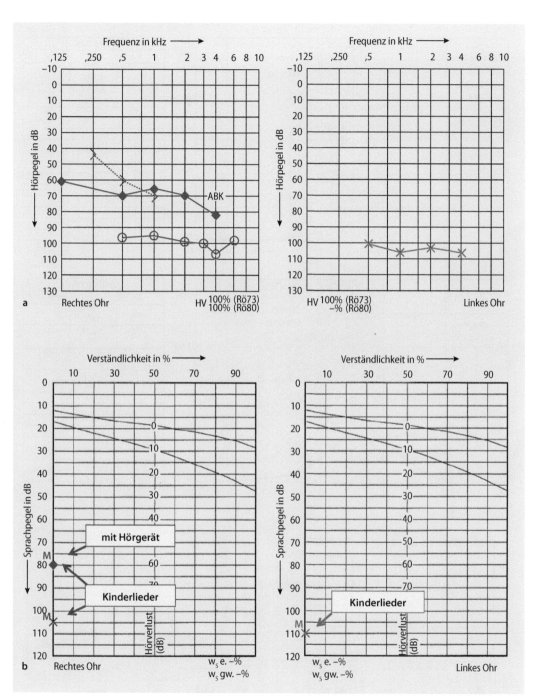

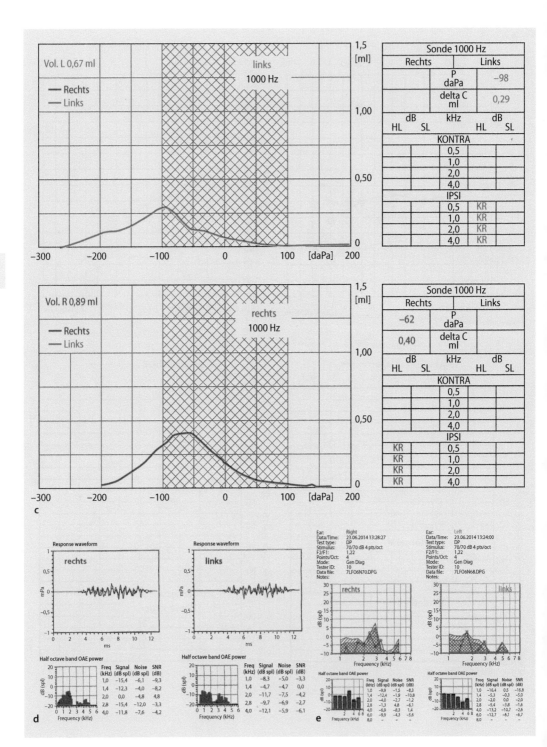

**Abb. 7.1** (Fortsetzung)

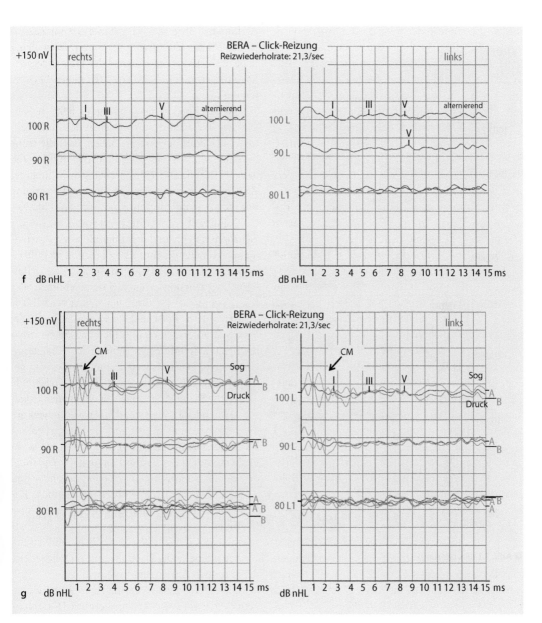

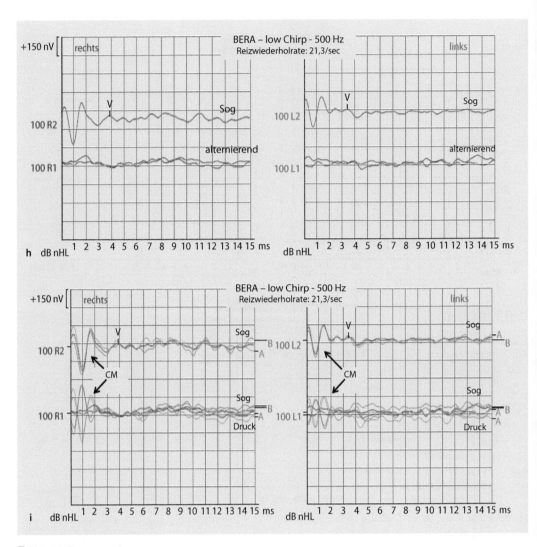

◘ **Abb. 7.1**  (Fortsetzung)

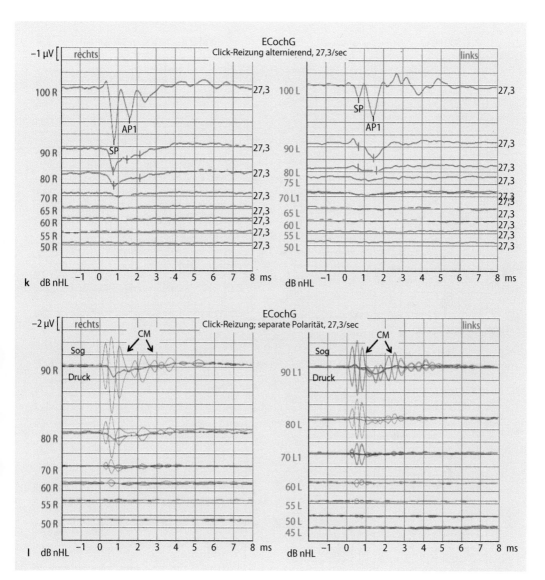

**Abb. 7.1** (Fortsetzung)

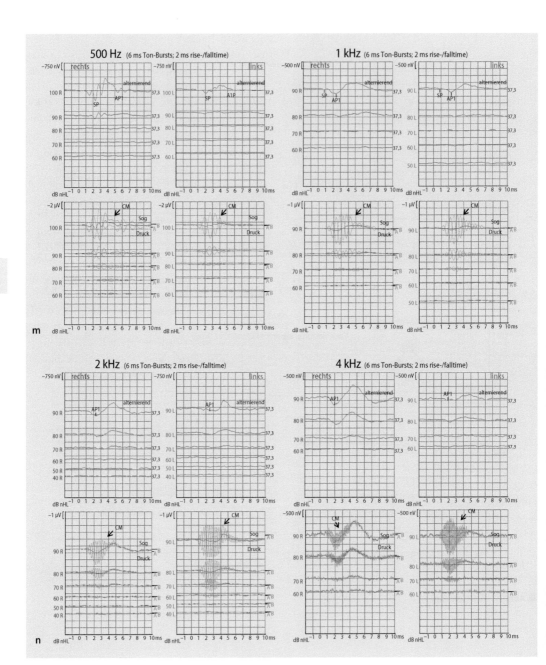

**Abb. 7.1** (Fortsetzung)

frequenzspezifischer low-Chirp Reizung (500 Hz Bereich) eine ECochG in Vollnarkose durchgeführt.

Bei deutlich erhöhten Erregungsschwellen sowohl in der Klick- als auch frequenzspezifischen BERA auf beidseits 90–100 dB HL konnten bei getrennter Auswertung der Reizantworten auf Sog- und Druckreize deutliche Mikrofonpotenziale (CM) sowohl in der BERA als auch der ECochG nachgewiesen werden. Die Erregungsschwellen des SP/CAP Komplexes lagen auf beiden Seiten sowohl für Klick- als auch frequenzspezifische Reizung deutlich im Indikationsbereich für eine CI-Versorgung. Auf Grund der gut ausgeprägten CM, die im vorliegenden Fall ab 50–60 dB HL nachweisbar sind, der großen Diskrepanz zu den SP/CAP Schwellen sowie der äußerst schwachen Ausprägung und Synchronisation der CAP besteht der Hinweis auf eine AS/AN.

Für Kinder mit stabil erhaltenem Gehör im Tieftonbereich und ausgeprägtem Schwellenverlust im Mittel- und Hochtonfrequenzbereich (partielle Taubheit) kann die elektrisch-akustische Stimulation durch eine Kombination von Hörgerät und CI sinnvoll sein. Hierbei wird in den hohen und mittleren Frequenzen eine Hörwahrnehmung durch elektrische Stimulation des Hörnervs über ein CI erreicht und in den tiefen Frequenzen desselben Ohres durch Nutzung des erhaltenen Tieftongehörs mit einem Hörgerät; Hörgeräteteil und Signalprozessor des Cochlea-Implantats befinden sich dabei im selben, am Ohr getragenen Gehäuse. Eine solche Versorgung verbessert die Hörfähigkeit verglichen mit einer Hörgeräteversorgung allein (Kiefer et al. 2002; Gstöttner et al. 2005; Baumann u. Helbig 2009; Skarzynski u. Lorens 2010). Die audiometrische Voraussetzung ist ein erhaltenes Tieftongehör mit maximal 60 dB Hörverlust im Tieftonbereich bis 1 kHz, an den sich ein Hochtonabfall bis über 80 dB HL bei Frequenzen über 2 kHz anschließt.

Die mit großem Aufwand durchgeführte subjektive und objektive Audiometrie beantwortet nur die erste unter den zwei elementaren, für die Indikationsstellung relevanten Fragen: 1.) »Ist die erhaltene natürliche Hörfunktion ausreichend stark beeinträchtigt?« und 2.) »Ist der Nutzen der Ersatzfunktion ausreichend gesichert?«. Für die Beantwortung der zweiten Frage muss Klarheit darüber gewonnen

werden, ob die elektrische Stimulation des Hörnervs zu subjektiv beschriebenen Hörempfindungen oder objektiv gemessenen Reaktionen des Hörsystems führt. Die subjektive Prüfung erfolgt bei Jugendlichen und Erwachsenen mit dem »Promontoriumstest«, bei dem unter Lokalanästhesie eine transtympanale Nadelelektrode durch das Trommelfell hindurch auf das Promontorium oder eine metallische Kugelelektrode trommelfellnah an die Gehörgangswand gelegt wird. Letzteres kann auch bei sehr jungen Kindern angewendet werden (Elektroaudiometrie), ist aber bei ausreichend aussagekräftiger o. g. präoperativer Diagnostik in der Regel nicht nötig. Während der Abgabe elektrischer Reizpulse über diese Elektrode werden die Empfindungen sowie die Reiz- und Unbehaglichkeitsschwelle protokolliert (Hoth u. Lenarz 1991).

Bei Kindern, Kleinkindern und Säuglingen kann die funktionelle Integrität und elektrische Reizbarkeit des Hörnervs mittels der Ableitung elektrisch evozierter Potenziale des auditorischen Systems (E-FAEP, E-BAEP oder e-ABR, gemessen mit der E-BERA) geprüft werden. Dieser objektive Promontoriumstest ist jedoch schwierig in der Durchführung und die Ergebnisse sind wegen der überlagerten Reizartefakte oftmals nicht eindeutig zu beurteilen. Nach Kenntnisstand der Autoren wird die Option zur Messung elektrisch evozierter Potenziale von keinem kommerziell erhältlichen und in der Praxis anwendbaren Gerät geboten. Es ist jedoch vielfach demonstriert worden, dass das Verfahren grundsätzlich funktioniert (Kileny 1991; Frohne et al. 1997; Kileny et al. 1997).

## 7.3 Postoperative audiologische Erfolgskontrolle

E-BERA-Messungen können auch intra- und postoperativ mit liegendem Implantat durchgeführt werden. Dabei wird der Signalprozessor des CI-Systems mit der AEP-Messeinheit verbunden, so dass über ihn die Stimulation erfolgt; die Ableitung erfolgt über Oberflächenelektroden. Auf diese Weise können neben den FAEP verschiedene weitere elektrisch evozierte Potenziale abgeleitet werden, z. B. elektrisch evozierte AMFR (EAMFR) und mittellatente Potenziale (*electrically evoked middle*

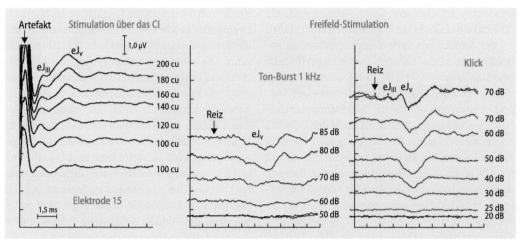

**Abb. 7.2** Registrierung der frühen elektrisch evozierter Potenziale (FEEP) mittels E-BERA bei einem 2-jährigen Kind. Links: FEEP bei elektrischer Reizung über das Implantat (hier: basale Elektrode 15); Erregungsschwellenbestimmung in Abhängigkeit von der Reizstromstärke cu (*current units*); Mitte und rechts: Evaluation der Funktionsweise des CI sowie des funktionellen Reifungszustandes des auditorischen Hirnstammes bei akustischer Reizung im Freifeld mit 1-kHz-Ton-Bursts (Mitte) sowie Klick-Reizung (rechts); im Freifeld Ableitung über die kontralaterale Seite, daher kein Stimulus-Artefakt.

*latency responses* – EMLR) sowie späte Potenziale (electrically evoked cortical responses) durch die E-CERA.

■ Abb. 7.2 zeigt die Ergebnisse der E-BERA bei CI-vermittelter elektrischer Reizung sowohl über die Elektroden des Implantats als auch die Ergebnisse der akustischen Freifeldstimulation bei Aktivierung des CI. In den Ableitungen sind die Wellenkomplexe $eJ_{III}$ und $eJ_V$ deutlich sichtbar. Jedoch sind die frühen Wellen $eJ_I$ und $eJ_{II}$ aufgrund des hohen Stimulus-Artefakts sowohl bei CI-vermittelter Stimulation als auch bei der Freifeldstimulation auf der ipsilateralen Seite überdeckt und somit nicht auswertbar. Deutlich bessere Ableitbedingungen erreicht man auf der kontralateralen Seite, die sehr gut für eine objektive Schwellenbestimmung und Funktionsprüfung herangezogen werden kann.

Mit der Erstanpassung des Sprachprozessors beginnt die postoperative Rehabilitationsphase, in der die audiologische Erfolgskontrolle neben der intensiven Hör- und Sprachförderung des CI-Kindes großen Raum einnimmt. Alle in diesem Kontext durchgeführten audiometrischen Tests dienen in erster Linie der Gewinnung von Information, die in die Optimierung der Prozessoreinstellung einfließt. Die objektiven Hörprüfmethoden haben hierbei einen großen Stellenwert.

Grundlage der ersten internen Einstellung des Sprachprozessors sind die ECAP-Messungen (*electrically evoked compound action potentials*), für die mithilfe des liegenden Implantats und der Neuralen Antwort-Telemetrie (je nach CI-Hersteller mit *neural response telemetry* – NRT, *auditory nerve telemetry* – ART oder *neural response imaging* – NRI bezeichnet) in der Regel bereits intraoperativ ein erster Datensatz gewonnen wird. Zahlreichen Studien zufolge (Aubert u. Clarke 1994; Brown et al. 2000; Franck 2002; Morita et al. 2003; di Nardo et al. 2003; Gordon et al. 2004; Basta et al. 2007; Alvarez et al. 2009; Al Muhaimeed et al. 2010; Botros u. Psarros 2010) korreliert die Schwelle der Hörnervenantworten bei Erwachsenen mit der Kontur der subjektiv ermittelten elektrischen Reizstärke, die als »laut« oder »sehr laut« angegeben wird.

Ein zweites Maß für die obere Grenze des elektrischen Dynamikbereiches ist die Schwelle des elektrisch ausgelösten und entweder intraoperativ beobachteten oder postoperativ mit einer Impedanzsonde gemessenen Stapediusreflexes (*electrical stapedius reflex threshold* – ESRT). Nach der Anpassung des Prozessors kann der Reflex elektrisch über die *fitting software* oder akustisch mit Reizen im freien Schallfeld ausgelöst und ipsilateral wie kontralateral gemessen werden (■ Abb. 7.3).

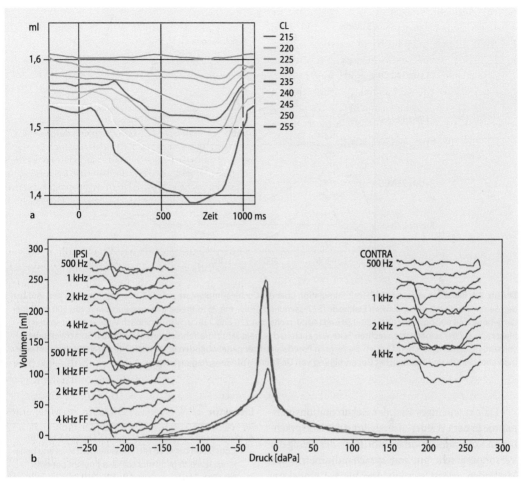

**◘ Abb. 7.3** Aufzeichnung der durch den Stapediusreflex ausgelösten Impedanzänderung bei einem CI Träger– oben bei elektrischer Stimulation mit einer Elektrode bei verschiedenen Reizstärken, unten bei akustischer Reizung mit Pulsen unterschiedlicher Frequenzen im freien Schallfeld (mit freundlicher Genehmigung von Dr. Joachim Müller-Deile, Kiel)

Auch die späteren Potenziale mittlerer Latenz (MAEP) und kortikalen Ursprungs (SAEP bzw. CAEP) können selbst bei Kindern in deutlicher Ausprägung dargestellt werden (◘ Abb. 7.4). Ihre Stärke besteht darin, dass sie die Reifung und kortikale Reorganisation nach der CI-Versorgung abbilden (Sharma et al. 2002; Sharma u. Dorman 2006; Gilley et al. 2008). Die hierfür sensitiven Merkmale sind die Ausprägung der einzelnen, insbesondere der frühen Komponenten und ihre Latenzzeiten, die im Verlauf der Rehabilitation abnehmen und bei ausreichend früher Versorgung in den Normalbereich einmünden.

So wertvoll und zuverlässig die objektiven Maße in der Regel sind – niemals ersetzen sie, sondern sie ergänzen die verhaltensaudiometrische Begleitung und Kontrolle einer jeden Prozessoranpassung. Die in verschiedenen Programmen des Prozessors eingestellten Reizparameter werden in anfangs sehr engen Abständen kontrolliert und optimiert. Dieser lange während Prozess der Feinanpassung wird von audiometrischen Kontrollen begleitet, unter denen die im freien Schallfeld bestimmte »versorgte Schwelle« für Wobble-Töne (Aufblähkurve) die einfachste ist und relativ direkt in die Programmierung des Prozessors umgesetzt werden kann.

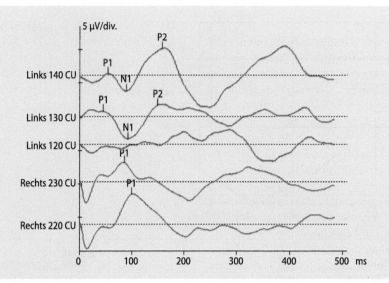

**◻ Abb. 7.4** Elektrisch evozierte SAEP mit Stimulation über die Cochlea-Implantate eines 15-jährigen Jugendlichen. Auf beiden Seiten wurde mit der apikalsten Elektrode (E22) stimuliert (Pulse mit 25 µs Breite, in einem Puls-Burst von 500 ms Dauer dargeboten mit 900 pps), links bei 120, 130 und140 cu, rechts bei 220 und 230 cu. Wahrscheinlich infolge der zu späten Implantation auf der ungenutzten rechten Seite war auch nach einem Jahr Hörerfahrung rechts noch kein Sprachverstehen vorhanden; dementsprechend zeigen die rechten Potenzialmuster gegenüber den links normal gereiften Potenzialen eine markante Unreife (mit freundlicher Genehmigung von Dr. Thomas Steffens, Regensburg)

Da ein wichtiges Ziel der Rehabilitationsmaßnahme in der (Wieder-)Herstellung der lautsprachlichen Kommunikation besteht, kann der Erfolg der Versorgung sehr gut mit sprachaudiometrischen Methoden erfasst werden. Die hierbei eingesetzten altersangepassten Tests umfassen das gesamte Spektrum vom Mainzer und Göttinger Kindersprachtest über den Oldenburger Kinder- und Kindersatztest (OlKi und OlKiSa) bis hin zum Freiburger Sprachverständlichkeitstest. Die Hör-, Sprech-, Sprach- und Kommunikationsentwicklung kann prozessbegleitend mit validen Frageninventaren (z. B. LittlEARS, FAPCI) oder altersentsprechende Sprachstandstests sowie Videoanalysen erfasst werden (s. auch ◻ Tab. 6.6.). Unter den Methoden der objektiven Audiometrie tragen die kontralaterale Registrierung des Stapediusreflexes und die Messung elektrisch evozierter Potenziale des auditorischen Systems aus allen Latenzbereichen zur Kontrolle und Optimierung der CI-Anpassung bei (Müller-Deile 2009, Sharma 2006).

## Literatur

Al Muhaimeed H, Al Anazy F, Hamed O, Shubair E (2010) Correlation between NRT measurement level and behavioral levels in pediatrics cochlear implant patients. Int J Ped Otorhinolaryngol 74:356–360

Alvarez I, de la Torre A, Sainz M, Roldan C, Schoesser H, Spitzer P (2009) Using evoked compound action potentials to assess activation of electrodes and predict C-levels in the Tempo+ cochlear implant speech processor. Ear Hear 31:134–145

Arbeitsgemeinschaft Wissenschaftlich Medizinischer Fachgesellschaften (AWMF) (2012) Leitlinie der Deutschen Gesellschaft für Hals-Nasen-Ohren-Heilkunde, Kopf- und Hals-Chirurgie e.V., Bonn. Cochlea-Implantat Versorgung und zentral-auditorische Implantate. http://www.awmf.org/leitlinien/detail/ll/017-071.html . Gesehen 30 Jun 2013

Aubert LR, Clarke GP (1994) Reliability and predictive value of the electrically evoked auditory brainstem response. Br J Audiol 28:121–124

Basta D, Dahme A, Todt I, Ernst A (2007) Relationship between intraoperative eCAP thresholds and postoperative psychoacoustic levels as a prognostic tool in evaluating the rehabilitation of cochlear implantees. Audiol Neurotol 12:113–118

Baumann U, Helbig S (2009) Hören mit kombinierter elektrischer und akustischer Stimulation (Hearing with combined electric acoustic stimulation). HNO 57:542–550

Botros A, Psarros C (2010) Neural response telemetry reconsidered: The relevance of ECAP threshold profiles and scaled profiles to cochlear implant fitting. Ear Hear 31:367–379

Brown CJ, Hughes ML, Luk B, Abbas PJ, Wolaver A, Gervais J (2000) The relationship between EAP and EABR thresholds and levels used to program the nucleus 24 speech processor:data from adults. Ear Hear 21:151–163

Ernst A, Battmer RD, Todt I (2009) Cochlear Implant heute. Springer, Heidelberg

Franck KH (2002) A model of a nucleus 24 cochlear implant fitting protocol based on the electrically evoked whole nerve action potential. Ear Hear 23:67S–71S

Frohne C, Lesinski A, Matthies C, Battmer RD, Samii MD, Lenarz T (1997) Übersicht über die Ableitung früher auditorischer Potentiale bei elektrischer Stimulation. Audiol Akust 36:168–176

Gilley PM, Sharma A, Dorman MF (2008) Cortical reorganization in children with cochlear implants. Brain Res 1239:56–65

Gordon KA, Papsin BC, Harrison RV (2004) Programming cochlear implant stimulation in infants and children with a combination of objective measures. Int J Audiol 43 (suppl 1):S28–S32

Gstöttner W, Pok SM, Peters S, Kiefer J, Adunka O (2005) Kochleaimplantat mit Tieftonrestgehörerhalt. HNO 53:784–791

Holt RF, Svirsky MA (2008) An exploratory look at pediatric cochlear implantation:is earliest always best? Ear Hear 29:492–511

Hoth S, Lenarz T (1991) Erfahrungen mit der Elektrostimulation des Hörnerven vor Cochlea-Implantation. Laryngol Rhinol Otol 70:199–207

Hoth S, Müller-Deile J (2009) Audiologische Rehabilitation von CI-Trägern. HNO 57: 635–648

Kiefer J, Tillein J, von Ilberg C, Pfennigdorff T, Stürzebecher E, Klinke R, Gstöttner W (2002) Fundamental aspects and first results of the clinical application of combined electric and acoustic stimulation of the auditory system. In: Kubo T, Takahashi Y, Iwaki T (eds) Cochlear implants – an update. Kugler, Den Haag, pp 569–576

Kileny PR (1991) Use of electrophysiologic measures in the management of children with cochlear implants: Brainstem, middle latency, and cognitive (P300) responses. Am J Otol 12 (suppl): 37–42

Kileny PR, Zwolan TA, Boerst A, Telian SA (1997) Electrically evoked auditory potentials: Current clinical applications in children with cochlear implants. Am J Otol 18(suppl 6):S90–S92

Kral A (2013) Auditory critical periods: A review from system's perspective. Neuroscience 247C: 117–133

Kral A, Tillein J, Heid S, Klinke R, Hartmann R (2006) Cochlear implants: cortical plasticity in congenital deprivation. Prog Brain Res 157: 283–313

Lehnhardt E, Laszig R (2009) Praxis der Audiometrie, 9. Aufl. Thieme, Stuttgart

Morita T, Naito Y, Hirai T, Yamaguchi S, Ito J (2003) The relationship between the intraoperative ECAP threshold and postoperative behavioral levels: the difference between postlingually deafened adults and prelingually deafened pediatric cochlear implant users. Eur Arch Otorhinolaryngol 260:67–72

Müller-Deile J (2009) Verfahren zur Anpassung und Evaluation von Cochlear Implant Sprachprozessoren. Median, Heidelberg

di Nardo W, Ippolito S, Quaranta N, Cadoni G, Galli J (2003) Correlation between NRT measurement and behavioural levels in patients with the Nucleus 24 cochlear implant. Acta Otorhinolaryngol Ital 23:352–355

Sharma A, Dorman MF (2006) Central auditory development in children with cochlear implants: clinical implications. Adv Otorhinolaryngol 64:66–88

Sharma A, Dorman MF, Spahr AJ (2002) A sensitive period for the development of the central auditory system in children with cochlear implants: implications for age of implantation. Ear Hear 23:532–539

Sharma A, Nash AA, Dorman M (2009) Cortical development, plasticity and re-organization in children with cochlear implants. J Commun Disord 42:272–279

Skarzynski H, Lorens A (2010) Electric acoustic stimulation in children. Adv Otorhinolaryngol 67:135–143

# Screening und Früherkennung

*K. Neumann*

S. Hoth et al., *Objektive Audiometrie im Kindesalter*,
DOI 10.1007/978-3-642-44936-9_8, © Springer-Verlag Berlin Heidelberg 2014

Einen besonderen Stellenwert nehmen objektive Audiometriemethoden für die frühe Identifikation und Diagnostik neonataler Hörstörungen ein. Im Neugeborenen- und frühen Säuglingsalter sind sie die nahezu ausschließlich zur Verfügung stehenden Instrumente, einen Hörverlust zu identifizieren und Art und Ausmaß mit hoher Zuverlässigkeit frequenzspezifisch zu bestimmen.

## 8.1 Hintergrund und Rahmenbedingungen

Die Prävalenz neonataler behandlungsbedürftiger permanenter Schwerhörigkeiten liegt weltweit bei 0,5 bis 5 von Tausend normal entwickelten Babys, in einigen Entwicklungsländern noch höher (World Health Organization 2010) und in Deutschland bei 2 bis 3 von Tausend (Neumann et al. 2006). Knapp zwei Drittel neonataler Hörstörungen betreffen beide Ohren, ein Drittel besteht nur monaural. Für Neugeborene mit Risiken für neonatale Hörstörungen wird die Prävalenz von Hörstörungen mit ca. 1 bis 3 % angegeben (Oudesluys-Murphy et al. 1996).

Risikofaktoren für neonatale Hörstörungen sind (Joint Committee on Infant Hearing 1994, 2000):
- Genetische Defekte
- Seit der Kindheit bestehende Hörstörungen bei Familienmitgliedern
- Intrauterine Infektionen wie Zytomegalie, Röteln, Herpes oder Toxoplasmose
- Syndrome, die mit Hörstörungen einhergehen können
- Kraniofaziale Fehlbildungen, die morphologische Abnormitäten von äußerem Ohr und Gehörgang einschließen können
- Krankheiten oder Bedingungen, die den Aufenthalt auf einer neonatologischen Intensivstation von mindestens 48 Stunden notwendig machen
- Frühgeburtlichkeit – insbesondere mit niedrigem Geburtsgewicht (unter 1.500 g)
- Apgar-Werte von 0 bis 4 nach 1 min oder 0 bis 6 nach 5 min
- Kritische Hyperbilirubinämie
- Einsatz ototoxischer Medikamente
- Postnatale Infektionen, die Hörstörungen hervorrufen, wie bakterielle Meningitis
- Apparative Beatmung für mehrere Tage bzw. respiratorischer Distress.

Früh entdeckte Hörstörungen sind vom Zeitpunkt ihrer Erkennung an optimal mit Hörgeräten, hörverbessernden Operationen und – etwas später – Hörimplantaten zu versorgen. Entscheidend ist, dass eine Therapie in den frühen sensiblen Phasen der Hörbahnreifung (▶ Abschn. 2.1.8) beginnt und diese durch eine Stimulation mit akustischen Reizen befördert (Kral 2013).

Elektrophysiologische und Therapiestudien belegen: Je früher eine Therapie einsetzt, desto günstiger verläuft die Hör-Sprach-Entwicklung betroffener Kinder (Dettman et al. 2007; Walger 2000; Sharma u. Dorman 2006; Kral u. Sharma 2012). Folgen einer erst spät versorgten kindlichen Hörstörung sind Defizite in der Hör- und Sprach-Entwicklung sowie der kognitiven, sozialen, emotionalen, schulischen und späteren beruflichen Entwicklung mit erheblichen Auswirkungen auf die Familien der Betroffenen. So wurde für US-amerikanische Verhältnisse (Preisniveau von 1990) der lebenslange Einkommensverlust durch das Vorliegen einer angeborenen Hörstörung auf 300.000 bis 500.000 USD beziffert (Northern u. Downs 2002). Sprachfähigkeiten und Lernvermögen schwerhöriger Kinder korrelieren mit dem Alter bei Behandlungsbeginn; frühversorgte Kinder zeigen bessere sprachliche Fähigkeiten als spätversorgte (Nelson et al. 2008; Neumann et al. 2006; Yoshinaga-Itano et al. 1998).

> ❯ Um frühkindliche Hörstörungen rechtzeitig zu identifizieren, wurden in den letzten zwei Dekaden in einer zunehmenden Zahl von Regionen und Ländern Siebtests auf frühkindliche Hörstörungen, sogenannte Neugeborenen-Hörscreenings (newborn hearing screening – NHS), eingeführt.

Eine Reihe von Positionspapieren gab Empfehlungen zu den Qualitätsstandards von NHS-Programmen (z.B. American Academy of Pediatrics, Joint Committee on Infant Hearing 2007; European Consensus Development Conference of Neonatal Hearing Screening 1998; Joint Committee on Infant Hearing 1994, 2000; National Institutes of Health 1993), so auch in Deutschland (Gross 2005; Neumann et al. 2009). Weltweit wurden dabei objektive (»physiologische«) Verfahren als die Methoden der Wahl deklariert, und entsprechende Leitlinien für globale Hörscreening-Programme wurden ausgearbeitet (World Health Organization 2010). Diese sind vorzugsweise als universelle, möglichst alle Neugeborenen einer Region erfassende Hörscreenings (UNHS) auszulegen, da Siebtests nur für Risikoträger neonataler Hörstörungen (*targeted screening*) als weniger effektiv gelten, denn sie würden nur etwa die Hälfte der spracherwerbsrelevanten Hörstörungen auffinden (Finckh-Krämer et al. 1998). Die Effektivität eines UNHS bemisst sich weder an der Methode noch an seinen direkten Ergebnissen sondern allein am Nachweis einer Vorverlegung des mittleren Versorgungsalters neonataler Hörstörungen gegenüber einer Situation ohne Screening und nachfolgend am Grad der sozialen Integration Hörgestörter, ihrer Lebensqualität und am gesellschaftsökonomischen Nutzen durch eine Frühversorgung verglichen mit einer späteren Therapie.

> In Deutschland hat nach vorausgehenden regionalen und später landesweiten Hörscreening-Initiativen auf Beschluss des Gemeinsamen Bundesausschusses (G-BA), des höchsten Gremiums der gemeinsamen Selbstverwaltung im Gesundheitswesen, jedes Neugeborene seit 2009 einen Anspruch auf ein krankenkassenfinanziertes Neugeborenen-Hörscreening (Bundesministerium für Gesundheit, 2008).

Hiermit sollen Hörstörungen ab einem Hörverlust von 35 dB HL mit objektiven Methoden identifiziert werden. Da das Screening beidohrig erfolgen soll, erfasst es auch einseitige Hörstörungen, die zuvor besonders spät diagnostiziert worden waren, aber ebenfalls einer Versorgung bedürfen (Wiesner et al. 2012). Entsprechend den o. g. Qualitätszielen von NHS-Programmen soll eine neonatale Hörstörung bis zum 3. Lebensmonat identifiziert und ausdiagnostiziert und bis zum 6. Lebensmonat initial behandelt sein (European Consensus Development Conference of Neonatal Hearing Screening 1998). Laut G-BA-Beschluss soll das Screening für Reif- und Gesundgeborene bis zum 3. Lebenstag durchgeführt werden, spätestens aber bis zur Krankenhausentlassung, für Frühgeborene bis spätestens zum errechneten Geburtstermin. Bei Geburt außerhalb des Krankenhauses oder nicht erfolgter Untersuchung soll das Hörscreening spätestens im Rahmen der Kindervorsorgeuntersuchung U2 (3. bis 10. Lebenstag) erfolgen. Kranke oder mehrfach behinderte Kinder sollten unter Beachtung von Zusatzstörungen und notwendiger klinischer Maßnahmen bis spätestens zum Ende des 3. Lebensmonats ein Screening erhalten. Damit fallen Diagnostik und Therapiebeginn in eine Zeit, in der noch nicht wesentlich mit der aktiven Mitwirkung des Kindes während der audiometrischen Messungen zu rechnen ist. Diese anspruchsvollen zeitlichen und inhaltlichen Vorgaben stellen hohe Ansprüche an die eingesetzten objektiven Mess- und Analyseverfahren.

> Universelle Neugeborenen-Hörscreeningprogramme bedienen sich sicherer objektiver Methoden, nämlich der Messung von automatisiert ausgewerteten **TEOAE** (**ATEOAE**) und **ABR** (*automated auditory brainstem response* – **AABR**).

Seit Ende der 1980er Jahre stehen sich ständig verbessernde objektive Untersuchungstechniken zur Verfügung, mit denen ein Hörscreening bei Neugeborenen und Säuglingen einfach und risikolos durchführbar ist (Hoth u. Neumann 2006). Das Screening kann von geschulten Krankenschwestern/-pflegern, Hebammen oder anderem medizinischen Personal durchgeführt werden, denen die Bewertung durch einen im Screening-Gerät implementierten Signalerkennungs- und Auswertealgorithmus und eine automatisierte PASS (Screening bestanden)-REFER (Screening nicht bestanden)-Antwort-Ausgabe abgenommen wird (▶ Abschn. 2.3.2). Dadurch entfällt die anspruchsvolle Kurvenauswertung durch audiologisches Personal und eine medicolegale Absicherung des die Siebtests durchführenden Personals ist gewährleistet.

Als Screeningmethoden kommen in Deutschland laut G-BA-Beschluss die Messung von ATEOAE und bei auffälligem Ergebnis AABR als Zweistufen-Screening oder die alleinige AABR-Messung in Frage. Für Kinder, die einen Risikofaktor für neonatale Hörstörungen tragen, ist ein Screening mit (mindestens) AABR obligatorisch, da unter ihnen ein gegenüber der Normalpopulation deutlich erhöhter Anteil mit auditorischer Synaptopathie/auditorischer Neuropathie (AS/AN, ▶ Abschn. 6.4) zu finden ist (etwa 1/1.000). Eine Kontrolle auffälliger Screeningbefunde soll immer beidseitig mit AABR erfolgen. Die geforderte 35-dB HL-Erkennungsschwelle einer Hörstörung schließt Verfahren aus, die auf den DPOAE beruhen, da diese bei den üblicherweise verwendeten hohen Primärtonpegeln bei Hörminderungen von bis zu

50 dB unauffällig ausfallen können (und bei niedrigeren Reizpegeln nur mit Schwierigkeiten nachweisbar sind). Mit der 35-dB-HL Identifikationsschwelle ist noch nicht die pädaudiologische Zielstellung erreicht, Hörstörungen ab einem Hörverlust von 20 bis 30 dB HL versorgen zu können, aber sie entspricht dem Leistungsvermögen moderner AABR-Verfahren.

Bei nicht unauffälligem Testergebnis sollte laut G-BA-Vorgabe eine beidohrige Kontroll-AABR durchgeführt werden, möglichst am selben Tag, spätestens aber bis zum 10. Lebenstag. Diese Regelung zieht die Warnfunktion eines irgendwie gearteten auffälligen Hörscreenings in Betracht. So wäre der Fall denkbar, dass ein initiales Hörscreening rechtsseitig nicht bestanden wurde, aber linksseitig. Bei der Kontrolluntersuchung könnte das rechte Ohr dann zwar als unauffällig getestet werden, das linke aber inzwischen auffällig werden, was dem Untersucher entgehen würde, wenn er es nicht testen würde. So eine Konstellation ergibt also einen weiteren Kontrollbedarf und trägt der Tatsache Rechnung, dass kindliche Hörstörungen in bis zu 30 % der Fälle progredient sind, die meisten davon im ersten Lebensjahr. Ein auffälliges Kontrollergebnis soll eine umfassende pädaudiologische Diagnostik und ggf. eine Therapieeinleitung nach sich ziehen. Beides, Nachfolgediagnostik und sich daraus ergebende Intervention, werden als Follow-up bezeichnet. Die Nachfolgediagnostik soll bis zum 3. Lebensmonat abgeschlossen sein (Bundesministerium für Gesundheit 2008), eine anspruchsvolle Zeitvorgabe, die alle an diesem Prozess Beteiligten vor große organisatorische Herausforderungen stellt. Auch die Nachfolgediagnostik stützt sich hauptsächlich auf objektive Messungen, nämlich auf die Registrierung von TEOAE und DPOAE sowie FAEP und evtl. ASSR sowie die Impedanzaudiometrie.

Zu den Kindervorsorgeuntersuchungen sollen die untersuchenden Pädiater im »Gelben Untersuchungsheft« der Kinder kontrollieren, ob Screening, Nachfolgediagnostik und Therapieeinleitung erfolgt und dokumentiert sind. Dafür enthält es ein spezielles Formular, in dem die in Screening und Follow-up einbezogenen Pädiater, Phoniater-Pädaudiologen und HNO-Ärzte ihre Ergebnisse eintragen (◘ Abb. 8.1).

> Das in Deutschland eingeführte Universelle Neugeborenen-Hörscreening soll Hörverluste ab 35 dB innerhalb der ersten 10 Lebenstage identifizieren. Diese sollen bis zum 3. Lebensmonat diagnostiziert und bis zum 6. Lebensmonat initial behandelt werden. Eingesetzt werden ATEOAE-AABR-Zweistufen-Verfahren oder alleinige AABR-Verfahren. Risikoträger für kindliche Hörstörungen erhalten wegen des erhöhten Vorkommens von AS/AN, Reifungs- oder zentralen Hörstörungen obligat ein AABR-Screening.

## 8.2    Screeninggüte

An die Güte oder Validität eines UNHS, das eine große Anzahl von Kindern in kurzer Zeit erfassen soll, werden hohe Ansprüche gestellt, insbesondere an seine Fähigkeit, Kinder mit einer Hörstörung von normalhörenden Kindern zu trennen. Da der Test keine Entscheidung zwischen »gesund« und »krank« trifft, sondern nur zwischen »Signal nachweisbar« und »Signal nicht nachweisbar«, soll dieser Signalnachweis zumindest zu einer Vorentscheidung zwischen »Hörstörung nahezu ausgeschlossen« und »Hörstörung nicht auszuschließen« führen. Je besser die Screeninggüte, umso mehr wird diese Entscheidung in Richtung »Hörstörung höchst unwahrscheinlich« versus »Hörstörung wahrscheinlich« verschoben. Die Validität eines Screenings wird hauptsächlich an einem Vergleich seiner Entscheidungen mit einem Referenzverfahren (Goldstandard) bemessen, der besten aktuell verfügbaren Diagnostikmethode, mit der bestimmt werden kann, ob in der Tat eine Hörstörung besteht. Als Goldstandard gilt, zumindest im europäischen Raum, die möglichst frequenzspezifische Bestimmung der Reizantwortschwelle und daraus abgeleiteten Hörschwelle durch FAEP- oder ASSR-Messungen. Im nordamerikanischen Raum wird als Referenzverfahren für Kinder vom zweiten Lebenshalbjahr an häufig die visuelle Verstärkungsaudiometrie (*visual reinforcement audiometry* – VRA) eingesetzt. Hier wird also das Ergebnis objektiver Messungen des Hörscreenings mit subjektiven Beobachtungen von Hörreaktionen verglichen (Widen et al. 2000).

---

**Dokumentation zur Früherkennungsuntersuchung von Hörstörungen bei Neugeborenen (Neugeborenen-Hörscreening) als Einlageblatt in das „Gelbe Kinderuntersuchungsheft"**

| Durchführung der Untersuchung nach Aufklärung von den Eltern oder Personensorgeberechtigten abgelehnt am: | |
|---|---|
| Unterschrift des Personensorgeberechtigten | Stempel/Unterschrift des Arztes |

**Erstuntersuchung** mittels TEOAE oder AABR, in der Regel in den ersten 3 Lebenstagen

durchgeführt am:

| | beidseits unauffällig | auffällig | |
|---|---|---|---|
| TEOAE | ☐ | rechts ☐ links ☐ | |
| oder | | | |
| AABR | ☐ | rechts ☐ links ☐ | Stempel/Unterschrift |

**Kontroll-AABR** bei auffälliger Erstuntersuchung, in der Regel bis U2

durchgeführt am:

| | beidseits unauffällig | auffällig | |
|---|---|---|---|
| AABR | ☐ | rechts ☐ links ☐ | Stempel/Unterschrift |

**Pädaudiologische Diagnostik** bei auffälliger Kontroll-AABR

veranlasst am:

Stempel/Unterschrift

**Ergebnisse der pädaudiologische Diagnostik,** in der Regel bis zur 12. Lebenswoche

durchgeführt am:

| | unauffällig | auffällig | |
|---|---|---|---|
| Ergebnis: rechts | ☐ | ☐ | |
| Ergebnis: links | ☐ | ☐ | Stempel/Unterschrift |

Untersuchungsergebnisse und ggf. erforderliche Therapie mit den Eltern oder Personensorgeberechtigten besprochen am:

Stempel/Unterschrift

**◻ Abb. 8.1** Dokumentationsblatt im Gelben Untersuchungsheft für die Kindervorsorgeuntersuchungen zum Neugeborenen-Hörscreening, Kontrollscreening und Follow-up (Quelle: Gelbes Untersuchungsheft, Gemeinsamer Bundesausschuss [G-BA] 2008, juristische Person des öffentlichen Rechts, mit freundlicher Genehmigung).

Um die Güte eines Screenings zu bestimmen, müssen aus dem Vergleich von Screening- und Referenztestergebnissen in einer ausreichend großen, unselektierten Stichprobe gescreenter Kinder die Anteile auffälliger, »Screening-positiver« (*Recall-Rate*) und unauffälliger, »Screening-negativer« Kinder erhoben werden, weiterhin die Raten als falsch und richtig positiv (auffällig) sowie falsch und richtig negativ (unauffällig) gescreenter Kinder (◻ Tab.

8.1). Hieraus lassen sich Sensitivität und Spezifität berechnen, die zentralen Gütekriterien eines Screenings. Dabei misst die Spezifität die Fähigkeit des Screenings, hörgesunde Kinder als solche zu erkennen und die Sensitivität die Fähigkeit des Screenings, hörgestörte Kinder zu identifizieren.

**◘ Tab. 8.1** Übereinstimmung zwischen Hörscreening- und Diagnostikergebnis

|  |  | Diagnostik | | |
|---|---|---|---|---|
|  |  | Hörstörung (D+) | Keine Hörstörung (D-) | Gesamt |
| Screening | Auffällig (S+) | rp | fp | rp+fp |
|  | Unauffällig (S-) | fn | rn | fn+rn |
|  | Gesamt | rp+fn | fp+rn | rp+fp+rn+fn |

S+: Screening-positiv, S-: Screening-negativ; D+: Diagnostik-positiv, D-: Diagnostik-negativ, rp: richtig positiv, rn: richtig negativ, fp: falsch positiv, fn: falsch negativ

Sensitivität und Spezifität können einerseits lediglich für die Screeningverfahren als interne Sensitivität und Spezifität berechnet werden. Dann gehen nur die mit »auffällig« oder »unauffällig« beendeten Untersuchungen in die Berechnungen ein. Andererseits können sie auch für ein Screeningprogramm als externe Sensitivität und Spezifität angegeben werden. Dann berücksichtigen sie außerdem die nicht oder ohne Ergebnis durchgeführten Screenings, z. B. Kinder, die vom Screening nicht erfasst wurden oder bei denen das Screening wegen Unruhe abgebrochen werden musste. Die Spezifitäten für moderne TEOAE-Verfahren liegen bei 95 bis 96 %, die für moderne AABR-Verfahren bei 98 bis 99 %. Die Verfahrenssensitivitäten liegen bei 99,5 bis 99,9 % für beide Methoden (Hoth u. Neumann 2006; Neumann u. Indermark 2012; Scheffel 2007). Weitere Gütekriterien lassen sich aus den Basisparametern des Screenings berechnen (◘ Tab. 8.2). Sensitivität und Spezifität stehen in enger Beziehung zueinander. Diese kann anhand von *receiver operating characteristic*(ROC)-Kurven verdeutlicht werden, die die Fähigkeit eines Tests bemessen, zwischen zwei Zuständen wie »auffällig« und »unauffällig« zu unterscheiden (Keller 2004) (◘ Abb. 8.2). Die Entscheidungsfindung in einem NHS-Programm »Nachfolgediagnostik nötig« oder »Nachfolgediagnostik nicht nötig« für ein Kind ist die Folge binärer PASS/REFER-Einzelentscheidungen (je Ohr, Erstscreening, Kontrollscreening) (► Abschn. 4.1.2). Für eine solche PASS/REFER-Aussage muss ein Trennwert (*Cut-off*-Punkt) festgelegt werden. Der Hörstatus eines Babys und das Screeningergebnis für einen spezifischen *Cut-off*-Punkt lassen sich in einer Vierfeldertafel (◘ Tab. 8.1) vergleichen. In ROC-Kurven werden die Wertepaare von Spezifität und Sensitivität des Screenings für alle möglichen *Cut-off*-Punkte aufgetragen. Die Fläche unter der ROC-Kurve (*area under curve* – AUC) ist ein Indikator für die Güte des Screenings. Je mehr sie sich 1 nähert, umso höher ist diese.

Als weitere Gütekriterien sollten die *Lost-to-follow-up*-Rate (Anteil der testauffälligen Kinder, die nicht zu einem Follow-up vorgestellt werden), Rate der Kinder, die einem Follow-up zugeführt wurden, Rate der als hörgestört diagnostizierten Kinder, Art, Seite und Ausmaß der Hörstörung, Zahl der therapiebedürftigen und Zahl der therapierten Kinder, Diagno-se- und Therapiezeitpunkt und die Rate der sich über einen Zeitraum von Wochen bis Monaten normalisierenden Befunde erhoben werden (Neumann 2012). Im deutschen NHS müssen die Geburtseinrichtungen die Basisparameter in Jahres-Sammelstatistiken vorhalten.

> Die Screeninggüte bemisst sich an mehreren Parametern zur Bewertung diagnostischer Methoden, unter denen Sensitivität und Spezifität die wichtigsten sind. Beide Parameter bedingen einander. Zur Vergleichbarkeit von Screeningprogrammen müssen weitere Zielparameter vereinheitlicht angewendet werden (z. B. Erfassungspopulation, Erst- und Kontrollscreening, *Lost-to follow-up*-Rate, Behandlungsrate).

## 8.3 Neugeborenen-Hörscreeningverfahren

In der Vergangenheit angewendete verhaltensbasierte Verfahren bewerteten die durch akustische Stimuli ausgelösten Verhaltens- oder physiologischen Reaktionen wie Schreckreaktionen, Kopfbewegungen, Änderungen von Herzrhythmus, Atmung, Puls oder Saugverhalten durch direkte Beobachtung oder durch apparative Registrierung. Diese führten allerdings häufig zu Fehleinschätzungen (Baumann u. Schorn 2001).

Objektive Hörscreeningverfahren hingegen weisen für die Neonatalperiode eine wesentlich höhere Validität auf als Verhaltensbeobachtungen und sind daher die Methoden der Wahl. Frühe objektive Methoden benutzten aufwändige Apparaturen wie

◼ **Tab. 8.2** Validitätsparameter eines Neugeborenen-Hörscreenings (modifiziert nach Neumann 2012)

| Parameter | Definition |
|---|---|
| Erfassungsrate (%) | Anteil der gescreenten Kinder an den Lebendgeborenen für eine Klinik, eine Region oder ein Programm |
| Richtig Positive rp | Hörgestörte, durch das Screening korrekt als auffällig klassifizierte Kinder |
| Richtig Negative rn | Normal hörende, durch das Screening korrekt als unauffällig klassifizierte Kinder |
| Falsch Positive fp | Normal hörende, durch das Screening aber fälschlich als auffällig klassifizierte Kinder |
| Falsch Negative fn | Hörgestörte, durch das Screening aber fälschlich als unauffällig klassifizierte Kinder |
| PASS-Rate (%) rn+fn | Anteil unauffälliger Screeningbefunde |
| REFER-Rate (%) rp+fp | Anteil (nicht un)auffälliger Screeningbefunde |
| Spezifität (%) rn/(rn+fp) | Anteil der vom Screening richtig als unauffällig identifizierten Kinder (richtig negativ) an allen hörgesunden Kindern |
| Sensitivität (%) $rp/(rp+fn)$ | Anteil der vom Screening richtig als auffällig identifizierten Kinder (richtig positiv) an allen hörgestörten Kindern |
| Positiver Vorhersagewert (%) $PV+ = rp/(rp+fp)$ | Wahrscheinlichkeit, im Falle eines auffälligen Screenings wirklich eine Hörstörung zu haben |
| Negativer Vorhersagewert (%) $PV- = rn/(fn+rn)$ | Wahrscheinlichkeit, im Falle eines bestandenen Screenings wirklich hörgesund zu sein |
| Effizienz (%) $(rp+rn)/(rp+fp+rn+fn)$ | Anteil der richtigen Entscheidungen im Screening |
| Youden-Index (%) | Maß für Trennung zwischen unauffällig/auffällig $Y = \text{Sensitivität} + \text{Spezifität} - 100$ |
| Positiver Likelihood-Quotient (%) | Gibt an, wie sich die Chance auf Erkrankung bei positivem Testergebnis verändert $LR_{pos} = \text{Sensitivität}/(1-\text{Spezifität})$ |
| Negativer Likelihood-Quotient (%) | Gibt an, wie sich die Chance auf Erkrankung bei negativem Testergebnis verändert $LR_{neg} = (1-\text{Sensitivität})/\text{Spezifität}$ |

rp: richtig positiv, rn: richtig negativ, fp: falsch positiv, fn: falsch negativ

die *auditory response cradle* (ARC) (Bennett 1979), wobei Sensoren Kopfdrehungen, Schreckreaktionen, Körperbewegungen und Atemveränderungen aufzeichneten, aus denen ein integrierter Antwort-Index für Perioden mit und ohne akustische Stimulation abgeleitet wurde. Beim *Crib-O-Gram* wurden Bewegungssensoren unter der Matratze des Säuglingsbetts platziert und motorische Reizantworten bewertet (Simmons u. Russ 1974).

Heute kommen weltweit hauptsächlich zwei objektive Screeningverfahren zur Anwendung, allein oder in Kombination. Das eine registriert automatisiert die TEOAE (ATEOAE) und untersucht damit die Funktionstüchtigkeit des Hörorgans bis zu den OHC des Innenohres in einem Frequenzbereich von ca. 1 bis 4 kHz. AABR-Verfahren untersuchen hingegen den Abschnitt der Hörbahn vom Innenohr bis zum Hirnstamm in einem Frequenzbereich von etwa 1,5 bis 4 kHz. Für die meisten Verfahren werden die Schallreize für die Auslösung von ATEOAE und AABR über dieselbe Sonde appliziert, sofern für AABR nicht Kopfhörer mit inte-

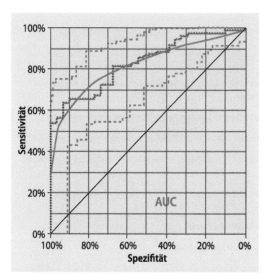

**◻ Abb. 8.2** Hypothetische ROC-Kurven eines Screening-verfahrens. ROC-Kurve (gepunktete Linie), eine Trendkurve unter Annahme der Normalverteilung der Daten (durchgezogene Kurve) sowie oberes und unteres Konfidenzband (95 %) der ROC-Kurve (gestrichelte Linien). Da bei ROC-Analysen ursprünglich die Falsch-Positiv-Rate verwendet wurde, die gleich 1-Spezifität ist, stellt die Abszisse i. d. R. die Werte 1-Spezifität dar (hier von 100 beginnend absteigende Werte). Die Diagonale kennzeichnet die Grenze, oberhalb derer die Vorhersagefähigkeit eines Screenings überhaupt beginnt. Je größer die AUC, d. h. je mehr sie sich 1 nähert, umso höher ist die Validität des Screenings. Eine Spezifitäts-erhöhung in einem Entscheidungsalgorithmus des Verfahrens zieht eine Absenkung der Sensitivität nach sich. Eine ideale Kurve würde rechtwinklig entlang der Ordinate und der oberen Begrenzung des Diagramms verlaufen (modifiziert nach Keller 2014).

grierten Elektroden bzw. Einmal-Schalenkopfhörer (*earmuffs*) verwendet werden. Die Messung kann am schlafenden oder wachen, aber sehr ruhigen Kind durchgeführt werden. Mittlere Messzeiten (reine Messzeiten ohne Vorbereitung der Haut) liegen für moderne Hörscreeninggeräte bei 15 s für die ATEOAE und wenig über 30 s für AABR, unter günstigen Messbedingungen sogar 2 s für ATEOAE und 6 s für AABR (Neumann u. Indermark 2012). Die Funktionsprinzipien und die Auswertealgorithmen beider Verfahren sind in ▶ Abschn. 2.3.2 erörtert.

## 8.3.1 Neugeborenen-Hörscreening mit TEOAE

TEOAE sind bei Neugeborenen ohne Risikofaktoren für neonatale Hörstörungen prinzipiell von Geburt an nachweisbar. Da sie jedoch während der ersten Lebenstage sehr empfindlich gegen Verletzungen von äußerem Gehörgang und/oder Mittelohren durch Detritus, Vernix caseosa oder Fruchtwasser sind, fehlen sie am ersten oder zweiten Lebenstag öfter (Hoth u. Neumann 2006). Daher wird für Deutschland im G-BA-Beschluss ein Hörscreening auch erst für den dritten Lebenstag empfohlen. Für die steigende Zahl von Entbindungen, nach denen die Mütter die Geburtseinrichtung innerhalb von 24 Stunden verlassen, erhöht die Anwendung eines Zweistufen-Screenings – TEOAE-Messungen im ersten Schritt und bei Nicht-Bestehen Messung der gegenüber Gehörgangs- oder Mittelohrverletzungen robusteren AABR – die PASS-Rate.

### Durchführung

Vor einer TEOAE-Messung sollte die Sauberkeit der Sonde geprüft werden. Die Sondenbohrungen von Hörer und Mikrofon müssen ggf. mit den zum Gerät gelieferten Reinigungsstäbchen von innen nach außen gereinigt werden (bei einem Reinigungsversuch in die Gegenrichtung können Verunreinigung in die Sondenbohrungen hinein gedrückt oder Mikrofon oder Hörer beschädigt werden). Auch die akustischen Filter sind gelegentlich zu wechseln. Für die Messung ist ein Ohrstöpsel zu wählen, der der individuellen Gehörgangsgröße angepasst ist. Sollte die Sonde öfter wieder herausfallen, muss ggf. eine andere Größe gewählt werden. Entgegen der Auffassung einiger Fachleute sind die Autoren dieses Buches nicht der Meinung, dass die Gehörgänge der Kinder vor der Messung zwingend von Cerumen gereinigt werden müssen, denn dies kann nur unter mikroskopischer oder zumindest otoskopischer Sicht sinnvoll geschehen und weckt oder beunruhigt die Babys. Etwas Cerumen in den Gehörgängen stört die Messung auch nicht, solange dieses den Gehörgang nicht völlig obturiert. Allerdings muss dann die Sonde entsprechend regelmäßig auf Verunreinigungen kontrolliert und gereinigt werden.

Beim Einsetzen der Gehörgangssonde ist darauf zu achten, dass dies unter Sicht in der Achse des Gehörgangs auf das Trommelfell gerichtet (und nicht gegen die Gehörgangswand) erfolgt, wozu dieser durch Zug an der Auricula nach hinten oben gestreckt wird. Die Sonde soll mit einer schraubenden Bewegung unter den Tragus tief, aber nicht schmerzhaft in den Gehörgang eingesetzt werden. Längere Manipulationen dabei sollten vermieden werden, damit ein schlafendes Kind nicht oder nur kurzzeitig geweckt wird (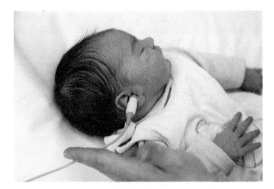 Abb. 8.3). OAE-Screeninggeräte mit Schlauchzuführung haben neben ihren akustischen Eigenschaften auch den Vorteil, dass eine leichtere Anpassung an die Lage oder Haltung des Kindes möglich ist. Das Sondenkabel kann auch an die Kleidung von Mutter oder Kind angeklemmt werden, um einen Zug zu vermeiden. Sollte es unumgänglich sein, das Kabel zu halten, was möglichst zu vermeiden ist, sollte dies mindestens 10 cm vom Sondenmikrofon entfernt geschehen, um Reibegeräusche zu minimieren (▶ Abschn. 4.1.2).

Eine inkorrekte Sondenlage mit unerwünschten Gehörgangsantworten (gegen die Gehörgangswand gerichtete Sonde, zu starke Resonanzen) wird i. d. R. als Kalibrierungsfehler angezeigt. Bei abnormen Gehörgangsresonanzen und Sondenfehlern geben Screeninggeräte eine Aufforderung zur Sondenkorrektur (Einführtiefe, Ausrichtung) aus. Wird diese nicht befolgt, startet die Messung entweder gar nicht oder sie ist verfälscht und dadurch falsch positiv (REFER) oder – in seltenen Fällen – falsch negativ (PASS, wenn der Reizartefakt OAE vortäuscht, ▶ Abschn. 4.1.2). Die Sonde muss regelmäßig im mitgelieferten Gehörgangssimulator kalibriert und dahingehend überprüft werden, ob die Sondenbohrungen gereinigt oder die akustischen Filter erneuert werden müssen bzw. ob die Sonde ausgetauscht werden muss. Auch ein unzulässig hoher Störgeräuschpegel wird angezeigt und verhindert ebenso wie die Kalibrierungsfehler den Start einer Messung.

### Bewertung

Aus dem Nachweis von TEOAE lässt sich lediglich schließen, dass, von der klinisch vorrangig relevanten Situation einer rein sensorisch bedingten Hörschädigung ausgehend, in einem Teil des Frequenzbereiches von 1 bis 4 kHz die Hörschwelle besser als 30 dB ist. Somit kann nicht bei allen Frequenzen ein Hörverlust > 30 dB vorliegen, was für ein Screeningverfahren als ausreichend zur Beschreibung einer

◘ **Abb. 8.3** Hörscreening mit Messung otoakustischer Emissionen am schlafenden Baby mit korrekt positionierter Sonde (Quelle: hoerscreening-nordrhein.de, mit freundlicher Genehmigung des Hörscreeningzentrums Nordrhein).

normalen Innenohrfunktion gilt, ▶ Abschn. 4.1.3 (Probst u. Harris 1997). ATEOAE-Auswertealgorithmen geben bei einer Überschreitung dieser Grenze automatisch eine REFER-Antwort aus (◘ Abb. 8.4). Ein Nachteil des TEOAE-Screenings ist, dass eine AS/AN sowie weitere neurale und zentrale Schwerhörigkeiten nicht erkannt werden, da bei intaktem Innenohr TEOAE gemessen werden können, ohne dass notwendigerweise eine Hörempfindung generiert und weitergeleitet oder eine kortikale Hörwahrnehmung ausgelöst werden muss. Abgesehen von diesem in Abwesenheit von Risikofaktoren seltenen Fall kann aus der Anwesenheit cochleärer Emissionen auf ein normales Innenohr geschlossen werden. Ein Ausbleiben der Emissionen kann aber auch andere als cochleäre Gründe haben, z. B. einen fehlerhaften oder instabilen Sondensitz oder einen kollabierten Gehörgang, Unruhe des Kindes oder die Überlagerung der Emissionen am Sondenmikrofon durch andere Schallereignisse wie Umgebungs- oder kindbedingte Geräusche oder Defizite in der Schallübertragung durch eine Verlegung von Gehörgang oder Mittelohr (▶ Abschn. 2.3 und ▶ Abschn. 4.1.2). Bei einer üblichen Spezifität von 96 % und einer Prävalenz von etwa 2:1.000 Kindern hätten nur 5 % der auffälligen Kinder eine Hörstörung (positiver prädiktiver Wert). Vor allem aber kann aus einer REFER-Antwort nicht auf den Grad einer möglichen Hörstörung geschlossen werden, der von einer Geringgradigkeit bis zur Taubheit reichen kann. In der Praxis wird Eltern bei nicht bestandenem Hörscreening ihres

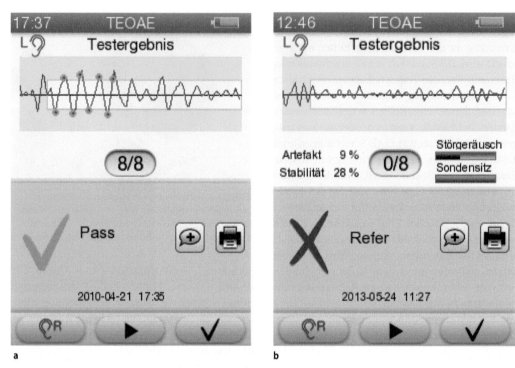

**◘ Abb. 8.4** Ergebnisausgabe eines Hörscreenings mit TEOAE und Anwendung des Auswertealgorithmus der gewichteten Mittelung. Ein PASS bedeutet die Anwesenheit von 8 Datenpunkten, bei denen ein zeitlich assoziiertes Signal identifiziert wurde, für das bestimmte statistische Kriterien erfüllt sind (Punkte). a) PASS bei positivem TEOAE-Nachweis, b) REFER bei negativem TEOAE-Nachweis (Quelle: GN Otometrics, mit freundlicher Genehmigung).

Kindes vom untersuchenden Personal häufig gesagt:»Ihr Kind hört (wahrscheinlich) nichts.« Solche Aussagen sind unzulässig und sollten durch Personalschulungen vermieden werden. Da es sich bei Screeninguntersuchungen um zeitoptimierte Verfahren handelt und sich aus der Überforderung der in ihnen verwandten Entscheidungsalgorithmen ein gewisser Anteil an emissionsnegativen Ergebnissen bei normalhörenden Ohren erklärt (► Abschn. 4.1.2), sollte bei einem OAE-negativen Ergebnis in der Nachfolgediagnostik ein diagnostisches und kein erneutes TEOAE-Screeningverfahren eingesetzt werden.

An Säuglingen sind die Schalldruckamplituden der TEOAE im Vergleich zu Erwachsenen um etwa 10 dB größer. Daher gelingt der TEOAE-Nachweis hier mitunter auch bei Hörverlusten bis zu 40 dB. Bei Schallleitungsstörungen hingegen können auch bereits Hörverluste ab 20 dB zu einem REFER führen, da sowohl der Reiz als auch die akustische Ant-

wort das übertragungsbeeinträchtigte Mittelohr passieren müssen und so die Dämpfung zweimal wirksam wird (Margolis u. Trine 1997). Andererseits können TEOAE bei Trommelfelldefekten, die das Hörvermögen nicht beeinträchtigen, und sogar bei liegenden Paukenröhrchen nachweisbar sein. Letzteres ist aber nicht notwendigerweise der Fall. Während eine PASS-Antwort trotz Paukenröhrchen also eine gravierende Funktionsstörung der OHC ausschließt, kann bei einem REFER keine Aussage dazu getroffen werden.

Ein Screening detektiert Hörverluste wie Hochtonsteilabfälle, Schrägabfälle oder wannenförmige Senken der Hörschwellen eventuell nicht (◘ Abb. 8.5). Da mit einem breitfrequenten Klick-Reiz stimuliert wird, genügt es meist, wenn in einem Teil des Messfrequenzbereichs (Spektrum für TEOAE 0,5 bis 4 kHz, für AABR 1,5 bis 3 kHz) signifikante OAE oder ABR nachweisbar sind, um ein PASS auszulösen. Hier ist darauf hinzuweisen, dass die An-

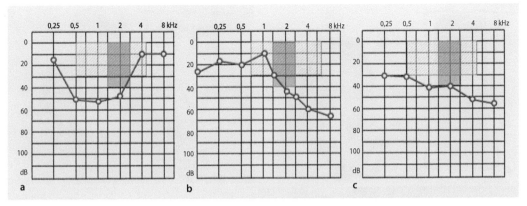

**Abb. 8.5** Tonaudiogramme von 2- bis 4-jährigen Kindern mit versorgungsbedürftigen Hörstörungen, die ein Hörscreening mit ATEOAE bestanden. **a)** wannenförmige Senke, **b)** Hochtonabfall, **c)** Hörschwellen-Schrägabfall (modifiziert nach Hoth u. Neumann 2006). Sowie auch nur ein Punkt der Hörschwelle innerhalb der hell schraffierten Fläche liegt, werden ATEOAE nachweisbar sein; für die AABR gilt sinngemäß die dunkel schattierte Fläche.

sprüche an ein Neugeborenen-Hörscreening realistisch bleiben müssen. Durch den Siebtest werden zwar die meisten frühkindlichen Hörstörungen erfasst, aber nicht alle. Zudem würden Kinder mit den genannten Hörschwellenverläufen in jedem Fall eine Hörbahnreifung und eine nicht gravierend gestörte Sprachentwicklung durchlaufen.

## 8.3.2 Neugeborenen-Hörscreening mit AABR

Anders als für TEOAE-Screenings lassen AABR-Messungen Aussagen über die Funktionsfähigkeit der Hörbahn bis hin zum oberen Hirnstamm oder bei ASSR-basierten Screenings bis zum auditorischen Thalamus zu. Daher sind sie auch für AS/AN sensitiv, ein Vorzug der Methode.

### Durchführung

Für die Anbringung der benötigten EEG-Oberflächenelektroden ist eine vorherige Hautpräparation mit kommerziellen Präparaten (Hautvorbereitungsgel, -creme oder -paste) notwendig. Diese dient der Reinigung und Verbesserung der Leitfähigkeit zwischen Kopfoberfläche und Elektroden. Dabei wird die Haut entweder mit der Fingerkuppe oder durch eine Mullkompresse o. ä. mit dem Präparat abgerieben. Durch Letztere werden auch überschüssiges Gel abgenommen und die

Haut trocken gerieben. Starkes Reiben ist zu vermeiden, da es die Kinder weckt und die Haut unnötig reizt.

Die größten Potenziale entstehen, wenn die Elektroden beidseits am Mastoid, mitunter auch an den Ohrläppchen (Minus-Eingang des Verstärkers), und mittig auf der Stirn bzw. auf dem Vertex (Scheitel, Plus-Eingang) positioniert werden. Die Erdungselektrode kann auf Stirn, Nacken, Wange oder Schlüsselbein aufgeklebt werden (▶ Abschn. 2.3.2 und ▶ Abschn. 5.2.2). Erschwerend wirkt sich bei Neugeborenen häufig aus, dass sie leicht schwitzen oder eingecremt sind (das Stationspersonal sollte daher dazu geschult werden, Letzteres vor einem Hörscreening zu vermeiden) und die Klebefläche auf der Haut klein ist (z. B. Haare über dem Mastoid). Zur Schallapplikation werden vorzugsweise Gehörgangssonden oder Einsteckhörer mit Schlauchzuführung, aber auch Schalenkopfhörer mit integrierten permanenten Elektroden bzw. Einmal-Schalenkopfhörer (*earmuffs*) verwendet (▶ Abb. 8.6).

Beim schlafenden Kind sind die Messbedingungen besonders günstig, da der Einfluss von messungserschwerenden Muskelpotenzialen gering ist. Die in den Screeninggeräten für die Signalverarbeitung genutzten, auf EEG-Filterung, Artefaktverwerfung und statistischer Analyse beruhenden Algorithmen ermöglichen auch unter gestörten Bedingungen und in Schwellennähe den Potenzialnachweis. Sie arbeiten meist mit hohen Reizraten,

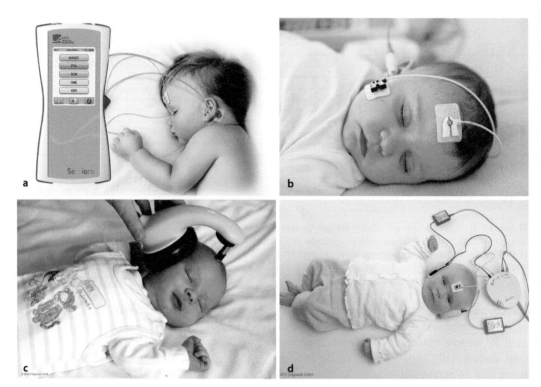

**◘ Abb. 8.6** Hörscreening-Geräte mit verschiedenen Elektrodenarten und -positionen: **a)** und **b)** Einsteckhörer und Klebeelektroden (Quellen: **a)** Path medical GmbH, mit freundlicher Genehmigung; **b)** Hörscreeningzentrum Nordrhein, mit freundlicher Genehmigung); **c)** Schalenkopfhörer mit integrierten permanenten Elektroden; **d)** *earmuffs* (Quelle: Maico GmbH, mit freundlicher Genehmigung).

häufig nicht mit festen Mittelungszahlen und nur bis zu einem vorgegebenen Konfidenzniveau. Ein Analyseprogramm unterscheidet zwischen PASS und REFER (◘ Abb. 8.7) bei einer vorgegebenen Schwelle von (35 oder 40 dB nHL).

## 8.4    Generelles zur Durchführung eines Neugeborenen-Hörscreenings

Auch wenn moderne Screeninggeräte darauf abgestellt sind, schwache Signale unter ungünstigen Bedingungen zu registrieren und auszuwerten (▶ Abschn. 2.3.2), hängen Zeitbedarf und Erfolg einer Früherkennungsuntersuchung von guten Messbedingungen ab, für deren Sicherstellung der Untersucher vor und während der Messung sorgen muss. Vor allem muss beachtet werden:

- Messung am schlafenden oder ruhigen Kind, optimal im postprandialen Schlaf oder beim Stillen (Cave: Messungen an wachen, unruhigen Kindern führen zu häufigeren Messabbrüchen, längerer Messdauer und einem höheren Anteil nicht verwertbarer, vermeintlich auffälliger Ergebnisse)
- Bei Unruhe Kind am Körper der Mutter lassen, ggf. stillen oder füttern lassen (falls die Eigengeräusche des Babys nicht zu laut sind)
- Ruhige Umgebung, geeigneter Raum, keine Gespräche der anwesenden Personen
- Rasche, geschickte, sparsame Handhabungen am Kind (z. B. beim Ausziehen von Jacke und Mütze, Drehen des Kopfes, Freimachen des Ohres, Elektroden Kleben, Wenden auf die andere Seite)
- Vermeidung von Kälte, Luftzug, grellem Licht oder dem Ablegen des Babys auf eine freie Fläche (ohne Decke, Kissen, Rolle, Tuch)

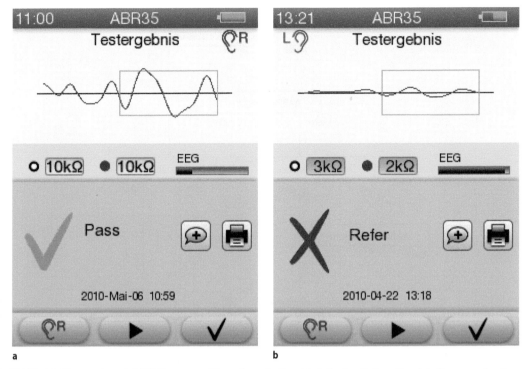

**Abb. 8.7** Hörscreening mit AABR-Messung und Darstellung der Signalstatistik, die mit einem Template (Kurvenmuster einer typischen FAEP-Antwort eines Neugeborenen) und der gewichteten Signalmittelung arbeitet. Hier wird jeder *sweep* des EEGs zunächst mit dem Template kreuzkorreliert, wonach der resultierende *sweep* mit einem Faktor entsprechend seiner Amplitude gewichtet wird. Für ein PASS muss eine Korrelationsfunktion einen bestimmten Schwellenwert überschreiten: **a)** PASS bei positivem AABR-Nachweis; **b)** REFER bei negativem AABR-Nachweis (Quelle: GN Otometrics, mit freundlicher Genehmigung).

— Korrekte Platzierung der Gehörgangssonde, die während der gesamten Messung im Blick behalten werden muss
— Gute Ableitbedingungen bei AABR (Hautpräparation)
— Funktionsbereitschaft des Equipments (saubere Sonden, gute Elektrodenbedingungen, regelmäßige Kalibrierung).

❯ Entscheidend für das Gelingen eines Neugeborenen-Hörscreenings sind die Kenntnis der Methoden, das rasche sichere Handeln, eine korrekte Sondenpositionierung und die Schaffung optimaler Messbedingungen. Letztere beinhalten die Messung im postprandialen Schlaf oder zumindest am ruhigen Baby, eine ruhige, warme, nicht zu helle Umgebung, die Beobachtung des Sondensitzes sowie eine gute Hautpräparation und Elektrodenfixierung an der Kopfhaut.

## 8.5 Neugeborenen-Hörscreeningprotokolle

Weltweit kommen entweder alleinig auf ATEOAE oder auf AABR basierende Hörscreenings oder zweistufige ATEOAE-AABR-Verfahren zur Anwendung. ATEOAE-Verfahren haben den Vorzug, dass die Messungen kurz und einfach sind, die Geräteanschaffungskosten vergleichsweise gering und keine Kosten für Einmalmaterialien anfallen, dass sie Hörstörungen bei einem etwas geringeren Hörverlust als AABR nachweisen (30 dB vs. 35 dB bei AABR) und dass durch verbesserte Algorithmen ihre Spezifität in den letzten Jahren gestiegen ist. Nachteilig ist ihre vergleichsweise hohe Empfindlichkeit gegenüber schallleitungsmindernden Einflüssen und Störgeräusch, ihre verglichen mit AABR etwas geringere Spezifität und das regelhafte Übersehen auditorischer Synapto- und Neuropathien. AABR-Verfahren haben den Vorzug einer hohen

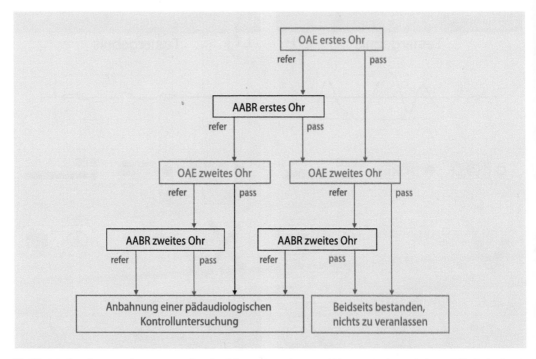

**◘ Abb. 8.8** Flussdiagramm für ein zweistufiges beidohriges Neugeborenen-Hörscreening. Im einfachsten Fall gilt das Screening als bestanden, wenn an beiden Ohren der TEOAE-Nachweis gelingt. Bei negativem TEOAE-Ergebnis ist ein AABR-Screening anzuschließen. Bei Kindern mit Risikofaktor ist das AABR-Screening obligat, die TEOAE-Messung ist in diesen Fällen entbehrlich, aber dennoch empfehlenswert.

Spezifität und des Erfassens von AS/AN. Sie sollten mindestens für Risikopopulationen für frühkindliche Hörstörungen angewendet werden, unter denen sich etwa die Hälfte aller Kinder mit AS/AN findet (Sininger 2002).

Zweistufige TEOAE-AABR-Protokolle werden weithin angewendet und sind kostengünstig (Böttcher et al. 2009). Dabei werden a priori TEOAE gemessen und nur, wenn diese nicht nachweisbar sind, in der zweiten Stufe AABR, vorzugsweise mit Reizgebung über dieselbe Gehörgangssonde. Die etwas geringere Spezifität von TEOAE-Screenings verglichen mit AABR wird in Deutschland dadurch berücksichtigt, dass bei auffälligem Screeningergebnis als Kontrolluntersuchung AABR anstelle wiederholter TEOAE bindend sind. Der Ablauf eines zweistufigen, beidohrig durchgeführten Screenings sowie die resultierenden schrittweisen Entscheidungen sind in ◘ Abb. 8.8 gezeigt.

Bis dato gilt bei auffälligen TEOAE-Ergebnissen der Nachweis von AABR als bestandenes Screening.

Große Kohortenstudien, die Kinder mit negativen TEOAE und positiven AABR über einen mehrmonatigen Zeitraum nachverfolgten, wiesen allerdings sensorineurale gering- oder mittelgradige Hörverluste bei 23 % (Johnson et al. 2005) dieser Kinder bzw. ein Screeningergebnis wie oben genannt bei 9,9 % der hörgestörten Kinder der Kohorte auf (Böttcher et al. 2010). Diese Diskrepanz erklärt sich aus der etwas empfindlicheren Identifikationsschwelle für Hörstörungen von TEOAE gegenüber AABR. Deshalb empfiehlt es sich, auffälligen TEOAE-Screeningergebnissen auch dann nachzugehen, wenn regelrechte AABR abgeleitet werden können, so lange deren Identifikationsschwelle für Hörverluste bei 35 dB nHL oder 40 dB nHL liegt. Kurze Messzeiten, einfachere Untersuchungen ohne Verbrauchsmaterialien und empfindlichere Detektionsschwellen der TEOAE auf der einen Seite und die Erfassung auditorischer Synapto- und Neuropathien sowie höhere Spezifität der AABR auf der anderen weisen auf den komplementären Charakter

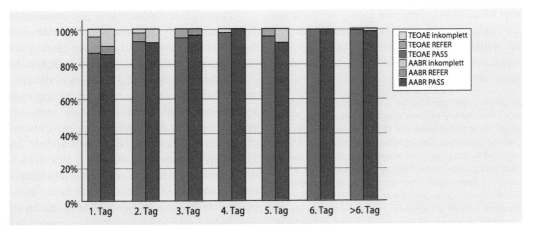

**◘ Abb. 8.9** Anteil der mit PASS, REFER und INKOMPLETT beendeten Hörscreenings für TEOAE- (jeweils linke Säule) und AABR-Messungen (jeweils rechte Säule) in Abhängigkeit vom Lebenstag, gemessen an 474 Neugeborenen. Innerhalb der statistischen Schwankungen nehmen die PASS-Raten in den ersten Lebenstagen zu, wobei sie im Mittel für die AABR etwas höher sind als für die TEOAE (modifiziert nach Hoth u. Neumann 2006).

beider Verfahren hin. Würde man allerdings immer beide Verfahren einsetzen, so würden sich die Messzeiten und damit die Personalkosten und die Rate inkompletter Messungen und auffälliger Ergebnisse massiv erhöhen, so dass ein solches Vorgehen nicht gerechtfertigt erscheint.

◘ Abb. 8.9 belegt die Zunahme der PASS-Raten innerhalb der ersten Lebenstage anhand der Daten von 474 normal geborenen Neugeborenen für ATEOAE und AABR. Da der TEOAE-Nachweis empfindlicher für Schallleitungsstörungen der ersten Lebenstage als der von AABR ist, verfehlen in den ersten zwei Lebenstagen mehr Babys TEOAE-Messungen als AABR-Screenings. Da allerdings für AABR die Messzeit länger ist und eine Hautpräparation und das Kleben von Elektroden anfallen, ist der Anteil inkompletter Messungen für AABR wiederum höher als für TEOAE (Neumann et al. 2003).

▸ Auch wenn nachweisbare AABR als bestandenes Screening zählen, ist in Betracht zu ziehen, dass wiederholt nicht ableitbare TEOAE auf eine mögliche, mindestens geringgradige Hörstörung hinweisen und zu weiteren audiometrischen Kontrollen führen sollten.

## 8.6 Qualitätsmerkmale, Tracking

Um effizient zu sein, muss ein UNHS-Programm eine hohe Struktur- und Prozessqualität aufweisen; erstere betrifft die Programmqualität, letztere die Screeningtechnik (Mehl u. Thomson 2002; Neumann et al. 2009; Wiesner et al. 2011). Entsprechend international festgelegter Strukturqualitätsstandards sollte die Rate der testauffälligen Kinder in einem Primärscreening bestehend aus einer oder mehreren Untersuchungen geringer als 4 % sein. Dies entspricht einer Spezifität von > 96 %, die von der Screeningmethode und -technologie zu leisten ist. Bei korrekter Anwendung ist dies für beide beschriebenen Screeningverfahren problemlos umsetzbar.

Die Strukturqualitätsstandards beinhalten zudem ein Tracking, eine Nachverfolgung im Screening auffälliger Kinder, die nicht zu einem Follow-up vorgestellt wurden (Follow-up-Tracking) oder solcher Kinder, die nicht gescreent oder deren Screeningergebnisse nicht erfasst wurden (Vollständigkeits-Tracking) (Neumann et al. 2009). Dieses wird optimalerweise über eine Screeningzentrale durchgeführt, ebenso die Datensammlung und -analyse für eine bestimmte Region. Wie wichtig die Einhaltung solcher Standards ist, wird u. a. dadurch klar, dass ohne ein Tracking *Lost-to-follow-up*-Raten von 25 bis 50 % zu erwarten sind. Wenn aber bei einer Prävalenz von 2 bis 3 auf 1.000 fast die Hälfte aller potenziell betroffenen Kinder keiner weiteren Diagnostik oder Therapie zugeführt würde, wäre ein universelles Screening kaum noch gerechtfertigt.

In einem qualitätsgesicherten Screeningprogramm besitzt eine Hörscreening-Zentrale eine Schlüsselfunktion. Bei ihr laufen die Informationen aus allen Teilbereichen des Programms zusammen. Sie organisiert das Tracking, die Schulung und Nachschulung des screenenden Personals und die Qualitätskontrolle eines Screeningprogramms. Sie erhält, möglichst elektronisch übermittelt, die screeningrelevanten Daten aus den ihr angeschlossenen Geburtseinrichtungen. Moderne Screeningprogramme nutzen hierzu eine direkte bidirektionale Kommunikation zwischen dem mobile Screeninggerät und einem zentralen Server über drahtlose Radiomodem(GRPS/UMTS)-Technologien. Dabei werden die personenbezogenen und Messdaten von Kindern in der Geburtseinrichtung erhoben und umgehend und automatisch an einen Server in der Hörscreening-Zentrale übermittelt. Über Abfragefunktionen des Messgeräts können zudem alle früher erhobenen Ergebnisse eines Patienten aus dem Screeningzentrum abgerufen und angezeigt werden (Neumann et al. 2013). Zur Qualitätssicherung ist nicht nur die Übermittlung der Screeningergebnisse nötig sondern auch die der Messkurven und weiterer qualitätsrelevanter Daten (z. B. Zahl der Messversuche, Messzeit, Verhältnis artefaktbehafteter zu gültigen Messungen, EEG, Kalibrierungsergebnisse, Elektrodenimpedanzen). Die eingehenden Daten werden in einer Datenbank abgelegt und von den Mitarbeitern der Screeningzentrale begutachtet.

Diese stellen nachfolgend über Erinnerungsbriefe und Telefonate den Kontakt zu den Eltern her, die ihre testauffälligen Kinder nicht von sich aus zu einem Follow-up vorstellen. Dies ist entscheidend, denn jede Verzögerung von Kontrollscreening oder Nachfolgediagnostik macht diese zeitaufwändiger, da sie am unkompliziertesten in den ersten Lebenswochen durchführbar sind. Die Zentrale steht weiterhin in engem Kontakt mit den pädaudiologischen Follow-up-Einrichtungen, aus denen sie die Daten zu Art und Zeitpunkt von Kontrollscreenings, Diagnostik, Arbeitsdiagnose und Therapie übermittelt bekommt.

Der Screeningprozess gilt erst dann als abgeschlossen, wenn eine Hörstörung ausgeschlossen oder diagnostiziert und ggf. eine Intervention begonnen wurde, aber auch wenn ein Hörstatus als beobachtungsbedürftig klassifiziert wurde. Letzteres trifft beispielsweise auf Kinder mit Trisomie 21, Lippen-Kiefer-Gaumenspalten, familiären Hörstörungen oder kongenitalen Cytomegalievirus(CMV)-Infektionen zu, bei denen ein initiales Hörscreening bestanden wurde, aber mit später einsetzenden Hörstörungen zu rechnen ist.

Schulung und Nachschulung des screenenden Personals, ebenfalls organisiert über die Hörscreening-Zentrale, haben entscheidenden Einfluss auf die Programmqualität. Insbesondere muss hier die Handhabung der Screeningtechnologie, die Herstellung guter Messbedingungen und die angemessene Kommunikation mit den Eltern vermittelt werden. Beispielsweise erhielten in einer Untersuchung von Böttcher et al. (2007) die Mehrzahl der Eltern von Kindern, die das Screening nicht bestanden hatten, die Auskunft »es hat nicht geklappt« bzw. »es war zu laut«. Solche und weitere Schwachpunkte wie eine unzureichende Messqualität lassen sich in der Zentrale den betreffenden screenenden Personen zuordnen und über Nachschulungen korrigieren (Böttcher u. Bogner 2010).

❯ Eine zentrale Datenerfassung und ein Tracking über eine Hörscreening-Zentrale sind unabdingbarer Bestandteil eines effektiven und effizienten Screeningprogramms. Obwohl Hörscreenings einfach durchführbar sind, bedürfen sie einer ausführlichen Schulung des screenenden Personals für eine korrekte Testdurchführung – Voraussetzung für einen geringen Anteil falsch positiv gescreenter Kinder – und einer kompetenten Kommunikation mit den Eltern.

## 8.7 Follow-up

Das pädaudiologische Follow-up nach auffälligem Neugeborenen-Hörscreening ist entsprechend dem Konsensus der Deutschen Gesellschaft für Phoniatrie und Pädaudiologie (Wiesner et al. 2011) und in Anlehnung an die »Empfehlungen der AGERA zum Einsatz objektiver Hörprüfmethoden im Rahmen der pädaudiologischen Konfirmationsdiagnostik (Follow-up) nach nicht bestandenem Neugeborenen-Hörscreening« (Hoth et al. 2012) zweistufig geregelt und wird hier auszugsweise und teilweise kommentiert wiedergegeben. Es umfasst einerseits Kontrollscreenings (Follow-up Stufe 1), andererseits die pädaudiologische Konfirmationsdiagnostik (Follow-up Stufe 2).

Die Kontroll-Screeninguntersuchungen (Follow-up Stufe 1), durchgeführt in phoniatrisch-pädaudiologischen und HNO-ärztlichen Einrichtungen beinhalten:

- Vergabe eines kurzfristigen Termins (maximal 14 Tage nach Anmeldung) im Rahmen einer »Screening-Sprechstunde«
- Erhebung einer Kurzanamnese, insbesondere zu Risikofaktoren für eine Hörstörung
- Kontroll-AABR, ggf. diagnostische FAEP oder ASSR im natürlichem Schlaf, am besten nach Schlafentzug, im Melatonin-induzierten Schlaf oder in Sedierung
- Ggf. TEOAE-Messungen
- Bei Bedarf Ohrmikroskopie und Kopf-Hals-Spiegeluntersuchung
- Bei Bedarf 1.000-Hz-Tympanometrie
- Ergebnisdokumentation im Gelben Kinderuntersuchungsheft und bei schriftlichem Einverständnis der Eltern Übermittlung der Daten an die Screeningzentrale.

Die pädaudiologische Bestätigungsdiagnostik wird durch Follow-up-Stellen (Stufen 1 und 2) durchgeführt, die sich durch ein speziell pädaudiologisches Profil (Phoniater und Pädaudiologen und pädaudiologisch qualifizierte HNO-Ärzte) ausweisen. Sie beinhaltet die folgenden Untersuchungen:

- Kopf-Hals-Spiegeluntersuchung einschl. Ohrmikroskopie
- Tympanometrie 226 Hz und 1.000 Hz (optional 600 bis 800 Hz), da in den ersten sechs Lebensmonaten eine unauffällige 226-Hz-Tympanometrie eine Mittelohrbelüftungsstörung nicht ausschließt (▶ Abb. 6.1, ▶ Kap. 3); Stapediusreflexmessungen können im Einzelfall nützlich sein
- TEOAE mit Klickreizen von ca. 80 dB SPL; bei fehlenden TEOAE: Messung der DPOAE zur Ausnutzung ihrer Frequenzspezifität, nach Möglichkeit auch mit schwellennahen Reizen
- Frequenzspezifische AEP mit Hörschwellenschätzung in zumindest zwei Frequenzbereichen (eine Schwellenbestimmung mittels alleiniger Klick-BERA ist nicht ausreichend):
  - Schwelle im Hochtonbereich
    - FAEP mit Klick-Reizen (da bisher bezüglich der Schwellenbestimmung sowie der Input/Output-Funktionen Pegel-Latenz-

Diagramme und Pegel-Amplituden-Diagramme als Goldstandard etabliert sind),
    - optional Tonpulse (*pips*), evtl. mit Anwendung eines Rauschmaskierers (*notched noise*) bei 2 bis 4 kHz oder
    - optional Chirp-Reize bei 2 bis 4 kHz oder
    - optional ASSR bei 2 bis 4 kHz.
  - Schwelle im Tieftonbereich
    - BERA mit Tonpulsen (*pips*) evtl. mit Anwendung eines Rauschmaskierers bei 500 Hz (fakultativ auch bei weiteren Frequenzen).
    - BERA mit Chirp-Reiz niedriger Frequenz (Frequenzschwerpunkt um 500 Hz) evtl. mit Anwendung eines Rauschmaskierers.
    - ASSR bei 500 Hz (fakultativ auch bei weiteren Frequenzen).
- Dokumentation
  - Die aus den Messungen erhaltene primäre Information ist vor der Weitergabe von der untersuchenden Stelle zu verwertbaren Angaben (dB Hörverlust) aufzuarbeiten.
  - Es muss erkennbar zwischen Reizantwortschwelle (Reaktionsschwelle, Detektionsschwelle oder Potenzialschwelle) und daraus abgeleiteter Hörschwelle unterschieden und angegeben werden, ob die unkorrigierte Reizantwortschwelle oder die Hörschwelle gemeint ist (▶ Abschn. 5.2.3).
  - Aus den überschwelligen Parametern der BERA sollten Aussagen zur Art der Hörstörung (Schallleitungsschwerhörigkeit, Schallempfindungsschwerhörigkeit, AS/AN, neurale Hörstörung), zum Reifungszustand sowie zur Dynamik der Hörverarbeitung (Recruitment) abgeleitet werden.
  - Angabe des eingesetzten Gerätes, der verwendeten Messmethode, des relevanten Frequenzbereichs und des Konfidenzintervalls (Fehlergrenzen in dB).
  - Angabe, welcher Wandler für die Reizgebung verwendet wurde, um die Abschätzung des Einflusses des Gehörgangsvolumens auf den effektiven Reizpegel zu ermöglichen.

- Die Ergebnisse von Latenzmessungen müssen mit Normalwerten verglichen werden; die Quelle der Normalwerte ist anzugeben.
  - Die Dokumentation der OAE- und ERA-Ergebnisse muss eine Aussage zu den Messbedingungen (s. a. Qualitätsmaß nach DIN EN 60645-6 und 60645-7) enthalten.
- Subjektive Beobachtungsaudiometrie im Alter von 0 bis 6 Monaten als Plausibilitätskontrolle der objektiven Audiometrieergebnisse.
- Erstellung einer Arbeitsdiagnose einschl. einer frequenzspezifischen und seitengetrennten Hörschwelleneinschätzung als Basis für das weitere Vorgehen (für Reifgeborene innerhalb der ersten drei Lebensmonate). Die auf das Gehör bezogenen Ergebnisse müssen so formuliert sein, dass sie den Empfänger des Berichts (z. B. auch Ärzte anderer Fachrichtungen, Pädakustiker, Hörgeschädigtenpädagogen) in die Lage versetzen, adäquate therapeutische und rehabilitative Maßnahmen zu veranlassen.

Bei auffälligen Befunden werden die folgenden Schritte veranlasst:

- Diagnosegespräch mit den Eltern einschl. Beratung über weitere diagnostische und therapeutische Maßnahmen.
- Einleitung und engmaschige Überwachung einer Hörgeräteanpassung einschl. SPL-O-Gram unter Verwendung altersentsprechender RECD(*real-ear to coupler difference*)-Korrekturwerte als obligate Verifikationsmessung, ggf. in Zusammenarbeit mit dem Pädakustiker, entsprechend dem DGPP-Konsens zur Hörgeräteanpassung bei Kindern (Wiesner et al. 2012).
- Einleitung einer störungsspezifischen Frühförderung/Hör-Sprach-Förderung.
- Veranlassung weiterer Maßnahmen zur Klärung der Ätiologie und Prognose, sowie Abklärung und ggf. Versorgung zusätzlicher Behinderungen, humangenetischer Abklärung und Beratung. Die genannten Maßnahmen erfolgen – immer einschließlich intensiver Elternberatung – im multidisziplinären Team

(einschl. Ophthalmologen, Radiologen, Neuropädiater, Psychologen).
- Zumindest vierteljährliche Kontrollen des Hörvermögens innerhalb des ersten Lebensjahres bei allen als hörgeschädigt diagnostizierten Kindern.
- Bei Kindern, deren Hörvermögen initial nicht vollständig geklärt werden konnte (z. B. wegen fluktuierenden Hörvermögens) und bei denen man sich zunächst zu keinen therapeutischen Maßnahmen (Hörgeräteversorgung, frühe Hör-/Sprach-Rehabilitation) entschlossen hat, sind befundabhängig weitere Hörprüfungskontrollen notwendig. Dies gilt auch für Kinder mit spezifischen Risikofaktoren für eine verzögert einsetzende oder progrediente Schwerhörigkeit (z. B. CMV-Infektion, genetische Belastung).

An diesem Follow-up-Konzept wird deutlich, welche zentrale Rolle die objektive Diagnostik spielt. Hinzugefügt sei, dass auch hier für die FAEP-Messungen Einsteckhörer gegenüber Schalenkopfhörern vorzuziehen sind. Auch sind häufig Knochenleitungsmessungen sinnvoll, da sich oftmals als sensorineural angenommene Hörstörungen als schallleitungsbedingt erweisen und die Erkennung und Quantifizierung einer Schallleitungskomponente aus einer FAEP-Luftleitungsmessung schwierig sein kann und eines erfahrenen Bewerters bedarf.

Bei Diagnose eines Hörverlustes im Säuglingsalter sind i. d. R. eine oder mehrere Kontroll-FAEP-Messungen zur Verlaufskontrolle erforderlich, um Aussagen zur Progredienz eines Hörverlustes oder zu einer Hörbahnnachreifung treffen zu können. Eine Versorgung von Kindern mit Hörgeräten ohne eine objektive Kontrolle der Hörschwellenentwicklung ist gefährlich und ethisch nicht vertretbar.

Die meisten Screeninggeräte bieten die Möglichkeit, AABR bei mehreren Reizpegeln zu messen. Sollten wiederholte Kontrollscreenings (Follow-up Stufe 1) bis zur Gerätegrenze von 45 bzw. 50 dB nHL nicht bestanden werden, ist es sinnvoll, die diagnostische FAEP-Messung in Narkose durchzuführen und ggf. in gleicher Sitzung eine Computertomografie der Felsenbeine, eventuell auch eine Kernspintomografie des Hirns mit Feinschichtung der

Felsenbeinregion durchzuführen, um Auskünfte über mögliche Fehlbildungen zu erhalten und gleichzeitig die bildgebende Diagnostik für eine mögliche Hörimplantat-Versorgung zu erhalten. Ein gleiches Vorgehen ist auch bei Ohrfehlbildungen und unklaren Schallleitungsstörungen sinnvoll.

Mitunter ist es nötig, schon im Säuglingsalter Paukenergüsse durch Parazentesen zu beseitigen. Hier ist auf ein schonendes operatives Vorgehen zu achten, um Blut im Mittelohr und Gehörgang zu vermeiden, denn dies könnte die Benutzung von Einsteckhörern während der anschließenden FAEP-Messungen unmöglich machen und eine neuerliche passagere Schallleitungskomponente zur eventuell diagnostizierten Hörstörung hinzuzufügen (▶ Abschn. 6.2.2). Häufig werden in diesen Fällen in der Messung von FAEP über Luftleitung Reizantwortschwellen um 30 dB nHL gesehen, so dass eine Unsicherheit verbleibt, ob hier eine geringgradige Hörstörung vorliegt, deren Behandlung ein spezielles Vorgehen erfordert (Wiesner et al. 2012). In diesen Fällen empfiehlt es sich, zusätzlich Knochenleitungsmessungen durchzuführen oder den Schallleitungsanteil aus der Pegel-Latenz-Kennlinie für die Welle $J_v$ zu bestimmen.

> Zentral für die Diagnostik und Verlaufskontrolle frühkindlicher Hörstörungen ist die wiederholte Ableitung früher akustisch evozierter Potenziale mit breitbandigen Klick-Reizen, frequenzspezifischen Stimuli für mindestens zwei, besser drei oder vier Frequenzbereiche (Luftleitung) und bei Verdacht auf Schallleitungsstörungen die akustische Reizung mit Knochenleitungshörer, kombiniert mit OAE-Messungen, Hochfrequenztympanometrie und subjektiven audiometrischen Verfahren.

## 8.8 Ausblick

Eine Vorverlegung des Diagnosezeitpunktes neonataler Hörstörungen bringt neue Anforderungen an Diagnostik, Therapie und Hörrehabilitation mit sich. Für die objektive Pädaudiometrie bedeutet dies künftig vor allem eine Optimierung und Verkürzung frequenzspezifischer AEP-Messungen zur Schwellen- und Reifungsbestimmung der Hörbahn, wiederholte AEP-Messungen, die sichere Bestim-

mung von Mittelohrverhältnissen durch Multifrequenztympanometrie oder Wideband-*reflectance*-Messungen sowie die sichere Auffindung und Diagnostik von AS/AN.

## Literatur

American Academy of Pediatrics, Joint Committee on Infant Hearing (2007) Year 2007 position statement: Principles and guidelines for early hearing detection and intervention programs. Pediatrics 120:898–921

Baumann U, Schorn K (2001) Früherkennung kindlicher Hörschäden. Visuelle und automatische Verfahren im Vergleich. HNO 49:118–125

Bennett M (1979) Trials with the Auditory Response Cradle. Br J Audiol 13:125–134

Böttcher P, Bogner B (2010) HICEN Projekt, Modul 1, Neugeborenen-Hörscreening. http://www.hicen.eu/modulauswahl/. Gesehen 27 Okt 2013

Böttcher P, Gramß C, Euler HA, Neumann K (2009) Kostenanalyse des universellen Neugeborenen-Hörscreenings für Kliniken am Beispiel Hessens. HNO 57:21–28

Böttcher P, Gramß C, Hofmann B, Neumann K (2010) TEOAE auffällig, AABR unauffällig – Warnung oder Entwarnung? In: Gross M, am Zehnhoff-Dinnesen A (Hrsg) Aktuelle phoniatrisch-pädaudiologische Aspekte Band 18. Universitätsklinikum Münster, S 11–13

Böttcher P, Neumann K, Weiner W (2007) Qualitätsgesichertes Neugeborenen-Hörscreening in Hessen. Was sind die künftigen Anforderungen an ein generelles Neugeborenen-Hörscreening-Programm? Vortrag, gehalten auf dem Symposium »Neugeborenen-Hörscreening«, Hannover, 20. Januar 2007. Abstractband

Bundesministerium für Gesundheit (2008) Bekanntmachung eines Beschlusses des Gemeinsamen Bundesausschusses über eine Änderung der Kinder-Richtlinien:Einführung eines Neugeborenen-Hörscreenings vom 19. Juni 2008. (2008):http://www.g-ba.de/downloads/39-261-681/2008-06-19-Kinder-%C3%B6rscreening_BAnz.pdf. Gesehen 12 Okt 2013

Dettman SJ, Pinder B, Briggs RJ, Dowell RC, Leigh JR (2007) Communication development in children who receive the cochlear implant younger than 12 months: Risks versus benefits. Ear Hear 28:11–18

Europäischer Konsens zum Neugeborenen-Hörscreening, verabschiedet auf der European Consensus Development Conference on Neonatal Hearing Screening (1998) Band 12. Mailand, Italien. Schriftenreihe Geers-Stiftung, Essen, S 212

Finckh-Krämer U, Spormann-Lagodzinski ME, Nubel K, Hess M, Gross M (1998) Wird die Diagnose bei persistierenden kindlichen Hörstörungen immer noch zu spät gestellt? HNO 46:598–602

Gemeinsamer Bundesausschuss (G-BA), juristische Person des öffentlichen Rechts (2008) Gelbes Untersuchungsheft

Gross M (2005) Universelles Hörscreening bei Neugeborenen – Empfehlungen zu Organisation und Durchführung des universellen Neugeborenen-Screenings auf angeborene Hörstörungen in Deutschland. Laryngorhinootologie 84:801–808

Hoth S, Neumann K (2006) Das OAE-Handbuch. Otoakustische Emissionen in der Praxis. Thieme , Stuttgart, ISBN: 3-13-142561-X und 978-3-13-142561-4

Hoth S, Janssen T, Mühler R, Walger M, Wiesner T (2012) Empfehlungen der AGERA zum Einsatz objektiver Hörprüfmethoden im Rahmen der pädaudiologischen Konfirmationsdiagnostik (Follow-up) nach nicht bestandenem Neugeborenen-Hörscreening. HNO 60:1100–1102

Johnson JL, White KR, Widen JE, Gravel J, James M, Kennalley T, Maxon AB, Spivak L, Sullivan-Mahoney M, Vohr B, Weirather Y, Holstrum W (2005) A multicenter evaluation of how many infants with permanent hearing loss pass a two-stage otoacoustic emissions/automated auditory brainstem response hearing screening protocol. Pediatrics 116:663–672

Joint Committee on Infant Hearing (1994) Position statement. ASHA 2:27–33

Joint Committee on Infant Hearing (2000) Year 2000 position statement:Principles and guidelines for early hearing detection and intervention programs. Am J Audiol 9:9–29

Keller T (2014) ROC-Kurven-Analyse. http://www. acomed-statistik.de/roc-kurve.html. Gesehen 10 Jun 2014

Kral A (2013) Auditory critical periods: A review from system's perspective. Neuroscience 247C:117–133

Kral A, Sharma A (2012) Developmental neuroplasticity after cochlear implantation. Trends Neurosci 35:111–122

Margolis RH, Trine MB (1997) Influence of middle-ear disease on otoacoustic emissions. In: Robinette MS, Glattke TJ (eds) Otoacoustic emissions: Clinical applications. Thieme, New York (NY), pp 130–150

Mehl AL, Thomson V (2002) The Colorado Newborn Hearing Screening Project, 1992–1999: On the threshold of effective population-based universal newborn hearing screening. Pediatrics 109:e7

National Institutes of Health (1993) Early identification of hearing impairment in infants and young children. NIH Consensus Statement 1993 11:1–24

Nelson HD, Bougatsos C, Nygren P (2008) Universal Newborn Hearing Screening: Systematic Review to Update the 2001 U.S. Preventive Services Task Force Recommendation. Pediatrics 122:e266–e276

Neumann K (2012) Neugeborenen-Hörscreening. In: Leonhardt A (Hrsg) Frühes Hören. 3. überarb. und erw. Aufl. Ernst Reinhardt Verlag, München, S 80–95

Neumann K, Indermark A (2012) Validation of a new TEOAE-AABR device for newborn hearing screening. Int J Audiol 51:570–575

Neumann K, Gross M, Böttcher P, Euler HA, Spormann-Lagodzinski M, Polzer M (2006) Effectiveness and efficiency of a universal newborn hearing screening in Germany. Folia Phoniatr Logop 58:440–455

Neumann K, Nawka T, Wiesner T, Hess M, Böttcher P, Gross M (2009) Grundlagen der Qualitätssicherung eines universellen Neugeborenen-Hörscreenings – Empfehlungen der Deutschen Gesellschaft für Phoniatrie und Pädaudiologie. HNO 57:17–20

Neumann K, Böttcher P, Higgs R, Oswald H (2013) How to combine a mobile audiology lab with centralized experts' knowledge? Paper presented at the 4th Annual Coalition for Global Hearing Health, May 3 to 4, 2013. Book of abstracts 11, Vanderbilt University, Nashville (TN)

Northern JL, Downs MP (2002) Hearing in children. Lippincott Williams & Wilkins, Baltimore (MD), p 29

Oudesluys-Murphy AM, van Straaten HL, Bholasingh R, van Zanten GA (1996) Neonatal hearing screening. European Journal of Pediatrics 155:429–435

Probst R, Harris FP (1997) Otoacoustic emissions and audiometric outcomes. In: Robinette MS, Glattke TJ (eds) Otoacoustic emissions: Clinical applications. Thieme, New York (NY), pp 151–180

Scheffel O (2007) Drei neue Verfahren für ein Neugeborenen-Hörscreening, basierend auf AABR- bzw. AOAE-/AABR-Technologien. Dissertationsschrift, Deutschland: Goethe-Universität Frankfurt am Main, Frankfurt am Main

Sharma A, Dorman MF (2006) Central auditory development in children with cochlear implants:clinical implications. Adv Otorhinolaryngol 64:66–88

Sharma A, Nash AA, Dorman M (2009) Kortikal development, plasticity and re-organization in children with cochlear implants. J Commun Disord 42:272–279

Simmons FB, Russ FN (1974) Automated Newborn Hearing Screening, the Crib-o-gram. Arch Otolaryngol 100:1–7

Sininger Y (2002) Auditory Neuropathy in infants: Implications on early hearing detection and intervention programs. Audiology Today, Special issue:16–21

Walger M (2000) Hörstörungen und Hörbahnreifung – Über die Bedeutung der Früherkennung und Therapie kindlicher Hörstörungen. HörBericht 67:1–7

Widen JE, Folsom RC, Cone-Wesson B, Carty L, Dunnell JJ, Koebsell K, Levi A, Mancl L, Ohlrich B, Trouba S, Gorga MP, Sininger YS, Vohr BR, Norton SJ (2000) Identification of neonatal hearing impairment:hearing status at 8 to 12 months corrected age using a visual reinforcement audiometry protocol. Ear Hear 21:471–487

Wiesner T, Gross M, Nawka T, Neumann K, Reuter W, Schönweiler R, am Zehnhoff-Dinnesen A (2011) Phoniatrisch-pädaudiologischer Konsensus zu einem universellen Neugeborenen-Hörscreening in Deutschland 2.1. http://www.dgpp.de/cms/media/download_gallery/ DGPP-Konsensus zum UNHS in Deutschland 2 1 – Stand 20 9 2011.pdf. Gesehen 27 Okt 2013

Wiesner T, Bohnert A, Limberger A, Massinger, C, Nickisch A (2012) Konsenspapier der DGPP zur Hörgeräte-Versorgung bei Kindern, Vers. 3.5. (2012) http://www.dgpp. de/cms/media/download_gallery/KonsensDGPP-Hoergeraeteanpassung bei Kindern – Vers 3.5 11-2012.pdf. Gesehen 27 Okt 2013

World Health Organization (2010) Neonatal and infant hearing screening. Current issues and guiding principles for action. Outcome of a WHO Informal consultation held at WHO Headquarters, Geneva, Switzerland, 09-10 November, 2009: Geneva, Switzerland, WHO

Yoshinaga-Itano C, Sedey AL, Coulter DK, Mehl AL (1998) Language of early- and later-identified children with hearing loss. Pediatrics 102:1161–1171

# Serviceteil

S. Hoth et al., *Objektive Audiometrie im Kindesalter*,
DOI 10.1007/978-3-642-44936-9, © Springer-Verlag Berlin Heidelberg 2014

# Stichwortverzeichnis

# Y

# Z

Printed by Printforce, the Netherlands